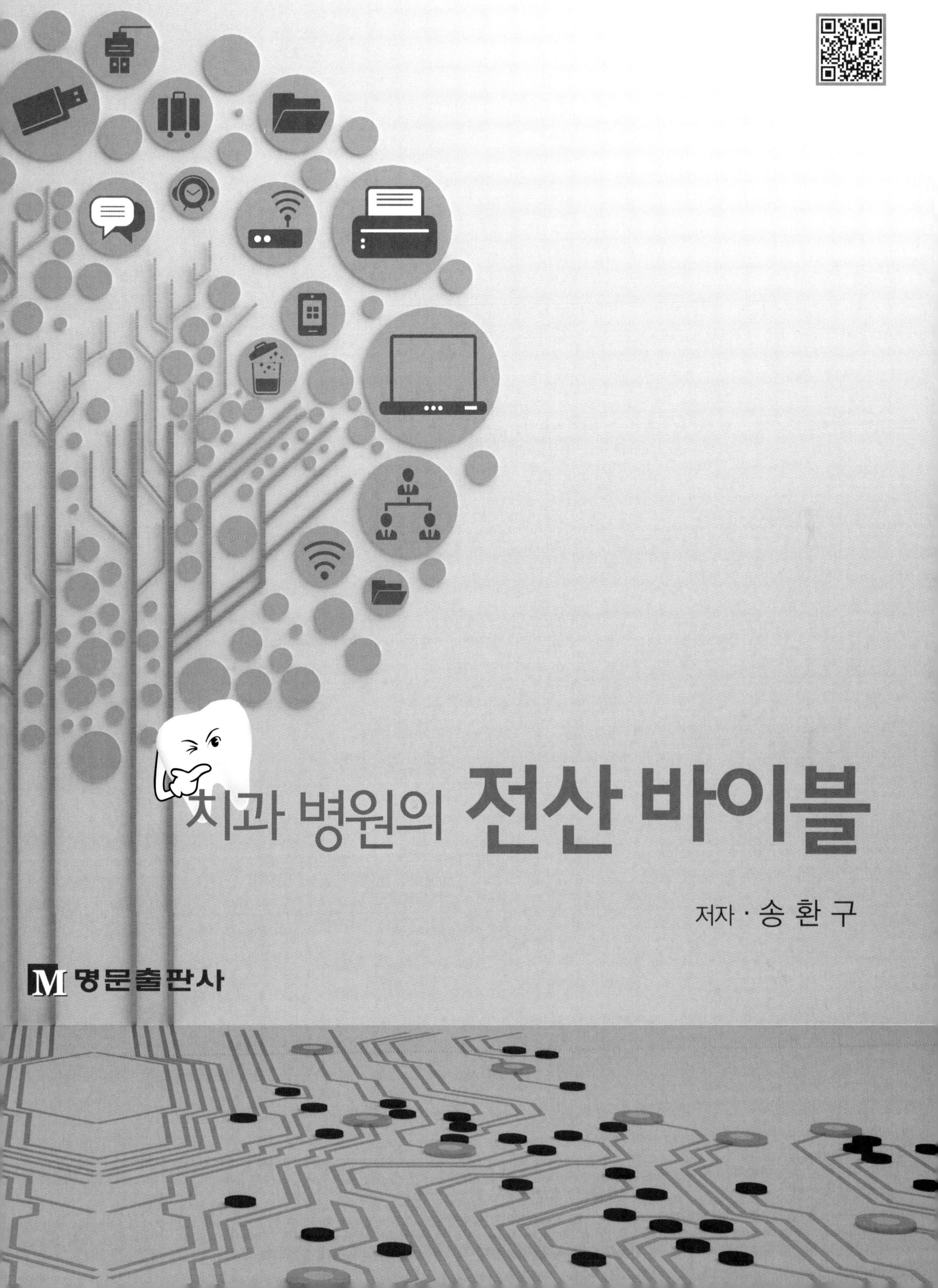

# 치과 병원의 전산 바이블

저자 · 송 환 구

M 명문출판사

# 서문

컴퓨터와 네트워크는 퍼스널 컴퓨터의 보급과 인터넷의 발달로 급속히 발전하여 오늘날 이를 이용하지 않는 산업은 찾아보기 힘들 정도가 되었습니다. 의료 분야에서도 급속한 도입과 발전이 이루어지고 있으며 대형병원을 중심으로 전산화되고 자동화된 서비스는 이제 없어서는 안될 필수 요소가 되었습니다. IT 강국인 우리나라의 특성 때문에 정부에서는 IT 및 의료 서비스 산업의 강점을 활용하여 이를 미래 지원 산업으로 지정하여 적극 육성하고 있습니다.

치과병원의 경우 다른 병원과 다르게 전문화되어 있고 디지털 기기의 활용도가 높은 것이 특징입니다. 다른 의료과목과 달리 비교적 앞선 보험청구 프로그램의 보급으로 데스크와 체어에서 컴퓨터가 설치 되지 않은 병원이 없을 정도입니다. 하지만 대부분의 치과가 컴퓨터에 대한 활용이 중요함에도 불구하고 관리의 부재와 전문성의 부족으로 이를 방치하고 있는 것이 현실입니다. 대부분의 치과가 보험청구 프로그램 업체를 통하거나 PC 수리 업체에 맡기는 식으로 관리하지만 효율적인 이용에는 어려움을 겪고 있습니다.

병원의 수가 많아지고 경쟁이 치열해 지면서 다른 병원과의 차별화가 중요하게 되었습니다. 병원을 첨단 IT 기기로 꾸미는 것은 치열한 경쟁 속에서 타 병원과 다른 차별화를 내세울 수 있는 요소입니다. 특히나 디지털 기기가 많고 체어마다 대부분 컴퓨터와 모니터가 설치되어 있는 치과는 IT 기기의 활용으로 인한 차별화 요소가 크다고 볼 수 있습니다.

**이 책의 독창성은 치과에서 주로 사용하는 IT 기기와 네트워크, 전자차트, 소프트웨어, 백업, 보안 등의 내용을 모두 다룬다는 것입니다.** 컴퓨터 전문서적에서는 다루기 힘든 치과 병원에서의 전문적인 활용에 관한 내용은 실무자나 전산에 관심이 있는 원장님들께 큰 도움이 되리라 생각합니다. 각 분야를 자세히 다룬다면 몇 권의 책을 써도 모자랄 방대한 분량이지만 **이 책에서는 치과에서 활용도를 높일 수 있는 관점에서 꼭 필요한 내용만을 넣었습니다.**

부모님과 가족의 믿음과 헌신적인 노력이 없었다면 이 책은 나오기 힘들었을 것입니다. 사랑하는 아내와 바쁘다는 핑계로 놀아주지 못한 아들에게도 감사의 인사를 전하며 이 책을 집필하는데 많은 도움을 주신 관계자 분들께도 이렇게라도 감사를 표합니다. 아울러 본 책을 집필할 수 있도록 소중한 기회를 주신 정연명 원장님께 감사의 인사를 드립니다.

# CONTENTS



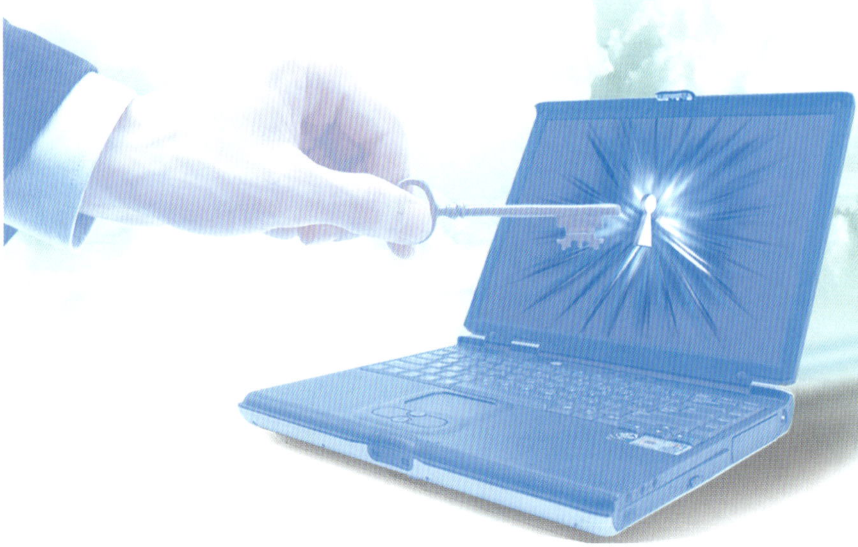

# Chapter 01
# 병원의 전산

Chapter 01

# 병원의 전산

## 1. 병원의 변화

컴퓨터와 네트워크는 이제 우리의 생활에서 빠져서는 안될 필수적인 요소로 자리잡게 되었습니다. 네트워크의 발전이 병원의 모습을 어떻게 바꿔놓고 있는지 한번 살펴볼까요?

**AM 9:00**

김미선 치위생사가 병원에 출근하여 가장 먼저 하는 일은 데스크와 유닛체어의 컴퓨터를 모두 켜는 것입니다. 추가로 서버가 설치된 원장실에 들어가 서버 컴퓨터의 전원을 켭니다. 청소를 하고, 병원 관리 프로그램으로 올라온 예약 내역을 보고 아침 미팅을 진행합니다. 공동으로 사용하는 온라인 게시판에는 전날 작성한 미팅에 대한 보고가 올라와있습니다. 미팅이 끝난 후 게시 글에는 각 항목에 대한 조치가 완료되었다는 담당자들의 덧글이 붙여집니다.

**AM 9:30**

예약 환자들이 하나 둘 오고 어느새 진료가 시작됩니다. 의사는 체어에 환자가 앉으면 설치된 모니터로 방금 전 촬영한 3D 스캔 영상을 보며 환자를 진료합니다. 예전에는 엑스레이를 촬영하면 필름을 현상하여 판독하였지만 디지털 장비로 바뀐 지금은 촬영 즉시 네트워크를 통해 어느 컴퓨터에서든 스캔 된 영상을 바로 볼 수 있습니다. 진찰이 끝나면 의사는 가지고 있던 태블릿을 이용해 차트에 내용을 입력합니다.

데스크에서는 의사의 진료 내용대로 컴퓨터로 보험청구가 됩니다. 진료 내역 중 보험 적용 가능한 부분에 대해서는 자기부담금이 더해지고 보험이 적용되지 않는 비급여 항목과 더해져 환자가 지불해야 할 금액이 자동 계산됩니다. 데스크에서는 대기환자를 표시하는 모니터가 있습니다. 환자들은 자기가 접수한 시간과 대기순번을 바로 확인할 수 있습니다.

**AM 10:00**

환자의 모든 치료 내역과 과정은 전자 차트에 기록됩니다. 기존에는 환자가 올 때 마다 매번 차트를 찾고, 일과가 끝나면 차트를 정리하는 것이 일상이었는데 전자차트는 일일이 찾아야 하고 관리가 쉽지 않은 종이차트와는 달리 컴퓨터만 있으면 바로 환자의 차트를 확인 할 수 있어 매우 편리합니다.

**AM 11:00**

환자들은 대기실에서 진료를 기다리면서 테이블에 비치된 태블릿을 사용하여 인터넷과 잡지를 볼 수 있습니다. 대기실 한쪽에는 대기환자들을 위한 PC 가 설치되어 있어 컴퓨터 작업이 필요한 환자들은 누구나 사용이 가능합니다.

**AM 12:00**

병원에는 대기실과 진료실 등 구석구석에 CCTV가 설치되어 있습니다. 네트워크를 통해 연결된 IP 카메라는 영상을 서버에 저장하며 언제든 인터넷이나 스마트폰으로 연결하여 영상을 재생해 볼 수 있습니다.

**PM 1:00**

점심을 먹고 일찍 올라온 김미선 치위생사가 태블릿으로 인터넷과 쇼핑을 하는 군요. 물론 원장님에 눈치를 살피면서 말이지요. 스텝 모두에게 하나씩 주어진 태블릿은 전자 차트 용도 외에도 컴퓨터를 대체하는 기기로 활용할 수 있기 때문에 많은 일을 할 수 있습니다.

**PM 3:00**

기공물을 주문합니다. 작성된 기공물 의뢰서는 곧바로 지정된 이메일로 기공소에 전송되어 쉽게 기공물을 주문 할 수 있도록 도와줍니다. 이후 재고관리 프로그램을 통해 보유량이 얼마 없는 소모품 재료를 인터넷 공동구매 사이트를 통해 구매합니다. 처방전을 발행할 환자가 있으면 네트워크로 연결된 프린터를 통해 클릭 한 번이면 출력이 가능합니다. 등록된 처방전에는 병원의 도장까지 찍혀 나오기 때문에 매우 편리합니다.

**PM 4:00**

환자로부터 전화가 걸려왔습니다. 동시에 모니터에는 환자의 이름이 출력됩니다. 몇 일전 치료를 받은 환자인데 예약을 변경하고 싶다고 합니다. 클릭 몇 번으로 환자의 예약일을 변경해 준 후 추가로 묻는 질문의 치료 내역을 참고하여 상담을 해줍니다.

**PM 6:00**

오늘은 저녁 교육이 있는 날입니다. 요즘 김미선 치위생사는 온라인을 통해 보험청구 강좌를 듣고 있습니다. 원장님은 몇 달 전부터 변경한 수가에 대한 병원 통계 자료를 분석하고 있습니다. 주변 병원들의 변화 추세에 맞춰 수가를 변경한 것이 효과가 있었는지 환자수가 늘어나는 것을 확인할 수 있었습니다.

지금까지 가상의 상황으로 치과 병원의 하루를 담아봤습니다. 위의 모습들 중에서 '컴퓨터'가 없었던 예전 시절이라면 어떻게 했을까요?

메일은 일일이 손으로 써서 우체국을 통해 보내야 했고, 차트는 환자마다 번호를 매겨 관리했습니다. 차트가 없으면 아무것도 할 수 없고 엑스레이는 촬영할 때마다 현상해서 봐야 하며 컴퓨터 이미지 파일이 필요하면 스캔까지 따로 떠야 했습니다. 병원의 모든 작업이 불편했고 인력도 더 많이 필요로 했었습니다. 수작업으로는 거의 불가능한 작업도 있습니다. 환자의 상담 전화가 걸려오면 항상 차트를 확인해야 했기에 즉시 상담이 불가능했고, 통계 자료가 없는 상태에서 경영적인 판단은 오로지 감에 의존했습니다.

물론 불과 몇 년 전만해도 이러한 모습은 의원급 병원에 일상이었습니다. 의사의 가운 호주머니에는 항상 펜이 꽂혀 있었고, 환자의 차트를 들고 차트장, 진료실, 원장실로 분주히 전해주러 다니는 것이 당연했습니다.

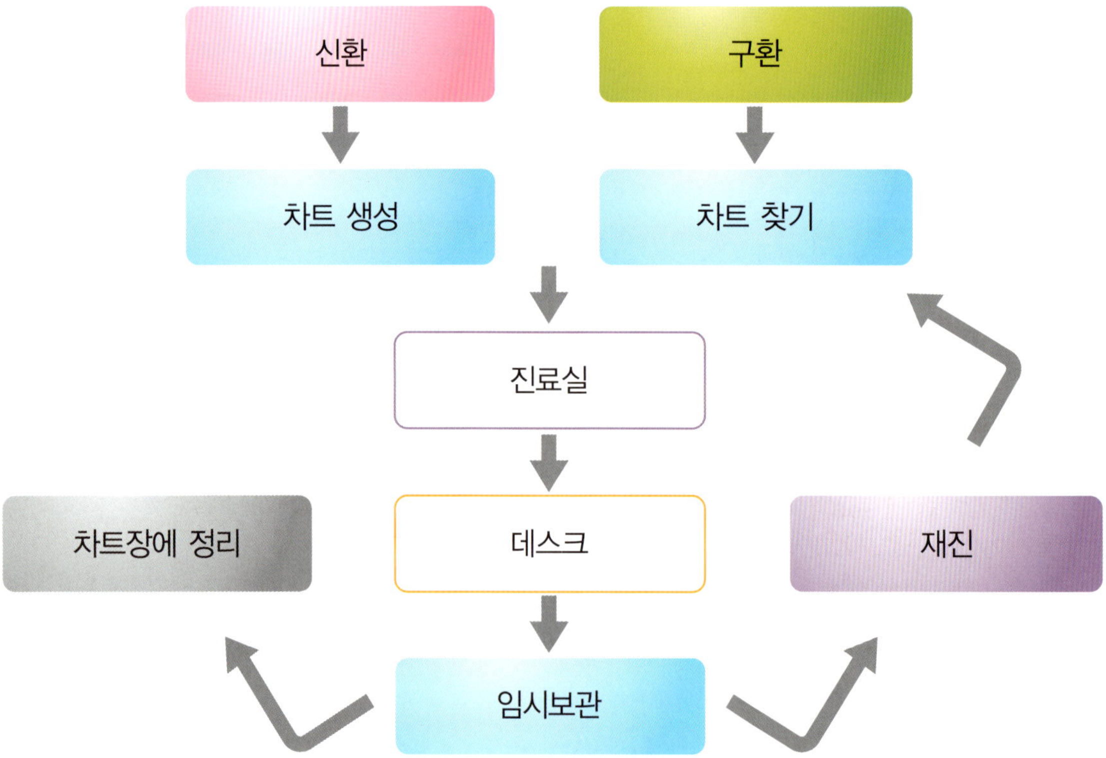


표-1 병원 업무 프로세스의 필수인 진료차트

하지만 지금은 이 모든 것이 컴퓨터와 네트워크의 힘으로 혁신적인 변화를 일으켰습니다. 요즘은 치과 의원도 최신의 디지털 3D CT 장비와 전자차트를 기본으로 개원하고 있습니다. 환자들은 스마트 폰으로 병원을 검색하고, 블로그와 SNS 를 통해 정보를 수집합니다. IT 로 변화된 삶에 익숙해진 사람들은 병원에서도 첨단 컴퓨터 장비를 사용하는 것을 당연하게 생각합니다. 이렇게 컴퓨터와 네트워크는 사회 전반에 걸쳐 우리의 일상생활과 생활양식을 바꿔놓았으며 병원의 환경 또한 변화시키고 있습니다.

## 2. 컴퓨터와 네트워크가 바꾸는 병원의 환경

국내 한 유명한 레스토랑 체인점은 기존의 종이 메뉴판을 태블릿 형태의 아이패드 메뉴판으로 바꾸었습니다. 레스토랑의 테이블에는 종이메뉴판 대신 아이패드가 한대씩 비치되어 있습니다. 손님은 주문을 하면서 종업원을 부를 필요가 없이 바로 아이패드 메뉴판을 구동하여 주문을 할 수 있습니다. 종업원의 안내를 받지 않고 전자 메뉴판을 통해 사진과 설명, 동영상을 보면서 간편하게 터치하여 주문을 합니다. 손님이 주문을 하면 곧바로 주방에 있는 화면에는 해당 테이블과 주문한 메뉴가 뜨며 식사를 마치고 계산을 할 때에도 자동으로 식비가 계산됩니다.

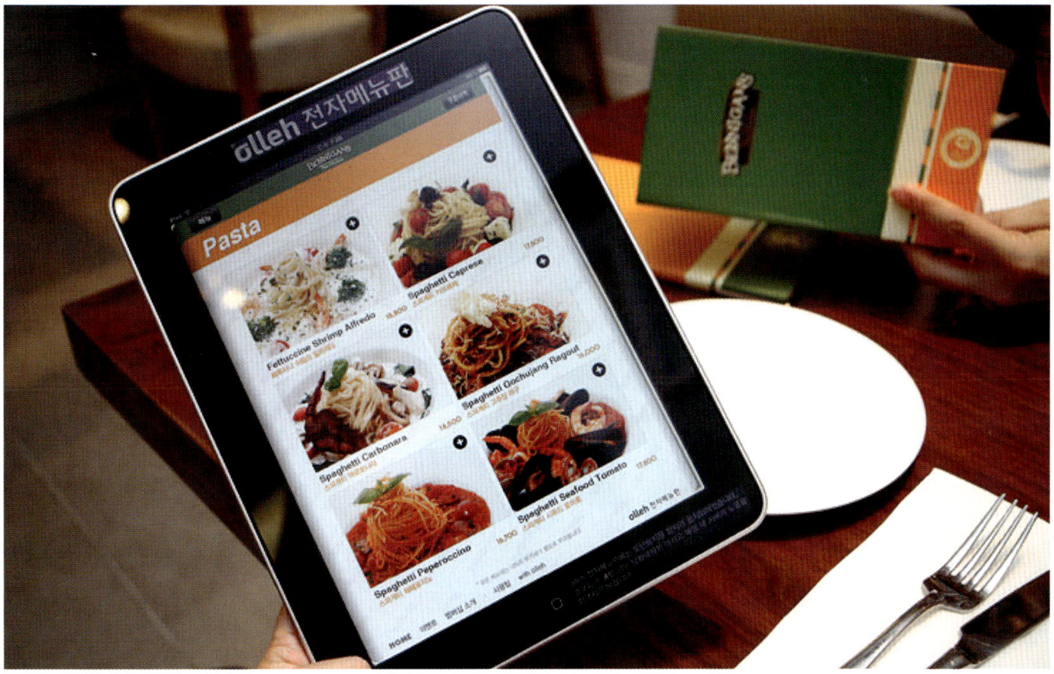


레스토랑의 전자 메뉴판 (출처 베니건스)

이 레스토랑은 태블릿 메뉴판을 사용하고 종업원의 주문 실수 건수가 크게 줄었으며 고객들은 보다 자세한 설명과 함께 천천히 메뉴를 선택 할 수 있어 큰 호응을 얻었습니다. 매장의 분위기가 한층 더 고급스럽게 업그레이드된 것은 물론 아이를 데리고 오는 고객의 경우 태블릿을 이용하여 아이들이 좋아하는 각종 컨텐츠를 같이 즐길 수 있는 효과도 있었습니다.

기존에는 새로운 메뉴가 추가되거나 가격에 변동이 있을 때마다 메뉴판을 매번 새로 제작해야 했는데 태블릿 메뉴판을 사용하고는 그러한 일이 사라졌습니다. 태블릿 메뉴판은 기존의 종이로 된 메뉴판과는  다르게 메뉴 수정이 필요하면 셋팅만 바꾸면 되기 때문에 간편하기 때문입니다. 또한 매주 태블릿을 이용한 즉석 경품 추첨 등 이를 이용해 다양한 이벤트로 활용하고 있습니다.

IT기술과 스마트폰에 발전으로 우리는 갈수록 진화하는 세상에 살고 있습니다. 대형 병원에서도 환자 관리와 행정 업무에 컴퓨터를 필수적으로 사용하고 있으며 로봇 진료, 원격 수술도 활용하고 있습니다.

그러나 의원급 병원은 아직까지도 대부분 차트를 손으로 적고, 벽에 걸린 월간계획표에 수작업으로 일정을 적으며 수동으로 모든 것을 해결합니다. 최신 디지털 CT 나 레이저 등 장비는 첨단화되고 발전하고 있지만 병원의 업무와 관리는 상대적으로 더디게 발전하고 있습니다. 대형병원들은 환자 관리, 예약, 수납 등에 이르는 행정 업무가 대부분 전산화되어 있고 많은 투자를 하고 있으나 의원급 병원은 이를 따라가지 못해 격차가 날로 벌어지는 것이 현실입니다.

하지만 몇몇 병원은 새로운 시도를 하고 있습니다. 의원급 병원이라도 최신 장비뿐만 아니라 환자를 관리하고 상담하는 기존의 수작업 업무를 과감하게 전산화 하고 있습니다. 기존 간단한 사진 등으로 사용하던 상담자료를 그래픽과 디자인으로 꾸며 태블릿으로 상담하는 형태로 바꾸고 병원 내부에 병원의 장점과 의료 상식을 주는 내용의 동영상이 재생되도록 한 곳도 있습니다. 또한 블로그를 활용하여 환자들이 후기를 올리는 이벤트를 진행하는 곳도 있습니다. 최근에는 페이스북, 카카오톡을 통한 상담까지 시도하는 등 대형병원 보다 적극적으로 전산을 마케팅에 활용하는 곳이 점차 늘어나고 있습니다.

불과 몇 년 전까지만 해도 치과의 유닛체어에는 엑스레이 필름을 볼 수 있는 판독기가 기본적으로 설치되어 있었습니다. 모니터를 설치하기 위한 암도 대부분 달려 나왔습니다. 하지만 요즘의 유닛체어는 이러한 시대의 흐름에 맞춰 태블릿을 사용할 수 있도록 불필요한 암을 제거한 제품이 등장하고 있습니다. 언젠가부터 치과의 체어에 모니터가 설치되는 것이 필수였듯이 조만간 태블릿이 이를 대체할 것으로 보입니다.

# 3. 치과 병원의 전산화

## 1) 치과의 전산화 개요

치과의 전산화란 환자 관리에서 병원의 운영, 관리 및 경영에 이르는 프로세스를 컴퓨터화 하는 것을 의미합니다. 이를 위해선 기존에 수작업으로 관리하는 모든 정보가 데이터화되어 컴퓨터에 입력되어야 합니다. 이렇게 입력된 자료를 기반으로 환자에 대한 정보, 치료 내역, 영상 등을 관리하며, 직원과 병원의 운영 그리고 경영적인 측면에 이르는 모든 영역을 전산화하여 관리할 수 있습니다.

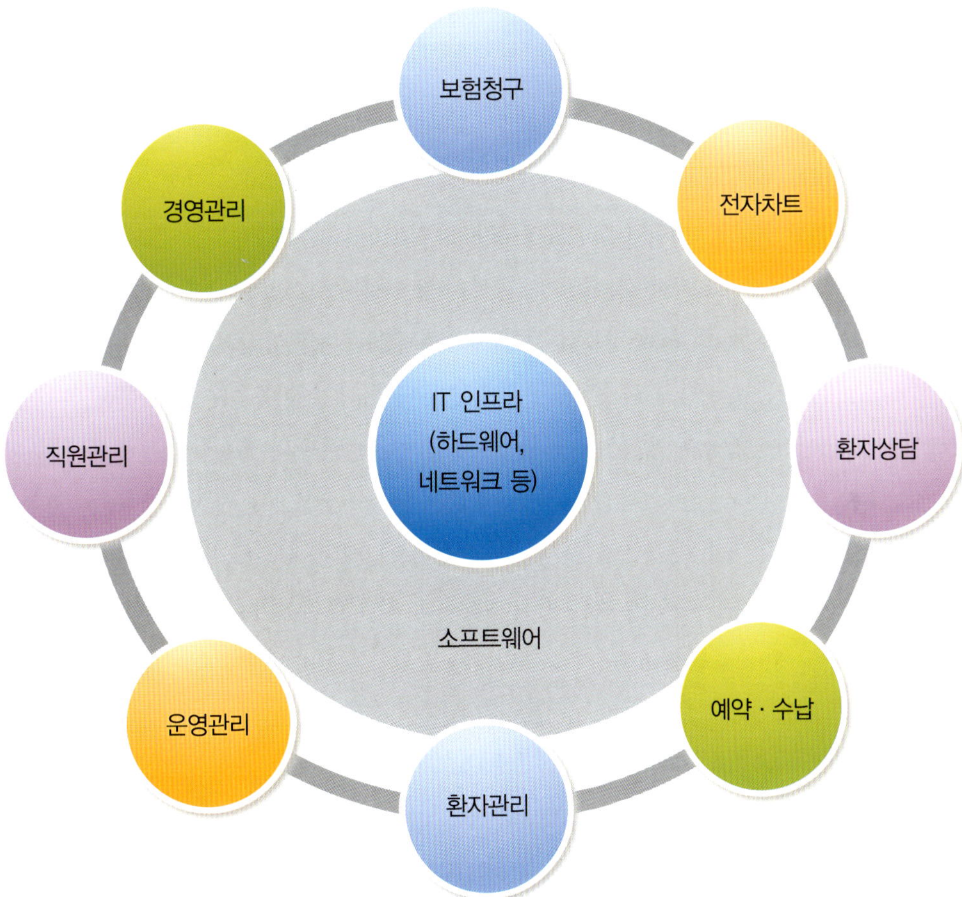


치과의 전산화

치과의 전산화란 보험 청구와 관리를 담당하는 보험 청구 영역, 의무기록을 전산화 하는 전자차트 영역, 환자에 대한 상담 영역, 환자들의 예약과 수납 정보를 관리하는 영역, 환자에 대한 개인 정보를 관리하는 영역, 치과 내부 업무의 운영을 보조하는 영역, 직원을 관리하는 영역, 경영 관리를 위한 영역 등으로 세분화 할 수 있습니다.

보통은 관리 목적으로 관리 시스템이 발전하고 현장중심의 생산적이고 가치 있는 시스템이 발전하는 다른 산업의 IT 발전도와는 달리 병원의 시스템은 반대로 실무 중심적인 시스템이 먼저 개발되어 활용되고 있습니다. 발전하는 IT 의 추세에 따라 치과 진산화의 영역은 더욱 범위가 넓이지고 있으며 앞으로 모든 엉억에서 필수적인 요소로 자리잡을 전망입니다.

## 2) 전산화의 장점

병원에 전산 시스템을 도입하는 것은 작업의 효율을 높임과 동시에 작업자의 실수를 줄여주고 물리적 환경을 개선하는 다양한 장점이 있습니다.

### (1) 운영의 효율성

전산 시스템의 도입은 불필요한 수작업을 없애고 실수를 최소화 합니다. 치과에서 필수적으로 사용되고 있는 보험청구 프로그램은 수가나 정책의 변경으로 인한 사용자의 오류를 줄여줍니다. 무엇보다 전산화의 장점은 모든 자료를 데이터화 하여 자료를 찾는 시간을 줄여주는데 있습니다. 전자차트의 사용은 차트를 찾고, 기록하고, 관리하는 시간을 획기적으로 단축하여 다른 작업에 역량을 쏟을 수 있게 해줍니다. 또한 병원에서 사용하는 각종 장부와 서류를 제거함으로써 전체적인 운영의 효율성을 높일 수 있습니다.

### (2) 진료 품질 향상

환자에 대한 각종 질병 및 증상에 대한 자세한 기록과 확인이 가능함으로써 이로 인해 발생할 수 있는 사고를 방지합니다. 환자에 대한 모든 치료 데이터가 전산화 됨으로써 의료진은 문서, 이미지, 영상 등의 자료를 더욱 신속하고 정확하게 참고 할 수 있으며 이는 전체적인 진료의 품질을 향상시킵니다.

### (3) 환자 만족도 증가

전산 시스템으로 정확하게 관리되는 병원의 자료들로 인해 환자들은 병원에 대한 이미지 재고와 함께 긍정적인 인식을 갖게 됩니다. 환자는 컴퓨터로 관리되는 예약 시스템으로 장기간 기다리는 불편을 없앨 수 있습니다. 각종 치료 내역의 데이터화로 병원을 오래 전에 방문했더라도 과거의 기록과 함께 변화 상황을 눈으로 확인할 수 있습니다. 또한 상담시 사진과 영상자료 등 적절한 IT 기기의 활용은 임상에 대한 이해도를 높여줍니다.

(4) 경영의 효율성

회계 자료와 환자의 진료 내역이 데이터화 됨으로써 이를 기반으로 각종 통계 자료를 산출 할 수 있습니다. 이러한 데이터를 통해 매출을 분석하고 향후 계획을 세울 수 있으며 이는 장기적으로 손실과 이익분석을 가능하게 하여 병원의 경영에 도움을 줍니다. 객관화되고 수치화된 자료는 정확하고 신속한 의사 결정을 가능케 합니다.

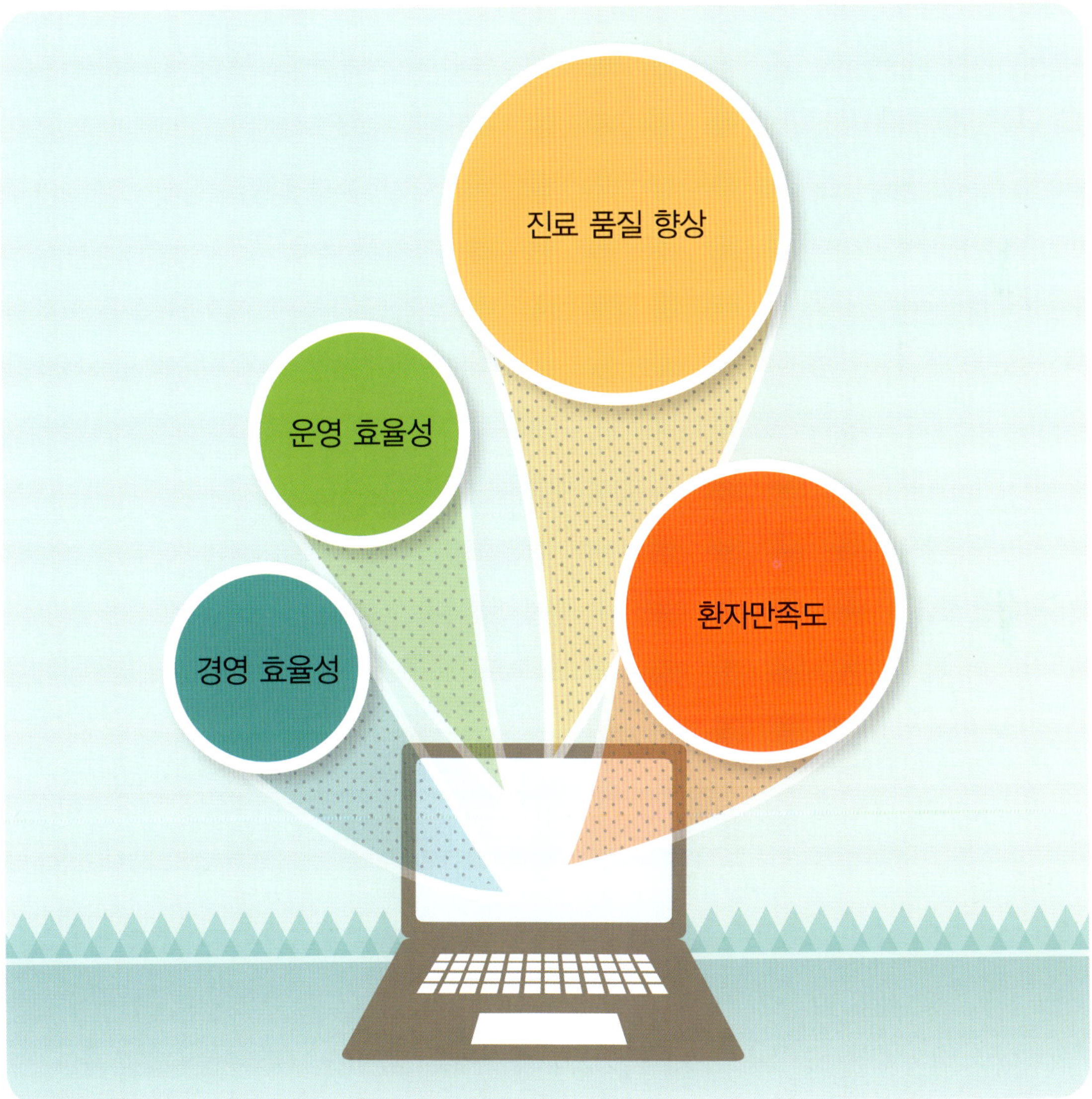


전산화의 장점

### 3) 전산화를 방해하는 요소

병원은 다른 산업과 다르게 사람의 생명과 연결된다는 특징으로 전통적으로 보수성을 가지고 있습니다. 이는 전산 오류나 사고로 인한 피해에 따른 영향이 크기 때문입니다. 이러한 이유로 병원의 전산화는 비교적 안정적인 행정, 보험청구, 관리의 영역에서부터 조심스럽게 시도되었습니다.

병원 전산화에 대한 아무런 기준이나 표준이 없는 상태에서 업체들은 각각의 제품을 개발했고 이로 인해 발생한 표준화 문제도 걸림돌이 되고 있습니다. 법적, 제도적 문제 또한 전산화를 방해하는 요소 중 하나입니다. 아직까지 기존의 의료법 체제에서는 원격 진료가 불가능하기 때문에 이와 연계된 의료 정보화도 규제에 묶여 발전하지 못하고 있습니다.

# Chapter 02
# 컴퓨터

Chapter 02

# 컴퓨터

## 1. 부품 설명

일반적으로 PC는 삼성컴퓨터, LG 컴퓨터 등의 제조회사 이름으로 불리고 있지만 컴퓨터를 뜯어보면 각각의 부품의 조립체로 이루어져 있습니다. 삼성 컴퓨터라 하더라도 CPU는 인텔이 하드디스크는 맥스터, 그래픽카드는 엔비디아 라는 회사에서 제조된 제품을 사용하는 식입니다. 이러한 각 부품의 역할을 정확히 알면 같은 브랜드 제품이라도 부품들이 어떻게 조합되었는지 알 수 있습니다. 또한 조립 컴퓨터를 구입하더라도 가격대비 성능이 우수한 것을 구입할 수 있습니다. 브랜드 제품을 구입했다 하더라도 각각의 부품이 고장 났다면 컴퓨터를 통째로 새로 사는 것이 아니라 각 부품을 교환 또는 업그레이드 해주면 됩니다. 오래된 컴퓨터 2대를 합쳐 필요 없는 부품을 버리고 조금 더 업그레이드된 컴퓨터로 만들 수도 있습니다. 따라서 컴퓨터에 대해 잘 알기 위해서는 이러한 각각의 부품에 대한 지식이 필요합니다.

| PC 부품 설명 | |
|---|---|
| 파워 서플라이 | PC 에 메인보드 및 각종 부품에 전원을 공급해 주는 장치입니다. 이 장치가 고장 나면 전원이 켜지지 않거나 이상이 생깁니다. |
| CPU | PC의 두뇌 역할을 하는 주 연산장치 입니다. 컴퓨터 시스템 전체를 제어하며 열을 발생하기 때문에 방열판이나 쿨링 팬으로 덧씌워져 있습니다. |
| 메모리 | CPU 가 필요로 하는 자료나 처리하고 난 결과값을 저장하는 장치입니다. 메모리가 클수록 동시 작업을 많이 수행할 수 있습니다. |
| 메인보드 | PC 의 CPU와 각종 부품들을 연결하며 자료 전달을 합니다. |
| 그래픽 카드 | 모니터에 보여지는 화면을 만들어 냅니다. 게임이나 그래픽 작업을 하기 위해서는 성능이 좋은 그래픽 카드가 필수 입니다. |
| 광학 드라이브 | CD-ROM, DVD 등 광 미디어에 자료를 읽거나 저장하기 위한 장치입니다. |
| 하드디스크 | 운영체제 및 각종 자료를 저장하는 주 저장장치입니다. |

### 1) CPU

CPU(중앙처리장치 : Central Processing Unit)는 컴퓨터를 구성하는 부품 중에서 두뇌 역할을 합니다. 일명 마이크로프로세서라고도 부르며 컴퓨터의 중앙에서 모든 데이터를 처리합니다. CPU는 마우스나 키보드를 통해 입력된 정보를 계산하고 처리하여 모니터나 프린터로 출력하는 역할을 합니다.

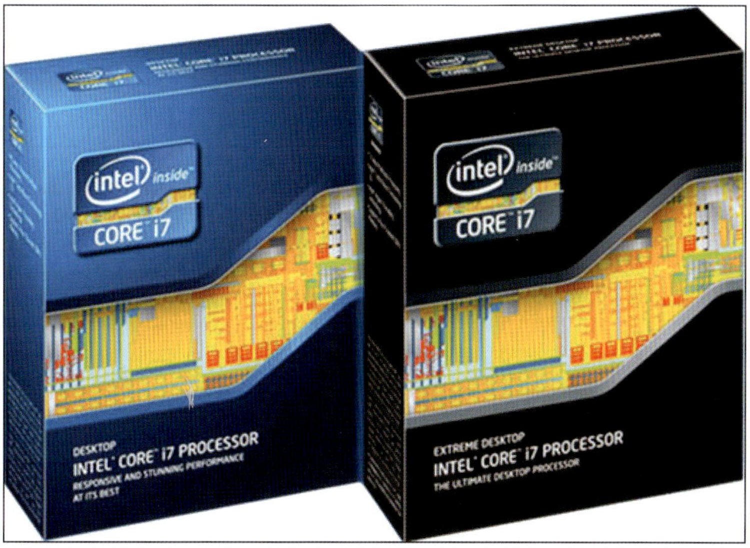


최신의 i7 CPU

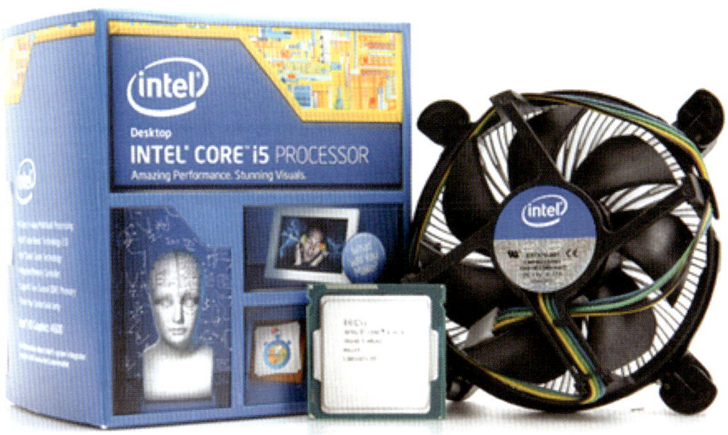


2013년 출시된 인텔의 하스웰 CPU

## ■ 다양한 CPU 종류

CPU는 곧 컴퓨터의 이름을 말하기도 합니다. 일명 펜티엄 컴퓨터, i5 컴퓨터 등은 CPU의 종류를 이야기 합니다. CPU 제조회사에서 가장 유명한 것은 인텔(Intel)입니다. 펜티엄 컴퓨터는 즉 인텔에서 생산된 펜티엄 CPU를 장착한 컴퓨터를 의미합니다. 하지만 CPU를 만드는 회사가 인텔만 있는 것은 아닙니다. 생소하지만 AMD 라는 회사도 가격대 성능비가 우수한 CPU 를 만들고 있습니다. 펜티엄 4, 코어2듀오, 코어 i5, 코어 i7 등은 인텔의 CPU 제품명이며 애슬론, 샘프론, 페넘, A10 등은 AMD 의 제품명입니다. 후에 출시된 제품이 성능이 개선되어 속도가 더 빠릅니다. 최근 출시되는 CPU는 첨단 기술과 공정개선으로 인해 단순히 클럭수만 높여 빠른 것이 아니라 보다 효율적이고 발열도 적습니다.

| 연도 | intel | | AMD | |
|---|---|---|---|---|
| 2004 | 넷버스트 아키텍쳐 | 펜티엄4 | K8 아키텍쳐 | 애슬론64 |
| 2005 | | 펜티엄D | | 애슬론64x2 |
| 2006 | 코어 아키텍쳐 | 코어2 듀오 | | |
| 2007 | | 코어2 쿼드 | K8 아키텍쳐 | 패넘 II x2 |
| 2008 | 네할렘 아키텍쳐 | 코어 i7 | | 패넘 II x3 |
| 2009 | | 코어 i5 | | 패넘 II x4 |
| 2010 | | 코어 i3 | | 패넘 II x6 |

| | | | | |
|---|---|---|---|---|
| 2011 | 샌디브릿지 | 코오 i7 | K10/APU | A8 |
| | | 코오 i5 | | |
| | | 코오 i3 | | A6 |
| | | 펜티엄 | | A4 |
| | | 셀러론 | | |
| 2012 | 아이비브릿지 | 코어 i7 | 불도저 | FX |
| | | 코어 i5 | | |
| | | 코어 i3 | | |
| | | 펜티엄 | | |
| | | 셀러론 | | |
| 2013 | 하스웰 | 코어 i7 | 파일드라이브 | A10 |
| | | | | A8 |
| | | 코어 i5 | | A6 |
| | | | | A4 |
| | | 코어 i3 | | AX |

## ■ 클럭 속도, 듀얼 코어

클럭(clock)은 CPU의 속도를 나타내는 단위입니다. 이 수치가 높을수록 성능이 좋다고 할 수 있습니다. 가령 샌디브릿지 i3 3240T CPU(3.4 GHz)가 있다면 i3 3220T CPU(3.3 GHz) 보다 성능이 우수하다고 할 수 있습니다. 왜냐하면 클럭 속도가 더 빠르기 때문입니다. 따라서 같은 제품명을 쓰는 CPU라도 클럭 속도가 높을수록 성능이 우수하며 가격도 비쌉니다.

듀얼 코어란 하나의 CPU에 2개의 코어(Core)를 집어 넣은 것을 말합니다. 예전에는 1개의 CPU에 하나의 코어가 삽입되었으나 요즘에는 다중작업(멀티테스킹)에 대한 성능 향상을 목적으로 여러 개의 코어를 삽입한 CPU가 출시되고 있습니다. CPU에 코어가 두 개 이상으로 늘어나면 기존 하나의 연산작업만이 가능한 CPU가 한번에 두 개 이상의 연산작업을 빠르게 할 수 있습니다. 하나가 아닌 두개의 코어가 작업을 동시에 진행하니 빨라질 수 밖에 없겠지요. 최근에는 4개의 코어를 넣은 쿼드코어, 8개의 코어를 넣은 옥타코어 등과 같은 제품이 출시 되고 있습니다.

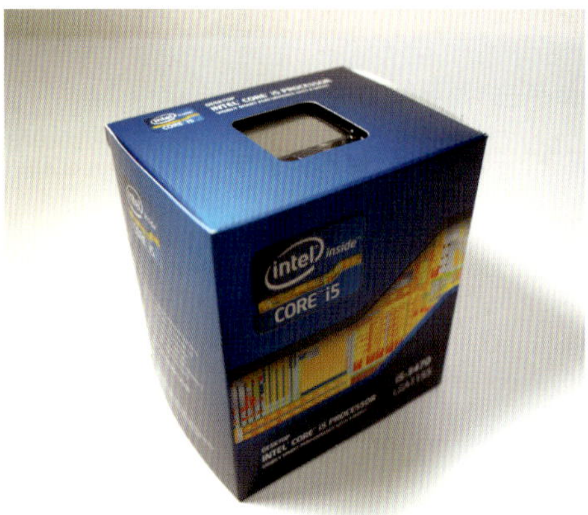


박스에 포장되어 있는 인텔의 CPU

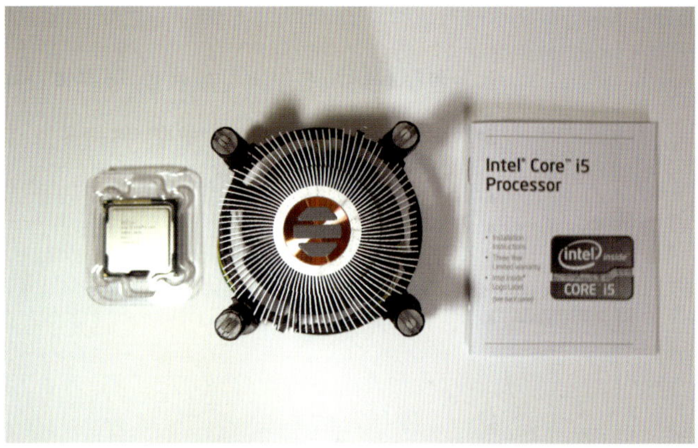


박스 구성품

## ■ 오버클로킹

오버클럭은 메인보드의 설정을 바꾸어 CPU의 클럭을 강제로 올리는 것을 말합니다. 클럭 주파수가 높아지면 전체적인 컴퓨터의 속도가 빨라집니다. 높은 클럭의 CPU는 가격이 비싸기 때문에 컴퓨터를 조금 아는 분이라면 오버클로킹을 유행처럼 많이들 시도하곤 했었습니다. 요즘에도 게임이나 멀티미디어 등 고성능을 필요로 하는 유저들이 성능이 높은 PC에 대한 요구로 오버클로킹을 하기도 합니다. 하지만 이러면 CPU가 비정상적으로 작동하거나 과도한 열을 발생하여 심하면 타버리는 등 문제가 될 수 있기 때문에 추가적인 쿨러를 장착하여 온도를 낮추는 것은 필수입니다.

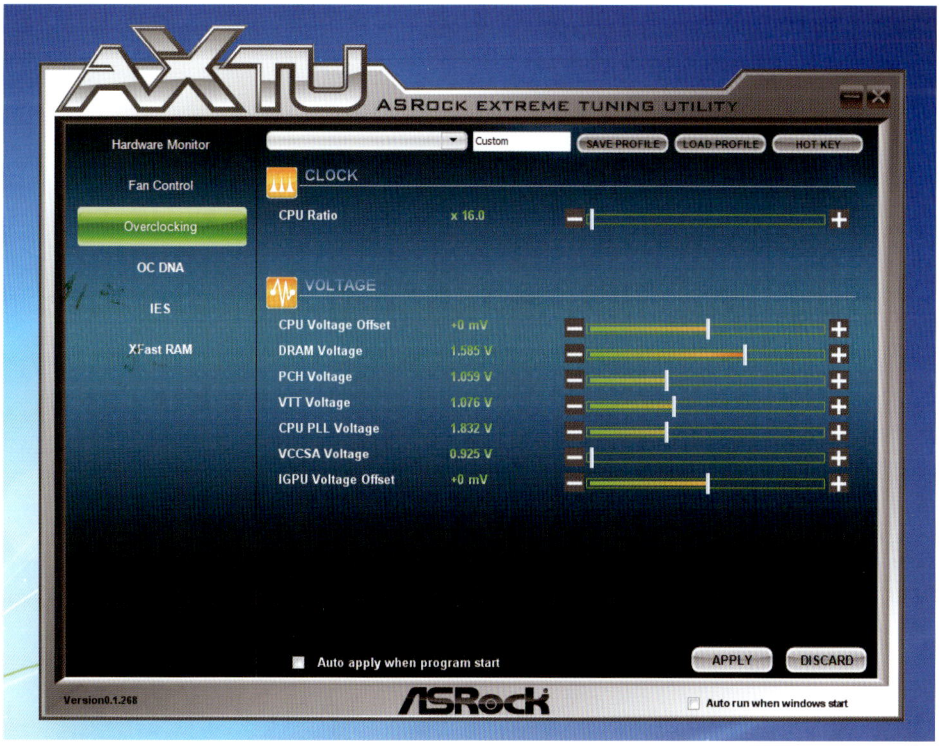


오버클로킹 기능을 제공하는 메인보드 소프트웨어

■ 캐시메모리

클럭 속도와 코어의 수 외에도 캐시메모리(Cache Memory)의 용량은 CPU의 성능에 있어 다른 하나의 기준이 됩니다. 일반적으로 '캐시' 라 부르며, CPU 와 메인메모리 사이의 느린 속도를 보완하는 역할을 합니다. CPU는 자주 사용하는 자료를 캐시 메모리에 임시로 보관하기 때문에 클수록 CPU의 성능이 좋다고 할 수 있습니다. 캐시메모리는 그 역할에 따라 L1(1차 캐시) 과 L2(2차 캐시)로 나뉩니다. CPU 제조회사들은 다양한 모델의 CPU를 제조하는데 이러한 캐시메모리를 늘리거나 줄여 고가와 저가 모델로 나누어 판매하기도 합니다.

## 2) 메모리

메모리(Memory) 는 일명 램(Random Access Memory)으로 불리며 공부할 때 사용하는 책상에 비유됩니다. 공부를 할 때 책상에 책과 노트 등을 올려놓고 학습을 합니다. 이때 책상이 크고 넓다면 조금 더 많은 책과 노트를 올려놓을 수 있을 것입니다. 이렇게 CPU가 처리할 명령이나 데이터를 임시로 저장하는 공간이 메모리이며 어떠한 프로그램은 용량이 너무 커서 메모리가 작으면 실행이 불가능한 것도 있습니다.

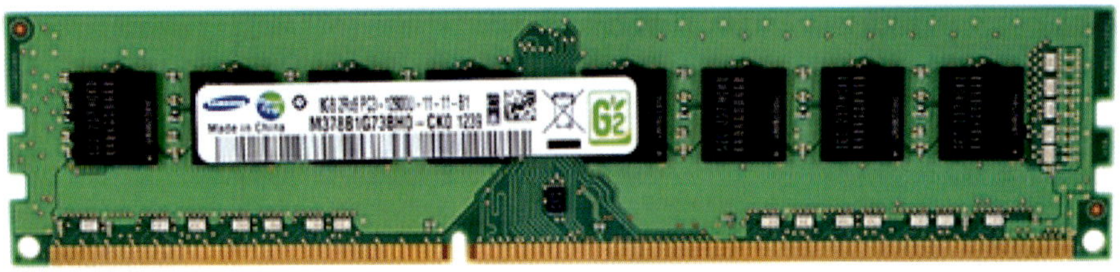

데스크탑용 메모리

■ 메모리의 종류

메모리는 여러 가지 종류가 있지만 일반 PC 에는 DDR SDRAM 을 가장 많이 사용합니다. 이름은 메모리 종류인 DDR 에 대역폭을 숫자로 표기해 이름으로 사용합니다. PC2 5300, PC3 10600, PC3 12800 등으로 불리며 숫자가 높을수록 대역폭이 증가하여 성능이 좋습니다. 요즘에는 DDR 의 성능을 개선한 DDR2, DDR3 가 보편화되고 있습니다. 메모리는 메인보드에서 각 종류에 따라 지원하는 종류가 다르기 때문에 구매하기 전에 반드시 해당 메모리를 지원하는지 확인하셔야 합니다. 참고로 노트북에는 일반 PC 에서 사용되는 메모리가 아닌 조금 더 규격을 작게 만든 노트북용 메모리가 사용됩니다.

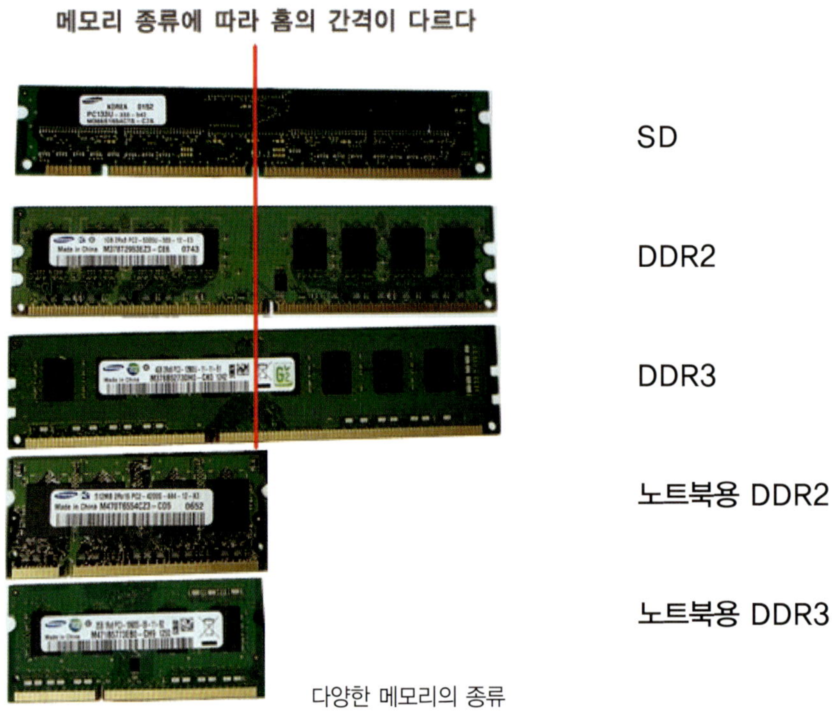


다양한 메모리의 종류

■ 메모리 용량 확인

메모리의 표면에는 메모리의 제조사, 용량 및 종류가 표기되어 있습니다. 새로운 PC를 구입하거나 기존의 PC를 업그레이드 하기 위해 메모리를 구입하셨다면 이것을 보고 어떠한 종류인지 판단하실 수 있습니다.

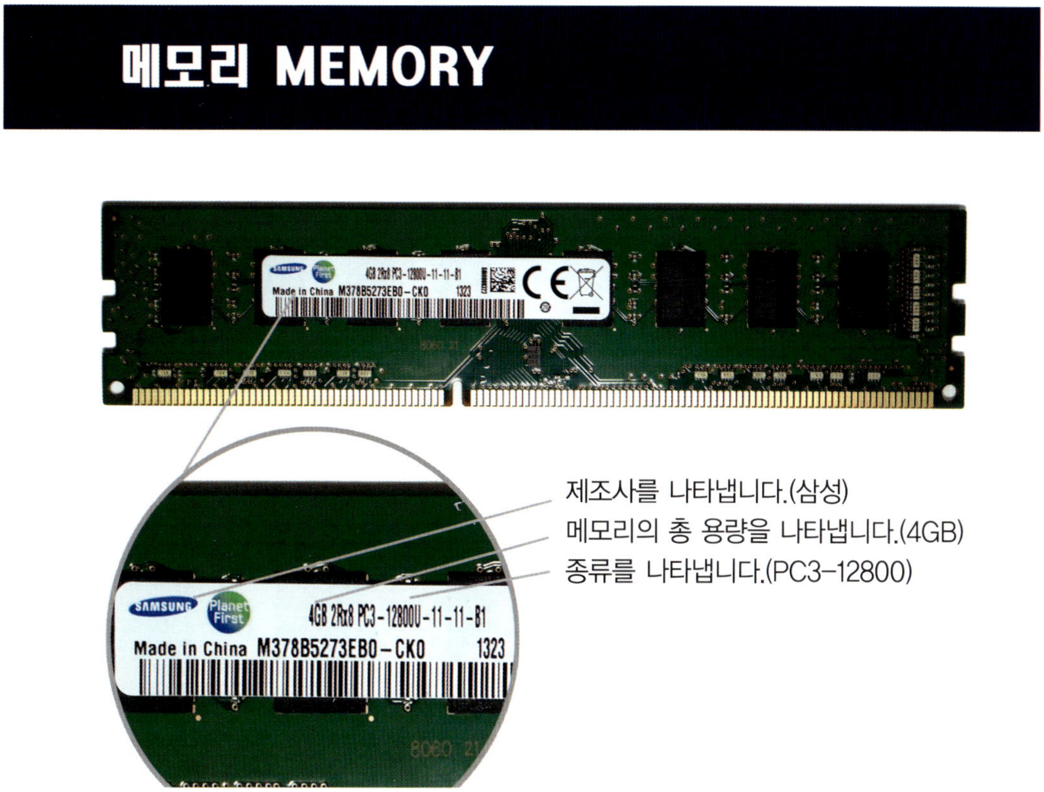


메모리의 용량과 종류

### 듀얼채널

PC를 구성할 때 8G 용량의 메모리를 꽂는 것과 4G 용량의 메모리 2개를 꽂았을 때 같은 성능을 발휘할까요? 정답은 4G 용량의 메모리 2개를 꽂는 것이 더 우수한 성능을 낸다 입니다. CPU의 발전으로 메모리와의 통신 대역폭을 늘리는 수단으로 듀얼채널이라는 기술이 있기 때문입니다. 듀얼채널은 CPU에서 메모리로 전달되는 데이터의 양을 2배로 늘려 병목현상을 개선한 기능입니다. 요즘은 플렉스 메모리 기술을 지원하는 메인보드와 CPU 를 사용하시면 듀얼채널의 구성요건인 메모리의 용량과 모듈수가 달라도 상관없이 구성이 가능합니다.

### 3) 그래픽카드

그래픽카드는 컴퓨터가 처리한 데이터를 모니터로 출력해 주는 역할을 합니다. 그래픽 카드는 VGA(Video Graphic Array) 로 불리기도 합니다. 최근에는 각종 이미지와 영상 매체의 발달로 고성능의 그래픽카드를 필요로 하는 곳이 많아지고 있습니다.

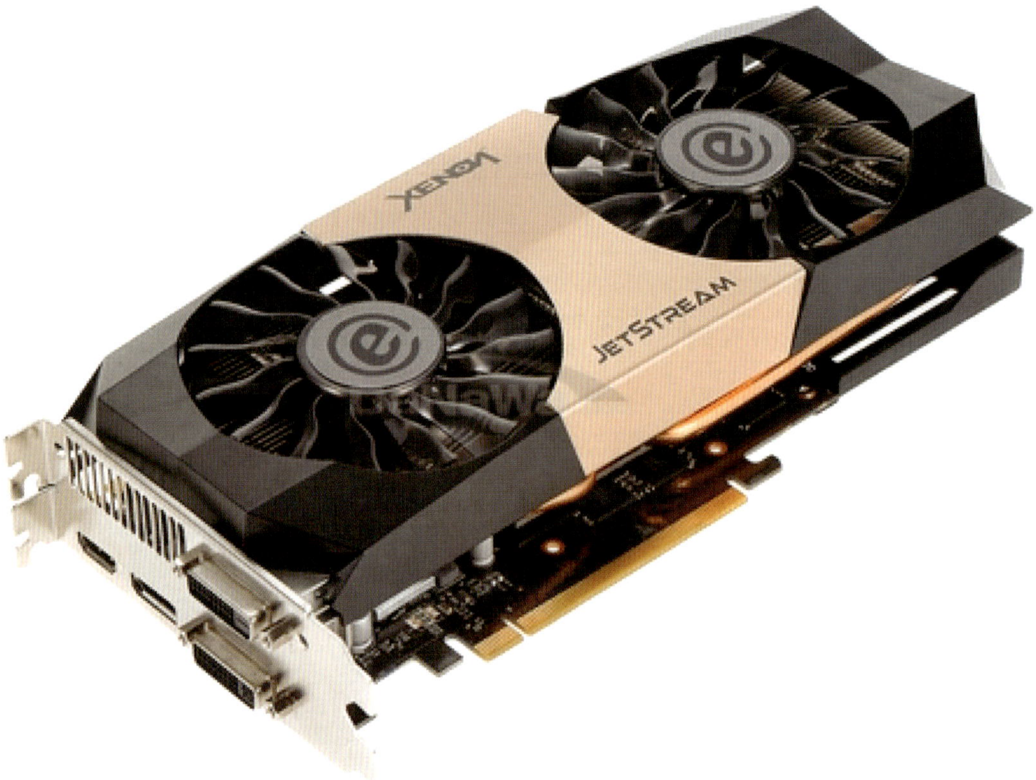


최신 그래픽 카드

그래픽카드에서 가장 중요한 것은 중앙에 위치한 그래픽 프로세서(GPU : Graphic Process Unit) 입니다. CPU와 같이 열을 내뿜기 때문에 요즘의 그래픽 카드는 방열판이나 냉각팬이 장착되어 있습니다. 이러한 그래픽 프로세서는 2D 영상 처리를 위한 2D 엔진, 3D 처리를 위한 3D 엔진, 그리고 동영상을 위한 비디오 프로세싱 엔진을 탑재하고 있습니다.

모니터에 나타나는 영상의 품질이나 화질은 그래픽카드와 모니터의 성능에 좌우됩니다. 요즘은 그래픽 성능 향상을 위해 그래픽 카드 2개를 동시에 장착하는 경우도 있습니다.(크로스파이어)

### ■ 그래픽 카드의 종류

그래픽 카드는 여러 회사에서 제조하고 있지만 가장 중요한 그래픽 프로세서는 대부분 전문회사에서 제조한 칩을 사용합니다. 그래픽 프로세서 시장은 엔비디아와 CPU로 익숙한 AMD(예전 ATI가 AMD 로 통합됨) 와 인텔 등의 회사에서 출시한 제품이 주를 이루고 있습니다. 엔비디아는 지포스(Geforce)란 브랜드를 출시하고 있으며 AMD는 라데온(Radeon) 시리즈를 출시하고 있습니다.

지포스는 뛰어난 호환성, 안정성을 자랑하며 다양한 게임에서 필수적으로 지원하는 그래픽 카드입니다. 지포스는 알려지지 않거나 오래된 게임이라도 창 모드에서는 느려진다거나 에러가 뜨는 현상 등이 거의 발생하지 않는 것으로 유명합니다. 이러한 우수한 호환성은 비단 게임뿐 아니라 다양한 프로그램(그래픽 프로그램 등)에서도 지포스의 쿠다가속 등의 기능을 지원하는  데서도 나타납니다. 이에 반해 라데온은 상대적으로 저렴한 가격과 뚜렸한 색감을 자랑합니다. 이는 지포스 계열의 제품들이 파스텔 톤의 컬러를 강하게 표현하는 데서 오는 차이이며 개인적 취향에 따른 차이가 있습니다.

그래픽 칩셋의 강자 엔비디아와 AMD

CPU를 제조하는 인텔에서는 메인보드나 CPU에 기본적으로 장착되는 그래픽 칩셋을 생산하고 있습니다. 기본 장착된 그래픽 칩셋은 별도로 그래픽 카드를 구매하지 않아도 되기 때문에 사무용이나 저가형 PC 에 적합하나 최근에는 고성능의 그래픽 프로세서가 장착된 제품을 출시하여 시장을 긴장시키고 있습니다.

## CPU에 내장된 그래픽 카드의 성능은?

사무용 PC 에는 메인보드에 내장된 기본 그래픽 칩셋을 주로 사용하였습니다. 이러한 기본 그래픽 칩셋은 기능이 아주 떨어져서 게임은 물론이고 3D 나 영상 작업을 하기는 힘든 성능이었습니다.

몇 해전부터 인텔에서는 CPU에 기본 그래픽코어를 내장하여 출시하기 시작했습니다. 기존에 비해 상당히 강력해진 그래픽 기능을 내장한 아이비 브릿지 모델과 하스웰 CPU 들은 컴퓨터를 구입할 때 고가의 그래픽 카드를 사지 않아도 되고 이후 추가적인 업그레이드를 통해 외장 그래픽 카드를 장착할 수 있어 큰 인기를 끌고 있습니다.

HD 2500 – 간단한 3D 작업과 게임 가능(지포스 8500GT 급의 성능)

HD 4000 – 중급의 3D 작업과 게임 가능(지포스 9500GT 급의 성능)

HD 4600 – 고사양의 3D 작업과 게임 가능(지포스 GTX630 급의 성능)

하지만 CPU 에 내장된 그래픽코어는 외장그래픽카드와 다르게 전용 그래픽 메모리가 없습니다. 그렇기 때문에 PC에 있는 메인 메모리를 할당 받아 그래픽코어 메모리로 사용하는 방식으로 동작합니다. 따라서 외장형 그래픽 카드 보다 성능상 제약이 있을 수 밖에 없으며 메인 메모리가 부족할 때에는 성능을 기대하기 힘듭니다.

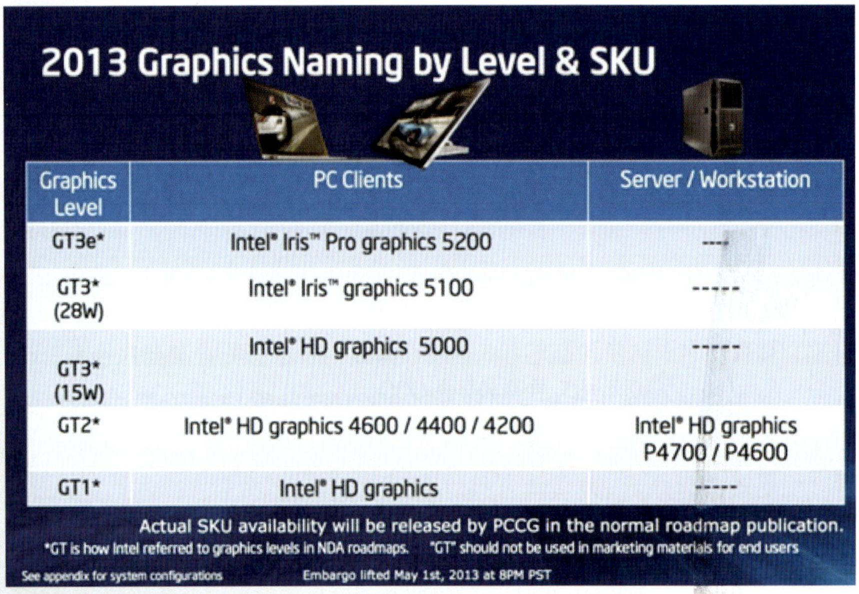

2013 Graphics Naming by Level & SKU

| Graphics Level | PC Clients | Server / Workstation |
|---|---|---|
| GT3e* | Intel® Iris™ Pro graphics 5200 | --- |
| GT3* (28W) | Intel® Iris™ graphics 5100 | ----- |
| GT3* (15W) | Intel® HD graphics 5000 | ----- |
| GT2* | Intel® HD graphics 4600 / 4400 / 4200 | Intel® HD graphics P4700 / P4600 |
| GT1* | Intel® HD graphics | ----- |

Actual SKU availability will be released by PCCG in the normal roadmap publication.
*GT is how Intel referred to graphics levels in NDA roadmaps. "GT" should not be used in marketing materials for end users
See appendix for system configurations Embargo lifted May 1st, 2013 at 8PM PST

강력해지는 CPU 내장 그래픽코어(출처 : 인텔 제품 홍보용 자료)

## ■ 그래픽 카드의 인터페이스

그래픽 카드는 PCI 익스프레스나 AGP 인터페이스를 주로 사용합니다. 요즘은 대부분 PCI 익스프레스를 지원하는 그래픽카드를 사용하지만 오래된 PC 나 저가의 그래픽 카드를 사용하는 컴퓨터에는 AGP 카드가 꽂혀있을 것입니다. AGP 인터페이스는 버전 별로 2.0, 3.0 인터페이스가 출시되었으므로 그래픽 카드를 사용하실 때에는 마찬가지로 메인보드에서 이를 지원하는지 확인하셔야 합니다.

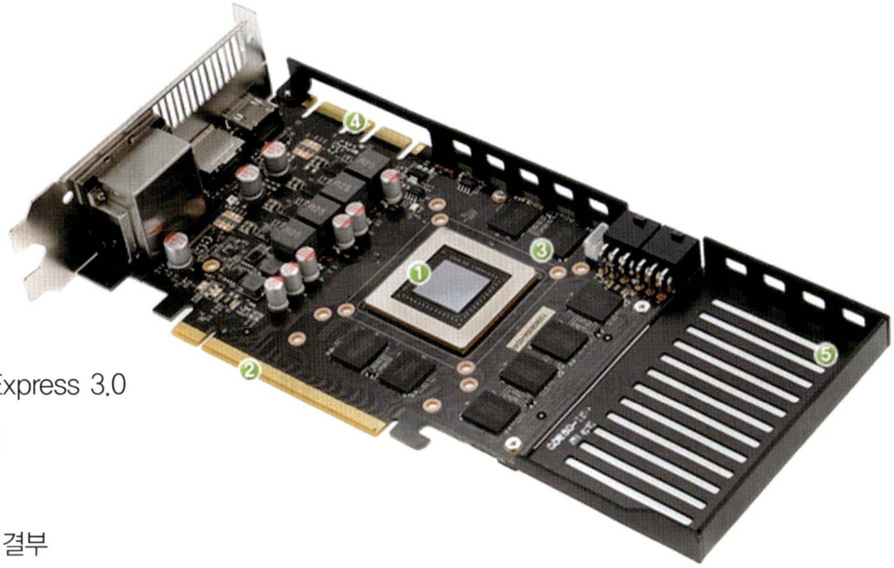

① GPU
② PCI-Express 3.0
③ 메모리
④ SLI
⑤ 전원연결부

그래픽카드의 구성

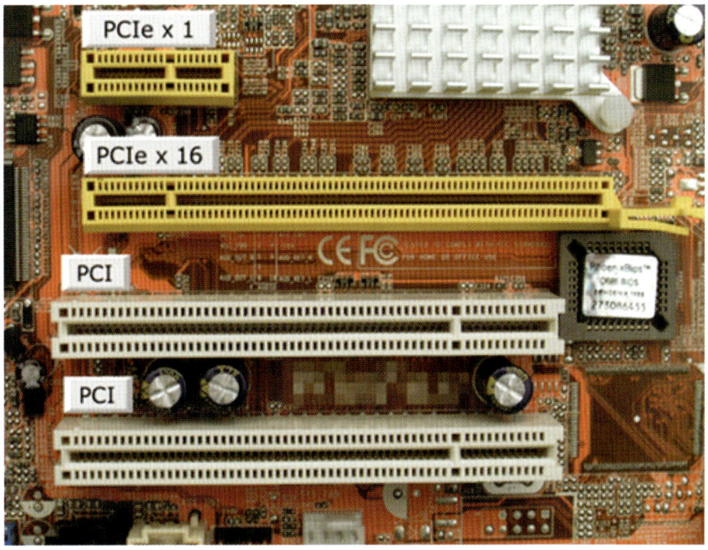


메인보드의 다양한 인터페이스

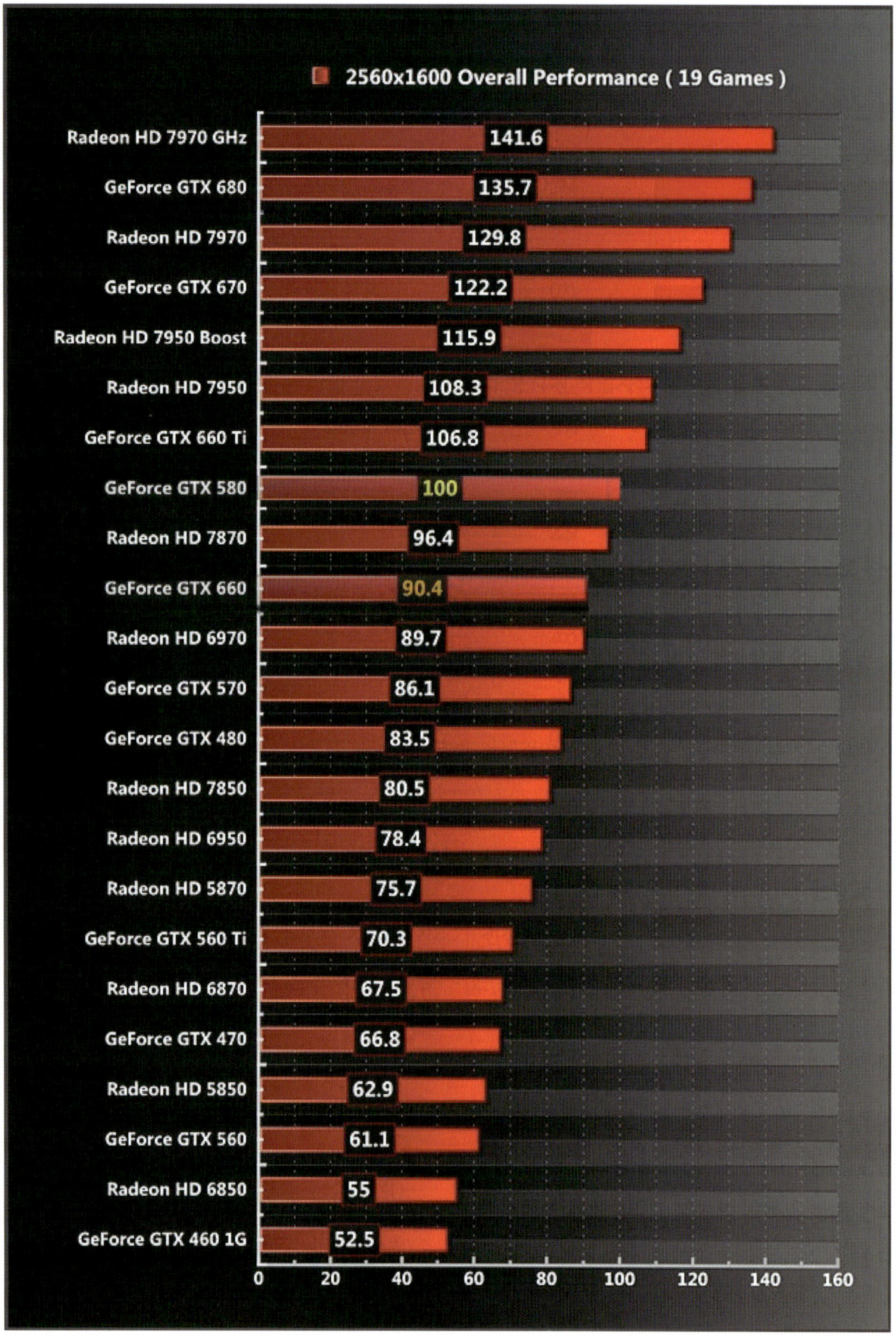
2560x1600 Overall Performance ( 19 Games )
Radeon HD 7970 GHz 141.6
GeForce GTX 680 135.7
Radeon HD 7970 129.8
GeForce GTX 670 122.2
Radeon HD 7950 Boost 115.9
Radeon HD 7950 108.3
GeForce GTX 660 Ti 106.8
GeForce GTX 580 100
Radeon HD 7870 96.4
GeForce GTX 660 90.4
Radeon HD 6970 89.7
GeForce GTX 570 86.1
GeForce GTX 480 83.5
Radeon HD 7850 80.5
Radeon HD 6950 78.4
Radeon HD 5870 75.7
GeForce GTX 560 Ti 70.3
Radeon HD 6870 67.5
GeForce GTX 470 66.8
Radeon HD 5850 62.9
GeForce GTX 560 61.1
Radeon HD 6850 55
GeForce GTX 460 1G 52.5
0 20 40 60 80 100 120 140 160

그래픽카드 성능 순위표

■ 그래픽 카드의 성능

그래픽 카드의 성능은 기본적으로 어떤 그래픽 프로세서를 사용하느냐에 따라 달려있습니다. 그래픽 프로세스는 CPU와 같이 그래픽 카드의 주 기능을 담당하기 때문입니다. 엔비디아는 예전 8xxx, 9xxx 대 시리즈를 넘어 GTX 6xx, GTX 7xx 시리즈를 출시하였으며 곧이어 GTX 8xx 대가 출시될 예정이며, AMD는 라데온 9x00, Xx00 시리즈를 넘어 HD 6xx0, HD 7xx0 시리즈를 출시였고 이후 HD 8xx0 대가 출시될 예정입니다. 이러한 그래픽카드의 시리즈 번호는 첫 번째 숫자는 세대를 나타내고 연이은 두 번째 숫자는 각 세대의 성능 그레이드를 나타냅니다. 뒤에 붙은 숫자가 높을수록 성능이 우수함을 나타냅니다.

■ 그래픽 카드의 메모리 용량과 속도

PC 환경에서도 이미지나 영상이 중요해지면서 그래픽 카드에도 메모리를 사용하게 되었습니다. 이 메모리의 역할은 그래픽 프로세서가 처리하는 자료를 임시로 보관하는 용도로 사용합니다. 메모리가 많을수록 고해상도를 지원하며, 메모리의 속도가 빠를수록 그래픽 카드의 성능이 우수하기 때문에 요즘은 기가바이트를 넘는 그래픽 카드가 일반화 되고 있습니다. 3D 데이터의 경우 자료의 양이 많기 때문에 메모리가 많이 필요하며, 모니터를 2대 이상 사용하는 다중디스플레이 기능을 사용한다면 더 많은 메모리가 필요합니다.

그래픽 카드에 사용되는 메모리도 일반 PC 의 메모리처럼 다양한 속도를 가지고 있습니다. 그래픽 카드의 메모리는 일반적인 메모리 칩인 DDR 을 가장 많이 사용하고 있으며 그래픽의 G 를 붙여 GDDR 이라고 부릅니다. 최근 많이 사용하는 것은 GDDR3 타입이며 보다 나은 속도를 위해 GDDR4, DDR5 를 장착한 그래픽 카드도 속속 등장하고 있습니다.

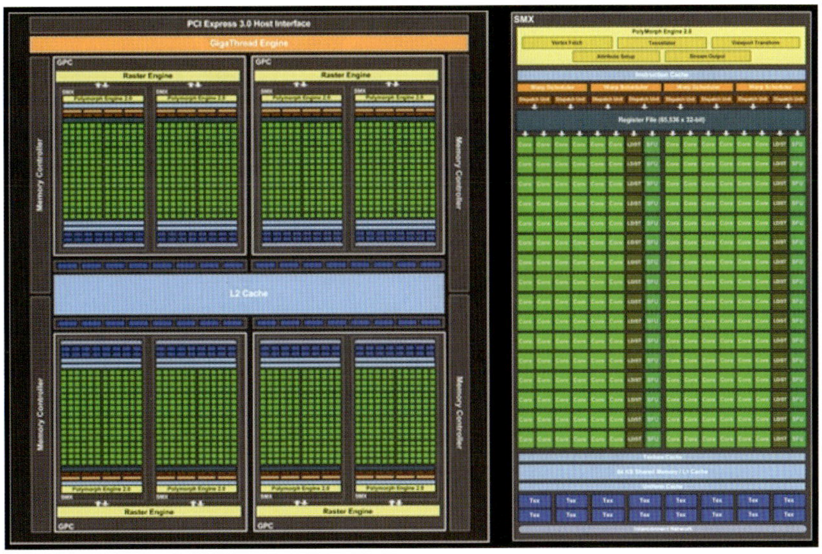


GPU 아키텍쳐

## 4) 하드디스크

하드디스크는 컴퓨터에 필요한 프로그램과 자료를 저장하는 저장 매체입니다. 메모리가 책상이라면 하드디스크는 책을 꽂아두는 책장과 물건을 수납하는 서랍에 비유할 수 있습니다. 책장과 서랍이 클수록 많은 양의 책을 보관할 수 있듯이 하드디스크도 저장 매체이기 때문에 용량이 중요합니다. 요즘은 기가바이트급을 넘어 테라바이트급(1테라는 1,000기가) 하드가 일반화 되고 있습니다.

하드디스크 표면에는 스티커가 붙어있는데 이를 제조한 회사의 정보와 함께 용량, 속도 등이 표기되어 있습니다. 하드디스크를 제조하는 회사는 우리나라의 삼성과 맥스터, 웨스턴디지털(WD), 시게이트의 외국 회사가 유명합니다. 일반적으로 하드디스크의 속도는 RPM(Revolution Per Minute)으로 표기하는데 이는 디스크의 분당 회전속도를 의미하며 높을수록 빠른 속도를 낼 수 있습니다. 하드디스크가 빠를수록 자료를 찾고 쓰는데 속도가 빠르기 때문에 컴퓨터의 성능이 좋아집니다.

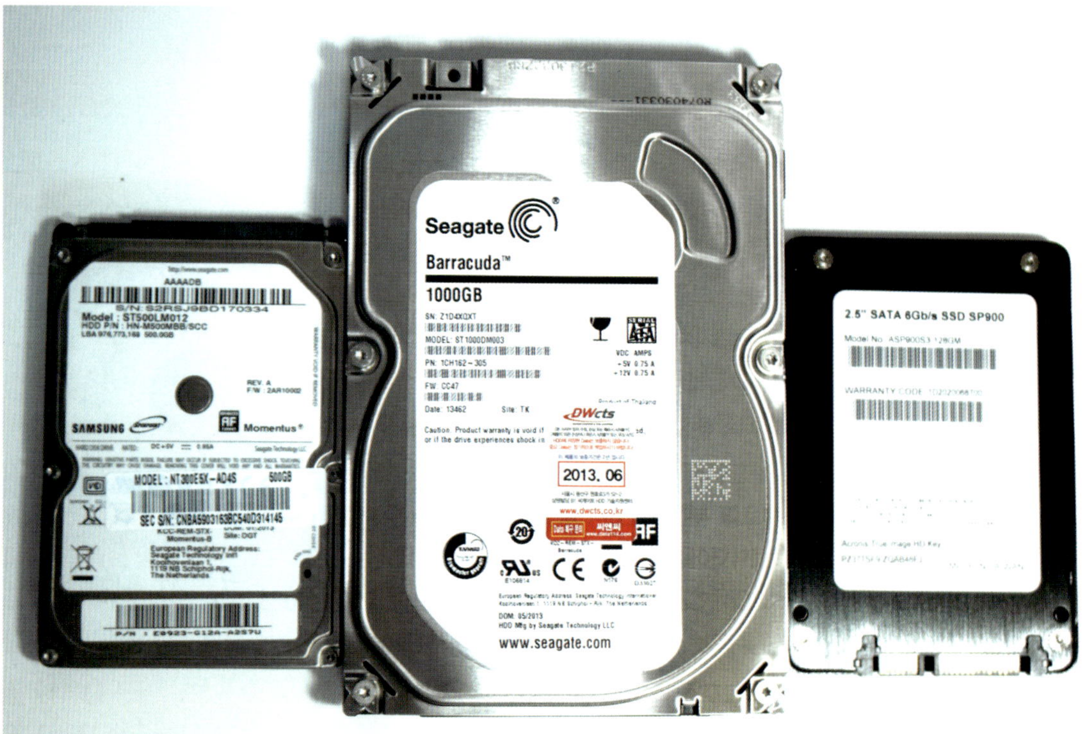


노트북용 하드, 데스크탑용 하드, SSD

## ■ 하드디스크 인터페이스

하드디스크는 전통적인 PATA(EIDE) 방식에서 요즘은 개선된 SATA와 SATA2, SATA3 방식으로 진화하고 있습니다. 기존의 PATA 방식은 케이블도 넓고, 점퍼 설정이 필요하며 속도에 한계가 있었으나 SATA 방식은 이를 개선한 것입니다. SATA1은 1.5G, SATA2 는 초당 3G, SATA3는 초당 6G 의 자료를 전송할 수 있습니다. SATA3 의 성능을 제대로 낼 수 있으려면 메인보드, 하드디스크, 케이블 이 모두가 SATA3 를 지원해야 합니다. 또한 SATA 방식은 하위 버전에 대한 호환성이 있어 SATA 3 하드를 SATA 2 까지만 지원하는 메인보드에도 사용할 수 있습니다. 단 이 경우 낮은 버전의 SATA 방식으로 컨넥팅이 이루어 지므로 주의하시기 바랍니다.

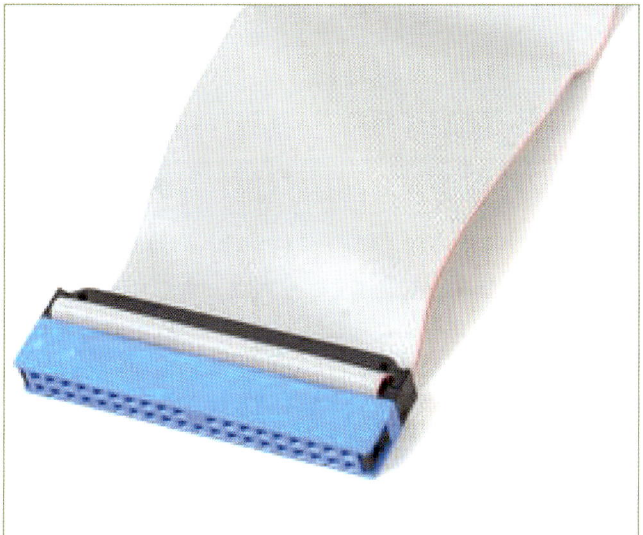
①

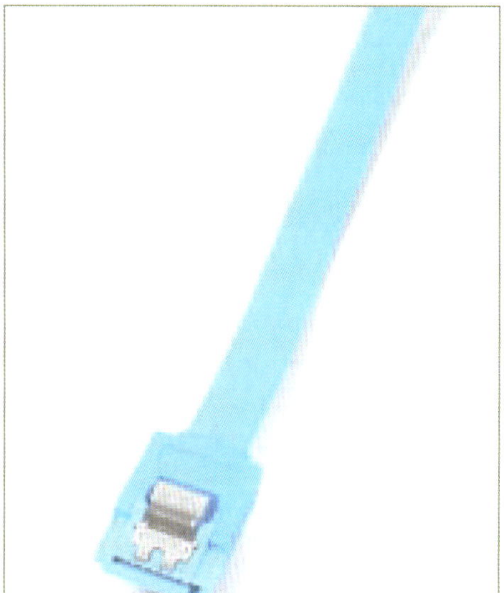
②

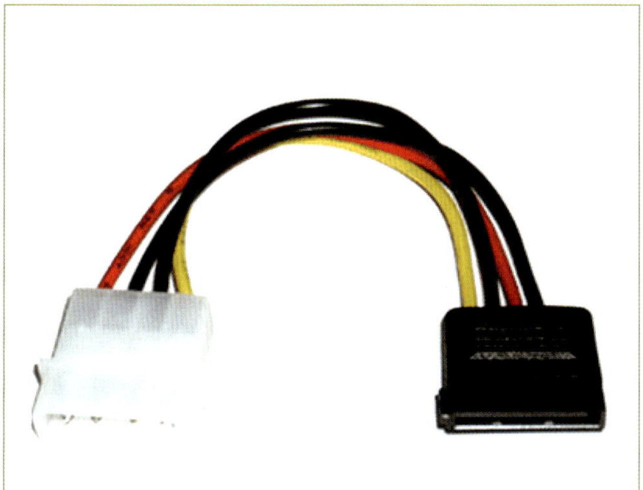
③

① PATA 데이타 케이블
② SATA 데이타 케이블
③ SATA 전원 케이블용 커넥터

■ 하드디스크의 성능

하드디스크는 기본적으로 저장을 위한 매체이기 때문에 큰 용량은 필수 입니다. 또한 빠를수록 성능이 좋다고 할 수 있습니다. 일반적인 하드디스크는 전축처럼 자기디스크에 암(길쭉하게 만들어져 자료를 읽고 쓰는 용도로 사용)이 달려 있는 형태로 구성되어 있습니다. 따라서 RPM(분당회전수) 과 탐색 시간 및 접근 시간이 성능에 중요한 요소가 됩니다.

■ 하드디스크의 진화 SSD

SSD(Solid State Drive) 는 하드디스크를 대체하는 차세대 저장장치입니다. 반도체의 가격이 내려간 덕분에 SSD 는 대중화 되기 시작하였습니다. 자기디스크로 만들어진 기존 하드디스크와 달리 SSD 는 반도체칩으로 만들어져 있기 때문에 자료를 읽고 쓰는데 속도가 무척 빠릅니다. SSD 에 운영체제를 설치하면 컴퓨터의 부팅 시간이 불과 몇 초 만에 이루어지기 때문에 컴퓨터의 성능이 개선된 것을 확실히 체감하실 수 있습니다.

SSD 는 일반 하드디스크와 비교하여 용량대비 가격이 비싸기 때문에 컴퓨터를 구매하려는 분들에게는 쉽지 않은 선택이 되고 있습니다. 때문에 대용량의 하드디스크를 선호하는 유저들에게 일반 하드드라이브에 빠른 플래시 메모리 칩을 탑재한 SSHD 등도 대안이 되고 있습니다.

■ 여러 대의 하드디스크

요즘은 하드디스크의 가격이 내려가 적은 금액으로도 큰 용량을 구입하실 수 있습니다. 따라서 구입시 부터 2개 이상의 하드디스크를 장착하기도 하고 하드를 새로 구입하여 전에 사용하던 하드는 자료 저장용으로 사용하기도 합니다.

2개 이상의 하드디스크를 사용하면 속도의 향상과 함께 데이터를 안전하게 백업 할 수 있는 공간도 확보할 수 있습니다. 보통 하나의 하드 디스크는 운영체제와 프로그램 설치용도로, 다른 보조 하드 디스크는 자료 저장용으로 사용합니다. 이렇게 하면 운영체제가 설치된 하드에 이상이 생기더라도 자료 저장용 하드디스크를 살릴 수 있기 때문입니다.

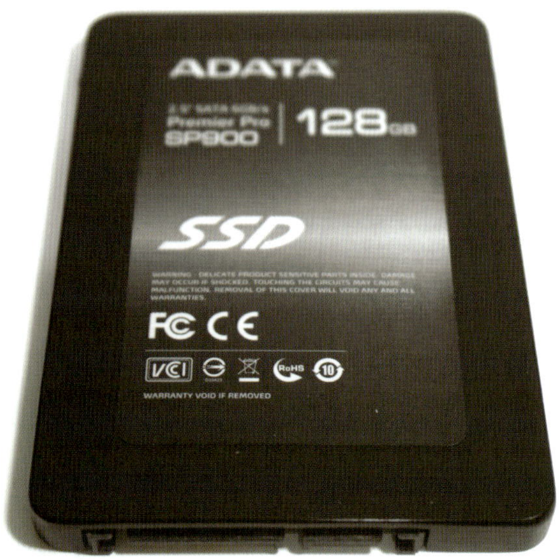

120G 용량의 SSD

요즘은 SSD 가 대중화되어 주로 사용하는 C드

라이브는 SSD 를 사용하고 자료 저장을 위해 별도의 테라바이트급의 하드디스크를 장착하는 방법도 많이 사용하고 있습니다. 이렇게 하면 운영체제나 프로그램에 사용되는 저장공간은 속도가 빠른 SSD 로 사용하고, 용량이 큰 자료는 일반 하드디스크에 저장함으로써 속도와 경제성을 둘 다 얻을 수 있습니다.

■ 레이드(RAID) 기능

레이드는 여러 개의 하드디스크를 하나의 하드디스크처럼 사용하는 기술입니다. 레이드를 사용하면 자료를 저장할 때 하드 디스크 여러 대에 자료를 분산하여 저장하므로 읽고 쓰는 속도를 크게 향상 시킬 수 있습니다. 또한 같은 자료를 백업 공간에 저장하여 안정성을 높일 수 있습니다. 이러한 레이드 기능은 인터페이스 카드와 전용의 하드디스크를 사용해야하는 부담감 때문에 일부 고가의 서버 장비에만 사용하였으나 최근에는 일반 메인보드에서도 레이드 기능을 제공하여 대중화 되고 있는 추세입니다.

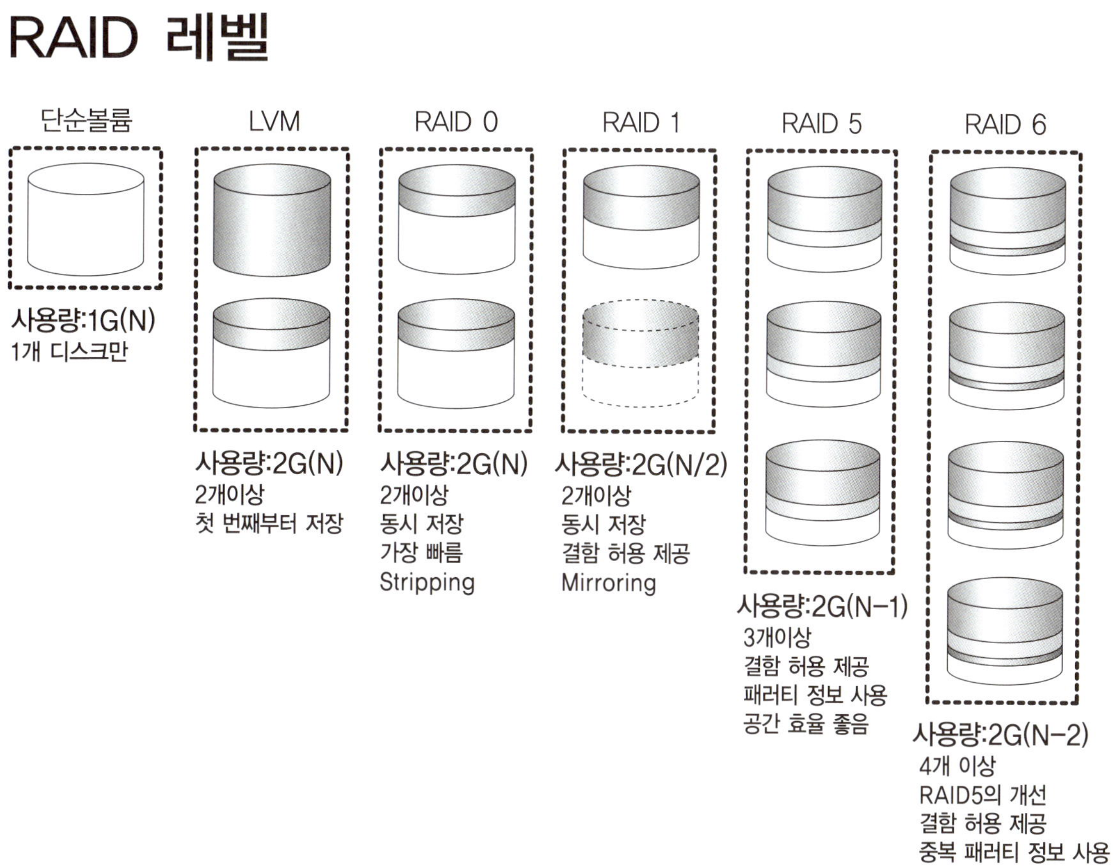


다양한 레이드의 종류

### 5) 메인보드

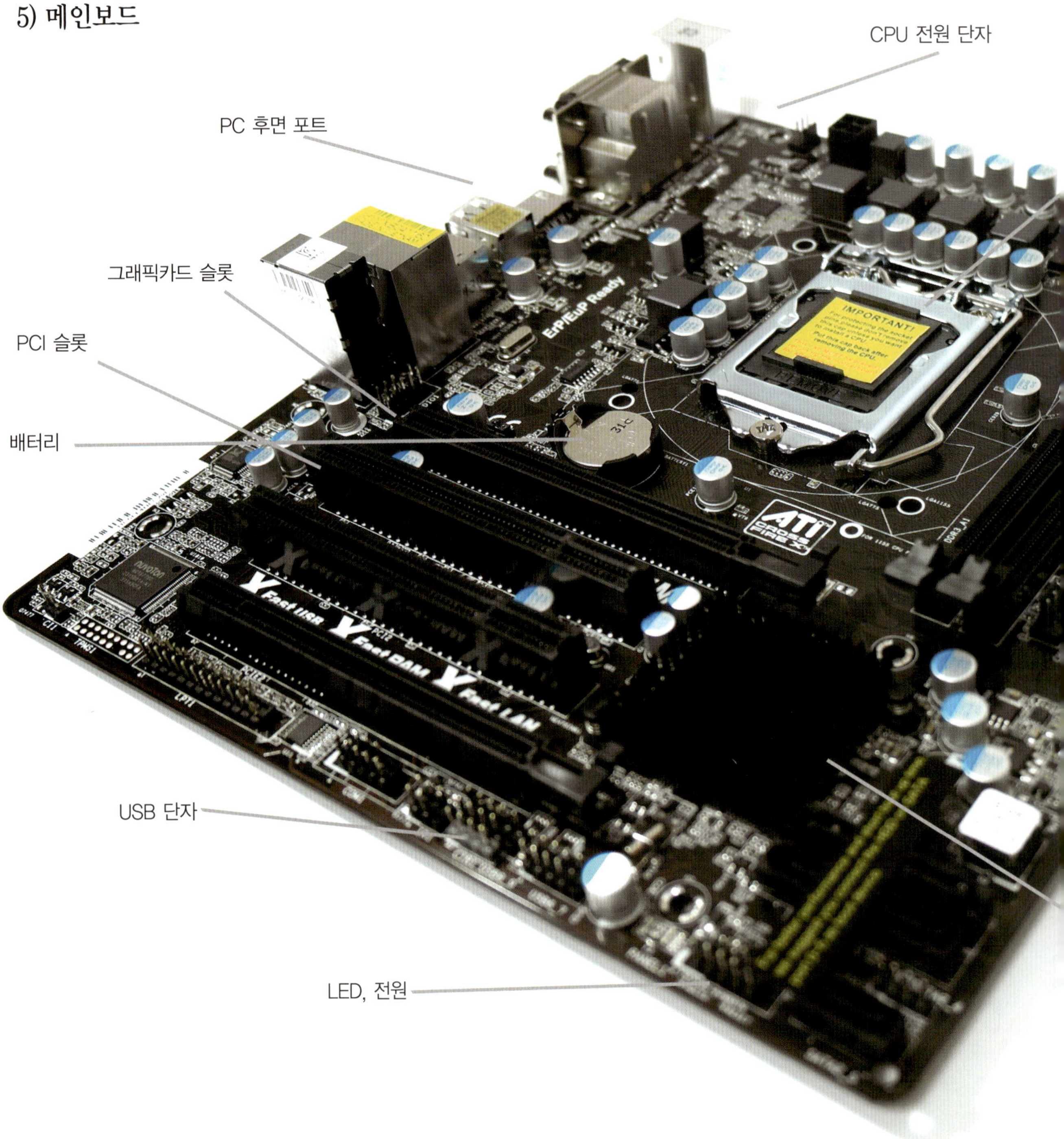

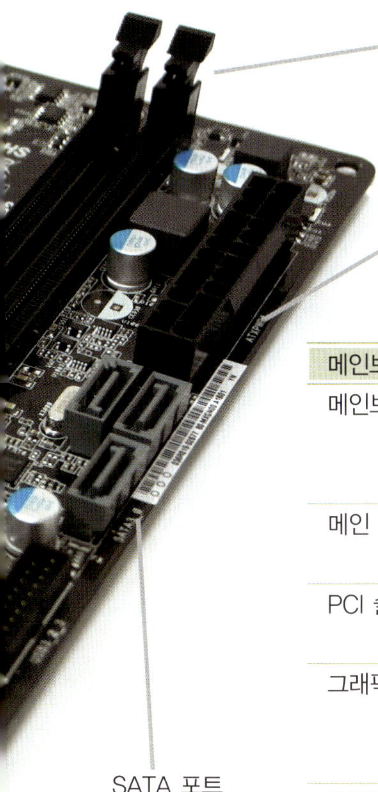


| 메인보드 부품 설명 | |
|---|---|
| 메인보드(Mainboard) | 컴퓨터 작동에 각종 부품을 연결하는 기본 장치입니다. 모든 부품이 연결되기에 마더보드(Motherboard)라고도 부릅니다. 메인보드는 복잡하게 생겼지만 부분별로 살펴보면 각각의 역할이 있습니다. |
| 메인 보드 칩셋 | 보드의 칩셋은 메인보드에서 가장 중요한 기능을 합니다. 칩셋의 종류에 따라서 지원하는 CPU, 메모리, 주변장치가 달라집니다. |
| PCI 슬롯 | PCI(Peripheral Component Interconnect) 는 LAN 카드, 사운드 카드 등 다양한 주변장치를 꽂을 수 있는 곳입니다. |
| 그래픽 카드 슬롯 | 그래픽 카드를 장착 할 수 있는 슬롯으로 우수한 그래픽 성능을 위해 장착합니다. CPU나 보드에서 기본으로 장착되어 있는 그래픽 카드를 사용하신다면 카드가 없을 수도 있습니다. |
| SATA 포트 | 예전 IDE 를 개선하여 빠른 속도의 직렬 SATA 인터페이스를 연결하기 위한 포트입니다. 최근 출시되는 하드디스크는 모두 SATA 규격이 대부분입니다. |
| CPU 소켓 | CPU를 장착하는 곳입니다. 메인보드의 소켓은 구멍이 뚫려 있거나 금속 접점으로 되어 있는데 이 개수와 CPU 의 모양이 일치해야 꽂을 수 있습니다. |
| 메모리 소켓 | 메모리를 장착하는 소켓입니다. 메모리에 따라 소켓의 모양과 크기가 다릅니다. |
| CPU 전원 단자 | CPU에 전원을 공급하기 위한 단자를 연결합니다. |
| USB 단자 | 컴퓨터 전면부 혹은 다른 위치에 확장되어 설치되는 USB 포트를 연결하기 위한 단자입니다. |
| LED, 전원 | PC가 동작할 때 불이 깜빡이는 각종 LED, 파워, 리셋 버튼을 연결하기 위한 단자입니다. |
| 파워 단자 | 메인보드에 전원을 공급하는 단자입니다. 파워 서플라이의 전원 케이블을 여기와 연결합니다. |
| 배터리 | 메인보드를 관리하는 CMOS 에 상시 전원을 공급합니다. 컴퓨터의 전원을 끄거나 전원 케이블을 분리 하더라도 저장되어 있는 설정 값을 유지하기 위해 사용합니다. |

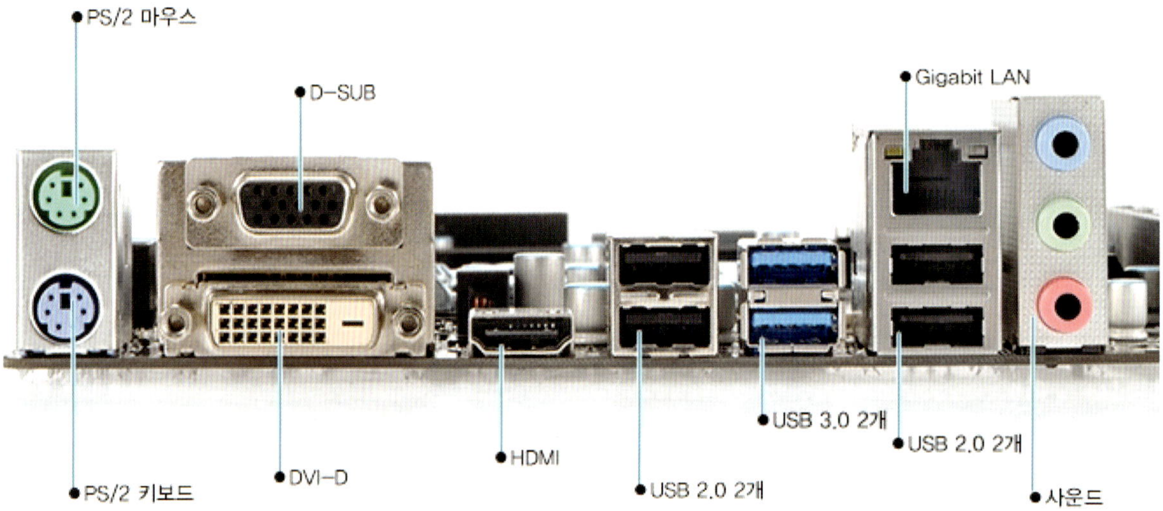


뒷면의 입력 포트

| 설명 | |
|---|---|
| 키보드, 마우스 포트 | PS/2 방식으로 작동하는 키보드나 마우스를 연결하는 포트입니다. 일반적으로 각각의 포트에 따라 연결부위의 색깔이 보라색과 녹색으로 나누어져 있습니다. |
| D-SUB, DVI, HDMI 포트 | 그래픽 연결 포트입니다. 메인보드나 CPU에 기본 그래픽 칩셋이 없는 경우 달려있지 않습니다. |
| USB 포트 | 각종 USB 장비들을 연결하는 포트입니다. 요즘은 속도가 개선된 USB 2.0 방식을 주로 사용하며 최근에는 더욱 빨라진 USB 3.0 포트도 탑재되고 있습니다. 2.0과 구분하기 위하여 USB 3.0포트는 파란색 색상으로 되어 있습니다. |
| LAN 포트 | 인터넷 연결 회선을 연결하는 포트입니다. |
| 사운드 | 스피커나 마이크를 연결하는 포트입니다. 녹색은 출력으로 스피커에 빨간색은 입력으로 마이크에 연결합니다. |

메인보드는 일명 마더보드(Motherboard)라고도 불리는데 컴퓨터에서 모든 부품을 연결하는 어머니와 같은 역할을 수행합니다. 메인보드는 이러한 각 부품에 전원을 공급해 주며 컴퓨터의 CPU, 메모리, 그래픽 카드, 하드디스크 등의 모든 장치들은 메인보드에 연결되어 자료를 전송합니다. 또한 CPU에서 처리한 결과값을 모니터나 프린터를 통해 출력하는 역할을 담당합니다. 이처럼 메인보드가 각 부품을 장착하고 연결하는 역할을 하기 때문에 PC 를 구성하실 때에는 메인보드가 각 부품에 대한 인터페이스를 지원하는지 먼저 확인하셔야 합니다.

### ■ 메인보드의 종류

메인보드는 칩셋(Chipset) 이라 불리는 칩의 종류로 성능이 좌우됩니다. 칩셋은 메인보드의 전체적인 상황을 관리하는 작은 두뇌와 같은 역할을 합니다. 메인보드에 장착된 칩셋이 어떤 종류냐에 따라 사용할 수 있는 CPU 나 메모리, 그래픽 카드 등의 인터페이스가 바뀝니다. 만약 메모리를 업그레이드 하려고 구입했는데 메인보드에서 이를 지원해주지 않으면 사용할 수 없습니다. 따라서 컴퓨터를 구매할 때나 다른 부품을 구매할 때에는 메인보드의 칩셋을 알아야 호환이 되는 제품을 구입할 수 있습니다.

칩셋에 따라 인텔, AMD 의 CPU 종류가 결정됩니다. 반대로 원하는 CPU 가 있다면 거기에 맞는 메인보드를 선택하셔야 합니다.

### ■ 메인보드의 크기

메인보드는 크기에 따라 예전에 사용하던 TX 규격과 이를 개선한 ATX 보드로 나뉩니다. 최근 출시되는 보드들은 모두 ATX 규격이며 이는 각각  미니, 플랙스, 마이크로, 일반 ATX 규격으로 분류됩니다. 컴퓨터를 구매하실 때 보면 일반 PC 외에도 조그마한 미니 컴퓨터나 슬림 컴퓨터를 보실 수 있는데 케이스에 맞도록 보드를 장착하셔야 합니다.

보드크기가 크면 케이스도 큰 것을 써야 하기 때문에 그러면 작은 것이 좋지 않느냐 생각하실 수 있습니다. 하지만 보드와 케이스의 크기가 작아지면 메모리 및 확장 슬롯이나 하드 디스크 등의 드라이브를 장착할 공간이 없어지므로 불편할 수 있습니다. 또한 슬림 PC 에는 파워도 일반이 아닌 전용으로 제작된 파워를 사용하셔야 합니다. 슬림 PC 나 미니 PC는 일반 컴퓨터에 비해 사이즈가 작기 때문에 좁은 공간에 비치하여 사용할 수 있는 장점이 있습니다. 하지만 슬림이나 미니 PC는 일반 PC에 비해 보드의 크기가 작아 확장성이 떨어집니다. 따라서 공간이 비좁거나 특별한 용도가 아니면 일반 ATX나 마이크로 규격과 함께 일반 케이스를 사용하시는 것을 권장 드립니다.

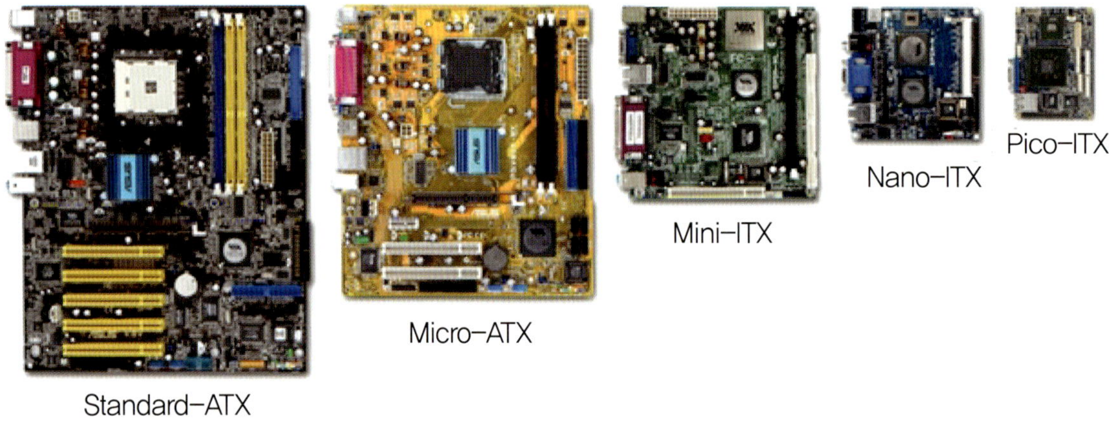


다양한 메인보드 크기

■ 메인보드의 선택

(1) CPU 에 따른 선택 - 현재 PC용 CPU 시장의 대부분을 차지하는 인텔과 AMD 의 CPU는 각각 다른 규격의 소켓을 사용합니다. 인텔은 i3, i5 i7 시리즈용 소켓인 LGA1155 그리고 상위 제품인 i7 3000 시리즈와 제온 E5 를 위한 LGA2011 소켓을 사용합니다. AMD의 경우 패넘 II, 애슬론 II 시리즈용 소켓인 AM3 그리고 고급형인 FX 시리즈를 위한 AM3+ 및 FM1 소켓 제품이 출시되고 있습니다. CPU 를 구매하시거나 업그레이드 하실 때에는 반드시 메인보드의 소켓이 이를 지원하는지 확인하셔야 합니다.

(2) 메모리에 따른 선택 - 메모리는 SDRAM, DDR, DDR2, DDR3, Rambus DRAM 이렇게 5가지 종류가 있습니다. 또 칩셋이 해당 클럭을 지원하는지도 확인하여야 합니다. 보드에 따라 한가지 종류만의 메모리를 지원하며 특수한 보드의 경우 2가지 이상의 메모리를 꽂을 수 있는 슬롯을 지원하기도 합니다. 또한 각각의 메모리는 속도에 따른 클럭으로 성능이 나눠어 집니다. 가령 DDR3 메모리라도 DDR3 - 12800, DDR3 - 14900, DDR3 - 17000 이렇게 다른 세가지 종류가 있습니다. 메모리는 다른 클럭의 제품과 혼용하여 꽂아도 상관은 없습니다. 다만 이렇게 설치하면 높은 클럭의 메모리라도 낮은 클럭의 제품의 속도에 맞추어 전체 메모리가 동작하게 됩니다.

요즘은 한번에 옮길 수 있는 데이터의 폭을 늘린 듀얼채널 기능을 지원하는 메인보드가 일반화 되고 있습니다. 듀얼채널이란 메모리를 2개로 늘려 CPU 와 자료 전송을 하는 대역폭을 늘려줌으로써 메모리의 병목 현상을 개선한 기술입니다. 듀얼채널을 구성할 때에는 같은 용량, 같은 종류, 같은 회사의 메모리를 함께 색깔이 같은 슬롯에 꽂아주어야 가능합니다(최근 출시된 플렉스 메모리 기술은 종류가 달라도 상관없습니다). 따라서 듀얼채널의 기능을 내기 위해서는 4G 짜리 램 하나를 꽂는 것 보다 2G 짜리 램 두 개를 꽂는 것이 성능향상에 도움이 됩니다.

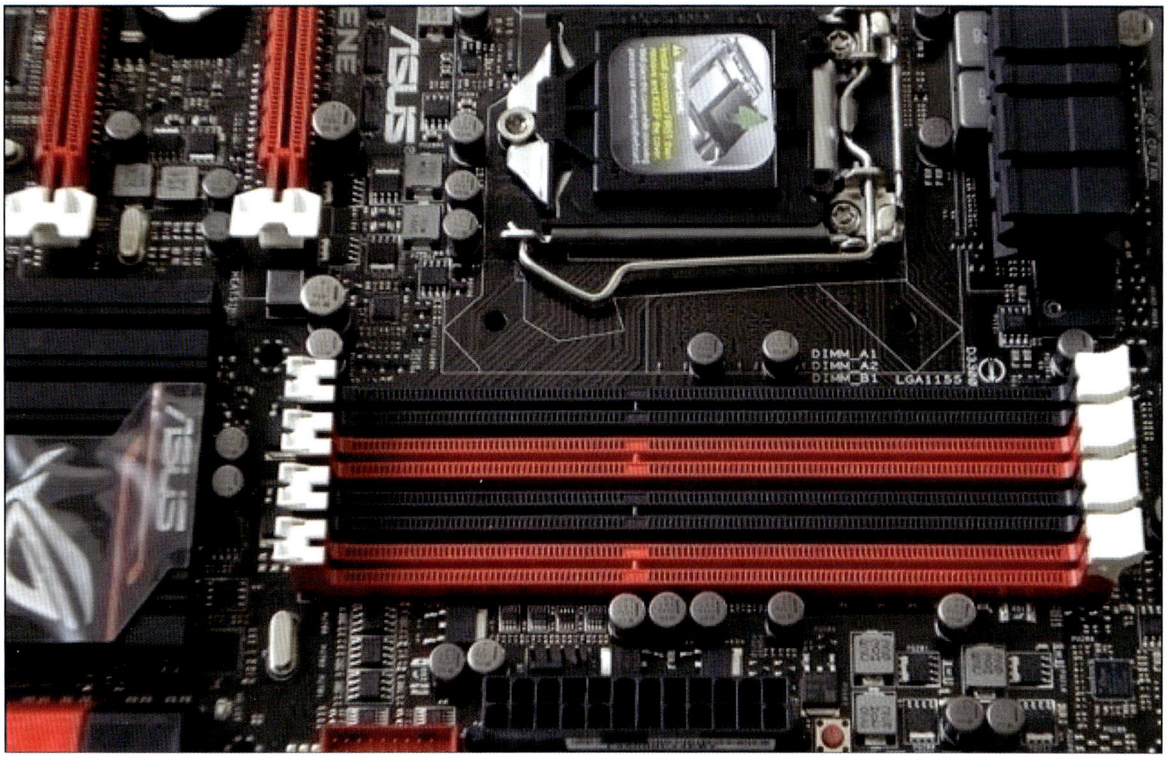

메인보드의 메모리 슬롯

(3) 그래픽 인터페이스 – 메인보드는 별도의 그래픽 카드를 설치해야하는 것과 보드에 그래픽 칩이 꽂혀 별도의 그래픽 카드를 설치하지 않아도 되는 두 가지 종류가 있습니다. 3D 게임을 하지 않는 사무용 PC 나 저렴한 PC를 구성하신다면 이러한 그래픽 온보드 제품을 구매하시면 됩니다. 그래픽 온보드 제품이라도 훗날 업그레이드 위해 그래픽 카드를 추가로 장착하실 수 있습니다. 슬롯에 그래픽 카드가 장착되면 메인보드는 CPU의 그래픽 칩을 사용하지 않고 슬롯에 꽂힌 그래픽 카드로 동작하게 됩니다.
별도의 그래픽 카드를 사용하신다면 메인보드의 슬롯이 이를 지원하는지 미리 체크하셔야 합니다. 그래픽 카드는 범용 슬롯인 PCI와 그래픽카드 전용 슬롯인 AGP 포트를 거쳐 최근에는 대부분의 그래픽 카드가 고속으로 데이터 전송이 가능한 PCI 익스프레스 x16 을 사용하고 있습니다.

(4) 하드디스크 인터페이스 – 현재 판매되고 있는 메인보드는 대부분이 예전 PATA(IDE) 와 SATA 를 동시에 지원하고 있습니다. SATA 인터페이스의 경우 버전에 따라 SATA, SATA2, SATA3 로 나뉩니다. 구매하고자 하는 하드디스크가 SATA 3 방식이면 이를 지원하는 메인보드와 SATA3 용 연결 케이블을 사용하셔야 충분한 효과를 내실 수 있습니다. 만약 메인보드가 SATA 까지만 지원한다면 SATA 3 하드를 장착하셨더라도 SATA 의 속도로 작동합니다.

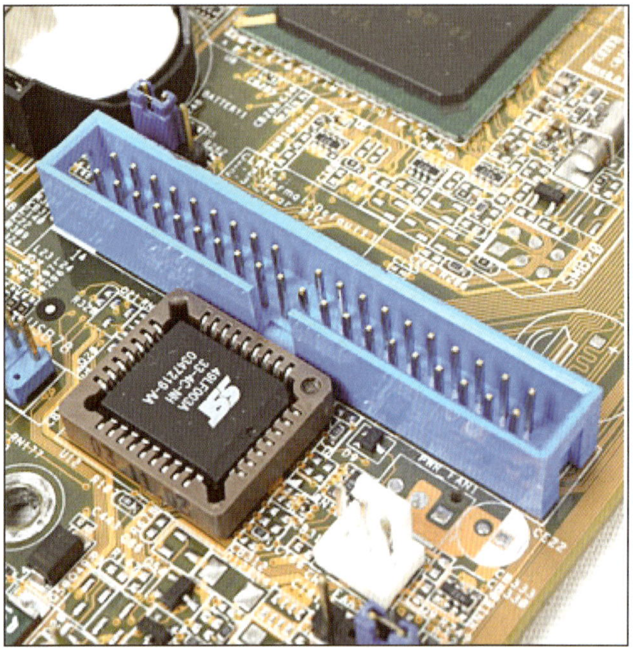

병렬 PATA 방식 포트

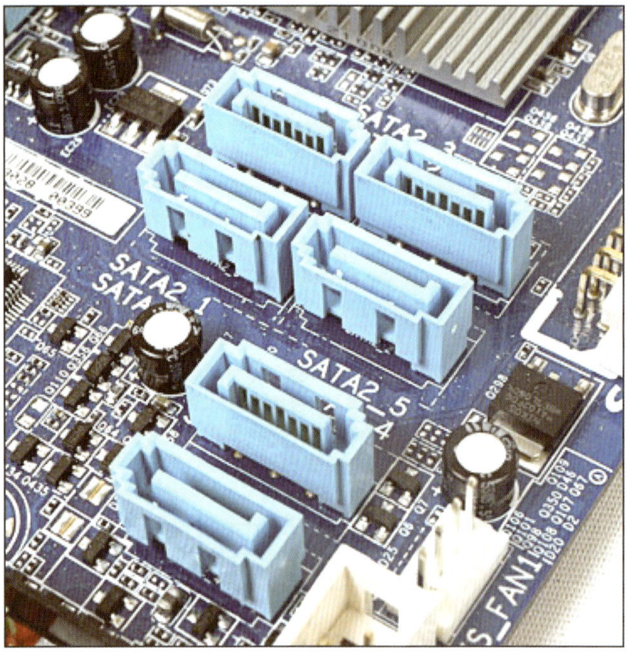


직렬 SATA 방식 포트

(5) 외부 연결장치 인터페이스 - 컴퓨터의 뒷면에는 다양한 주변장치를 연결할 수 있는 포트들이 있습니다. 이는 메인보드에서 제공해주는 포트들로서 USB, IEEE 1394, 패러럴 포트 등이 있습니다. 만약 사용하고자 하는 주변장치가 있다면 반드시 메인보드에 이를 지원하는 포트가 있는지 혹은 변환할 수 있는 젠더(Gender) 를 끼워 사용할 수 있는지 확인하셔야 합니다.

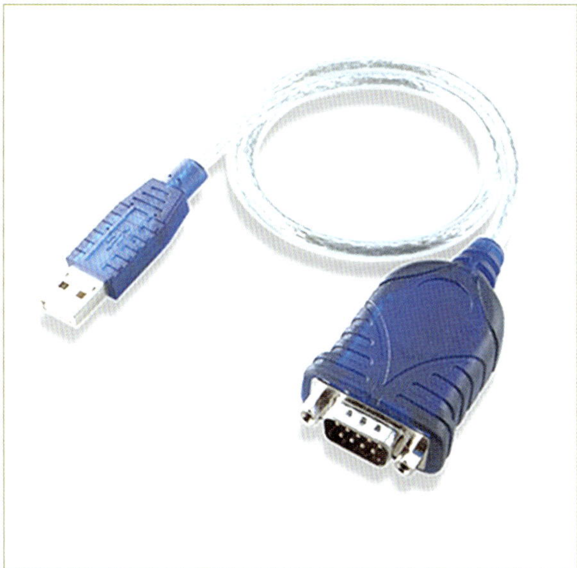

USB to 시리얼 젠더

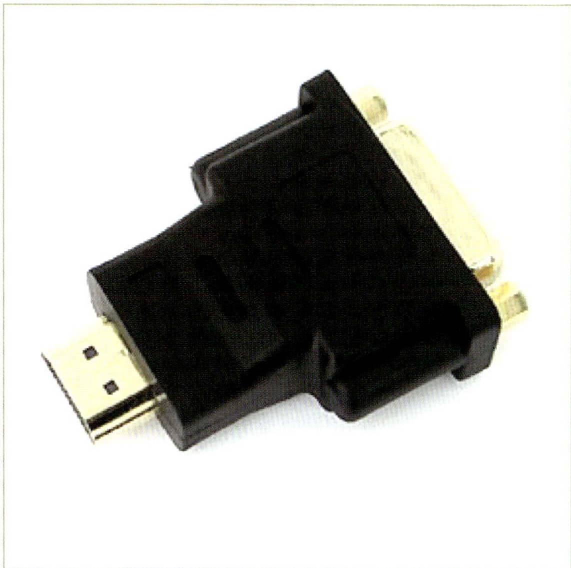

HDMI to DVI 젠더

(6) 보급형? 고급형? - 칩셋과 소켓이 같은 메인보드면 성능차이는 크지 않습니다. 하지만 메인보드는 저렴한 보급형 모델과 비싼 고급형 모델로 나누어 시중에 출시되고 있습니다. 메인보드는 기본적으로 PC의 안정적인 동작과 부품의 수명에 영향을 끼칩니다. 고가형 메인보드는 상대적으로 값이 비싼 콘덴서를 사용하고 CPU에 보다 안정적인 전원을 공급할 수 있는 부품이 사용되기도 합니다. 또한 고급형 메인보드에는 추가적인 USB 포트나 하드디스크를 장착할 수 있는 SATA 포트, 무선랜 기능이나 블루투스 같은 부가 기능이 있는 것도 있습니다.

## 6) 광학드라이브

CD 나 DVD 를 사용하기 위해서는 이를 읽을 수 있는 드라이브를 장착하여야 합니다. 또한 CD 나 DVD 에 정보를 기록하기 위해서는 CD-RW나 콤보 드라이브를 구매하셔야 합니다. 최근에는 8.5G 의 용량을 담는 DL(듀얼레이어 - 기록면이 2층 : Dual Layer) DVD 의 용량을 넘어서 단층 25G 의 용량을 저장할 수 있는 블루레이도 대중화되는 추세입니다.

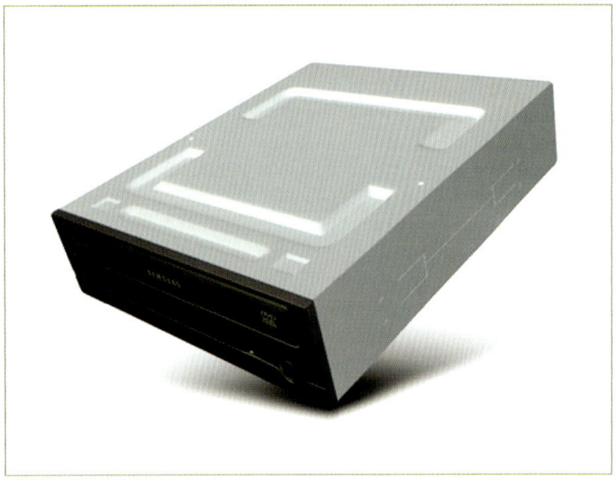

DVD 멀티

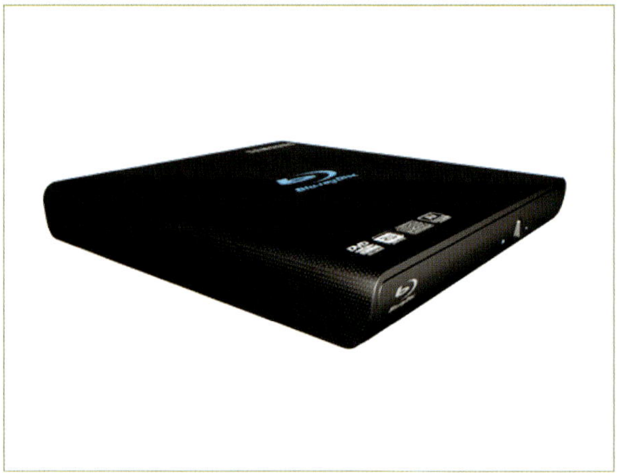

블루레이 레코더

| | CD-ROM | CD-RW | DVD-ROM | 콤보 | DVD Multi | 블루레이 콤보 | 블루레이 레코더 |
|---|---|---|---|---|---|---|---|
| CD 재생 | ○ | ○ | ○ | ○ | ○ | ○ | ○ |
| CD 기록 | | ○ | | ○ | ○ | ○ | ○ |
| DVD 재생 | | | ○ | ○ | ○ | ○ | ○ |
| DVD 기록 | | | | | ○ | ○ | ○ |
| DL 기록 | | | | | ○ | ○ | ○ |
| DVD-RAM | | | | | ○ | ○ | ○ |
| 블루레이 재생 | | | | | | ○ | ○ |
| 블루레이 기록 | | | | | | | ○ |

ODD 종류에 따른 기능 차이

■ 광학드라이브의 성능

광학드라이브 중 CD-RW 드라이브를 보면 40x / 52x 와 같은 표시가 있습니다. 이는 속도를 의미하는 것으로 40x 는 초기 개발된 1배속 CD-ROM 드라이브 보다 40배나 빠르다는 의미입니다. 광학드라이브는 속도가 빠른 것이 당연히 비싸지만 최근 USB 나 외장하드의 사용이 늘어나면서 ODD를 설치하지 않는 PC도 늘고 있습니다.

■ CD, DVD 의 수명은?

미디어가 발달하면서 각종 사진이나 영상자료가 많아짐에 따라 CD나 DVD 를 장기적인 저장매체로 사용하시는 경우가 있습니다. 하지만 일반적으로 CD와 DVD 는 수명이 10년 이내이기 때문에 세월이 지난 후 보관해 두었던 디스크가 손상되는 경우가 있습니다. 때문에 장기적인 데이터는 중간에 한번씩 백업본을 별도로 만들어 두던가 장기보관이 가능한 특수한 DVD 를 사용하셔야 합니다.

**벌크, 역수 제품이란?**

벌크 제품이란 대량 납품을 하기 위해 개별 포장한 것이 아닌 박스로 일괄 포장한 제품이 비정상적인 경로로 시중에 판매되는 것을 말합니다. 역수 제품이란 환율과 면세 체계를 악용해 수출한 것처럼 서류를 꾸며 이를 역수입해 유통한 제품을 말합니다. 벌크나 역수 제품은 일반적인 제품보다 가격이 저렴하지만 AS 가 불가능하다는 단점이 있습니다.

## 7) 모니터

모니터는 컴퓨터를 통해 작업한 결과를 보여주는 출력장치로 PC 작업시 사용자가 가장 많이 사용하는 장비입니다. 초창기 뚱뚱한 CRT 모니터가 오랜 세월 동안 모니터의 자리에 군림했습니다. 하지만 요즘은 CRT 모니터는 사라진지 오래고 대부분 LCD 모니터를 사용하고 있습니다. LCD 모니터와 LED 모니터를 혼동하는 경우가 많은데 시중에 LED 모니터로 선전하는 제품들은 모두 정확히 표현하면 'LED 광원을 사용하는 LCD 모니터' 라고 할 수 있습니다.

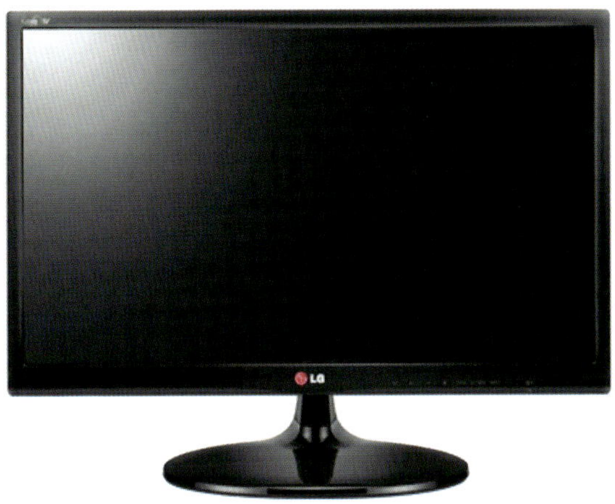


최신형 27인치 모니터

■ 모니터의 크기

모니터 화면의 크기는 테두리를 포함한 전체 크기가 아니라 화면이 출력되는 액정 부분의 대각선 길이를 말합니다. 모니터의 크기는 대체적으로 클수록 비싸다고 할 수 있습니다. 길이의 표기는 인치와 cm 를 주로 사용합니다. 1인치는 2.54 cm 이며 24인치 모니터는 60.96 cm 로 표기됩니다. 요즘은 예전에 주로 사용하던 인치 대신 cm 를 사용하는데 번거롭더라도 인치로 환산을 하여 제품의 크기를 확인하시는 것이 좋습니다. 환산하면 23.6인치 등의 제품을 24인치로 표기하여 판매하는 업체도 있기 때문입니다.

## ■ 명암비

명암비란 모니터의 밝고 어두운 색을 재현해내는 비율을 뜻합니다. 예를 들어 명암비가 1,000:1이면 흰색에서 검정색까지 1000 등분으로 표현해 낼 수 있다는 것을 뜻합니다. 따라서 명암비는 높을수록 좋고 정확한 색감을 나타낸다는 것을 의미합니다.

## ■ 응답속도

응답속도란 모니터에 갱신되는 화면이 얼마나 빠르게 바뀌는지를 나타내는 지표입니다. 응답속도가 느린 모니터는 빠른 화면 전환을 필요로 하는 FPS 게임을 하거나 액션 영화 등을 감상할 때 잔상이 생깁니다. 따라서 게임이나 동영상을 주로 시청하시는 분들은 응답속도가 높은 모니터를 고르시는 것이 좋습니다.

## ■ 해상도

모니터 화면을 구성하는 점이 얼마나 많은지를 나타내는 것이 바로 해상도 입니다. 예를 들어 '1024 x 768' 해상도의 모니터가 있다면 화면 전체에 가로 1024줄, 세로 768줄의 화소가 배열되어 약 79만개의 화소가 화면을 가득 채우고 있다는 뜻입니다. 같은 크기의 모니터라도 해상도가 높을수록 보다 정밀한 화면을 볼 수 있습니다. 720x480 해상도부터는 SD(Standard Definition), 1,280 x 720 해상도 이상부터는 HD(High Definition) 급이라 표현하며 1,920x1,080 해상도 부터는 full HD 라 표현합니다.

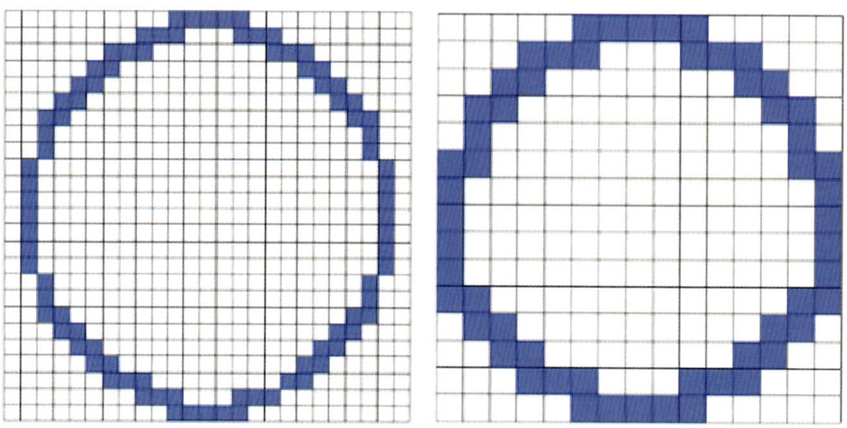

HD　　SD

해상도가 높을수록 정밀한 화상을 표시할 수 있다

컴퓨터를 켰는데 다른 컴퓨터 보다 화면의 아이콘이나 글자가 굉장히 작게 보인다면 모니터의 해상도를 높게 설정한 것입니다. 그래픽카드가 지원하는 해상도가 낮다면 필요시 화면의 해상도를 올릴 수 없고, full HD 를 지원하는 27인치 이상 모니터를 사용할 수 없는 경우가 발생합니다.

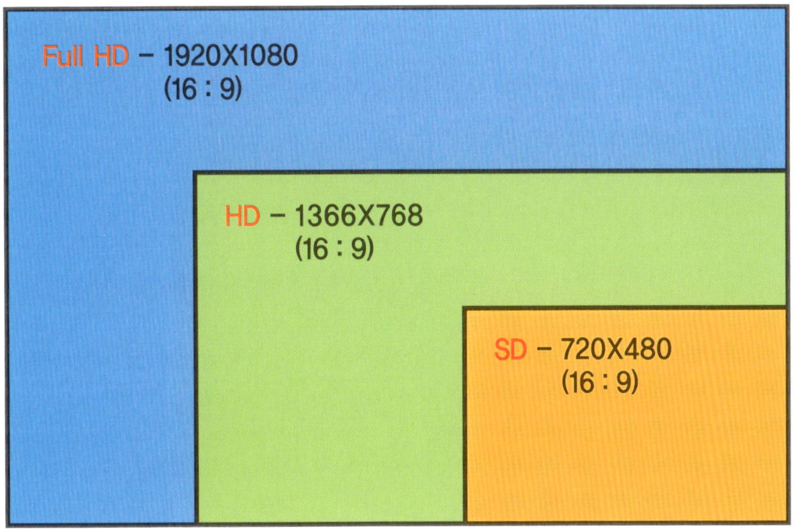


SD와 HD, Full HD의 화면 크기 비교

■ 불량화소

LCD 모니터의 불량화소란 화면상의 특정 픽셀에 문제가 있는 것을 말합니다. 이는 특정 픽셀에서 색상 표현에 문제가 있거나 한 개의 픽셀이 반응을 하지 않는데서 발생합니다. 이러한 불량화소를 문제 삼지 않는 사람도 있으나 작업을 할 때 마다 거슬린다는 이유로 불량화소를 불편해 하는 사용자도 있습니다. 이에 제조사들은 모니터 액정을 사전에 테스트하여 무결점 제품은 고가격에 판매하고 있습니다.

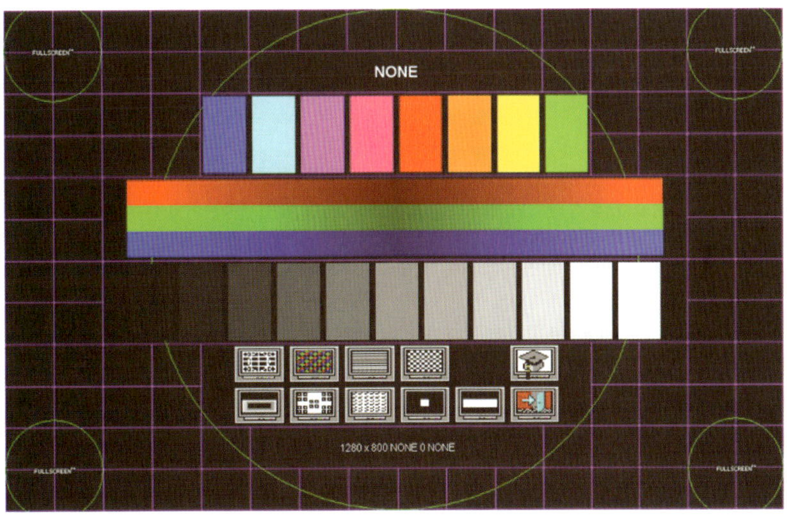


모니터 불량화소 체크 프로그램

■ 광원

LCD 모니터는 자체로는 빛을 만들어 내지 못하기 때문에 백라이트라고 하는 광원의 도움을 받아 빛을 출력합니다. 광원에는 CCFL 방식과 LED 방식이 있는데 CCFL 은 초창기 LCD 모니터에서 사용하던 광원입니다. 최근에는 LED 광원을 사용한 LCD 모니터(TFT-LCD)가 시장의 주류를 이루고 있습니다. TV 나 모니터 혹은 노트북을 구매할 때 TN 패널, IPS 패널, VA 패널 등등이 모두 이 TFT-LCD 의 일종입니다. 종류가 다른 이유는 액정의 구동 방식이 다르기 때문입니다. 참고로 휴대폰 액정으로 주로 사용되는 OLED(아몰레드 등이 이에 속함)는 이러한 방식과 다른 자체 발광하는 유기 디스플레이입니다.

(1) TN(Twisted Namatic) 방식

처음 LCD 모니터가 등장하면서 가격이 저렴한 것을 최대의 장점으로 보급형 모니터를 이끌었던 방식입니다. 낮은 가격과 빠른 응답 속도가 장점으로 예전 모니터는 대부분 TN 방식을 사용했습니다. 하지만 좁은 시야각과 부족한 색감 재현으로 현재는 시장에서 점차 자리를 빼앗기고 있습니다. TN 방식은 모니터의 위 또는 아래에서 내려다보면 화면이 선명하지 않고 색이 거꾸로 나오거나 명암이 뒤바뀌는 것을 확인할 수 있습니다.

(2) IPS(In Plane Switching) 방식

넓은 시야각과 자연스러운 색감으로 최근 TN 방식을 대체하고 있는 모니터 입니다. TN 패널과 달리 위에서 내려다 보거나 아래에서 올려다 보아도 정확한 명암과 색을 자랑합니다. 광시야각은 TV 처럼 대형 디스플레이를 만들어 다양한 각도로 여러 명이 시청 할 수 있다는 장점이 있습니다. 또한 TN 의 빠른 응답 속도와 VA 패널의 뛰어난 색 재현성을 골고루 갖춰 범용성이 좋은 패널로 각광받고 있습니다.

하지만 IPS 방식은 VA 패널보다 명암비가 떨어지는 것이 단점입니다. 검은색을 표현할 때 VA 패널보다 백라이트 손실이 발생해 명암비가 떨어져 VA 패널보다 풍부한 계조를 가지지 못합니다.

(3) VA(Vertical Alignment) 방식

색상 표현은 TN 모니터와 IPS 의 중간 수준으로 비싼 IPS 모니터보다 상대적으로 저렴한 가격이 장점입니다. VA 방식의 최대장점은 화면의 밝은 부분과 어두운 부분을 구분하는 명암비가 우수하다는 것입니다. 이러한 풍부한 명암비로 인해 색재현력이 좋아 사진이나 그래픽 작업 등 정적인 작업에 적합합니다.

하지만 VA 방식은 TN 패널에 비해 응답속도가 낮으며 경쟁 패널인 IPS 방식보다도 떨어집니다. 따라서 동적인 움직임이 많은 FPS 게임이나 액션 영화를 볼 때에는 잔상이 보일 수 있습니다.

| LCD 모니터 비교 | | | |
|---|---|---|---|
| 패널 종류 | TN | IPS | VA |
| 시야각 | 나쁨 | 아주 좋음 | 좋음 |
| 응답속도 | 아주 좋음 | 좋음 | 느리다 |
| 명암비 | 보통 | 좋음 | 아주 좋음 |
| 색재현력 | 보통 | 아주 좋음 | 아주 좋음 |
| 가격 | 싸다 | 보통 | 보통 |
| 특장점 | 응답속도, 싼가격 | 광시야각과 범용성 | 명암비가 좋다 |

### ■ 모니터의 인터페이스

모니터 케이블은 RGB, DVI가 일반화 되어 있으며 최근에는 HDMI, DP 포트도 많이 사용하고 있습니다. RGB(15핀) 케이블은 예전부터 가장 많이 사용되고 있는 케이블 입니다. 이를 개선한 것이 디지털 전송 방식인 DVI 케이블 입니다. DVI는 아날로그 방식인 RGB 케이블 보다 노이즈와 화질 손실이 적기 때문에 모니터가 이 두 인터페이스를 모두 지원한다면 DVI 케이블을 사용하는 것이 좋습니다.

HDMI 컴포넌트는 영상만 전송하는 DIV 케이블과 달리 음성 신호까지 전달 할 수 있게 하였으며 접촉 단자를 소형화 한 것이 장점입니다. DP 포트는 PC 제조 회사들이 만든 표준 규약으로 점차 많은 장비들이 이를 채택할 것으로 보입니다. 모니터의 인터페이스는 PC 의 본체나 그래픽 카드에서 이를 지원해주어야 한다는 제약 때문에 빠른 발전을 하지 못하고 있습니다.

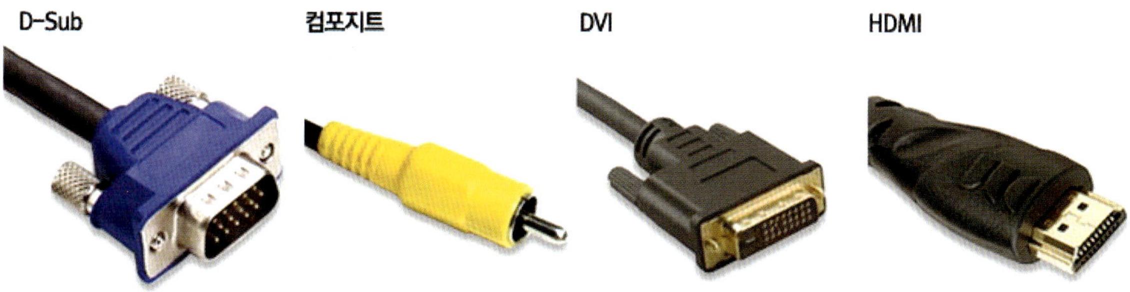


디스플레이를 위한 여러가지 인터페이스

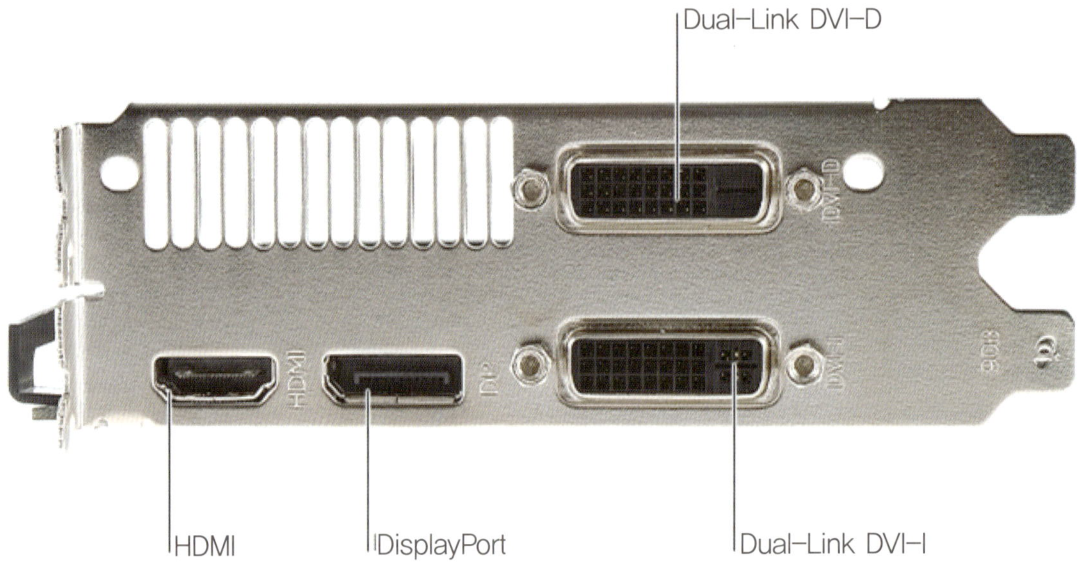


다양한 출력의 인터페이스를 지원하는 그래픽 카드

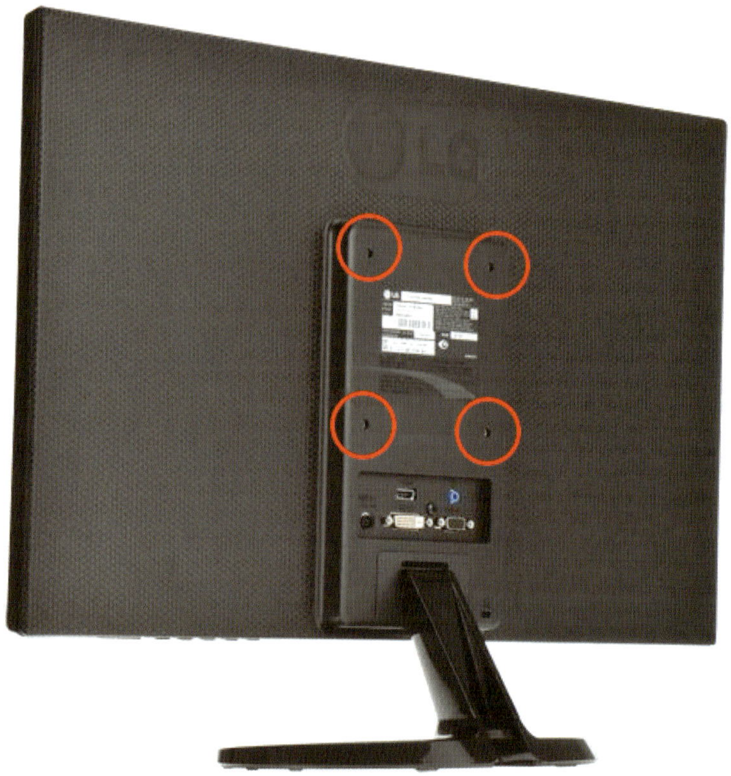

모니터 후면의 베사홀

### 베사홀(VESA)

치과는 대부분 체어에 모니터를 설치하는 경우가 많기 때문에 모니터 뒷면에 베사홀(VESA) 이라고 하는 거치대에 나사를 고정시킬 수 있는 구멍의 사이즈를 확인하셔야 합니다. 출시되는 모니터에 모두 베사홀이 있는 것은 아닙니다. 또한 베사홀은 7X7, 10X10 등 모니터마다 규격이 다르기도 합니다. 모니터의 베사홀은 일반 판매정보에도 잘 기재하지 않는 정보라 구매 전 제조사를 통해 반드시 확인이 필요합니다. 또한 모니터 뒷면의 생김새도 고려하셔야 합니다. 제품 뒷면이 평평하지 않고 볼록하거나 툭 튀어 나와있는 경우 거치대에 설치하기 힘든 경우도 있습니다.

## 8) 키보드, 마우스, 프린터

키보드나 마우스는 컴퓨터를 사용하기 위한 필수 장비이지만 가격도 저렴하고 소모품의 성격이 강하기 때문에 일반적인 부품을 사용하시면 됩니다. 예전 키보드는 손목을 보호하는 인체 공학 제품이나 특수키가 지원되는 제품이 인기를 끌었지만 요즘은 일반적인 형태의 키보드가 가장 많이 쓰이고 있습니다.

마우스는 사용 용도에 따라 가격차이가 많이 납니다. 광마우스가 일반화된 요즘 만원대의 저렴한 마우스면 사용에 별 지장이 없으나 그래픽, 게임 등의 특수한 용도로 감도가 좋고 프로그램이 가능한 버튼을 제공하는 등 성능이 개선된 제품이 출시되어 있습니다.

프린터는 출력방식에 따라 잉크젯과 레이저로 나뉘어 집니다. 일반적으로 레이저 프린터가 출력속도가 빠르고 높은 해상도를 지원하며 고가입니다. 따라서 문서를 자주 출력하는 사무용도로는 유지비가 저렴한 잉크젯 프린터를 많이 사용하고 있습니다.

### ■ 키보드, 마우스의 인터페이스

유선 키보드나 마우스는 PS/2 방식과 USB 방식으로 출시되고 있습니다. 인터페이스가 다르더라도 성능에는 별 차이가 없습니다. 또한 PS/2 와 USB 는 젠더를 통해 연결부위만 변경해 주면 사용이 가능하기 때문에 메인보드에 포트가 없더라도 이를 통해 쉽게 사용을 할 수 있습니다.

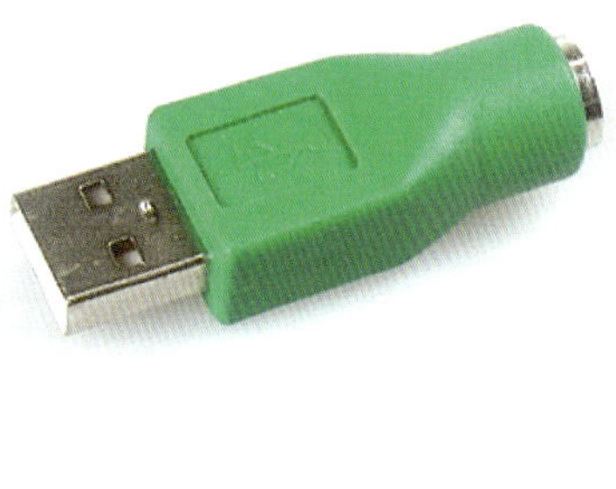

PS2를 USB로 바꾸어주는 젠더

■ 무선 키보드, 무선 마우스

일반적으로 모니터 앞에서만 사용할 수 있는 선이 있는 키보드, 마우스와 달리 떨어져서 작업한다든지, 휴대해야 한다면 무선 장비를 고려해 볼 수 있습니다. 무선 장비라 하여도 가격은 크게 비싸지 않습니다. 무선을 지원하는 키보드와 마우스는 별도의 건전지가 들어가기 때문에 건전지를 갈아주어야 하는 불편함이 있지만 이런 특수한 환경에서는 사용을 고려해 보시는 것이 좋습니다. 일반적인 무선 키보드나 마우스는 270~300MHz 전후의 대역폭으로 라디오 주파수 방식으로 작동됩니다. 라디오 주파수 방식은 통신 거리가 2m 이내로 짧으므로 그 이상 거리를 사용하시기 위해서는 최대 10m 의 거리에서도 작동하는 블루투스와 같은 인터페이스를 지원하는 장비를 사용하셔야 합니다. 하지만 일반적인 메인보드에는 블루투스를 지원하지 않는 경우가 많으므로 미리 확인하셔야 합니다.

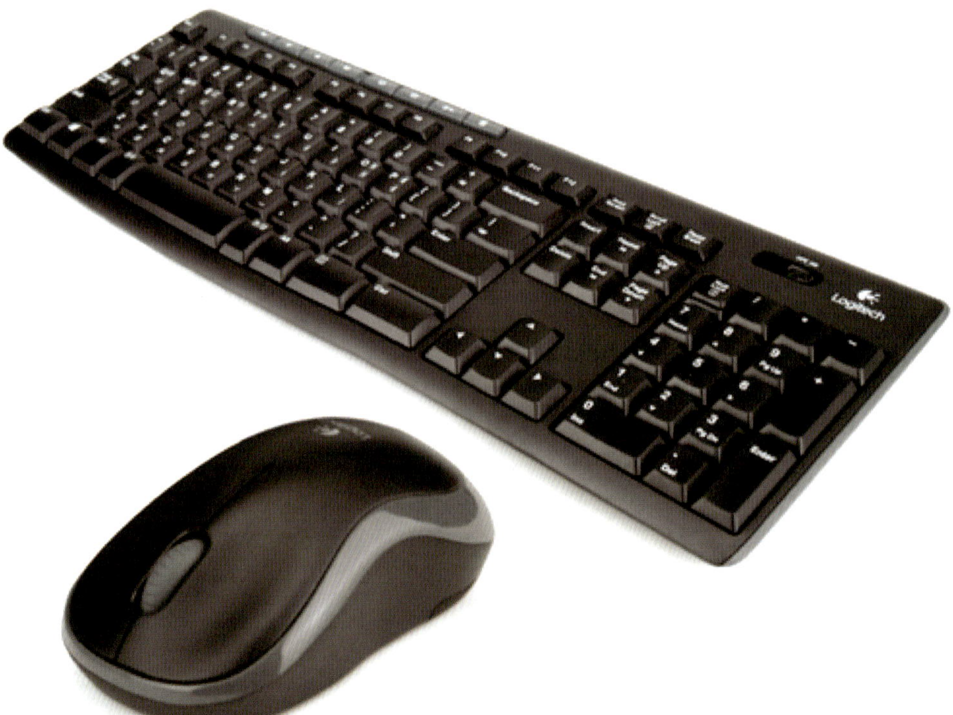


무선 키보드와 무선 마우스

## ■ 프린터의 종류

프린터는 잉크젯 프린터와 레이저 프린터로 나뉩니다. 잉크젯 프린터는 헤드에서 잉크를 분사하는 방식이고 레이저 프린터는 레이저를 쏘아 토너의 미세한 분말 가루를 붙이는 형태로 인쇄하는 방식입니다. 프린터는 출력만이 가능한 단순 프린터와 복합기로 나뉩니다. 복합기는 프린터 기능 외에 스캐너, 복사, 팩스 기능 등을 덧붙인 제품입니다. 프린터 이외에 이러한 기능도 필요하다면 복합기를 구매하시면 경제적인 선택이 될 수 있습니다. 추가로 요즘 출시되는 프린터에는 네트워크 기능(일부는 무선 지원)이 추가되는 것도 있습니다. 일반적으로 한대의 PC 에 연결하여 공유 형태로 사용하는 일반 프린터는 출력을 위해서 반드시 해당 PC 의 전원이 켜져 있어야 합니다. 하지만 네트워크 기능이 있는 프린터는 랜선만 꽂으면 어느 PC 에서도 네트워크를 통해 출력할 수 있는 장점이 있습니다.

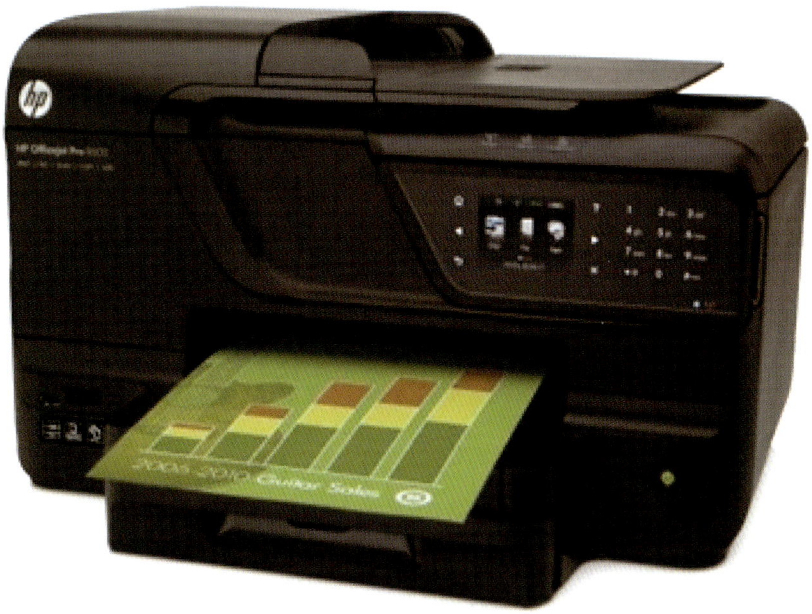

유무선 네트워크를 지원하는 잉크젯 복합기

## ■ 프린터 무한 공급기

잉크젯 프린터는 사용량에 따라 잉크를 자주 갈아주어야 하기 때문에 매번 잉크를 구매하여 갈아주어야 합니다. 레이저 프린터도 마찬가지로 토너가 수명을 다하면 이를 갈아주어야 합니다. 이 때문에 출력을 자주 하는 사무실과 같은 곳에서는 무한 공급기를 부착하거나 재생 토너를 사용하기도 합니다.

### 9) 케이스, 파워

컴퓨터는 본체와 모니터, 키보드나 마우스로 구성되지만 중요한 부품들은 모두 본체 케이스 안에 있습니다. 케이스는 메인보드와 기타 주변 장비들의 열을 식혀주는 역할도 하기 때문에 알루미늄으로 재질이 되어 있는 경우도 있고 별도의 쿨링팬이 장착되어 있는 경우가 대부분입니다. 최근 출시되는 케이스는 대부분 앞면이나 옆면 혹은 윗부분에 별도의 USB 포트와 스피커, 마우스를 연결 할 수 있는 확장 포트가 별도로 제공됩니다.

케이스는 가장 큰 빅타입과 일반적으로 가장 많이 사용하는 미들 타입, 공간이 적은 곳에서 사용 가능한 미니, 슬림 타입으로 나누어 집니다. 미들 타입에는 ATX 타입의 모든 보드가 장착 가능하며 미니, 슬림 타입은 각각에 맞춰 보다 작게 설계된 메인보드를 사용하셔야 합니다.

파워 서플라이는 메인보드의 각 부품에 전력을 공급해 줍니다. 그래픽 카드 2개를 동시에 장착하는 크로스 파이어 기술을 사용한다거나 하드디스크 등의 다수의 주변 기기를 사용하신다면 넉넉한 용량의 파워를 선택하셔야 합니다. 이러한 추세로 요즘은 최소 500W~600W 제품이 주를 이루고 고사양 PC의 경우 1000W 제품이 장착되기도 합니다. 파워 서플라이는 전기를 변압 시키는데 기본적으로 열이 발산되기 때문에 냉각팬이 장착되어 있습니다. 컴퓨터의 전원을 On 했을 때 발생되는 소음의 대부분은 이 파워의 팬이 돌아가는 소리입니다. 시중에는 팬의 소음을 줄인 무소음 제품이나 팬의 속도를 조절할 수 있는 기능을 가진 제품도 판매되고 있습니다.

케이스나 파워는 컴퓨터의 성능에 거의 영향을 미치지 않지만 안정적인 동작을 하는데 중요한 역할을 합니다. 예를 들어 파워 서플라이에서 전압이 불안정하게 공급되면 컴퓨터가 자주 다운되거나 부품에 이상이 생길 수 있습니다. 따라서 너무 저렴하거나 용량이 작은 파워는 피하는 것이 좋습니다.

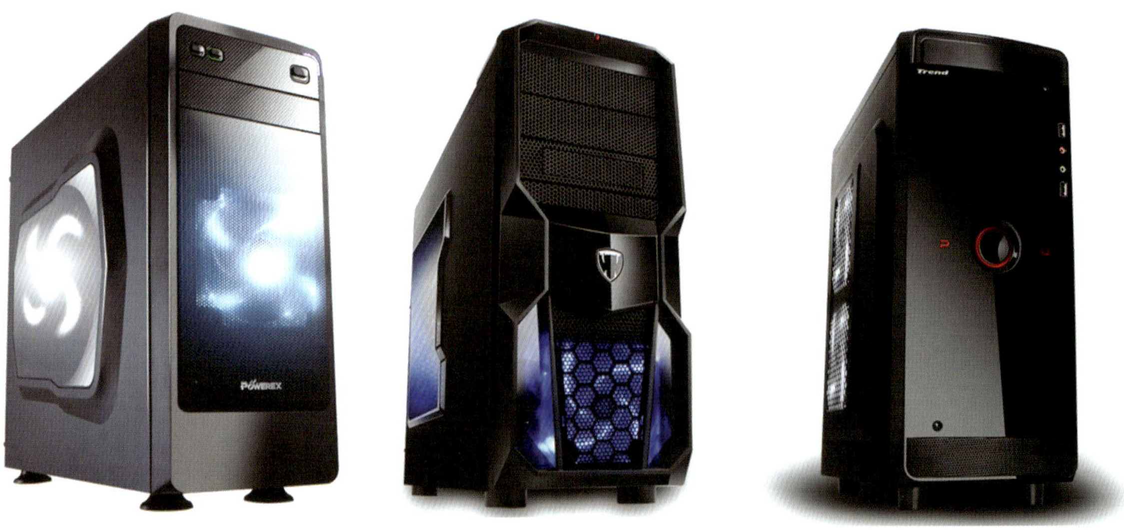


다양한 컴퓨터 케이스

...Tip

## 좋은 컴퓨터를 고르기 위한 팁

i5, 하스웰, DDR3, SSD, IPS 등 생소한 전문용어가 가득한 PC 제품을 보면 어떤 제품을 고를지 참 난감할 데가 많습니다. 따라서 컴퓨터에 대해 잘 모르시는 분들은 컴퓨터의 디자인과 가격, 광고 문구만을 보고 구매하는 경우가 대부분입니다. 주의하실 것은 이러한 겉모습이나 광고만 보고 덜컥 구매하는 것입니다. PC 는 케이스 보다 안의 내용물이 중요한 장치입니다. 케이스가 디자인이 예쁘고 독특한 빛이 난다고 해서 성능이 좋은 것은 아닙니다. 또한 요즘 판매되는 모든 PC 는 사무용 모델이나 고급형 모델이나 한결같이 '최신형 컴퓨터' 라는 이름을 달고 나옵니다.

❶ 대기업과 조립 컴퓨터 사이트를 돌아다니면서 제품과 가격을 눈여겨 봅니다. 용도에 맞춰 가격은 어느 정도 형성되어 있는지를 살펴보고 예산을 정합니다. 컴퓨터를 구매할 때 가장 먼저 할 일은 사용 용도에 따른 예산을 정하는 것입니다. 컴퓨터 부품들은 10,000원만 더 주어도 조금 더 높은 사양의 제품을 구매할 수 있을 정도로 세분화되어 있습니다. 따라서 '일반적으로 문서작업도 하고 인터넷도 할 수 있는 PC' 보다는 '사무실에서 사용하고 가격은 30만원을 넘지 않는 제품' 등으로 정합니다. 예산을 정하기 힘들다면 반대로 주로 팔리는 모델의 평균적인 가격을 참고하시어 결정을 하시는 것이 좋습니다.

❷ 사이트에서 정보를 얻다 보면 사무용 / 일반용 / 고급형 / 게임용 등으로 분류하여 제품에 대한 소개가 나오는 것을 볼 수 있습니다. 이는 가격대를 저가 / 중가 / 고가의 부품으로 구성한 것으로 예산에 맞는 제품을 몇 개 뽑아 사양을 자세히 살펴봅니다. 가령 저가의 사무용 PC를 구매할 예정이면 '사무용' 으로 출시된 제품들 중에서 비슷한 가격대를 골라 CPU, 하드디스크, 그래픽카드, 메모리 등의 주요 부품 순으로 살펴봅니다. 저가 PC 의 경우 대부분 CPU 에 내장된 그래픽카드를 사용하고 별다른 주변장치를 붙이지 않기 때문에 고려할 항목의 수가 적습니다.

❸ 다나와 등 컴퓨터 부품 비교 사이트를 통해 부품의 성능과 가격대를 확인합니다. 같은 회사의 제품이라도 세세한 성능의 차이로 가격이 달라지므로 모델번호를 정확히 확인합니다. 심지어는 같은 모델이라도 AS 기간에 따라서 가격이 차이나는 제품도 있습니다. 이러한 부품 비교 사이트는 부품의 카테고리 별로 제품의 판매순위와 최저가를 알 수 있기 때문에 매우 편리합니다.

❹ 운영체제, 모니터, 키보드, 마우스, 스피커 등의 품목이 합산된 가격인지 주의합니다. 조립 PC 도 경쟁이 과열되면서 컴퓨터 각종 부품들은 좋은 사양으로 표시하고 나중에 막상 구매를 할 때 이러한 악세서리 부품의 가격을 비싸게 받아 이윤을 챙기는 업체들도 있습니다. 또한 운영체제가 미탑재된 제품의 경우 가격은 저렴하지만 소프트웨어를 모두 직접 설치해야하는 어려움이 있습니다.

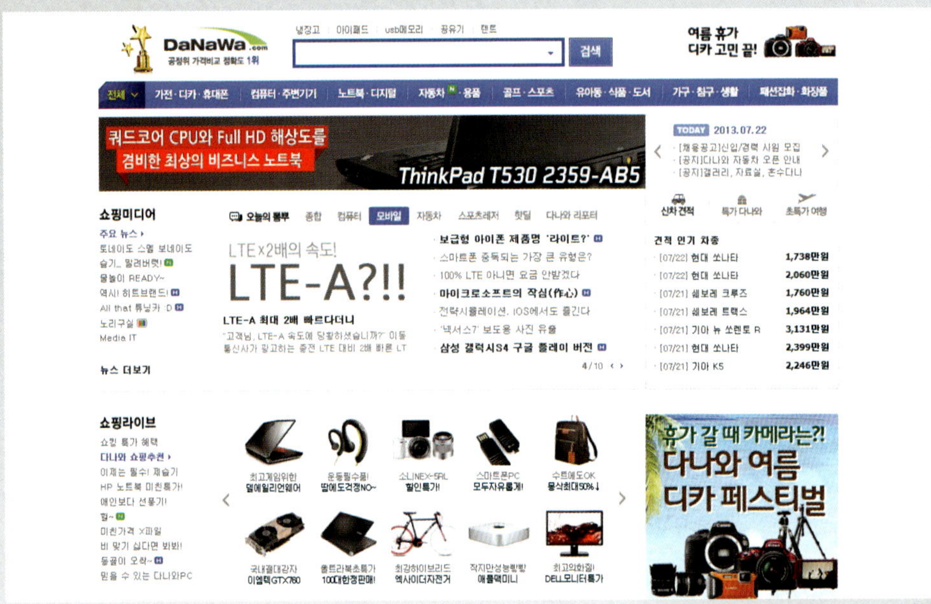

컴퓨터 부품 비교 사이트 다나와

## 절대 하면 안되는 일

❶ TV 홈쇼핑 등에서 특판 되는 컴퓨터를 구입한다.

케이블 TV 등에서 판매되는 PC는 가격이 저렴해 보이지만 안을 들여다보면 엉성하기 그지없습니다. '뛰어난 성능', '특판 가격' 등의 화려한 수식어가 붙지만 정작 PC의 부품들을 들여다보면 매우 열악 합니다. 조립 PC 와의 비교를 방지하기 위해 일부러 많이 사용하지 않는 부품들로 PC를 구성하기도 합니다. 이는 판매되는 홈쇼핑 회사에서 광고비로 상당부분을 가져가는 구조이기 때문입니다.

❷ 동네 PC 수리점에서 구매한다.

일반적으로 동네의 작은 PC 수리점들은 컴퓨터 판매보다는 AS 를 주로 하는 곳이 많습니다. 따라서 PC 를 판매하더라도 그 양이 많지 않기 때문에 가격면에 있어서 조립 PC의 장점을 가지기 힘듭니다. 또한 일부 악덕 업자의 경우 철 지난 부품이나 중고 부품을 사용할 수도 있습니다. PC 수리점의 특성상 AS로 교체된 부품들이 많기 때문입니다.

❸ 지식이 없는 채로 용산에 직접 간다.

용산 전자상가에는 각종 PC 제품과 부품들을 도매급으로 구매할 수 있습니다. 하지만 컴퓨터에 지식이 없는 상태에서 호객 행위에 끌려 컴퓨터를 구매하다 보면 낭패를 보기 쉽습니다. 직접 컴퓨터를 구매하더라도 반드시 사전에 각 부품들에 대한 지식과 가격대를 확인하시기 바랍니다. 용산에서 조립 컴퓨터를 판매하는 대부분의 가게들은 부품의 제조사와 가격이 적힌 견적서를 발행해주기 때문에 몇 군데 이상을 방문하여 견적을 받아 비교하는 것이 좋습니다. 사전에 현금이나 카드 등 결제 방식을 묻는 것은 필수 입니다.

...Tip

...Tip

## 컴퓨터 내손으로 조립하기

부부간에도 궁합이 있듯이 컴퓨터 부품들 사이에도 궁합이 있습니다. 궁합이란 부품들간의 호환성과 안정성을 의미하는 말로 하드웨어 트러블을 줄이고 안정성이 높은 PC를 조립하는 것을 의미합니다. 예전에는 컴퓨터 부품들끼리 특성을 타는 경우가 많아 제대로 된 부품들로 컴퓨터를 조립하여도 알 수 없는 에러나 버그가 있는 경우가 많았습니다. 특정 메인보드와 그래픽카드를 연결하면 인식을 하지 못한다거나 부팅이 안되는 것이 그 예입니다. 하지만 요즘은 운영체제도 많이 발전하였고 각종 인터페이스에 대한 내용이 대부분 표준화 되어 있어 이러한 위험은 많이 줄어든 상태입니다.
요즘에는 이러한 전문적인 궁합보다는 초보적인 실수가 많습니다. 컴퓨터를 잘 모르는 초보자들이 인텔 CPU 를 구매하면서 AMD 용 메인보드를 산다거나 PCI 익스프레스 3.0 만을 지원하는 메인보드에 구형 AGP 그래픽 카드를 값이 싸다고 사는 일 등입니다. 이럴 경우 보드에 부품이 장착되지 않는 문제가 발생합니다.
일반 사용자들이 컴퓨터를 많이 조립해본 경험이 있는 것도 아니기 때문에 수많은 부품과 종류를 선택하기란 쉽지 않습니다. 하지만 다음을 참고하면 조립을 처음 하시는 유저들도 쉽게 궁합을 맞출 수 있습니다.

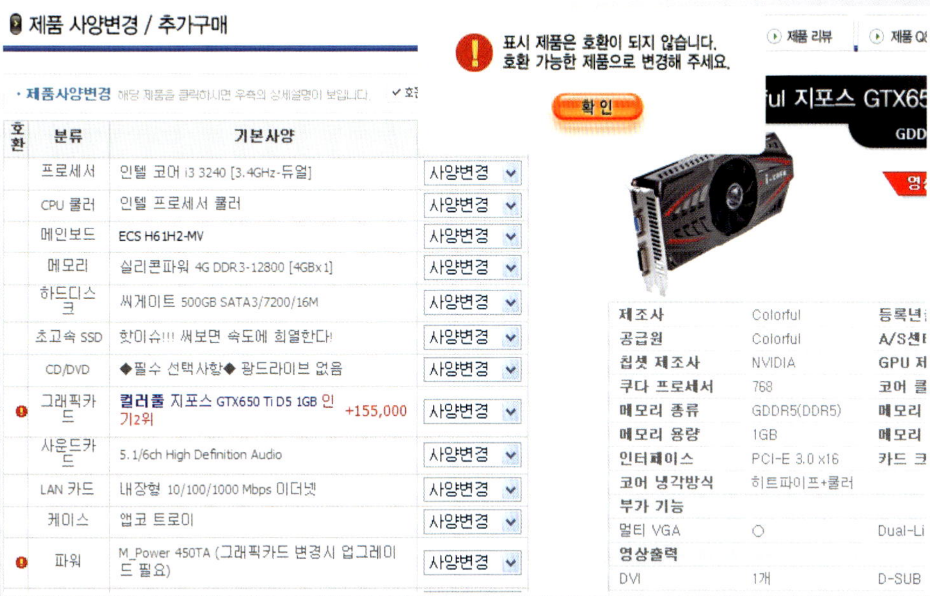
제품 사양변경 / 추가구매
표시 제품은 호환이 되지 않습니다.
호환 가능한 제품으로 변경해 주세요.
확인
제품 리뷰
호환
분류
기본사양
프로세서
인텔 코어 i3 3240 [3.4GHz-듀얼]
CPU 쿨러
인텔 프로세서 쿨러
메인보드
ECS H61H2-MV
메모리
실리콘파워 4G DDR3-12800 [4GBx1]
하드디스크
씨게이트 500GB SATA3/7200/16M
초고속 SSD
핫이슈!!! 써보면 속도에 희열한다!
CD/DVD
◆필수 선택사항◆ 광드라이브 없음
그래픽카드
컬러풀 지포스 GTX650 Ti D5 1GB 인기2위
+155,000
사운드카드
5.1/6ch High Definition Audio
LAN 카드
내장형 10/100/1000 Mbps 이더넷
케이스
앱코 트로이
파워
M_Power 450TA (그래픽카드 변경시 업그레이드 필요)
사양변경
제조사
Colorful
공급원
Colorful
칩셋 제조사
NVIDIA
쿠다 프로세서
768
메모리 종류
GDDR5(DDR5)
메모리 용량
1GB
인터페이스
PCI-E 3.0 x16
코어 냉각방식
히트파이프+쿨러
부가 기능
멀티 VGA
영상출력
DVI
1개
Dual-Li
D-SUB

잘못된 부품에 대한 경고 메시지를 보내는 조립 컴퓨터 구매 사이트

먼저 인터넷 상에 조립 컴퓨터 사이트에 가시면 다양한 모델이 올라와 있습니다. 구매하고자 하는 제품의 상세페이지에 들어가시면 어떠한 회사의 제품을 사용했는지를 확인 할 수 있습니다. 조립 PC 업체는 많은 제품을 개발하여 판매하기 때문에 당연히 서로 호환이 되는 부품들로 구성하며 문제가 생기는 제품은 잘 사용하지 않기 때문입니다. (모니터나 키보드 같은 장치는 예외입니다.) 이러한 정보를 근거로 본인의 취향에 맞는 부품을 구매하여 조립하시면 안정성 있는 컴퓨터를 맞추실 수 있습니다.

## 10) 노트북, 태블릿

### ■ 데스크탑 vs 노트북

노트북은 덩치가 큰 데스크탑을 휴대성이 간편하게 소형화한 기기입니다. 전자 부품은 크기가 있는 제품을 작게 만드는 데에는 부품을 소형화하고 발열이나 전력 소비를 최소화 해야 하는 어려움이 따릅니다. 따라서 일반적으로 같은 성능이면 노트북의 가격이 비쌀 수 밖에 없습니다. 또한 같은 노트북 제품이라도 두께가 얇고 가벼울수록 가격은 올라갑니다.

일반적으로 노트북이라고 하여도 데스크탑과 비교하여 특별한 기능이 추가되는 경우는 없습니다. 오히려 반대로 휴대성을 높이기 위해 화면이 작다거나 CD 롬이 없는 불편 등을 감수해야 합니다.

데스크탑과 다르게 노트북은 컴퓨터를 구성하는 모든 부품들이 노트북용으로 구성되어 있습니다. 노트북의 부품은 데스크탑에 사용되는 부품과 다르기 때문에 데스크탑용 부품은 노트북에 사용하지 못합니다. 반대로 특수하게 노트북용 하드디스크는 데스크탑에서 사용할 수 있지만 CPU, 그래픽 카드, 메모리, CD 롬 등의 제품은 노트북에서만 사용할 수 있습니다.

또한 노트북은 그 특성상 CPU와 그래픽 카드가 업그레이드 할 수 없거나 매우 힘들게 되어 있습니다. 따라서 한번 구매하면 제품을 사용하는 동안에는 컴퓨터의 핵심 부품을 바꿀 수가 없다는 것이 단점입니다. 하지만 메모리나 하드디스크 등은 일반인들도 그리 어렵지 않게 업그레이드 할 수 있습니다.

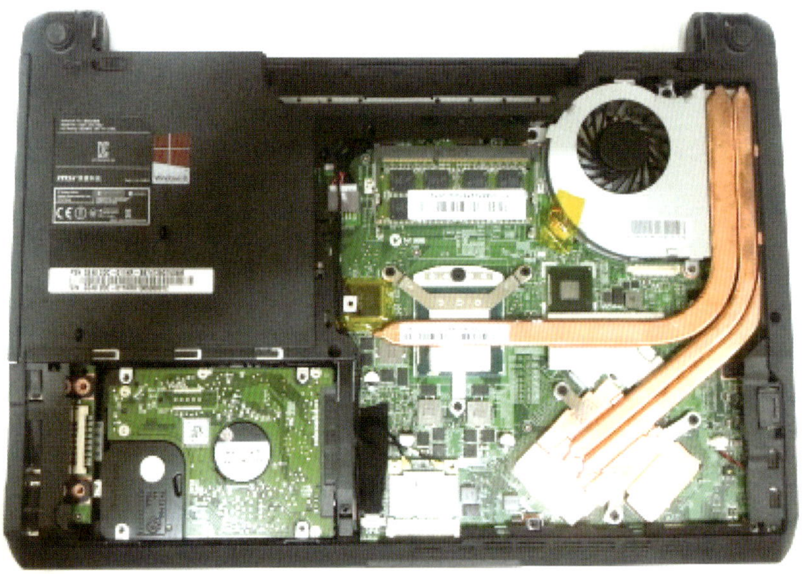

업그레이드를 위해 케이스를 제거한 노트북

노트북의 부품은 대부분 데스크탑용 제품보다 가격이 비쌉니다. 제조사마다 노트북용으로 개발된 소형 칩을 사용하기 때문입니다.

따라서 같은 지포스 그래픽 카드를 사용하는 모델이라도 미세한 차이가 있습니다. 일반적으로 노트북용 칩에는 모바일을 의미하는 알파벳 m 이 붙는데 이는 전력 소비를 줄이고 발열을 최소화한 제품입니다. 따라서 같은 아키텍처를 사용했더라도 모바일 용 부품은 성능이 떨어지는 것이 현실입니다.

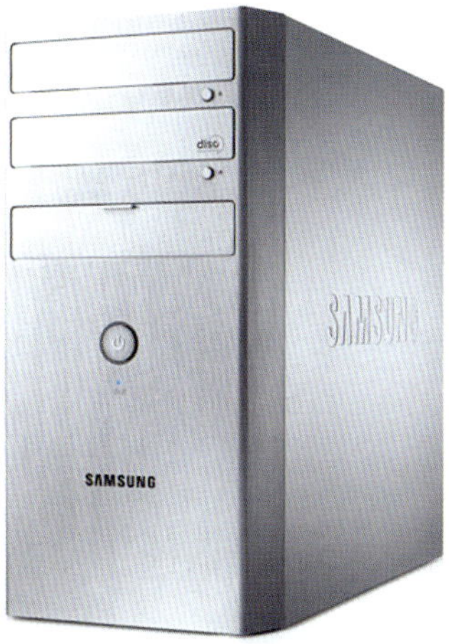


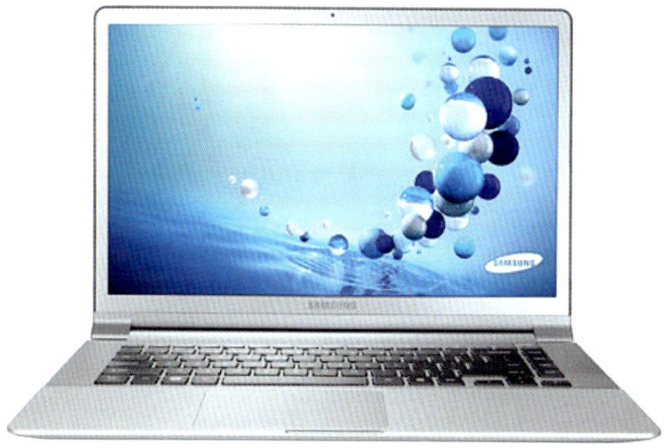

삼성전자의 데스크탑과 노트북

## ■ 노트북 vs 데스크탑 vs 태블릿

노트북은 일반 컴퓨터와 다름 없는 성능과 휴대성으로 다양한 작업을 할 수 있다는 것이 장점입니다. 이에 반해 태블릿은 휴대가 간편하고 노트북에 비해 오랜 사용 시간을 갖는 것이 장점입니다. 가격이 저렴하면서도 높은 성능을 내는 것은 뭐니뭐니해도 데스크탑입니다. 하지만 공간을 많이 차지하고 휴대하기가 거의 힘들다는 단점이 있습니다.

| 종류 | 가격대비 성능 | 휴대성 | 장단점 |
|---|---|---|---|
| 노트북 | 좋다 | 좋다 | 휴대성이 좋고 활용도가 뛰어나나 화면이 작고 가격도 조금 비싸다. |
| 데스크탑 | 매우 좋다 | 매우 나쁘다 | 가격대비 성능이 매우 좋으나 이동 할 수 없다. |
| 태블릿 | 나쁘다 | 매우 좋다 | 휴대성이 매우 좋고 편리하나 키보드가 없어 문서 편집 등 활용도가 많이 떨어진다. |

다양한 기기를 선택할 때에는 용도에 맞는 선택이 중요합니다. 집과 사무실에 컴퓨터가 있고 노트북을 가지고 있더라도 필요에 따라 태블릿이 필요할 수도 있습니다. 스마트 폰으로 어느 정도 태블릿의 아쉬움을 달랠 수도 있겠지만 태블릿의 큰 화면을 대체할 수는 없습니다. 요즘은 노트북에 액정을 분리하여 태블릿의 용도로 활용할 수 있는 컨버터블 제품이 출시되어 인기를 끌고 있으니 다양한 제품을 고려해보시는 것도 방법입니다.

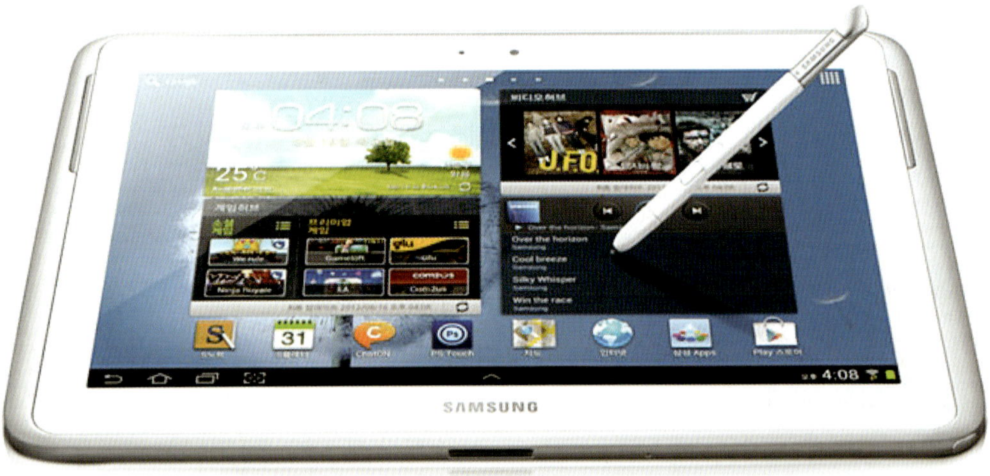


펜으로 필기하듯이 사용하는 태블릿

■ 노트북을 구매하는 요령

① 용도에 맞는 크기를 정한다.

노트북은 다양한 제품만큼이나 다양한 사이즈의 모델이 출시되어 있습니다. 일반적으로 노트북은 14인치 크기의 모델이 주를 이루고 있습니다. 이보다 더 작고 포터블 한 노트북을 원하는 유저를 위해 12인치 13인치 등의 모델이나 큰 화면을 원하는 유저를 위해 15인치, 17인치 등의 모델도 있습니다. 물론 특수한 목적으로 만들어진 10인치 미만이나 19인치 이상의 모델도 있습니다.

이런 다양한 크기의 노트북들을 간단하게 나눠보자면 가볍고 휴대성이 좋은 노트북을 원하는 분들은 12~13인치 모델, 일반적인 노트북을 원하는 분들은 14~15인치 모델, 조금 더 큰 화면이나 고성능 노트북을 원하는 분들은 17인치 이상의 노트북을 고르면 됩니다. 13인치 이하의 노트북에서 성능 좋은 노트북은 가격이 비싸며, 노트북이 17인치 이상이 되면 사양은 좋아지지만 크기와 무게가 상대적으로 커집니다.

② 예산을 정한다.

노트북의 인기와 함께 각종 부품 제조회사들의 개발과 중국산 노트북의 홍수로 50만원 미만의 저가형 제품이 인기를 끈지도 오래되었습니다. 특별히 고사양을 원하지 않는다면 100만원 내외면 적당한 제품을 구매하실 수 있습니다. 하지만 이것은 저렴한 브랜드의 얘기이고 조금 더 얇고 가볍거나 브랜드가 있는 노트북은 예산을 올려 잡아야 합니다.

③ 부품별로 모델을 정한다.

정해진 예산에 따라 CPU와 그래픽카드, HDD 등 주요 부품들에 대한 선택을 합니다. 그래픽 작업의 비중이 높다면 상대적으로 낮은 CPU 와 고성능 그래픽 카드를 장착한 모델을, 빠른 성능을 원한다면 일반 하드디스크보다는 SSD 를 탑재한 모델을 선택합니다. 데스크탑에는 없는 웹캠(카메라)이나 영상 단자와 같은 각종 포트, USB 의 개수 등도 따져봅니다. 높은 휴대성을 원하시는 분들은 배터리의 용량도 체크합니다. 최종적으로 브랜드와 디자인 등을 따져 결정하면 됩니다.

### (1) 노트북, 태블릿의 종류

이제는 국민 대다수가 스마트폰을 사용하는 시대가 된 요즘에는 실로 다양한 종류의 노트북과 태블릿 제품이 출시되어 있습니다. 노트북이라 해도 일반 제품 외에 넷북, 울트라북, 울트라씬, 컨버터블 등등 기술에 발전으로 용도에 맞춘 다양한 제품들이 개발되었기 때문입니다.

#### 노트북

일반적으로 사용하는 표준 노트북 입니다. 용도에 따라 가격이 천차 만별이며 저가형 모델에서 게임용 노트북 까지 다양한 제품이 출시되어 있습니다. 가격 대비 성능이 가장 좋습니다.

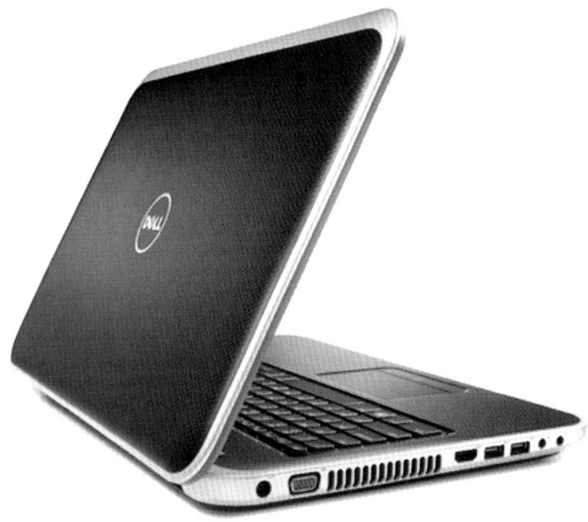

성능도 좋고 가격도 좋은 일반적인 노트북

**넷북**

인터넷과 문서 작업과 같은 간단한 용도를 위한 저렴한 노트북의 일종입니다. 성능은 좋지 않으나 저렴한 가격과 높은 휴대성으로 서브노트북으로서 인기를 끌었습니다. 얼마 전까지 많은 인기를 끌었지만 현재는 서서히 단종되어 가고 있습니다.

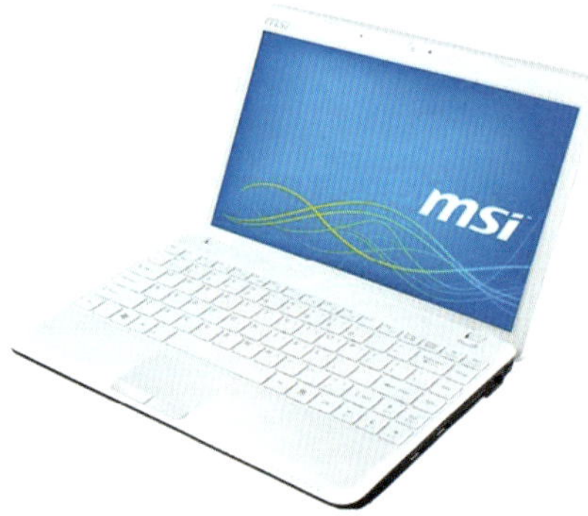

휴대성을 높이고 가격이 저렴한 넷북

**울트라북**

기존 노트북을 개선하여 배터리 사용시간을 늘리고 무게를 줄여 얇고 가볍게 만든 제품을 말합니다. 울트라북은 일반 노트북과 비교하여 휴대성이 간편하며 상대적으로 고가입니다.

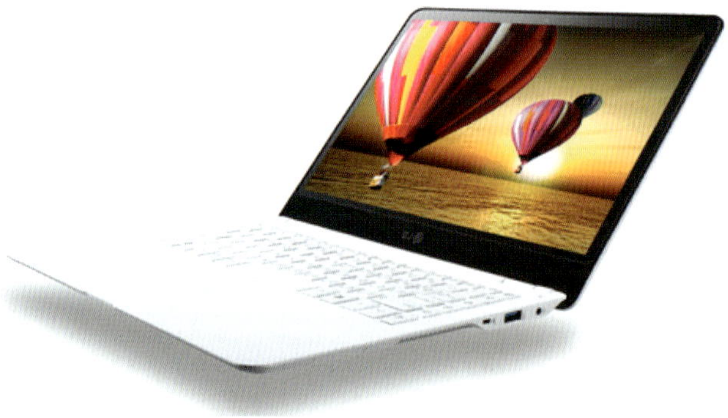

일반 노트북을 가볍게 만든 울트라북

**컨버터블**

노트북에 터치펜으로 입력을 할 수 있고 액정을 분리되어 태블릿으로도 사용할 수 있는 제품입니다. 태블릿과 노트북을 합친 제품이라 할 수 있습니다. 이러한 컨버터블 PC의 가장 큰 장점은 윈도우 운영체제를 사용한다는 점입니다. 따라서 마이크로소프트 오피스를 사용할 수 있으며 키보드가 있어 태블릿에 비해 문서를 매우 편리하게 편집할 수 있습니다.

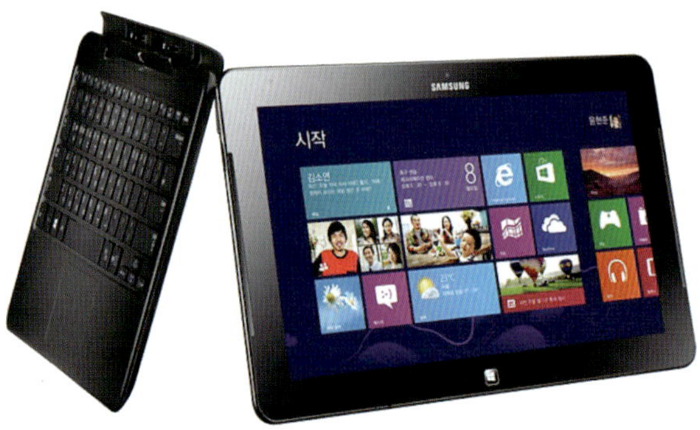


노트북으로도 태블릿으로도 사용할 수 있는 컨버터블

| 종류 | 성능 | 휴대성 | 가격 |
|---|---|---|---|
| 노트북 | 제품에 따라 천차만별 | 평균<br>(적당하거나 무겁다) | 평균 |
| 넷북 | 매우 낮다<br>(간단한 작업용) | 좋다<br>(10~11인치로 가볍다) | 저가격 |
| 울트라북 | 낮거나 평균 | 좋다<br>(12~14인치로 가볍다) | 고가격 |
| 컨버터블 | 낮다<br>(일부 성능이 뛰어난 제품도 있다. ) | 매우 좋다<br>(10~12인치로 매우 가볍다) | 고가격 |

**태블릿**

태블릿(Tablet)이란 터치스크린을 주 입력장치로 한 개인용 컴퓨터를 지칭하는 말로 타블렛 혹은 태블렛 모두 같은 용어입니다. 애플의 아이패드가 등장하면서 태블릿 장치가 널리 알려졌는데요. 스마트폰의 작은 화면과 노트북의 장점을 합친 제품이라 할 수 있습니다. 태블릿은 적당한 화면크기로 뉴스 검색이나 각종 SNS 를 사용하기에 편리하며 문서를 보기에도 매우 적합합니다.

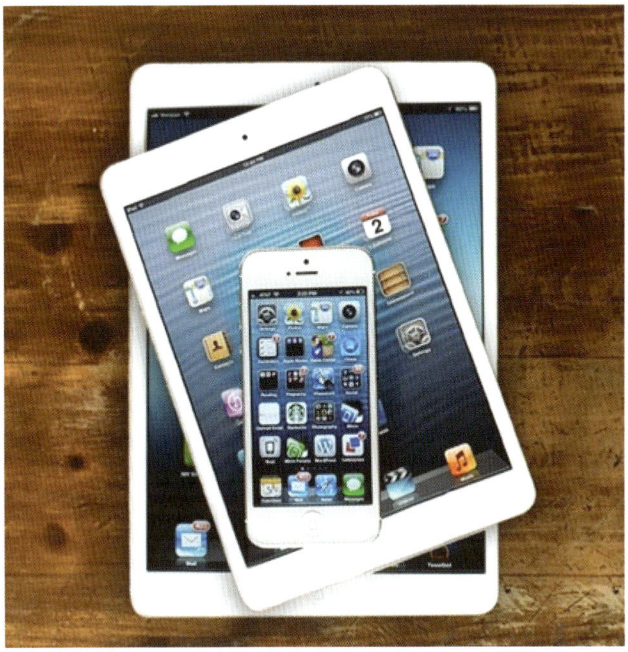

아이패드, 아이패드 미니, 아이폰(뒤부터)

아이패드는 아이패드의 시초인 아이패드, 다음으로 출시된 아이패드2, 그리고 뉴아이패드(아이패드3), 아이패드 레티나디스플레이(아이패드4)와 아이패드 미니 총 5개의 제품이 출시되었습니다.

| 출시년도 | 모델명 | 화면 | 특징 |
|---|---|---|---|
| 2010년 | 아이패드 | 9.8인치 (1024x768) | WiFi, 3g 모델 |
| 2011년 | 아이패드2 | 9.8인치 (1024x768) | 듀얼코어 CPU |
| 2012년 초 | 뉴아이패드 | 9.8인치 (2048x1536) | 레티나디스플레이 |
| 2012년 말 | 아이패드 레티나디스플레이<br>아이패드 미니 | 9.8인치 (2048x1536)<br>7.9인치 (1024x768) | LTE, CPU 성능 향상<br>휴대성을 높인 모델 |

갤럭시 탭은 크기에 따른 다양한 제품을 내놓는 것으로 유명합니다. 최근에 나온 갤럭시 탭 3 모델은 7.0, 7.7, 8.0, 8.9, 10.1 인치의 크기에 따른 5가지 제품을 내놓고 있습니다. 갤럭시 탭은 아이패드와 다르게 통화가 가능하고 안드로이드 운영체제를 사용하며 다양한 모델과 저렴한 가격으로 소비자들에게 인기를 끌고 있습니다.

시장에 주류를 이루고 있는 아이패드나 갤럭시 탭 제품 외에도 다양한 제품에 태블릿이 출시되어 있습니다. 이중에는 구글, 아이리버, 에이수스 등에서 출시한 20-30만원대 제품도 있습니다.

## 애플iOS vs 안드로이드

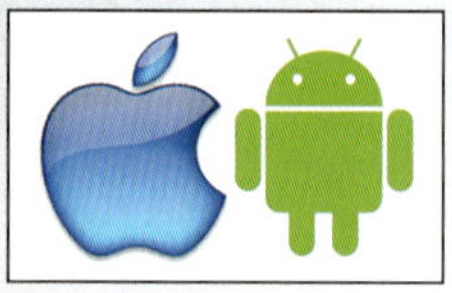

iOS VS 안드로이드

태블릿은 제품마다 서로 다른 운영체제를 사용하고 있습니다. 일반 PC 에서 사용하는 윈도우 운영체제를 그대로 사용하는 태블릿도 있고 스마트폰 처럼 애플의 iOS 나 안드로이드 운영체제를 탑재한 제품도 있습니다. 애플의 iOS 운영체제는 아이폰, 아이패드에 적용한 애플 전용 운영체제로 직관적이고 유연한 인터페이스로 엄청난 인기를 끌었습니다. 안드로이드 운영체제는 이와 다른 여러 제조사가 모여 만든 개방형 운영체제로 넓은 확장성을 장점으로 하고 있습니다.

이처럼 다양한 운영체제가 등장함에 따라 소비자들은 선택의 폭이 넓어졌지만 소프트웨어 개발사들은 어려움에 직면했습니다. 운영체제가 다르면 각각에 맞는 소프트웨어 버전을 전부 따로이 개발해야 하기 때문입니다. 아이패드에서 만든 앱은 iOS 에서만 동작합니다. 안드로이드 기기에도 돌아가게 하려면 안드로이드 버전을 새로 개발해야 합니다. 이와 같은 상황 때문에 업체들은 각각의 상황에 맞게 iOS 버전이나 안드로이드 버전을 출시한 후 시장 상황을 보고 다른 운영체제를 지원하는 제품을 확장하는 것이 일반적인 모습이 되었습니다.

치과의 예를 들면 iOS 용으로 개발된 전자차트 프로그램이 있다면 이 소프트웨어는 아이패드나 아이폰에서만 사용할 수 있습니다.(이마저도 화면의 크기 때문에 서로 다른 버전을 개발하여 지원해 주어야 합니다.) 갤럭시 탭이나 윈도우 8 운영체제를 사용하는 태블릿, 일반 데스크탑에서는 운영체제가 다르기 때문에 설치를 할 수 없습니다.

### (2) 노트북, 태블릿의 성능

노트북이나 태블릿을 선택할 때는 컴퓨터와 마찬가지로 사용 용도에 따른 선택이 중요합니다. 일반 데스크탑과 다르게 이러한 포터블 기기는 업그레이드가 거의 불가능하기 때문에 초기 제품을 구매할 때 이를 미리 염두에 두고 구매하는 것이 중요합니다. 일반적으로 노트북은 데스크탑과 비교하여 똑 같은 칩셋을 사용하더라도 성능이 약간 떨어집니다. 왜냐하면 노트북용 칩셋은 일반용 데스크탑 칩셋에서 크기를 줄이고 전력 소모와 발열을 줄여 개발한 것이기 때문입니다.

#### 액정 크기

데스크탑은 모니터에 따라 화면에 크기가 달라진다면 모니터와 본체가 일체화되어 있는 노트북은 노트북의 크기에 따라 액정의 크기가 변한다고 할 수 있습니다. 액정의 크기가 크면 노트북도 상대적으로 커지게 되고 무겁게 되어 휴대성은 떨어지게 마련입니다. 일반적으로 가장 무난하고 많이 쓰이는 노트북의 크기는 14~15인치입니다. 이것보다 작으면 휴대성은 좋아지나 화면이 작아져 장시간 작업에는 불편함이 있을 수 있습니다. 반대로 이것보다 크면 화면은 커지나 덩치가 크고 무거워져 가지고 다니는데 부담이 될 수 있습니다.

| | | |
|---|---|---|
| Y Series | 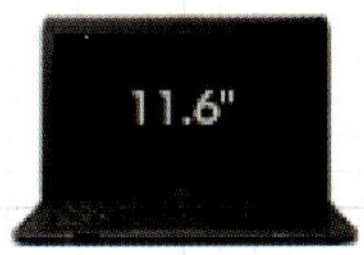 | LCD : 11.6 인치 TFT<br>SIZE : 290x25–31.5x202.8mm |
| Z Series | 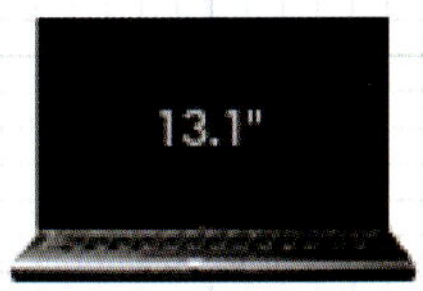 | LCD : 13.1 인치 TFT<br>SIZE : 314x23.8–32.7x210mm |
| S Series | 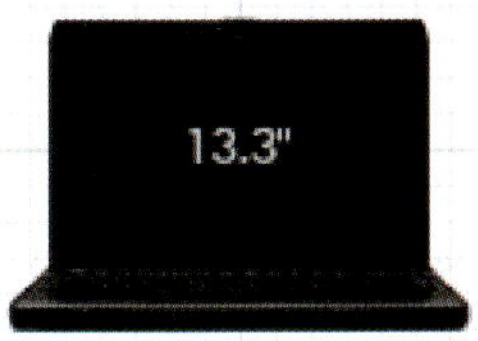 | LCD : 13.3 인치 TFT<br>SIZE : 329x27.6–31.5x228.5mm |

| | | |
|---|---|---|
| E Series | 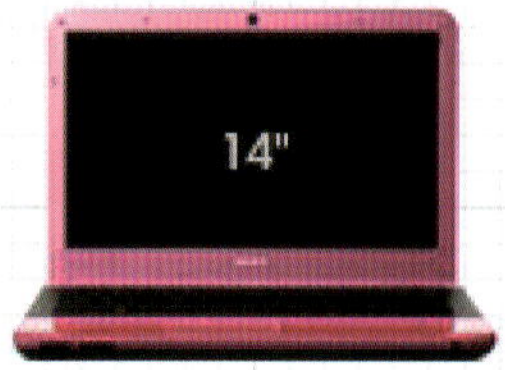<br> | LCD :<br>14 인치 TFT<br>SIZE :<br>345.8x27.3-32.9x238.7mm |
| | 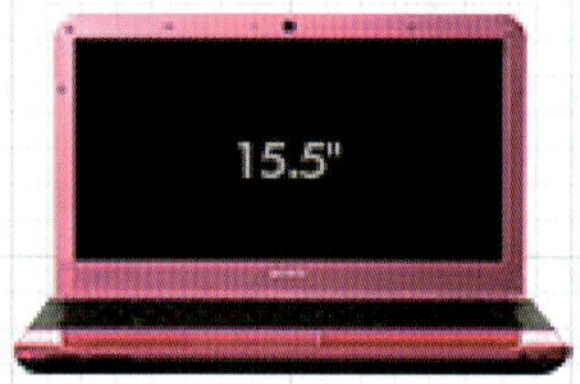<br> | LCD :<br>15.5 인치 TFT<br>SIZE :<br>369.8x31.1-36.7x248.2mm |
| F Series | 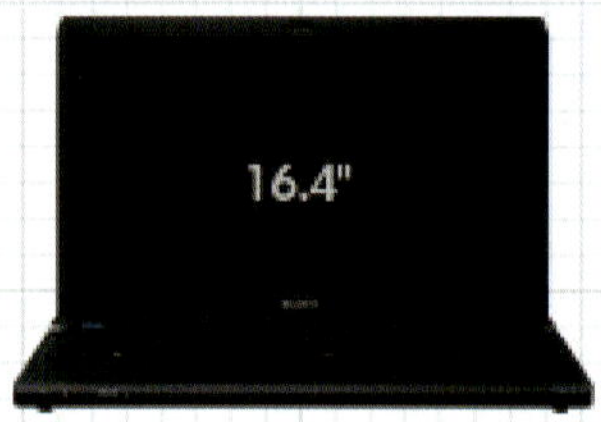<br> | LCD :<br>16.4 인치 TFT<br>SIZE :<br>387.2x31-41x263mm |
| J Series | 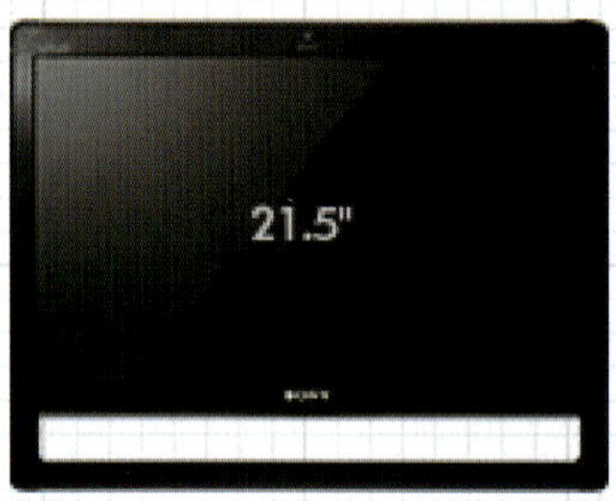<br> | LCD :<br>21.5 인치 TFT<br>SIZE :<br>525x398x185mm<br>(최소 축 기울기)<br>525x398x310mm<br>(최대 축 기울기) |

소니에서 출시된 노트북의 모델별 모니터 사이즈 비교

### CPU, 그래픽 카드

노트북에 탑재되는 CPU 는 일반 데스크탑 CPU 와 다른 모바일 CPU 가 탑재됩니다. 노트북용 CPU 는 칩과 쿨러의 크기를 작게 줄이고 배터리 지속시간을 늘리기 위해 저전력으로 설계됩니다. 그래픽 카드도 이와 마찬가지로 노트북용으로 설계된 그래픽 칩셋이 사용됩니다. 데스크탑용으로 출시된 칩셋 만큼의 성능은 아니지만 근접하는 성능이 나옵니다. 따라서 노트북을 선택하실 때에는 사용 용도에 맞는 CPU와 그래픽 카드를 데스크탑 부품보다 한 단계 위의 사양으로 고르시면 됩니다.

### 메모리

노트북 마다 다르지만 대부분은 추가 확장을 위해 메모리 슬롯을 2개 제공합니다. 일반 데스크탑용 메모리는 사용할 수 없으며 크기가 작은 노트북용 메모리를 사용하셔야 합니다. 데스크탑과 마찬가지로 윈도우 7 이상을 사용하신다면 최소 2G, 기본 4G 정도를 사용하시면 됩니다.

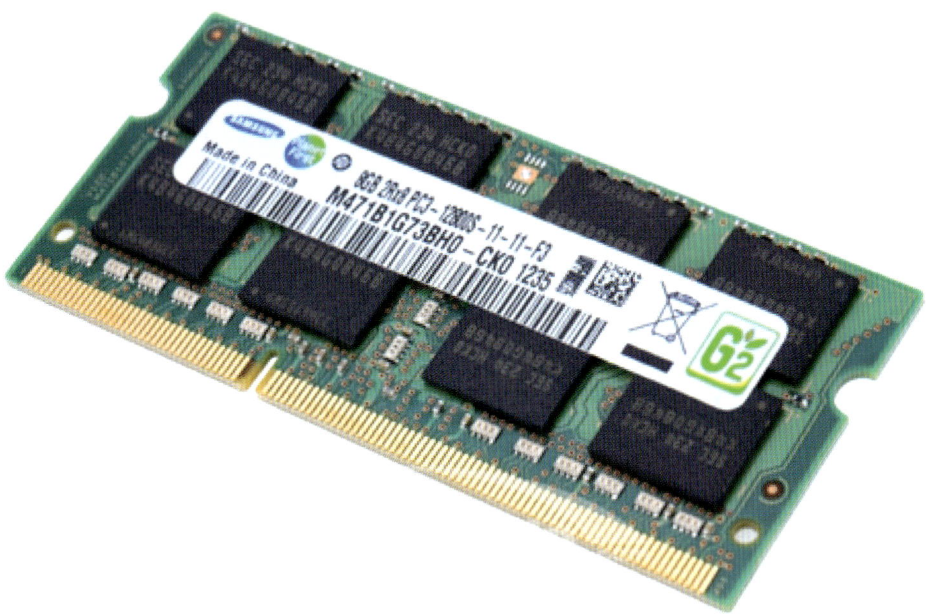


크기가 작은 노트북용 메모리

### 하드디스크

노트북용 하드는 일반 데스크탑용 하드보다 크기와 두께가 얇게 제작됩니다. 데스크탑과 마찬가지로 SSD 제품도 사용할 수 있기 때문에 용도에 맞는 제품을 선택하시면 됩니다. 다른 부품과 달리 예외적으로 노트북용 하드는 데스크탑과 인터페이스가 같아 일반 PC에서도 사용할 수 있습니다. 요즘 노트북에는 미니사타(mSATA)라고 하여 조그맣게 제작된 포트를 추가로 제공하는 제품도 있습니다. 따라서 미니사타 제품을 추가로 꽂으면 노트북을 업그레이드 하더라도 기존의 하드디스크를 교체하지 않고도 노트북의 하드를 추가로 달 수 있습니다.

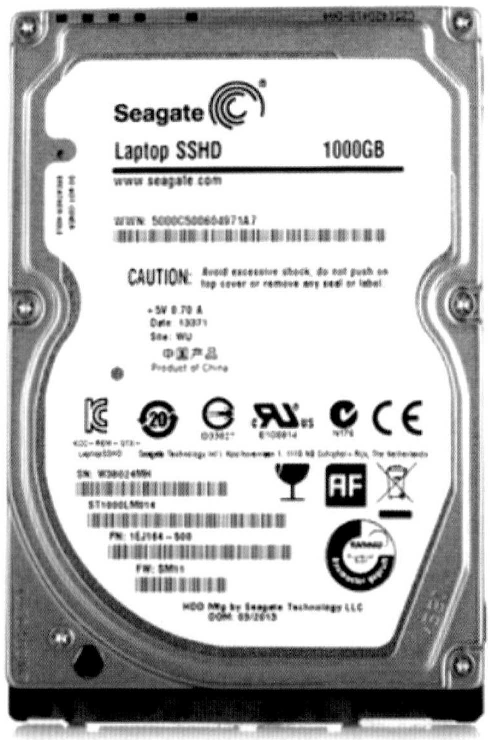


크기가 작은 노트북용 하드디스크(SSHD)

### DVD, CD 기기

DVD 나 CD 를 이용할 수 있는 ODD 는 일반 노트북이라면 대부분 탑재가 되어 있습니다. 하지만 기본으로 탑재되어 있지 않은 제품들은 외장형 ODD 를 따로 구매하거나 USB 메모리 등을 통해 파일을 복사하여 이용하셔야 합니다.

### 배터리

노트북용 배터리는 셀이라고 하는 단위를 사용하는데 이는 배터리를 분해하면 일반 건전지와 같은 충전용 건전지로 구성되어 있기 때문입니다. 6셀이라 표현하면 충전용 건전지 6개로 구성되어 있다는 말이며 셀의 수가 많을수록 배터리 지속 시간은 늘어나나 크기는 커지고 무거워집니다.

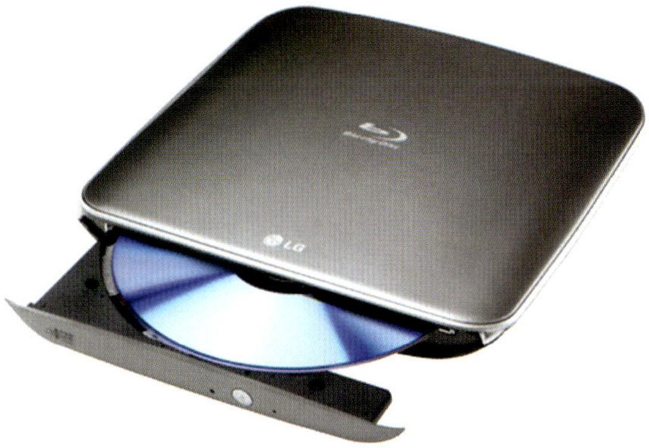

외장형 블루레이디스크

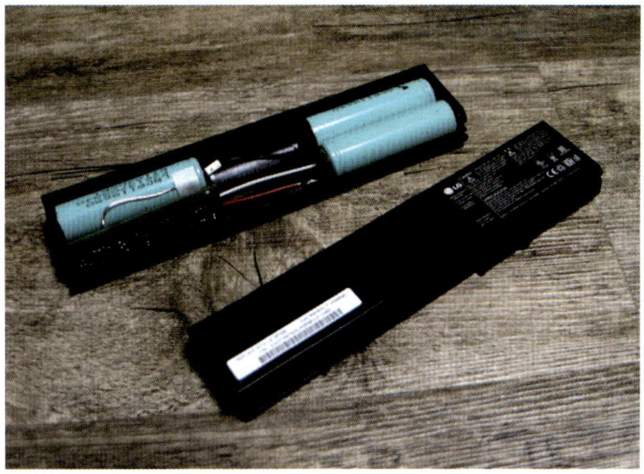

배터리는 동그란 충전지로 구성된다

## 노트북에만 있는 기능

일반 노트북은 거의 데스크탑과 같으나 다음과 같은 특이한 기능이 있습니다.

- Fn 키 : 노트북 좌측 하단에는 Fn 이라고 하는 키를 볼 수 있습니다. 이 키는 '펑션'의 약자로서 노트북 상단의 Fx 로 연달아 있는 펑션키와 동시에 조작하면 모니터 밝기 조절, 볼륨 조절, 넘버락키 등을 할 수 있는 역할을 합니다. 특히 외부 모니터(프로젝터)를 활성화 하여야 할 때 이 키를 눌러 모드를 변환해 주어야 합니다.

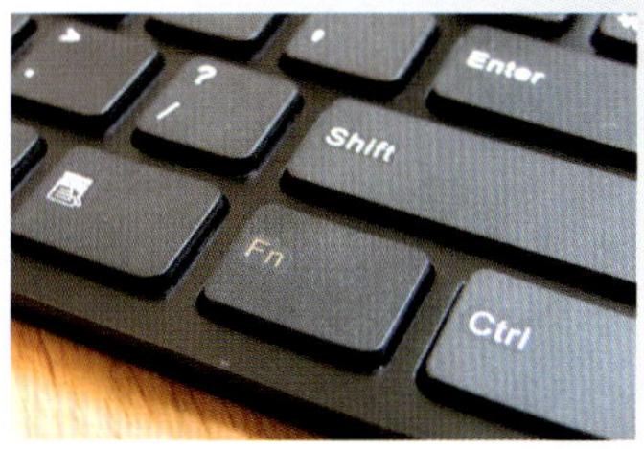


노트북 키보드에 있는 Fn 키

- 무선랜 스위치 : 노트북에는 인터넷을 사용하지 않을 때 전력 소모를 줄이기 위해 무선랜 스위치가 달려있습니다. 무선랜 스위치가 OFF 되면 무선 인터넷이 동작하지 않게 됩니다.
- 도난방지홀 : 분실하기 쉬운 기기를 보호하기 위해 자물쇠 처럼 생긴 캔싱턴락을 장착할 수 있는 구멍입니다.

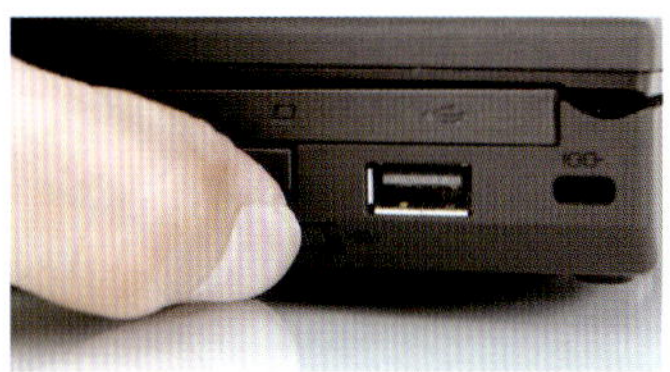

노트북 키보드에 있는 무선랜 스위치,
우측에 있는 것은 도난방지 홀

### (3) 업그레이드

대부분의 노트북은 후면을 열어 간단하게 업그레이드 할 수 있습니다.

노트북을 구매할 때에는 윈도우 xp 운영체제를 사용했는데 나중에 윈도우 7으로 업그레이드 하신 분들은 대부분 노트북의 메인 메모리가 2G 미만일 것입니다. 윈도우 7은 메인 메모리가 2G 정도는 되어야 원활하게 돌아감으로 이때는 2~4G 정도의 메모리를 추가로 확장함으로써 사용하던 노트북을 몇 년 더 쓸 수 있습니다.

또한 사용한지 5년이 넘은 느린 노트북이라도 최신의 SSD 를 구매하여 기존의 하드디스크를 교체하면 최신 PC 못지 않은 성능을 낼 수 있습니다. 이러한 노트북 부품의 업그레이드는 데스크탑과 마찬가지로 노트북이 해당 제품의 인터페이스를 지원하지 않으면 부품을 인식하지 못하므로 이를 미리 체크하시기 바랍니다.

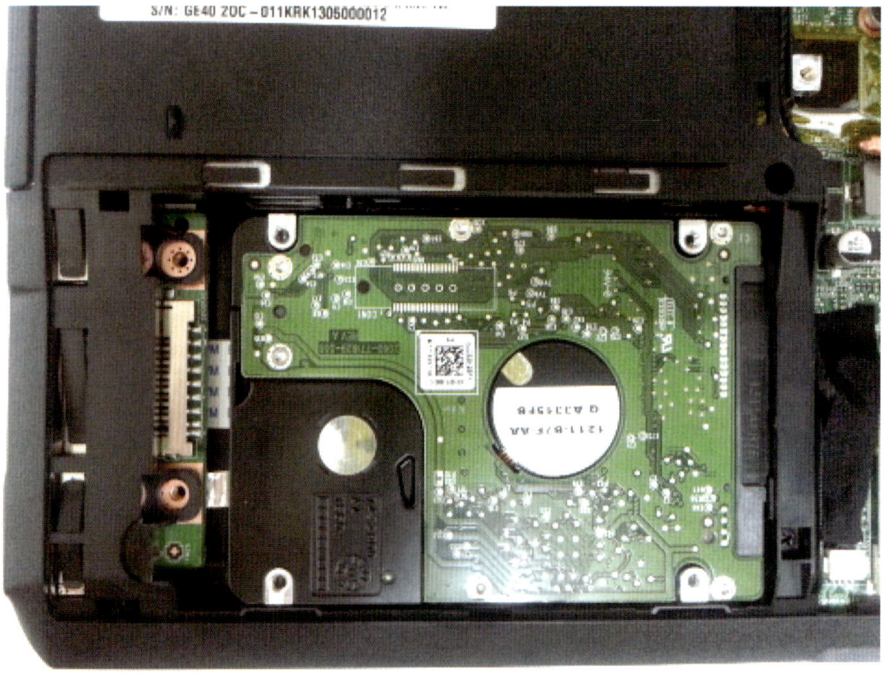


노트북의 하드디스크를 간단하게 업그레이드 할 수 있다.

태블릿 제품들은 휴대폰과 같이 기기 보호와 방수 등을 목적으로 차폐되어 있기 때문에 전문가가 아닌 이상 분해하기가 쉽지 않습니다. 분해하기도 까다롭고 분해하는 과정에서 케이스를 파손할 우려도 큽니다. 대부분의 태블릿 제조사들은 임의 분해한 제품의 파손에 따른 무상 AS를 지원 하지 않으므로 되도록 AS 를 통한 업그레이드를 권장드립니다.

## 11) 일체형 PC

모니터와 본체 등을 결합한 PC를 일체형 PC라 합니다. 일체형 PC 는 디자인이 뛰어나고 본체가 모니터에 합쳐져 있어 공간 활용성이 뛰어난 것이 장점입니다. 얼핏 보면 모니터만 있고 본체는 없는 PC처럼 생겼습니다. 일체형 PC는 모니터와 본체를 연결하는 케이블 등이 필요 없어 외관상 깔끔하면서 고급스러운 느낌을 주는 것이 장점입니다.

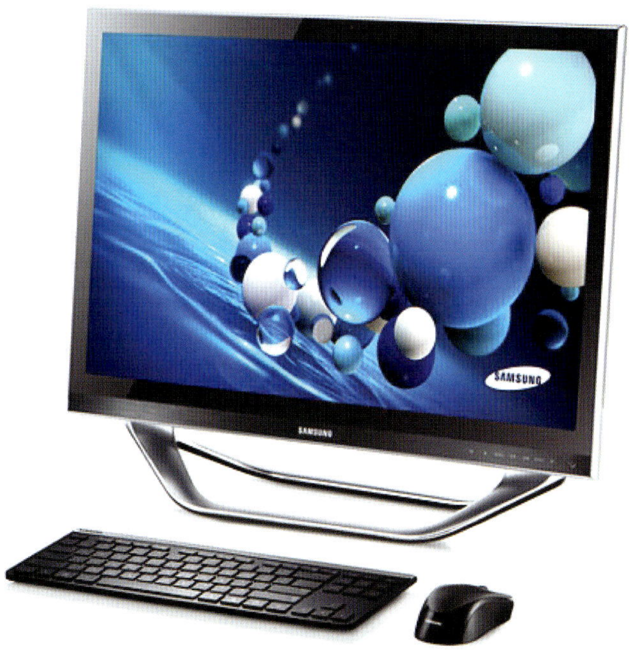


모니터에 데스크탑이 합쳐진 형태의 일체형 PC

하지만 대부분의 일체형 PC는 업그레이드 및 확장성에 있어 한계가 있음을 주의하셔야 합니다. 메모리나 하드 디스크와 같은 장비는 업그레이드가 가능하지만 추가 드라이브를 달 수 없고, 그래픽 카드나 확장 장비들을 연결하기 불가능 한 것이 대부분입니다. 또한 일반적인 PC 에 비해 다소 고가라는 점과 같은 스펙이라도 성능이 뒤쳐지는 것은 일체형 PC 의 한계라 하겠습니다.

## 2. 조립하기 분해하기

### 1) 조립하기

조립전에 체크할 사항 – 대기업 제품이나 완성된 조립 PC 를 구매하지 않고 부품을 개별적으로 구매하여 직접 PC 를 조립하기로 했다면 다음을 주의하셔야 합니다.

**부품 확인** : 수령한 컴퓨터 부품의 구성품이 모두 있는지 다른 모델의 제품이 아닌지 확인합니다. 또한 부품과 메인보드를 연결하는 케이블과 타입을 확인합니다.

**드라이버, 볼트 등 준비** : 컴퓨터 조립을 위해선 + 형 드라이버가 필요합니다. 컴퓨터 안 깊숙히 볼트를 조일 일이 많으므로 너무 짧은 것은 불편할 수 있으며 자석 기능이 있는 것이 좋습니다. 또한 여분의 볼트가 있으면 좋습니다. (메인보드를 구매하시면 대부분 추가의 볼트를 제공합니다.)

**OS, 부품 드라이버** : 컴퓨터 조립이 끝나면 운영체제를 설치해야 합니다. 또한 각종 부품들에 대한 드라이버를 설치해야 합니다. 회사마다 CD 등으로 드라이버를 제공하는 곳도 있으나 인터넷을 통해 제공하는 곳도 있습니다.

**조립이 끝난 후** : 각 제품의 CD, 여분의 나사, 메뉴얼 등을 메인보드 박스에 넣어서 보관합니다. 추후에 AS 를 위해 영수증도 같이 보관하시면 좋습니다. 배송에 이용된 모니터와 본체의 박스는 컴퓨터가 잘 돌아가더라도 택배를 통해 AS 를 받기 위해 당분간 보관하시면 좋습니다.

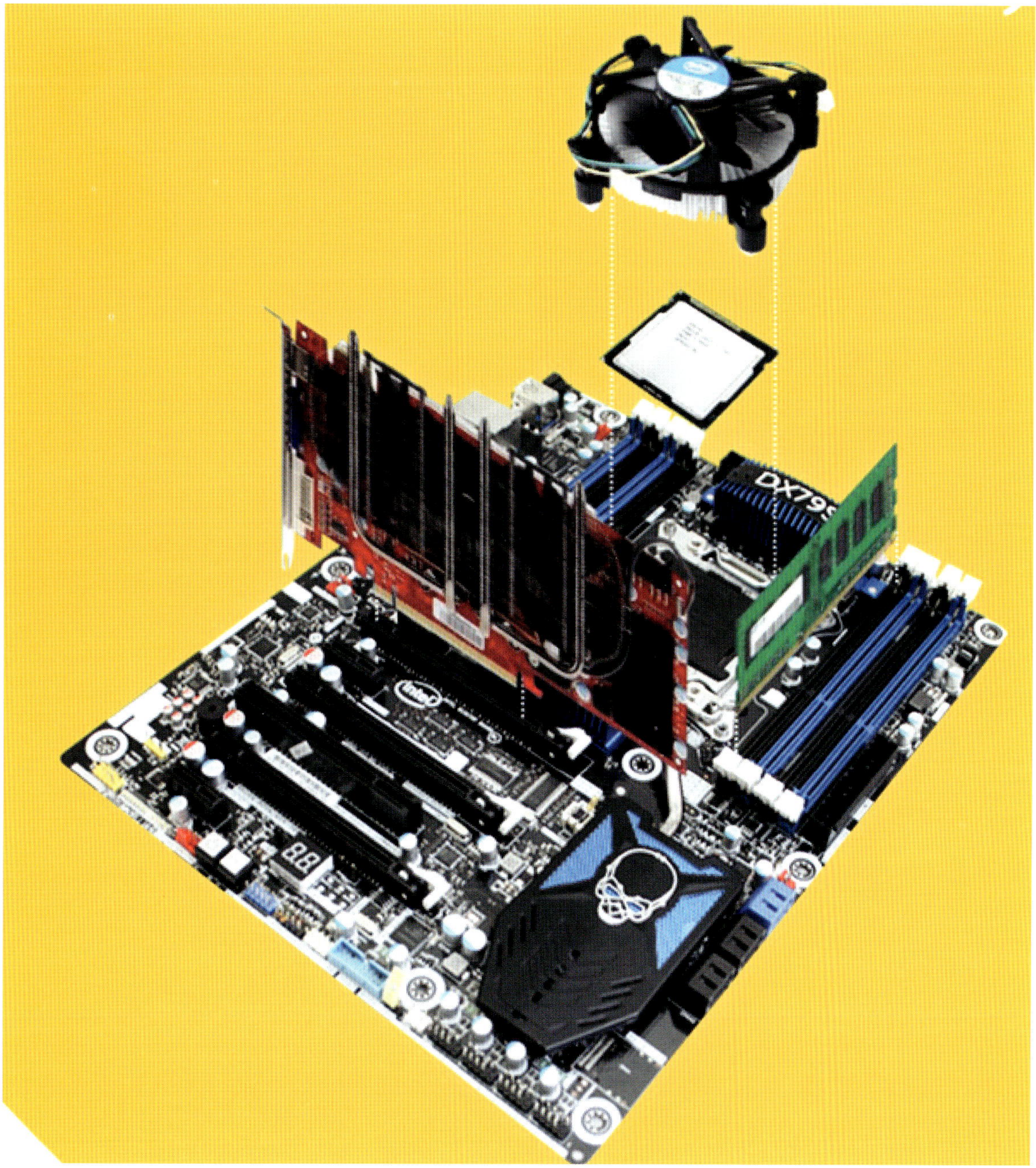

가조립(메인보드와 부품의 조립)

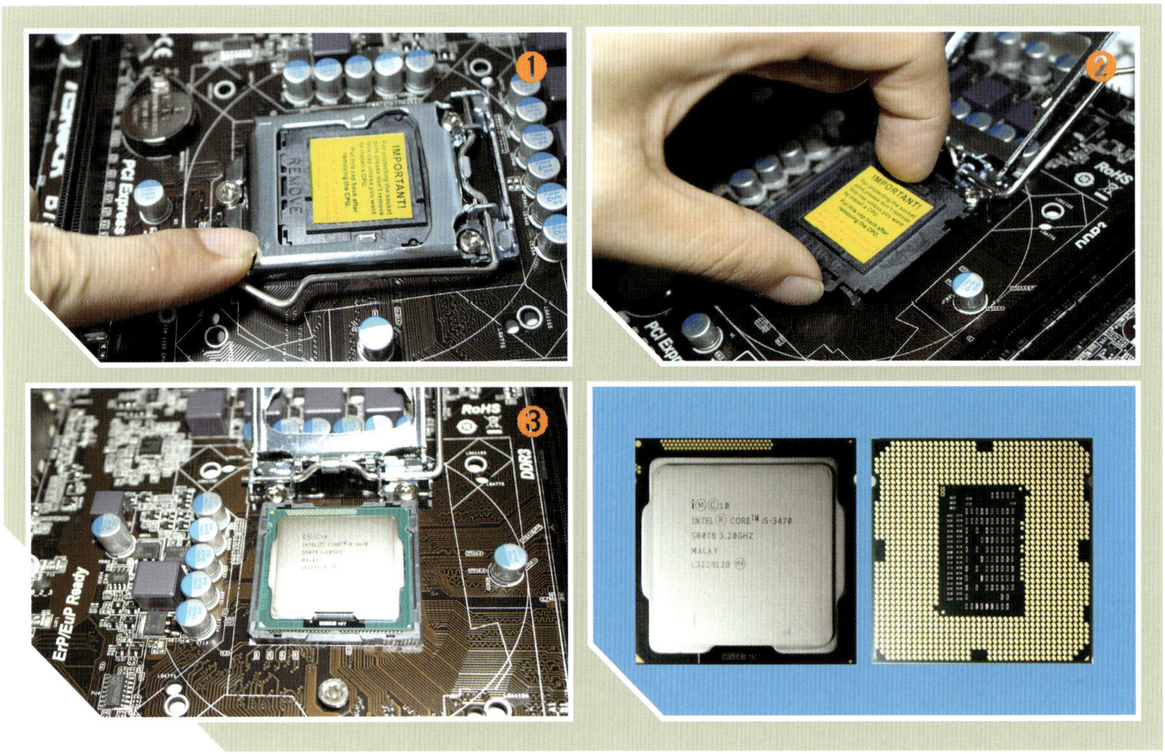


가조립(메인보드와 부품의 조립)

**CPU 장착 – CPU 를 메인보드에 장착합니다.**

① 소켓의 쇠막대를 눌러 오픈 합니다.

② 메인보드에 있는 보호캡을 제거합니다.

③ CPU 양쪽 홈의 위치에 맞게 메인보드의 소켓에 끼웁니다.

**주의** CPU에는 바늘과 같이 수 많은 접촉 핀이 있습니다. 하나라도 부러지면 작동이 되지 않습니다.

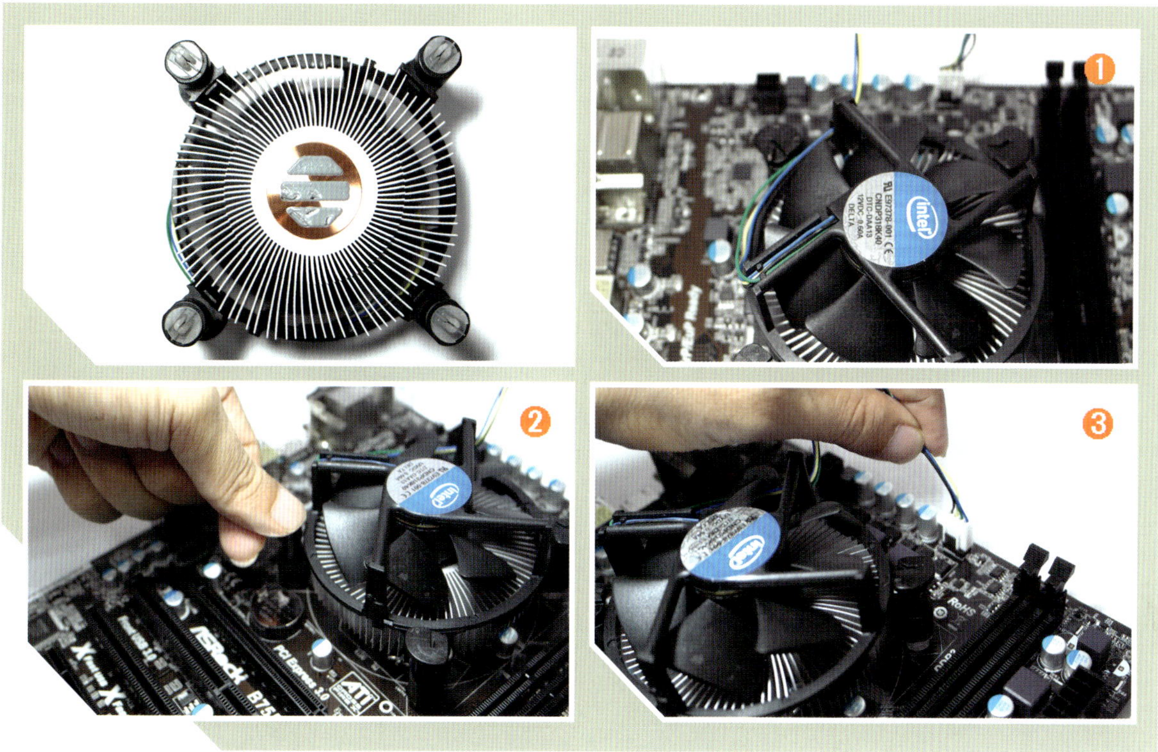

가조립(메인보드와 부품의 조립)

### 냉각팬 쿨러 장착

① 메인보드에 쿨러와 연결하는 전원코드의 위치를 확인합니다

② 쿨러의 핀을 자리에 위치하여 눌러 메인보드에 고정합니다.

③ 쿨러의 전원코드를 메인보드에 꽂습니다.

**주의** 구리스를 닦으면 안돼요 ! CPU와 쿨러의 겉 부분에는 열전도를 원활하게 하기 위해 구리스가 발라져 있습니다.

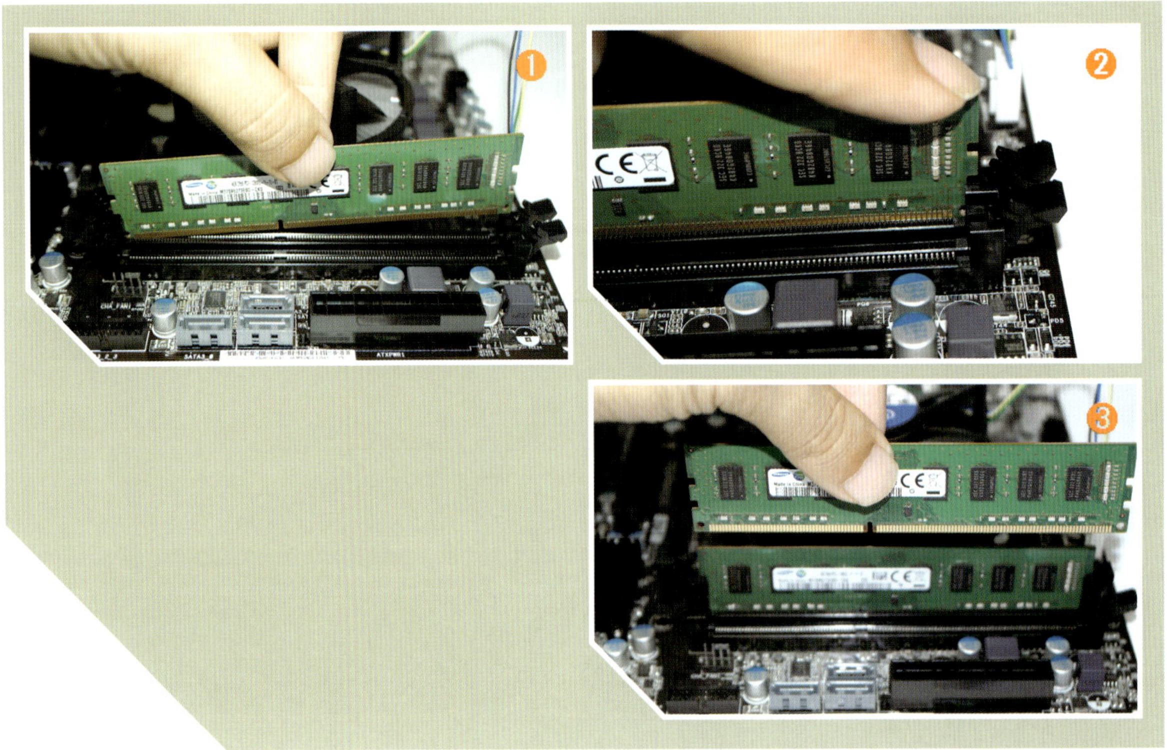


가조립(메인보드와 부품의 조립)

### 메모리 장착

(1) 메모리의 방향을 확인합니다.

(2) 메인보드의 메모리 지지대를 밖으로 밀어 놓습니다

(3) 메모리를 메인보드에 끼웁니다. 이때 딸깍 소리가 나며 지지대가 자동으로 올라와 메모리를 고정합니다.

(4) 듀얼채널 기능을 위해 2개의 메모리를 사용하신다면 같은색 슬롯에 나란히 꽂습니다.

**주의** 특히 메모리는 장착시 오류가 많은 부품입니다. 메모리를 살짝 흔들어 메인보드와 완전히 결합되었는지 확인하세요

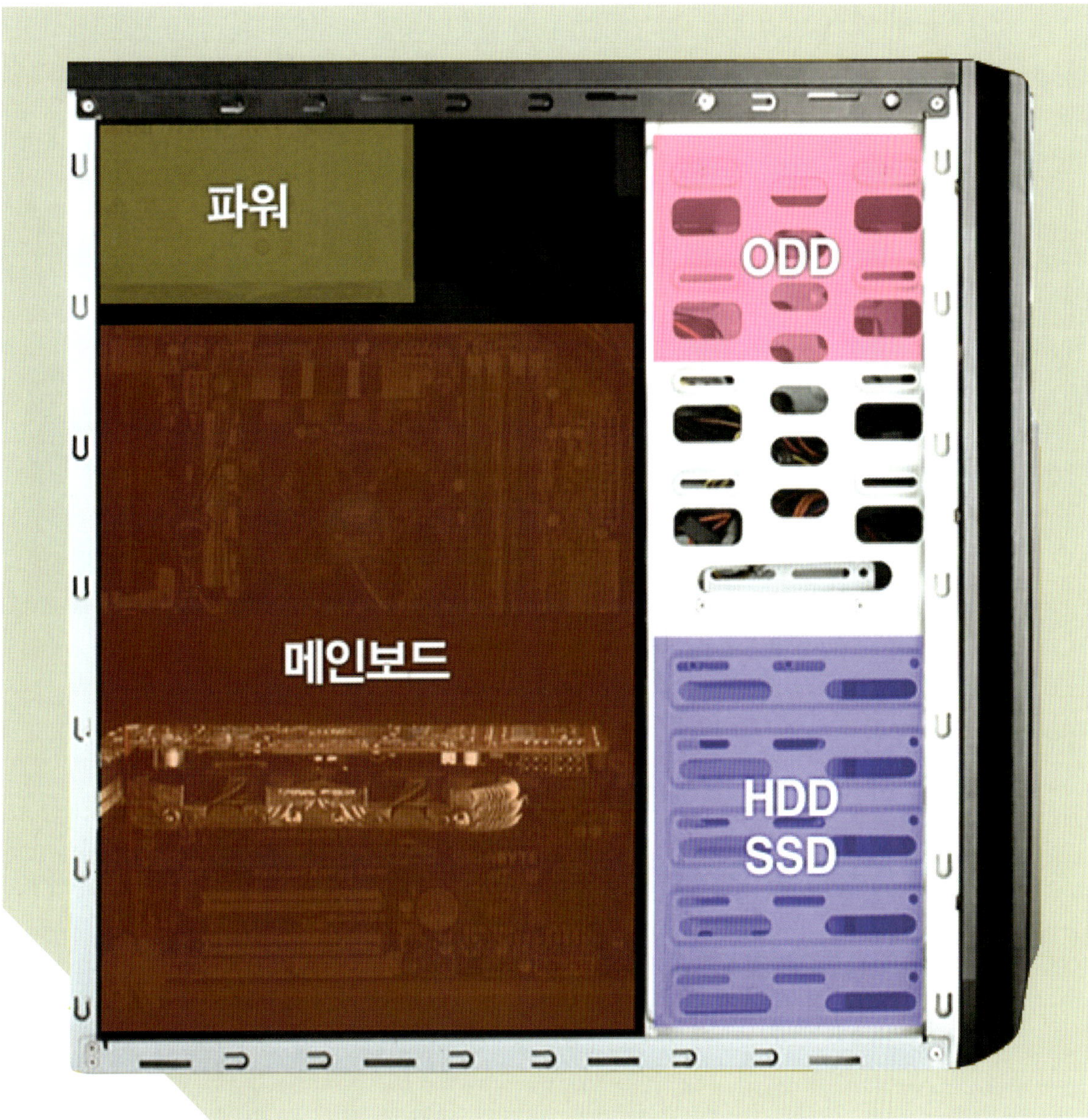


본조립(메인보드외 주변기기 조립)

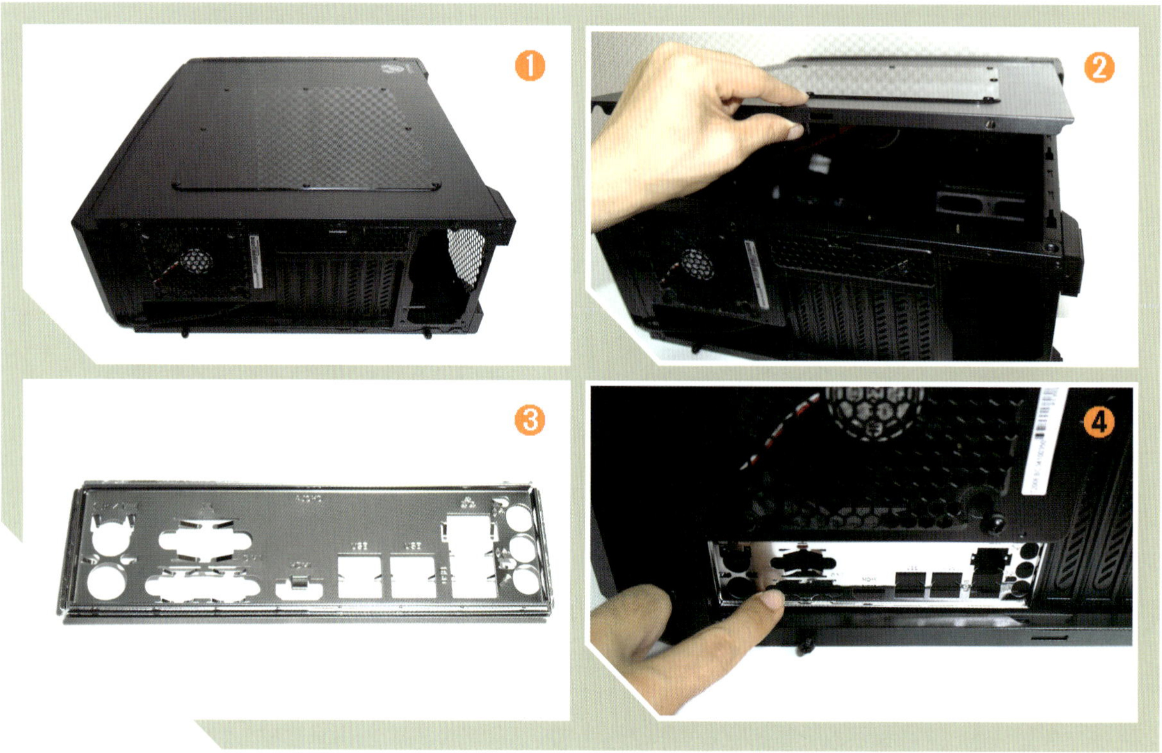


**케이스의 가드 제거와 백 패널의 장착**

① 케이스의 나사를 풉니다.

② 뚜껑을 슬라이드 하여 당긴 후 위로 올려 엽니다.

③ 백 패널을 본체 뒷부분의 I/O 쉴드에 설치합니다.

**주의** 백 패널은 모서리가 날카로우니 주의하세요!

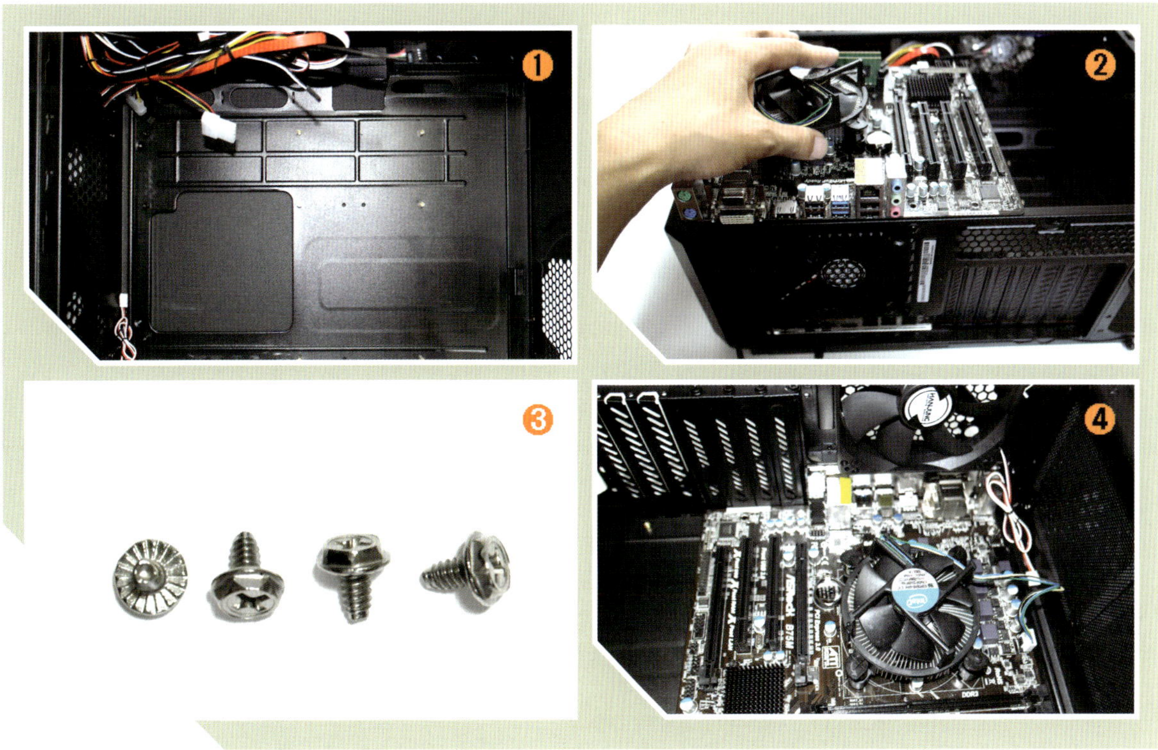

**케이스에 메인보드 장착**

① 케이스 바닥의 볼트 지지대를 확인합니다.

② 본체와 메인보드의 방향을 확인합니다.(후면 백패널과 닿아야 합니다.)

③ 메인보드를 올리고 나사를 조입니다.

④ 후면 팬의 전원을 연결합니다. (메인보드에 연결하는 타입인 경우)

**주의** 다른 나사와 다르게 메인보드 고정용 나사는 크기가 약간 큽니다. 또한 모든 나사를 꽉 조이지 않을 시 본체에 보드가 붙지않아 다른 부품들이 흔들거릴 수 있습니다.

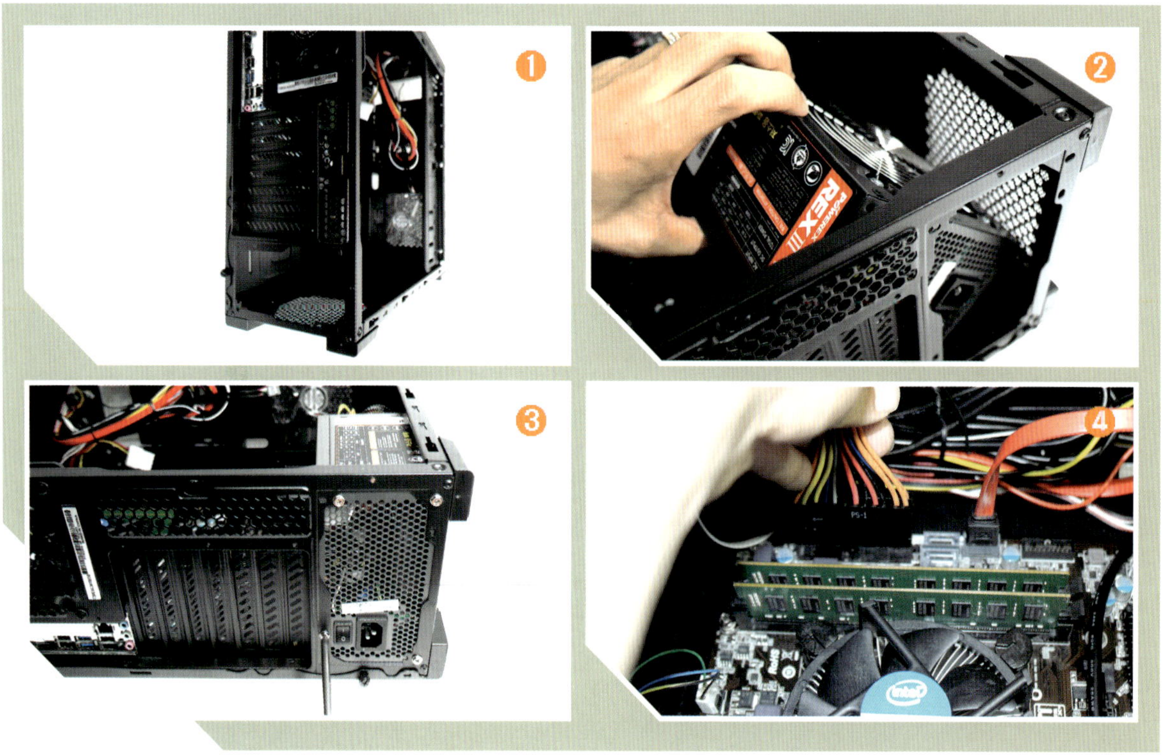

**파워 서플라이 장착**

① 파워가 들어가는 위치를 확인합니다.

② 전원을 연결하는 파워 후면이 본체의 밖으로 나오도록 위치시킵니다. (파워 팬이 송풍구를 바라보듯이 설치합니다.)

③ 나사를 이용하여 고정해 줍니다.

④ 메인보드의 주 전원 커넥터와 장착한 파워의 케이블을 연결합니다.

**주의**

메인보드에 연결되는 커넥터중 4핀으로 구성된 케이블은 절대 파워단자 외에 메인보드의 CPU 전원 케이블 등에 꽂으면 안됩니다.(메인보드가 타버립니다.)

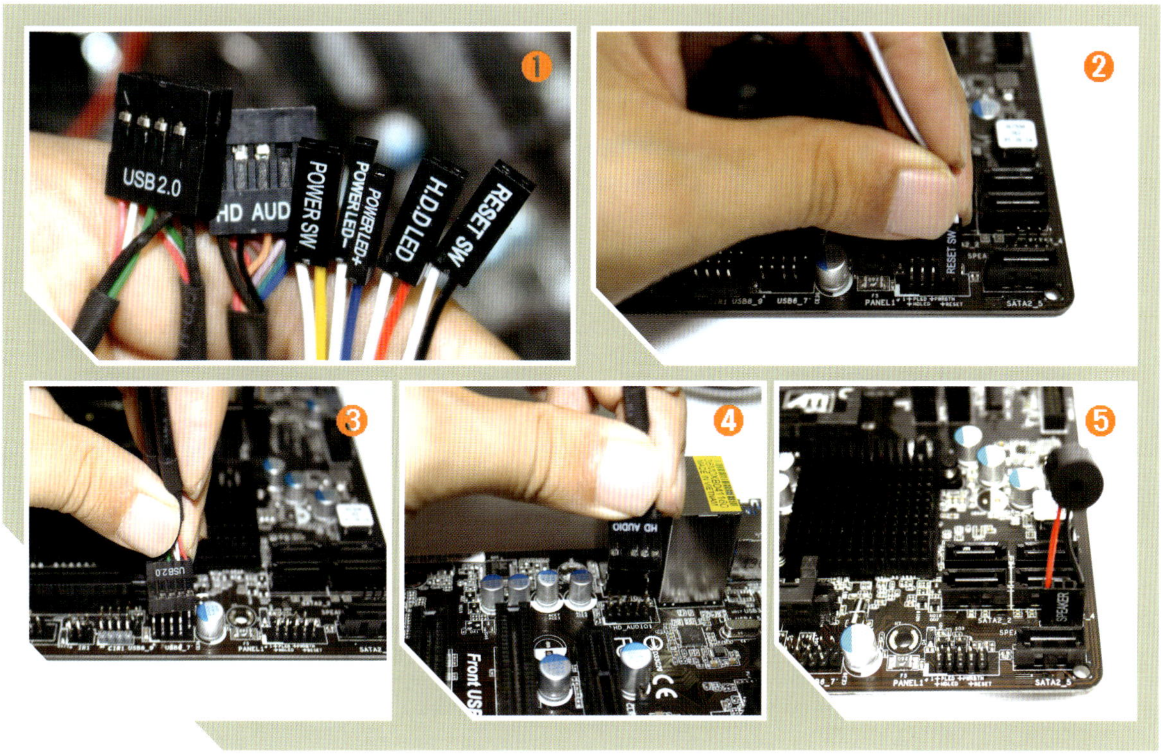


### LED, USB, 사운드 커넥터 연결

① 메인보드 매뉴얼에서 커넥터의 위치를 확인합니다.

② ③ ④ HDD LED, 파워 LED, 사운드, USB 단자 등을 핀에 꽂아 연결합니다.

⑤ 스피커를 꽂아 연결합니다.(컴퓨터 부팅시 나는 삐 소리가 나는 스피커 입니다.)

**주의** 커넥터 단자의 +극과 - 극의 위치가 바뀌면 동작이 안될 수도 있습니다.

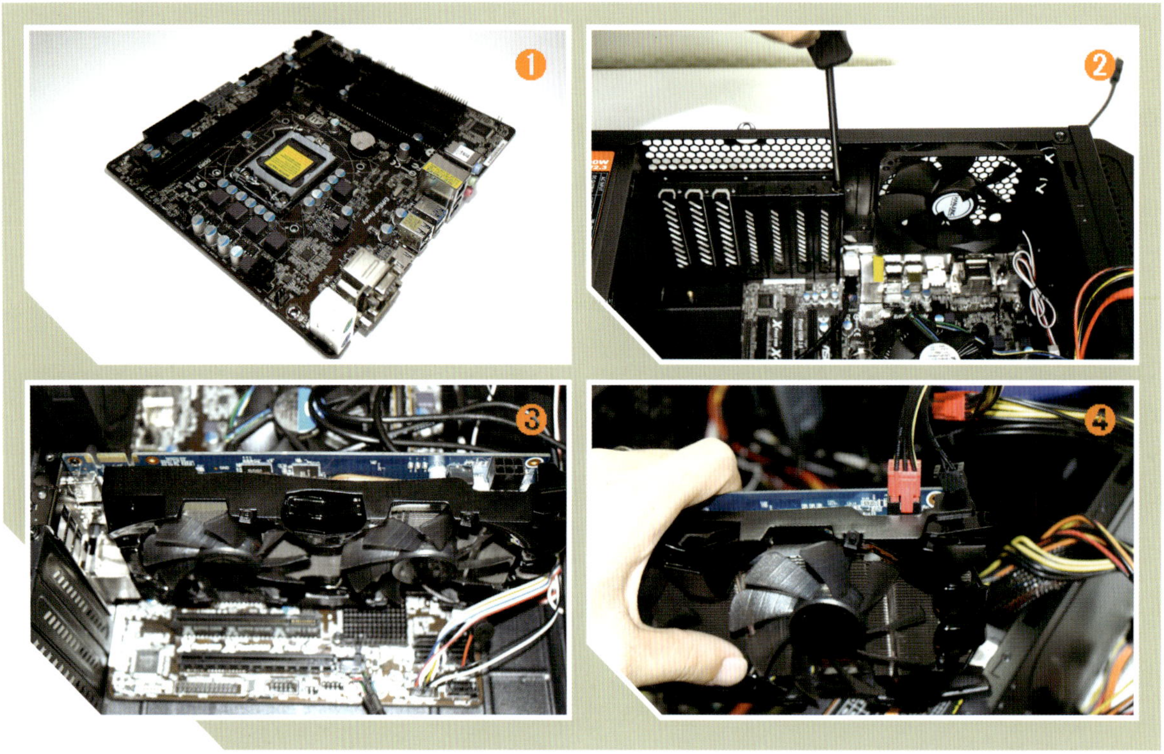

**그래픽 카드 장착**

① 메인보드의 그래픽 카드 슬롯을 확인합니다.

② 케이스의 그래픽 카드 슬롯이 들어갈 자리의 가이드를 제거합니다.

③ 메인보드 홈의 길이와 방향에 주의하여 끼웁니다.

④ 별도의 전원이 필요한 경우 파워의 케이블을 이용하여 연결합니다.

**주의** 메인보드의 슬롯에 따라 그래픽 카드를 끼운 후 이를 고정하는 핀이 있습니다.

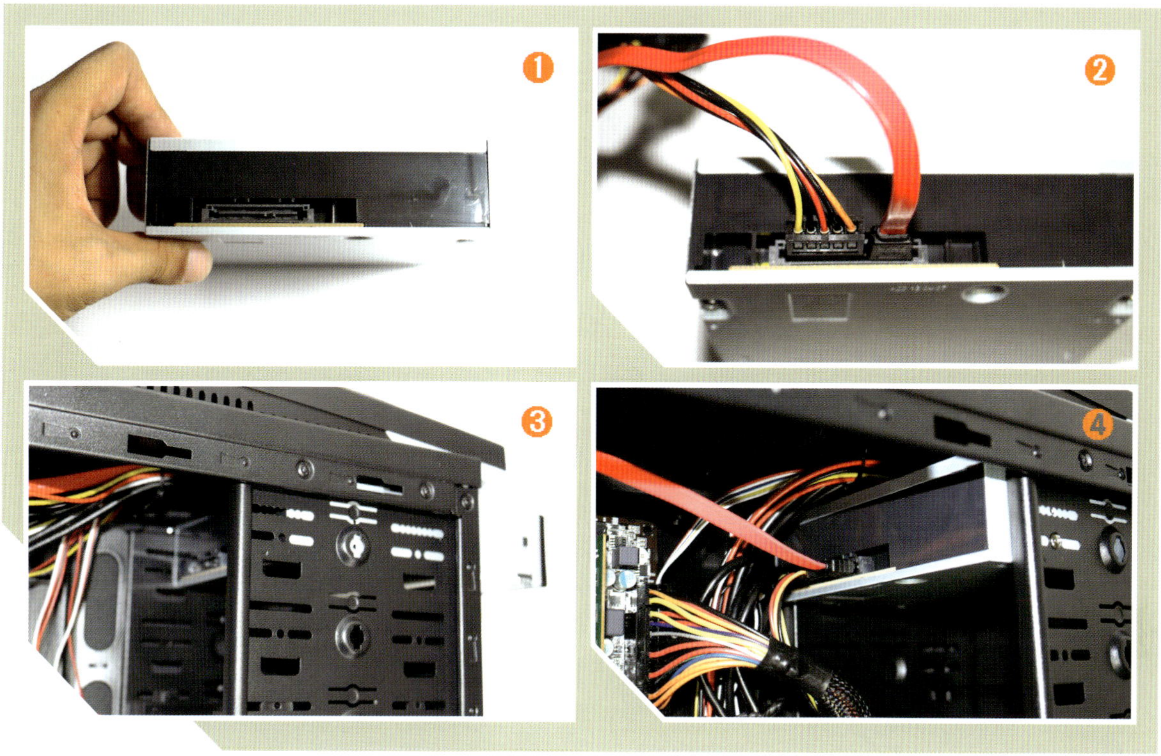

### ODD 장착

① ODD 후면의 케이블 단자를 확인합니다.

② ODD  후면에 전원케이블과 SATA 케이블을 연결합니다.

③ 케이스의 전면부를 통해 뒤로 집어 넣습니다.

④ 나사로 고정시킵니다

> **주의** 케이스에 별도로 ODD를 위한 버튼이나 케이스가 있는 경우 버튼이 잘 눌러지도록 밀착하여 장착 하여야 합니다.

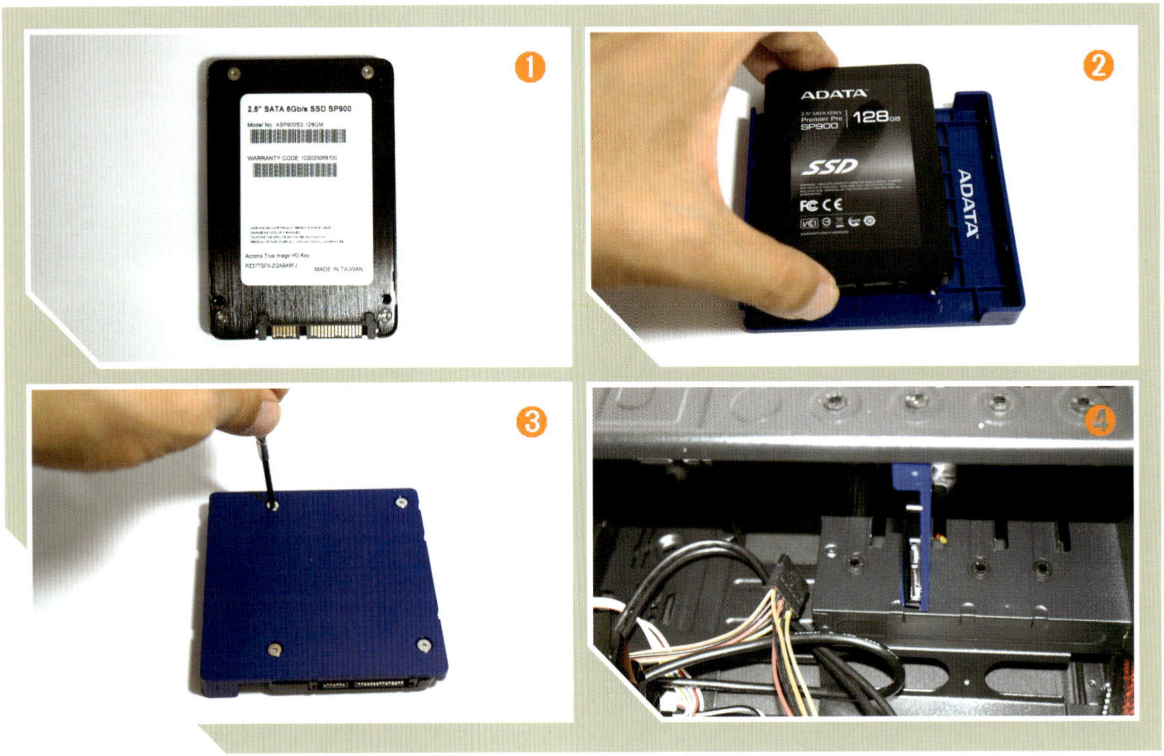


### 하드디스크(SSD) 장착

① 하드디스크(SSD) 연결단자를 확인합니다.

② 데스크탑 용 고정판이 있다면 부착합니다.

③ 나사를 이용하여 고정시킵니다.

④ 본체에 밀어 넣고 나사로 고정시킨 후 전원케이블과 SATA 케이블을 연결합니다.

**주의** 메인보드에 부팅 드라이브용으로 설정된 포트가 있다면 이를 주 하드디스크와 연결하여야 바른 부팅을 하실 수 있습니다.

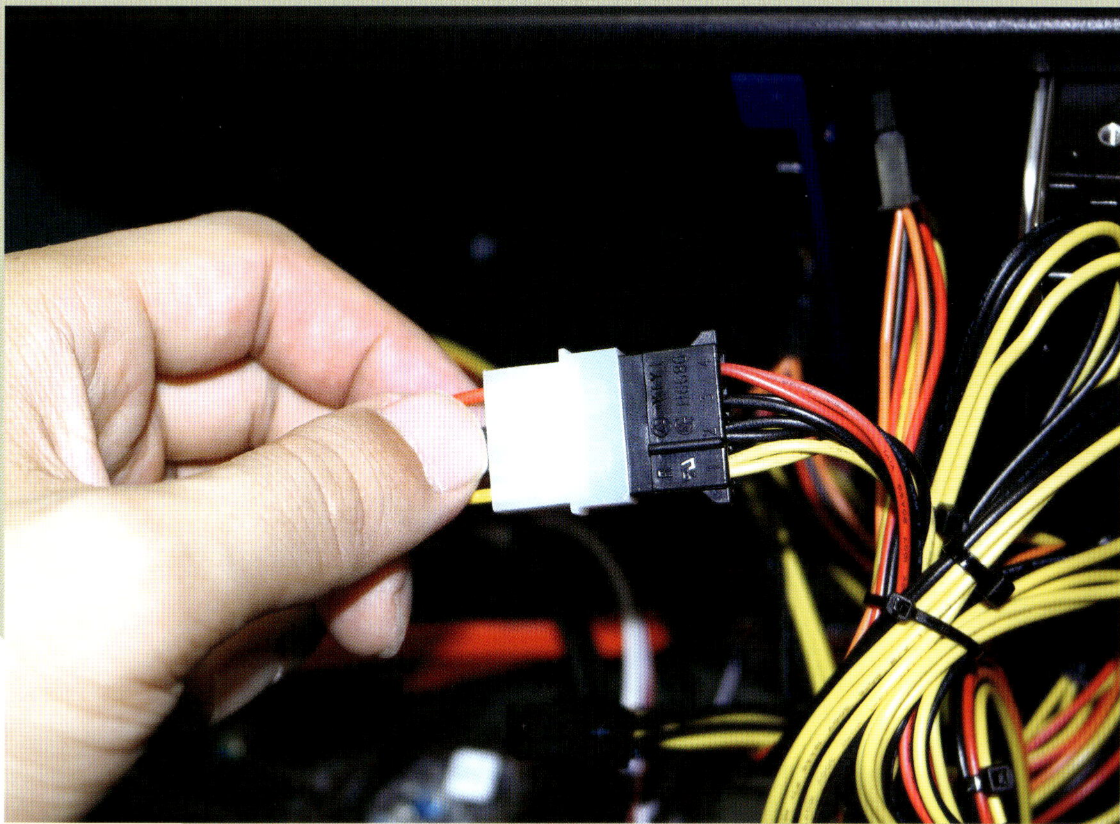

**부팅 테스트**

① 팬의 파워 케이블 등을 연결합니다.(모든 부품이 장착되고 케이블이 연결되었는지 확인)

② 케이스를 닫기 전 부팅 테스트를 합니다. 파워와 모니터, 키보드만 임시로 본체에 연결합니다.

③ 부품이 제대로 연결되지 않았다면 삑소리가 나면서 화면에 에러 메시지가 출력됩니다.

**주의** CPU, 메모리 등이 제대로 장착되지 않았다면 에러메시지가 출력됩니다. 컴퓨터의 전원을 제거하고 부품을 다시 장착합니다.

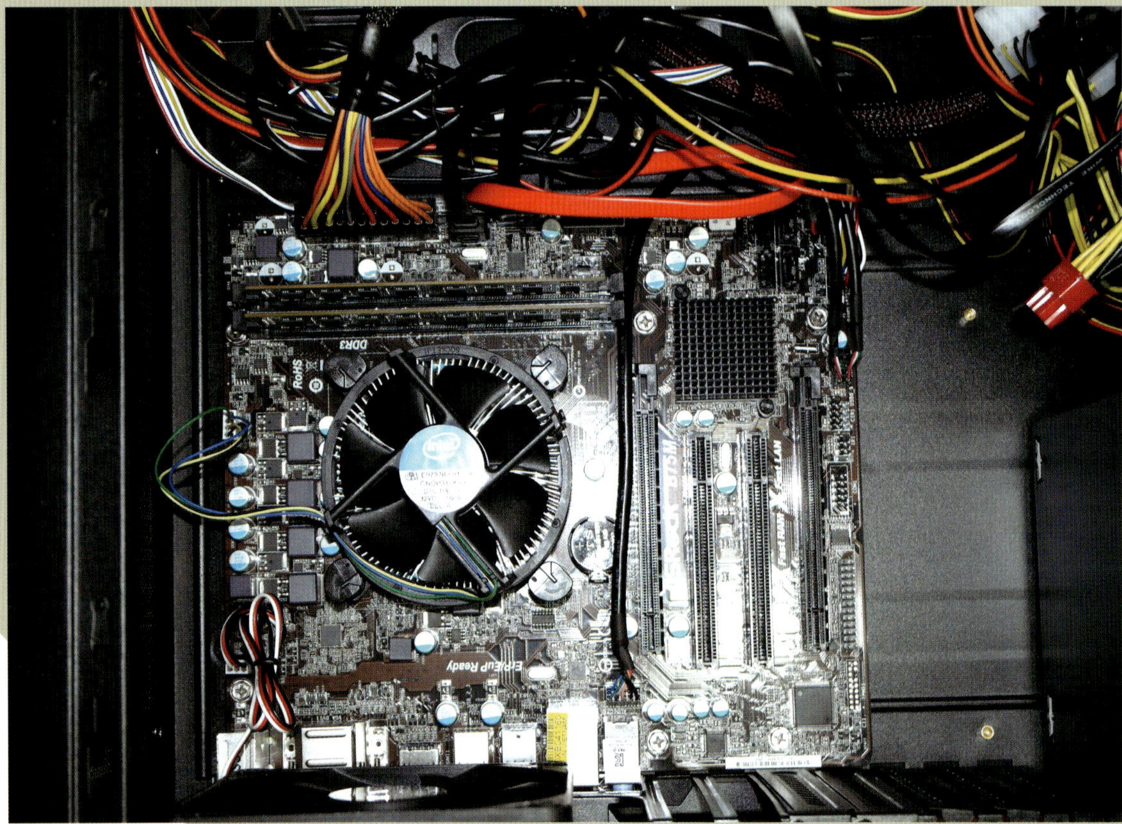

**나사조이기, 내부 선 정리하기**

① 각 부품들에 나사를 덜 끼웠다면 고정시킵니다.

③ 본체 내부의 케이블을 케이블 타이를 이용하여 정리합니다.

**주의** 케이블 등이 CPU나 그래픽 카드 등의 팬에 걸리면 팬이 돌아가지 않습니다.

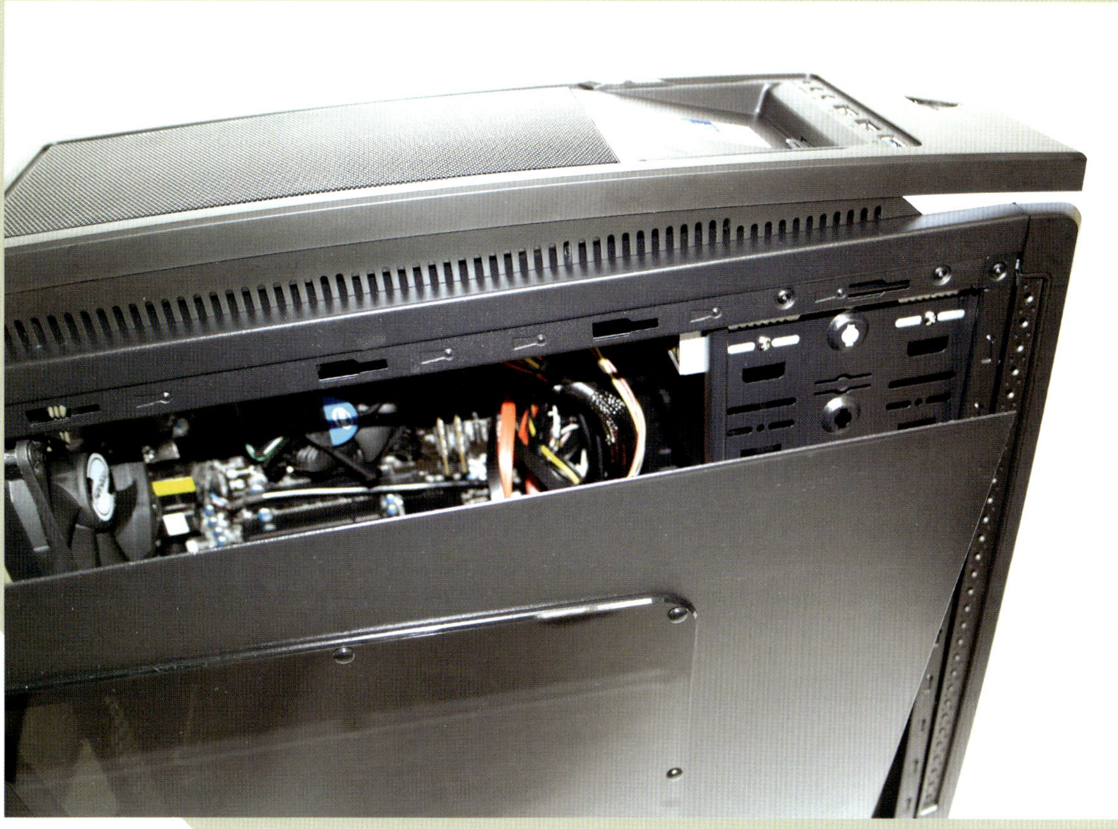

### 주변장치와 본체 연결

① 케이스 닫고 나사를 조입니다.

② 모니터와 키보드, 마우스 등을 연결합니다. 랜선과 프린터 등 연결해야 하는 주변장치는 운영체제를 설치한 후에 합니다.

**주의** 통풍을 위해 케이스를 열고 사용하는 분들도 있지만 케이스를 닫고 환기팬을 쓰는것이 열 배출이 잘된다고 합니다.

### 2) 분해하기

#### (1) 케이블 제거

컴퓨터 본체 뒷면의 케이블을 뽑아 제거 합니다. 나중에 다시 컴퓨터를 구동할 때에는 연결해야 하기 때문에 케이블의 위치를 잘 기억해 두고, 힘들다면 사진을 찍어 케이블의 위치를 기억할 수 있도록 합니다.

#### (2) 케이스 제거

케이스의 나사를 풀고 철판 케이스를 밀어 오픈합니다.

#### (3) 각종 부품 제거

업그레이드 하거나 교체를 위한 부품을 제거합니다. 부품에 케이블이 연결되어 있다면 먼저 이를 제거하고 부품을 떼어냅니다.

## 3. 업그레이드

### 1) 업그레이드를 하기 전에

컴퓨터를 구입하신지 오래되셨다면 새로이 교체를 할 때가 되셨을 것입니다. 하지만 컴퓨터는 CPU, 메모리 등 각종 부품들로 이루어진 복합체이기 때문에 특정한 부분의 성능을 개선하기 위해 간단히 업그레이드하여 기존 제품을 그대로 사용하실 수도 있습니다. 일반적인 조립 컴퓨터의 경우 CPU 나 메모리, 그래픽카드, 하드디스크 등은 모두 개별적으로 업그레이드가 가능한 제품입니다. 하지만 일부 대기업에서 온보드(보드에 칩셋 형태로 부착) 형태로 제작된 제품의 경우 업그레이드가 불가능한 제품도 있습니다. 또한 미니 보드와 같이 크기가 작은 형태의 컴퓨터를 업그레이드 하는 경우 일반 데스크탑 컴퓨터에 들어가는 부품은 장착이 안되는 경우가 있기 때문에 사전에 미리 체크하셔야 합니다.

...Tip

**잘되던 컴퓨터가 느려졌어요!**

기존에 잘 작동하던 컴퓨터가 갑자기 느려졌다거나 인터넷이 잘 되지 않는 증상은 컴퓨터의 하드웨어적 문제가 아닌 소프트웨어적 문제일 가능성이 높습니다. 사용 중 바이러스가 걸리거나 악성코드로 인해 컴퓨터의 성능이 저하되고 느려지게 된다면 바이러스를 제거하거나 포맷을 하여 운영체제를 재설치 하면 대부분 해결 됩니다.

### 2) 컴퓨터 업그레이드

컴퓨터를 구입한지 오래되어 성능이 떨어져 새 PC 를 구입하기로 마음을 먹으셨다면 구입 전 업그레이드를 고려해 보십시오. PC 부품을 업그레이드 함으로써 경제적으로 성능을 업그레이드하고 기존의 프로그램을 그대로 사용하실 수 있습니다.

#### 하드웨어를 다룰 때의 주의사항

- 전원이 켜진 상태에서 PC에 장착되어 있는 CPU나 메모리, 그래픽 카드 등을 뽑으면 안됩니다. 메인보드에서 카드를 뽑아버리면 갑자기 연결이 끊어져 시스템이 다운되며 부품에 손상이 갈 수도 있습니다.
- 요즘의 SATA 하드 디스크의 경우 전원이 연결되어 있는 상태에서도 이를 장착하고 제거할 수 있는 핫 플러그 기능이 지원되지만 안전을 위해 되도록 전원을 끄고 작업하는 것이 좋습니다.
- 그래픽 카드나 메모리 등이 장착이 되지 않는 것은 인터페이스가 다르기 때문입니다. 부품에 무리하게 힘을 가하여 슬롯에 꽂더라도 동작이 되지 않으며 잘못되면 카드와 메인보드가 타버릴 수도 있습니다.
- 각종 부품에 물이나 습기가 닿지 않도록 주의 합니다. 간혹 PC 를 뜯어 먼지가 많다고 물걸레로 내부를 청소하는 경우가 있는데 환기가 잘되는 곳에서 충분히 말린 후 전원을 켜는 것이 좋습니다. 진공청소기를 이용하면 효과적으로 먼지를 제거할 수 있습니다.
- 작업 중 드라이버나 기타 금속성 물질을 PC 케이스 안에 넣어두고 전원을 켜면 안됩니다. 이럴 경우 합선을 일으켜 문제가 될 수 있습니다.

■ 메모리 업그레이드 – 가장 간단히 컴퓨터의 속도를 올리는 방법

컴퓨터의 메모리는 XP에서는 1G, 윈도우 7급에서는 최소 2G 정도를 권장하고 있습니다. 출시된지 오래된 컴퓨터의 경우 컴퓨터의 메모리가 이러한 최소 용량에 맞춰져 있는 것이 많습니다. 이 경우 간단히 메모리 카드를 구입하여 1~2G의 용량을 추가로 확보해주면 컴퓨터가 훨씬 빨라지게 됩니다. 메모리 업그레이드를 하실 때에는 보드에서 지원하는 메모리 타입과 추가로 장착하는 메모리의 종류를 정확히 알아야 합니다.

최근에는 메모리 가격이 매우 싸져 저렴한 가격에 컴퓨터를 업그레이드 할 수 있습니다. 또한 메모리 업그레이드 후에는 운영체제가 자동으로 이를 감지하여 확장된 메모리로 작동하므로 추가적인 작업이 필요 없으므로 매우 간편한 업그레이드 방법이라 할 수 있습니다.

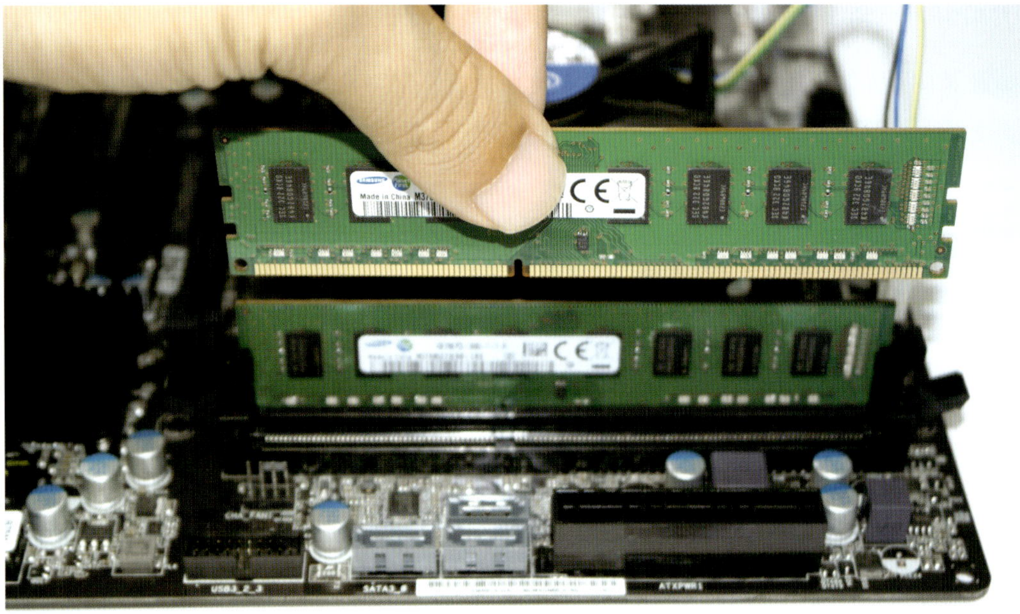

메모리를 추가로 꽂아 업그레이드

■ 하드디스크 업그레이드 – 공간이 부족해요 !

영상자료나 동영상 등의 자료가 많은 곳은 하드디스크의 용량이 부족할 수 있습니다. 이런 경우에는 하드디스크를 추가로 장착하거나 교체함으로써 성능 향상을 꾀할 수 있습니다. 하드디스크를 추가로 장착할 경우에는 대부분 나중에 구입한 하드가 더 빠른 속도를 지원하는 경우가 많으므로 새 하드에 운영체제를 다시 설치하고 기존의 하드는 제거하거나 백업 등의 용도로 활용하는 방법을 추천해 드립니다. 하드디스크를 구입할 때에는 SATA 타입 등 메인보드에서 지원하는 하드의 타입을 미리 파악해야 합니다. SATA 2 까지만 지원하는 메인보드에 SATA3 하드 디스크를 장착하면 SATA 2 속도로 작동하게 되는데 이렇게 업그레이드를 해두고 훗날 컴퓨터를 다시 업그레이드 할 때에 사전에 구입한 하드 디스크를 그대로 사용하는 방법도 있습니다.

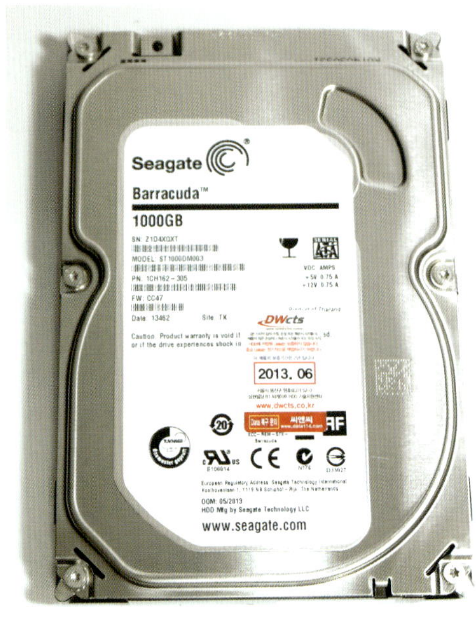


하드디스크를 추가로 연결하여 업그레이드

## ■ 그래픽카드 업그레이드 - 더 좋은 해상도나 영상 정보를 보는데 빠른 속도를 원해요 !

병원에 3D 스캐너를 구매하시게 되어 기존 컴퓨터의 그래픽 성능이 약하다면 업그레이드를 권해드립니다. 메인보드에 기본으로 제공하는 그래픽 카드의 경우 3D 를 지원하지 않거나 성능이 약해 빠른 성능을 낼 수 없습니다. 이런 경우 추가로 그래픽 카드를 구매하면 해결이 되는데 전체적인 CPU나 메모리 용량이 충분치 않다면 그래픽 카드의 성능을 제대로 낼 수 없으므로 주의하시기 바랍니다.

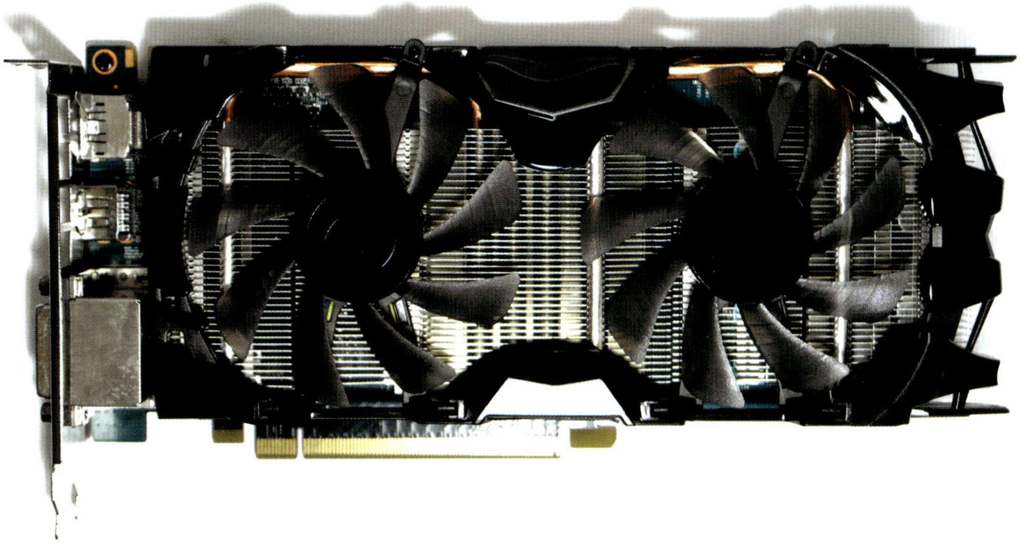

그래픽 카드를 추가로 연결하여 업그레이드

## ■ SSD 로 업그레이드 - 빠른 부팅과 속도를 원해요 !

오래된 구형 컴퓨터라도 메모리와 SSD 를 업그레이드 함으로서 최신 컴퓨터에 버금가는 성능 향상을 낼 수 있습니다. SSD 의 경우 느린 하드디스크에 비해 획기적인 속도 향상을 느낄 수 있는 부품이기 때문입니다. SSD 로 업그레이드 하시면 부팅도 3-5초 정도로 단축되고 전체적인 프로그램 구동 속도가 모두 빨라지게 됩니다. 또한 구입한 SSD는 나중에 컴퓨터를 새로 구입하게 되면 그곳에 장착하여 사용할 수 있습니다.

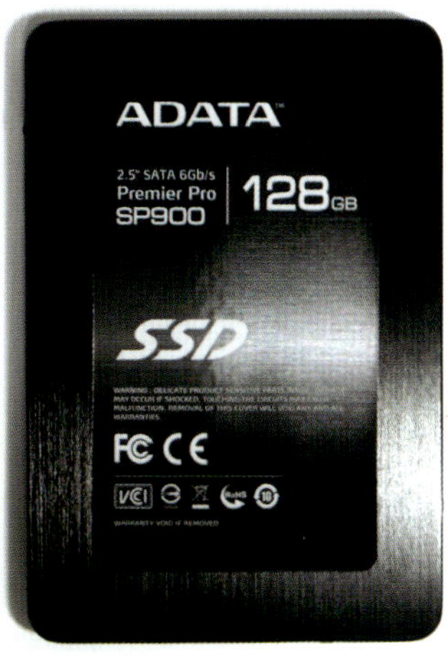


SSD를 추가로 연결하여 업그레이드

■ CPU 업그레이드 - 버리는 컴퓨터의 부품을 재활용하자

컴퓨터의 두뇌격인 CPU도 업그레이드 할 수 있습니다. 하지만 소켓에 따라 업그레이드 가능한 CPU 의 폭이 제한되어 있고, 다른 부품보다 체감되는 성능 향상이 많지 않은 것이 단점입니다. CPU 만을 업그레이드 하는 것보다 메인보드와 함께 업그레이드 하는 것이 일반적이며 이럴 경우 돈을 조금만 더 보태면 새 컴퓨터를 사는 것과 마찬가지인 상황이 발생합니다. 하지만 기존의 컴퓨터가 망가져 버리게 되는 경우 CPU나 메모리 등의 부품을 활용하여 성능이 낮은 PC 에 장착하는 형태의 업그레이드도 가능하기 때문에 이를 고려해 보시기 바랍니다.

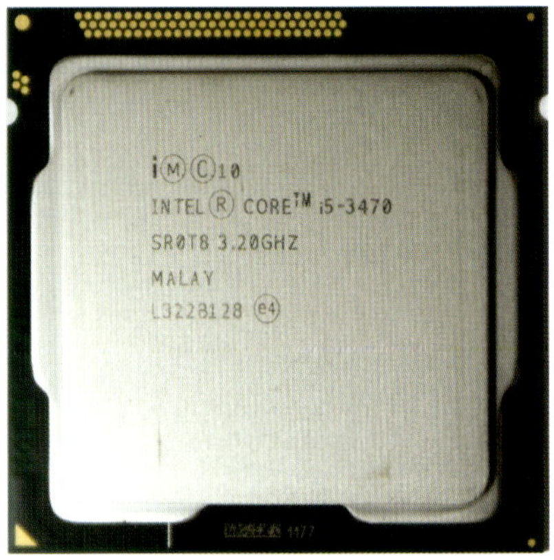

성능이 좋은 CPU 교체로 업그레이드

### 메이커 vs 조립 PC

PC 의 성능은 겉모습이나 브랜드가 아니라 안에 내장되어 있는 부품에서 나옵니다. 어떠한 CPU를 사용했는지 메모리의 용량은 어떤지 등등 PC는 부품들의 조합이기 때문입니다. 대기업에서 생산하는 제품들도 뜯어보면 일반 조립 PC와 같은 부품들을 사용하기 때문에 성능의 측면에서 보면 아무런 차이가 없습니다.

일반적으로 같은 비용을 투자한다면 같은 돈을 들인다면 조립 PC가 훨씬 우수한 성능의 PC를 구매할 수 있습니다. 한 조사에 따르면 150만원짜리 대기업 PC를 동일한 부품으로 조립했더니 100만원이 안되는 견적이 나왔습니다. 물론 대기업 제품의 출장 서비스와 출장 설치 등의 사후 지원을 무시할 순 없습니다. 하지만 요즘에는 PC 전문 대형 쇼핑몰 등에서 판매하는 자체 브랜드 PC에서도 구입시 출장 서비스와 설치 등을 옵션으로 제공하고 있으며 시스템 보증기간 동안 AS를 지원해 주고 있습니다.

※ 조립 PC 에 대한 편견

❶ 대기업 PC는 조립 PC보다 더 좋은 부품을 사용한다 - 그렇지 않습니다.

❷ 더 비싸지만 같은 성능이라면 대기업 PC가 더 좋은 부품을 사용한다 - 그렇지 않습니다.

### 3) 부품의 장착

컴퓨터 후면의 케이블을 제거하거나 케이스를 벗길 수 있게 정리 합니다. 케이스를 제거하면 메인보드가 보이는데 업그레이드할 부품이 장착이 가능한지 확인하도록 합니다. 기존에 부품이 장착되어 있다면 먼저 이를 제거하고 업그레이드 할 제품을 장착합니다. 이후 다시 케이스를 조립하고 부팅이 되는지 확인합니다.

### 4) 드라이버 업데이트

새로운 장비로 업그레이드 하셨다면 드라이버 업데이트가 필요한 경우가 있습니다. CPU, 메모리 등은 업데이트가 필요 없는 경우가 대부분입니다. 드라이버는 제조사에서 제공한 CD를 통해 설치하거나 인터넷 사이트에 접속하여 다운받아 설치하면 됩니다. 그래픽 카드의 경우 반드시 전용 드라이버를 설치하여야 제 성능을 낼 수 있습니다.

### 5) 네트워크 업그레이드

평소 네트워크 속도가 느렸다면 네트워크 장비 업그레이드를 고려해 볼 수 있습니다. 구식 10M 공유기나 더미허브를 사용하고 있었다면 기가바이트(1000Mbps) 공유기나 스위치로 업그레이드 함으로서 전체적인 네트워크 속도를 올릴 수 있습니다. 컴퓨터가 최근 구매한 PC라도 제대로 된 네트워크 속도를 내기 위해서는 PC와 공유기(혹은 허브) 모두 다 높은 속도를 지원합니다. 한쪽이 낮은 속도만을 지원하는 장비라면 네트워크는 낮은 속도에 맞춰 동작합니다.

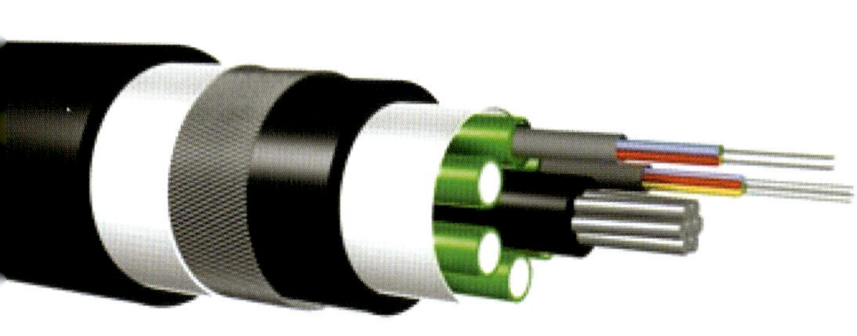

광 네트워크를 가능하게 하는 광케이블

네트워크는 내부 네트워크와 외부 네트워크로 나뉩니다. 서버에 연결되어 있는 보험청구, 전자차트 등의 소프트웨어나 공유된 사진이나 파일의 복사 속도가 느리다면 내부 네트워크에 문제가 있는 것입니다. 모든 PC의 인터넷 속도가 느리다면 외부 인터넷 라인을 광랜으로 교체하시는 것을 추천 드립니다. 반면 다른 PC에서는 인터넷 속도가 빠른데 특정 PC에서만 인터넷 속도가 느리다면 네트워크의 문제가 아닐 가능성이 큽니다. 해당 PC에 문제가 있는 것이겠지요.

# 4. 포맷과 윈도우 설치

처음 PC 를 구입하였거나 사용하던 PC 의 운영체제에 이상이 생겼다면 운영체제를 재설치하여야 합니다. 포맷을 하게 되면 운영체제를 초기화하고 깨끗하게 다시 설치하기 때문에 느려진 컴퓨터가 빨라지기도 합니다. 이러한 포맷은 한번 해보면 그리 어렵지 않습니다.

## 1) 시모스 셋업

컴퓨터를 포맷하려면 윈도우 CD를 넣고 운영체제 재설치 메뉴를 클릭하거나 컴퓨터를 CD 롬이나 운영체제가 들어있는 USB로 부팅해야 합니다. 새로 PC를 구매한 경우 기존 운영체제가 깔려있지 않으므로 하드디스크로 부팅할 수가 없습니다. 이때 CD를 넣고 부팅을 시도해도 에러만 나고 운영체제 설치 메뉴로 진행되지 않는 경우가 있습니다. 이 경우 시모스 셋업에서 기기의 부팅 순서를 재조정 해주어야 합니다.

시모스 셋업은 메인보드 회사마다 조금씩 차이가 있으나 '부팅 순서' 에 관련된 내용만 조정하면 됩니다. 셋업화면에 들어가 'CD 롬 부팅' 을 1순위로 조정하고 저장을 한 후 재부팅하면 성공적으로 CD 부팅이 가능합니다.

※ 시모스 셋업 방법은 본 책 부록을 참조하시기 바랍니다.

## 2) 윈도우 설치하기

윈도우는 XP 버전과 윈도우 7, 최근에는 8을 많이 사용합니다. 여기에서는 아직까지 가장 많이 사용하는 윈도우 7 버전의 설치 방법에 대해 설명합니다. 다른 버전이라도 윈도우 7 버전의 설치와 크게 차이가 없기 때문에 참고하시면 되겠습니다.

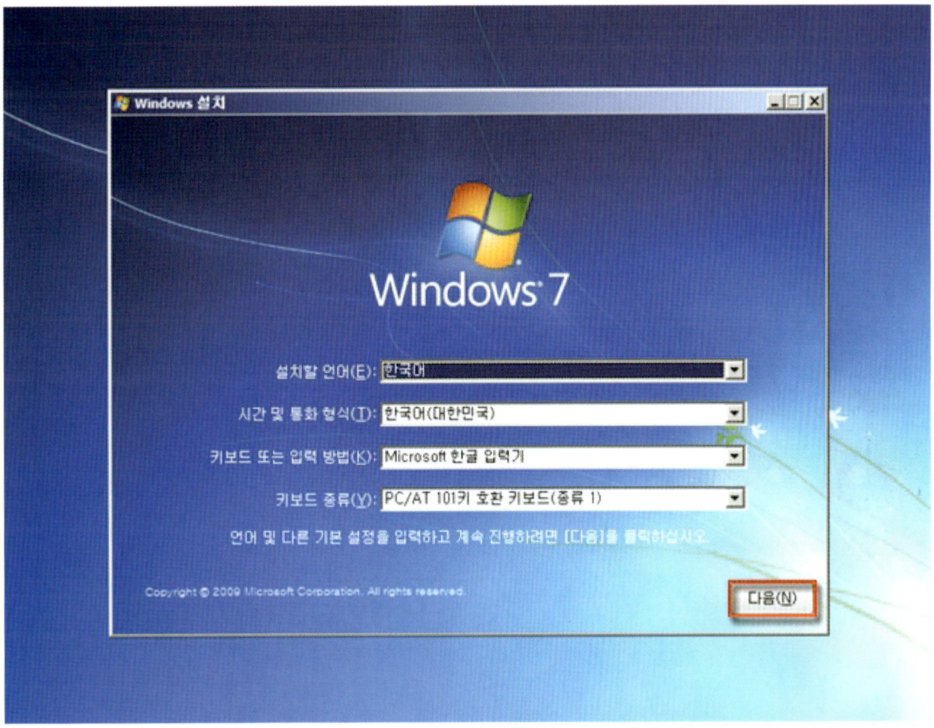


윈도우 DVD를 넣고 부팅하면 설치 화면으로 넘어갑니다.

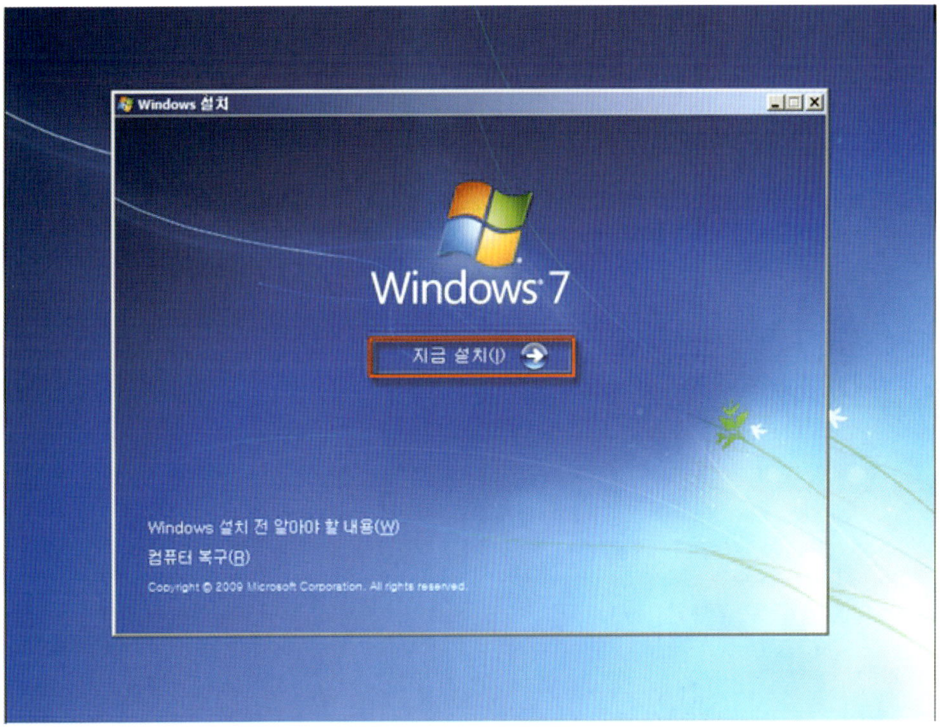


'지금 설치' 버튼을 클릭합니다. 좌측 하단의 '컴퓨터 복구' 버튼은 컴퓨터에 운영체제가 설치되어 있는 상황에서 응급 복구를 할 때 사용하는 메뉴입니다.

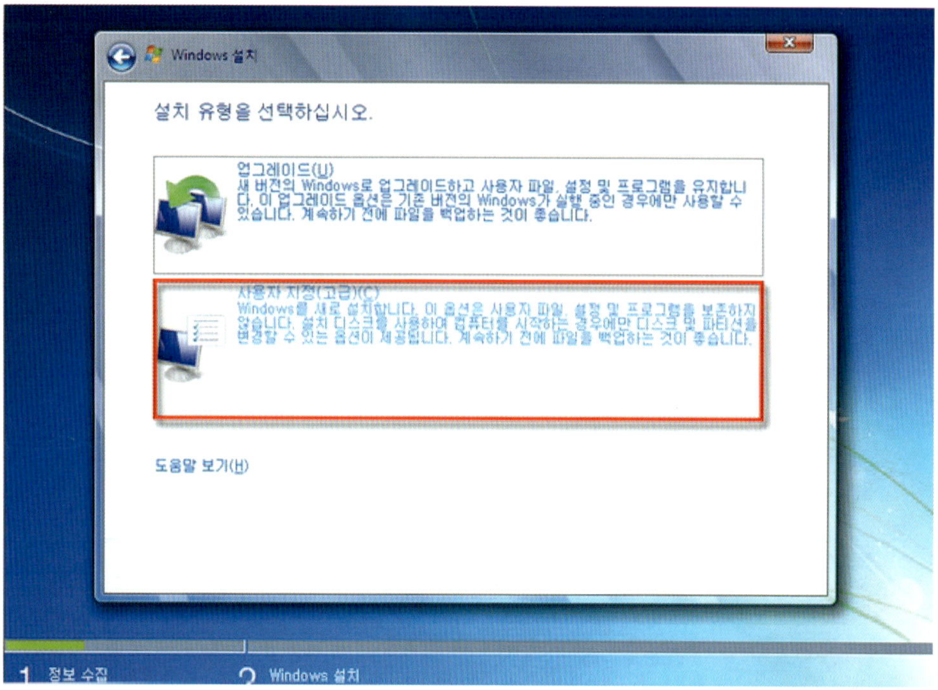


새로 설치하기 위해서는 '사용자 지정(고급)' 을 클릭합니다.
업그레이드 버튼은 윈도우 7 이전의 운영체제를 사용하는 유저를 위한 업그레이드 메뉴입니다.

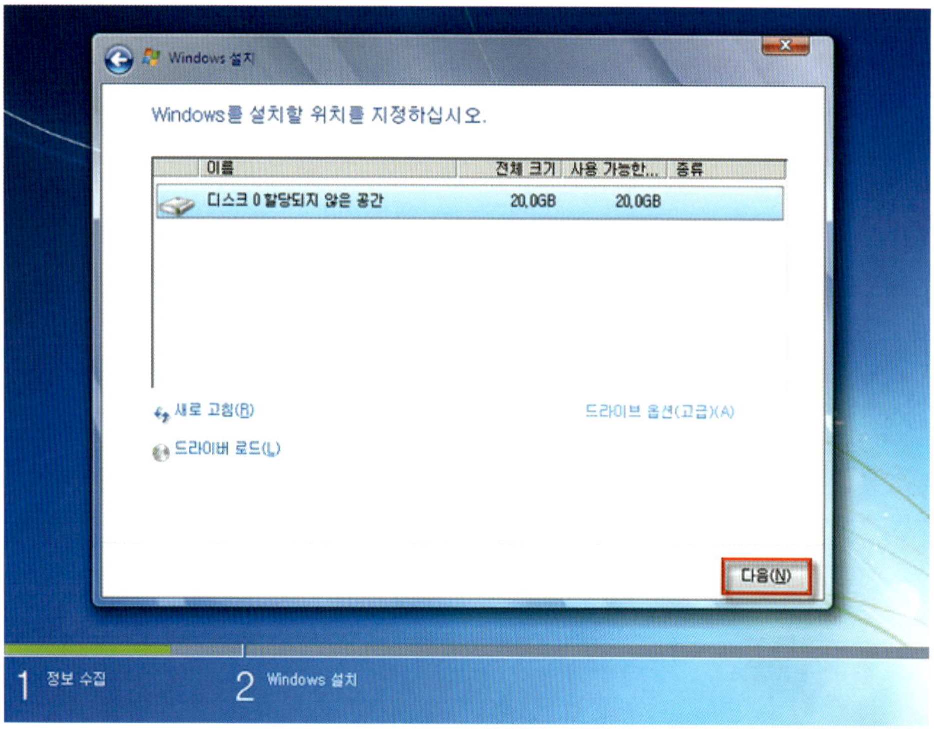


디스크 파티션을 설정합니다. 이미 운영체제가 설치된 상태라면 드라이브를 포맷하고 설치하셔도 되며,
새 하드디스크라면 디스크를 분할 하는 등의 작업을 할 수 있습니다.
드라이브 옵션에서는 SCSI 등의 하드 디스크 드라이브를 업로드 하여 설치할 수 있습니다.

■ 파티션 나누기

파티션이란 운영체제에서 인식하는 디스크의 단위를 말합니다. 윈도우의 '내컴퓨터' 항목에서 C, D 등으로 표현되는 드라이브가 파티션을 의미합니다. 본체에는 한 개의 하드디스크가 달린 PC 인데 C 드라이브와 D 드라이브로 나뉜 컴퓨터를 보신적이 있을 겁니다. 물리적으로는 1개의 하드디스크라도 논리적으로 잘게 나누어 여러 개의 드라이브 처럼 만들어 사용할 수 있습니다.

윈도우 설치시 이러한 파티션을 나누거나 합칠 수 있습니다. 만약 기존의 하드 디스크를 C와 D 두 개로 나누어 사용하셨다면 운영체제가 설치되어 있던 C 드라이브의 파티션을 제거하고 새로 만드신 후 이곳에 운영체제를 설치하면 D 드라이브는 건들이지 않아도 됩니다.

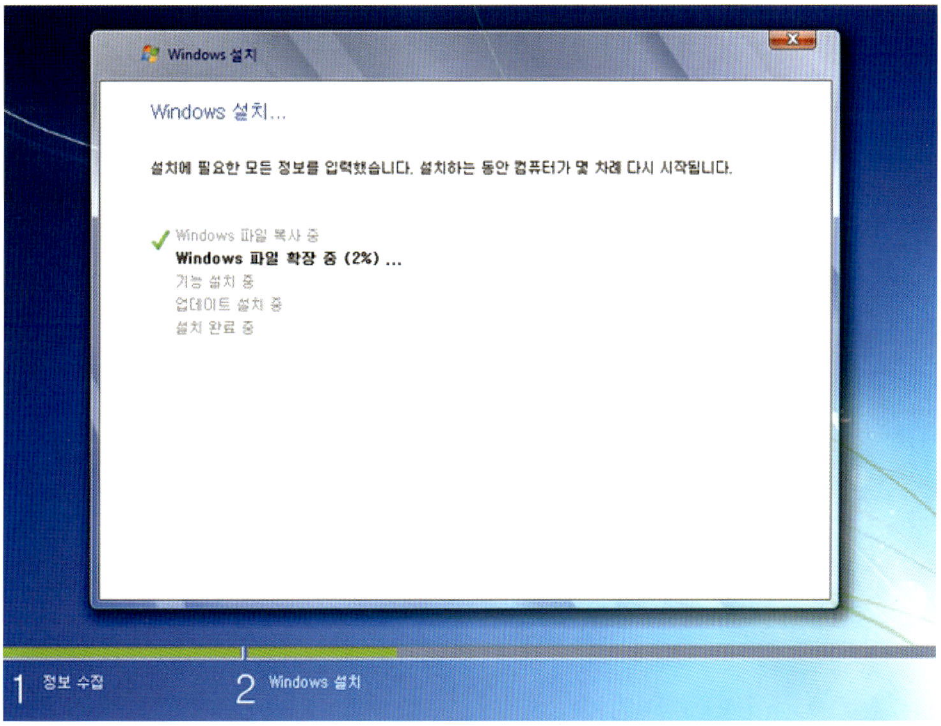


파일이 복사되고 윈도우 설치가 진행됩니다. 중간에 자동으로 재부팅이 됩니다.

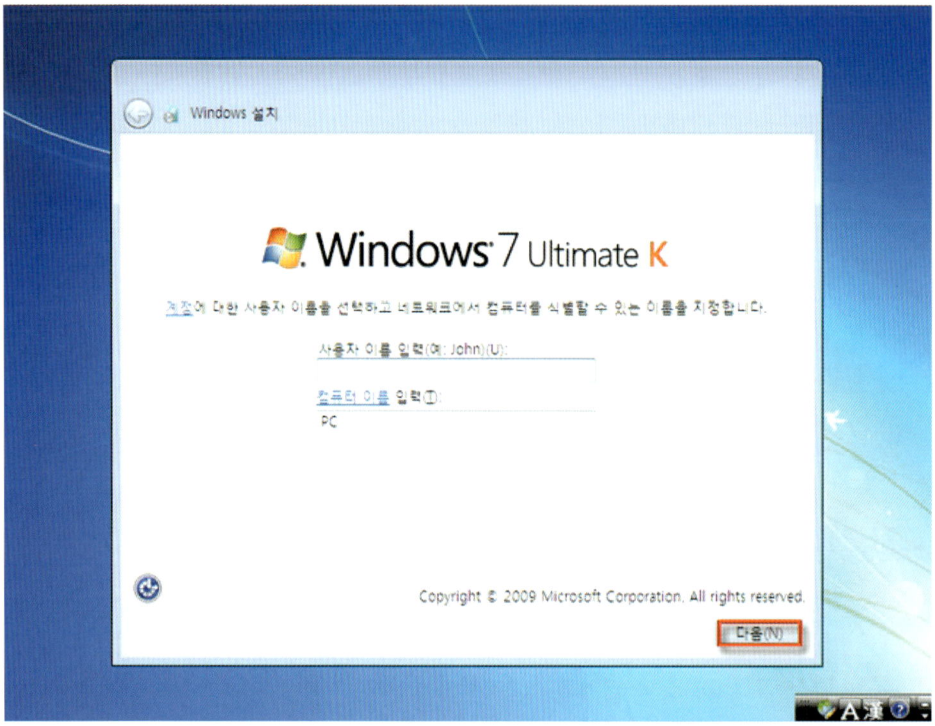


사용자를 입력하는 화면으로 진행됩니다. 되도록 한글이 아닌 영문을 사용하는 것을 권해드립니다.
한글로 입력시 특정 프로그램의 경우 설치되지 않거나 에러가 날 수 있습니다.

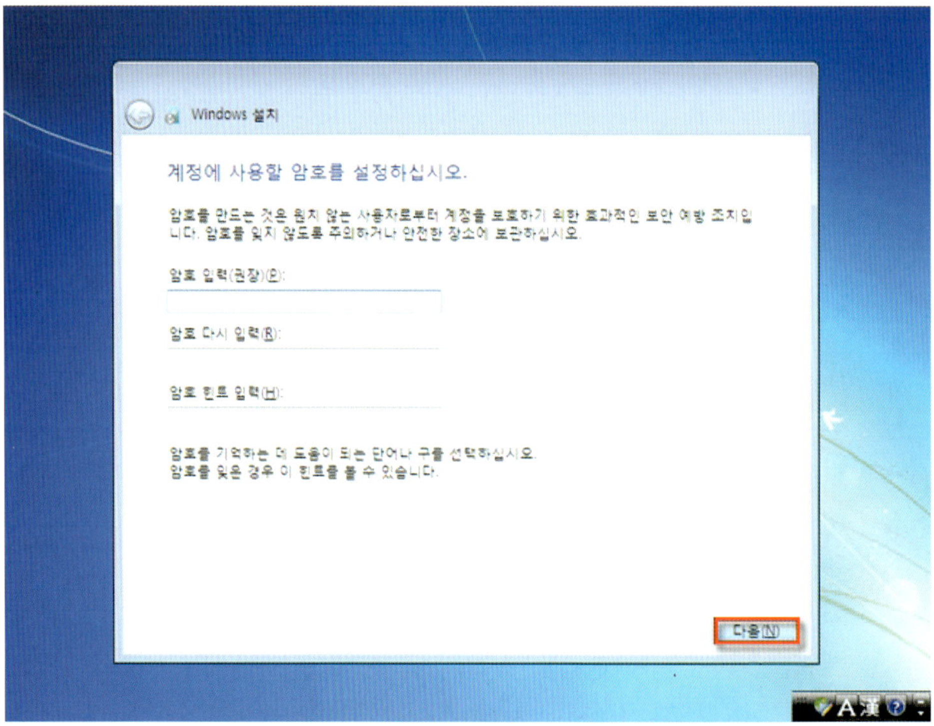


암호를 설정하는 화면입니다. 암호 없이 사용할 수도 있지만 보안을 위해 간단한 암호라도 입력합니다.

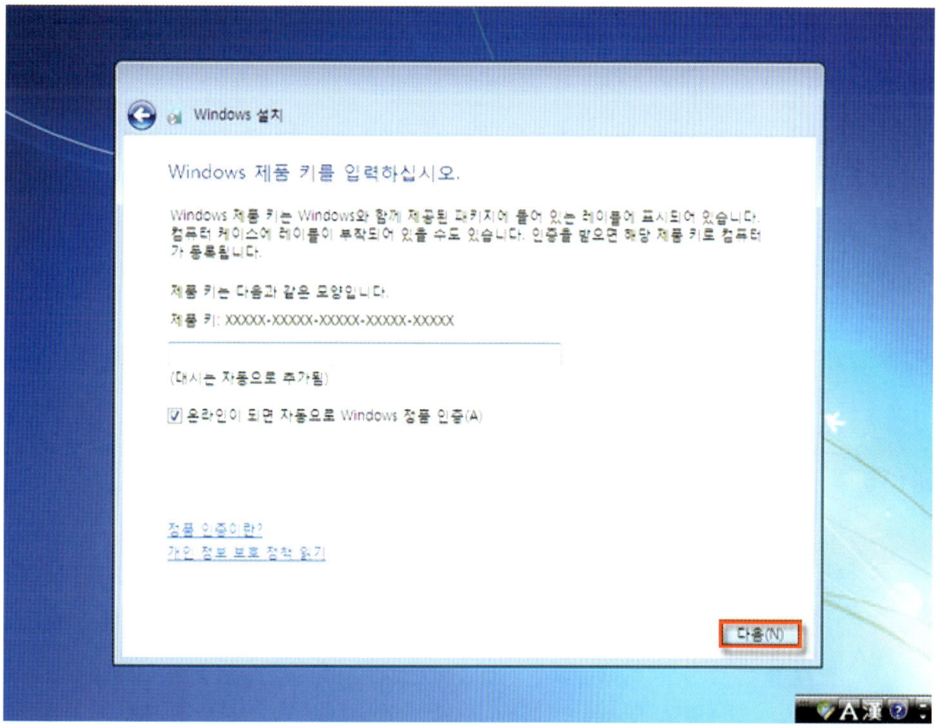


제품 키를 입력한 후 다음 버튼을 클릭합니다.

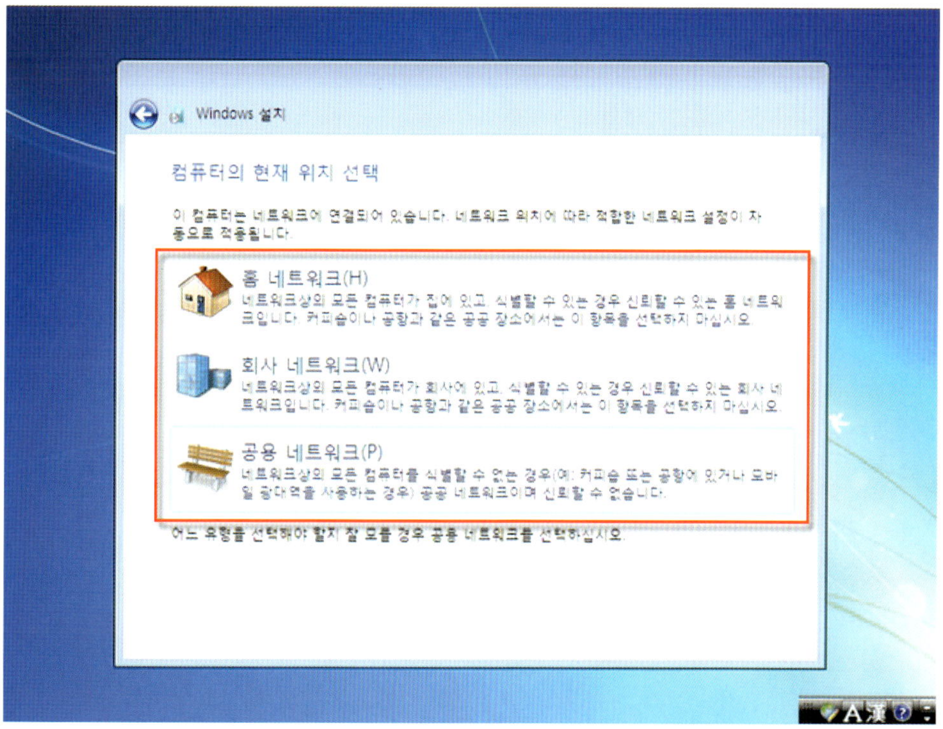


네트워크 연결 설정 화면입니다. 네트워크 공유 기능을 사용하기 위해서는 '홈 네트워크' 나 '회사 네트워크'를 선택하여야 합니다. 공용 네트워크로 설정할 경우 공유 기능을 사용할 수 없습니다. 이러한 기능을 사용하는 이유는 노트북 등의 장비로 이동하면서 사용할 때 공용 네트워크를 사용하면서 기존의 공유나 네트워크 기능으로 인한 리소스 낭비와 보안의 취약점을 막기 위함입니다.

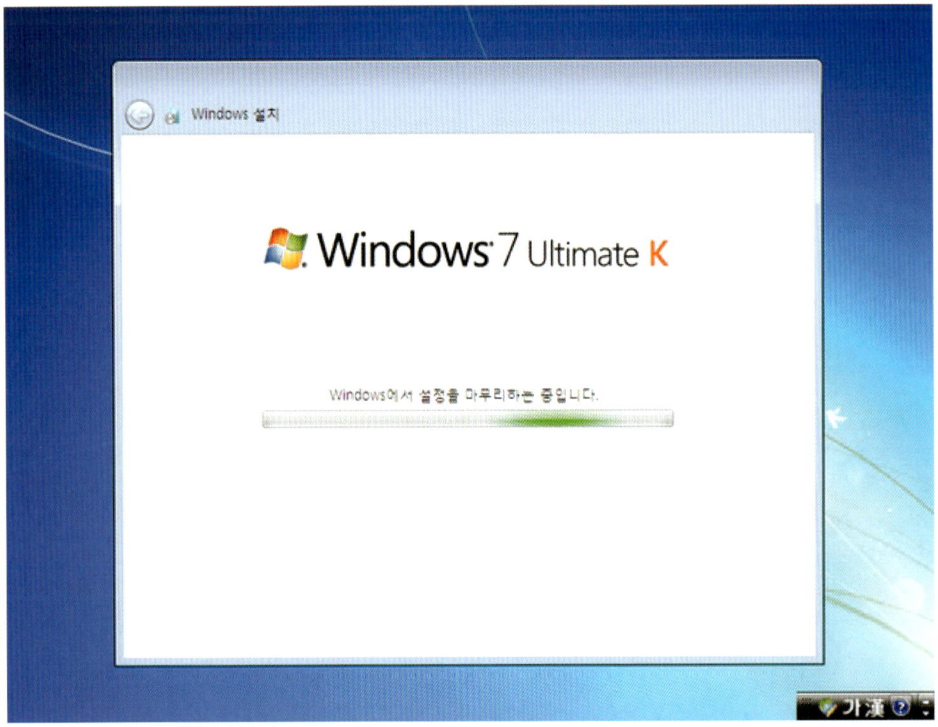


모든 설정이 마무리 되고 다시 재부팅이 됩니다.

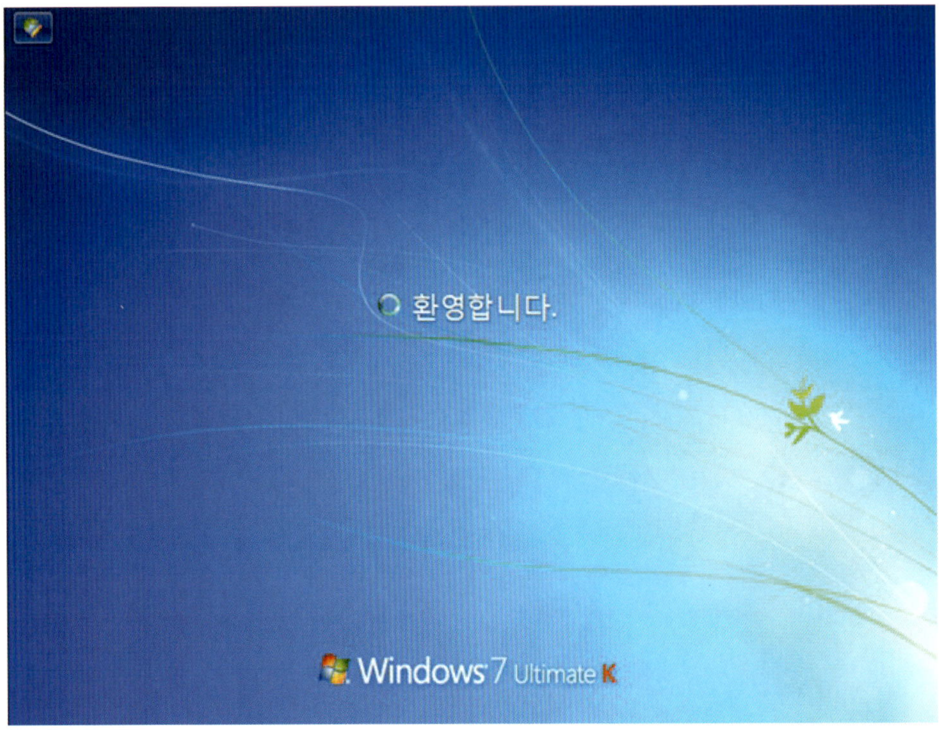


'환영합니다' 라는 메시지가 나오며 윈도우 설치가 완료됩니다.

■ 윈도우7 설치시 주의사항

설치에 대한 옵션이 끝나면 자동으로 화면이 바뀌면서 운영체제가 설치됩니다. 시스템에 따라 설치 속도에는 차이가 있으며 설치가 끝나면 자동으로 컴퓨터를 재부팅하게 됩니다. 주의할 사항은 운영체제 설치 중 컴퓨터를 종료하게 되면 당연히 컴퓨터가 정상적으로 작동하지 않습니다. 만약 부득이하게 컴퓨터를 종료하였다면 다시 DVD 를 넣고 하드 디스크의 파티션을 삭제 한 후 다시 만들어 설치를 진행하여야 합니다.

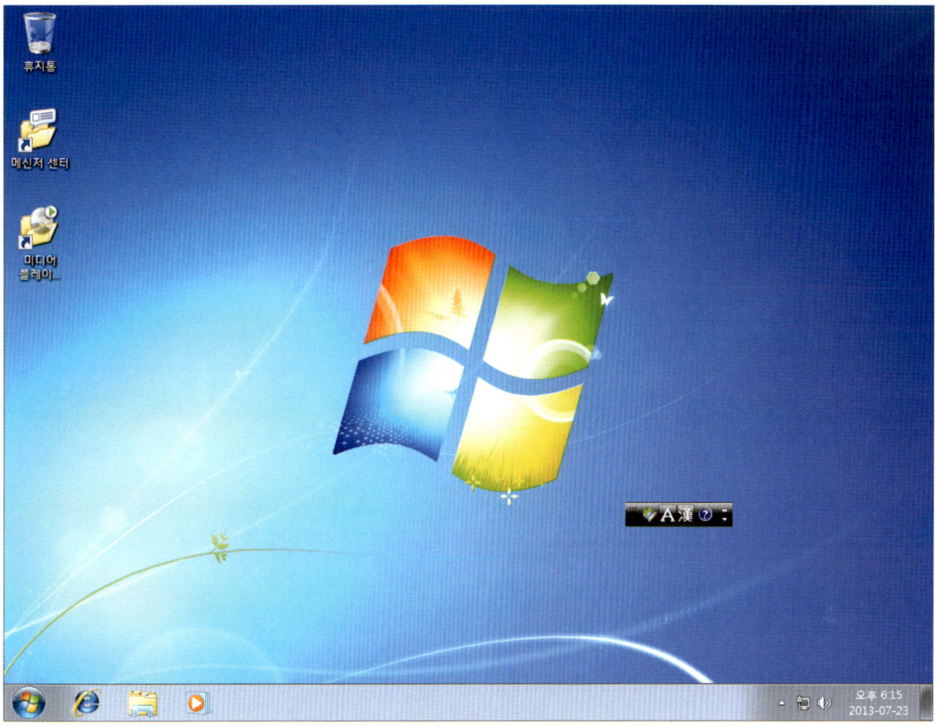


모든 설정이 마무리 되고 다시 재부팅이 됩니다.

## 3) 드라이버 설치하기

운영체제를 새로 설치하셨다면 큰 아이콘과 텅 비어있는 바탕화면을 보게 될 것입니다. 이제 컴퓨터에 장착되어 있는 주변 장치들에 대한 드라이버를 설치합니다. 그래픽 카드 드라이버를 재설치하시면 모니터 화면의 해상도를 높일 수 있습니다. 랜카드 드라이버를 설치하시면 인터넷에 연결되는 것을 확인 할 수 있습니다.

일반적으로 드라이버는 장치를 구입하면 CD 형태로 제공됩니다. 드라이버는 각종 버그와 성능 향상을 위한 패치가 지속적으로 되기 때문에 버전이 높은 것을 사용하는 것이 좋습니다. 따라서 드라이버를 설치할 때에는 해당 제조사의 최신 드라이버를 설치하는 것이 좋습니다.

PC 를 구매할 때 동봉되어 있는 박스에는 메인보드와 그래픽 카드 등을 위한 드라이버 CD 가 들어 있습니다.

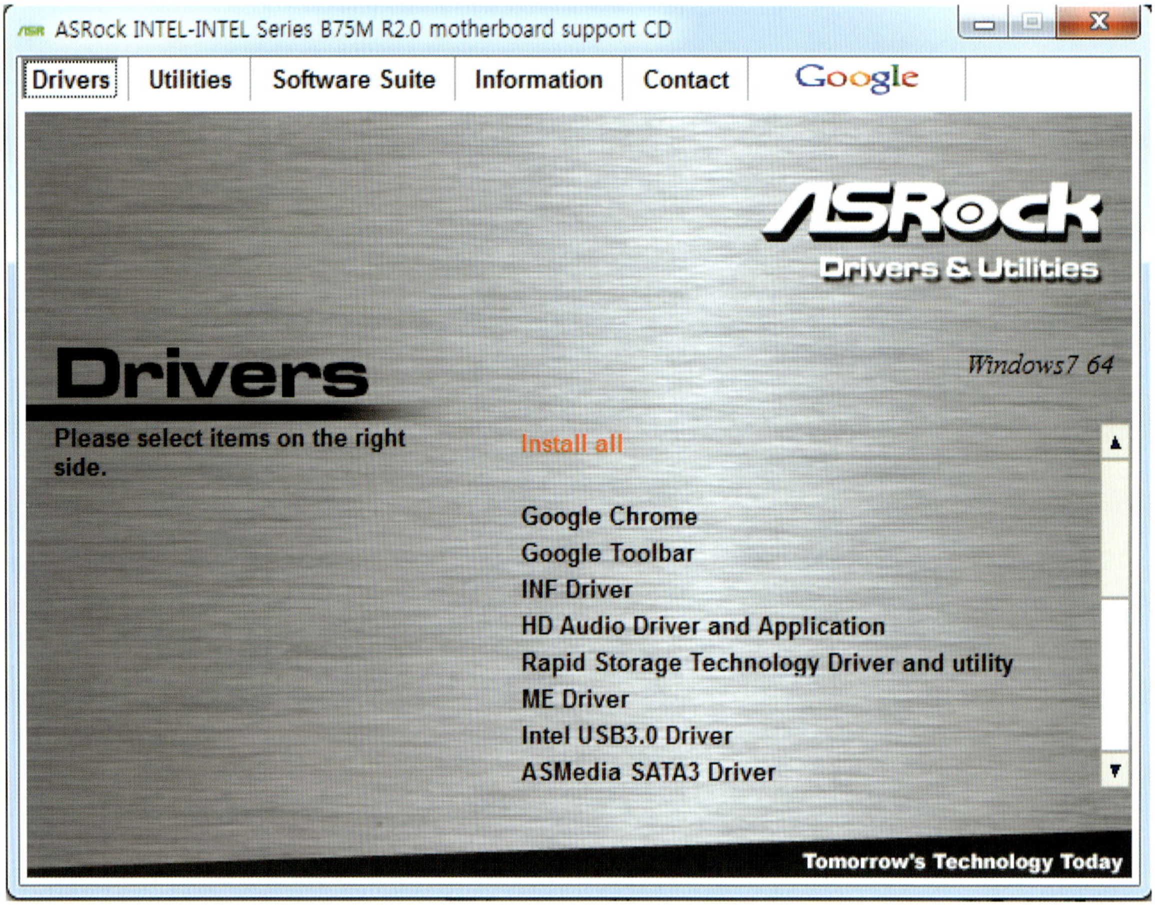


메인보드 제조회사에서 지원하는 드라이버 설치 프로그램

드라이버 설치의 순서는 아래의 순서를 권장합니다.

윈도우 서비스팩, 각종 패치 → CPU, 메인보드 드라이버 → 그래픽 드라이버 → 오디오 기타 기기 → 랜 드라이버 → 프린터 등 주변장치

윈도우 패치와 CPU의 드라이버 등을 최신으로 한 후 각종 주변 장치의 드라이버를 설치하는 이유는 혹시 모를 설치시의 오류를 최소화하기 위함입니다.

주변기기에 대한 드라이버가 없다면 인터넷을 통해 다운 받아야 합니다. 이럴 경우 랜 드라이버를 먼저 설치해야 합니다. 하지만 윈도우에 대한 각종 패치가 되어 있지 않은 상태에서 네트워크에 연결할 경우 순식간에 바

이러스에 감염될 우려가 큽니다. 따라서 이런 경우 반드시 바이러스 프로그램을 먼저 설치하여 이를 방지하는 것이 좋습니다.

인터넷으로 드라이버를 찾을 때는 장치들에 대한 각종 드라이버를 자동으로 찾아주는 3DP Chip 이라는 프로그램을 사용하시면 매우 편리하게 드라이버를 찾을 수 있습니다.

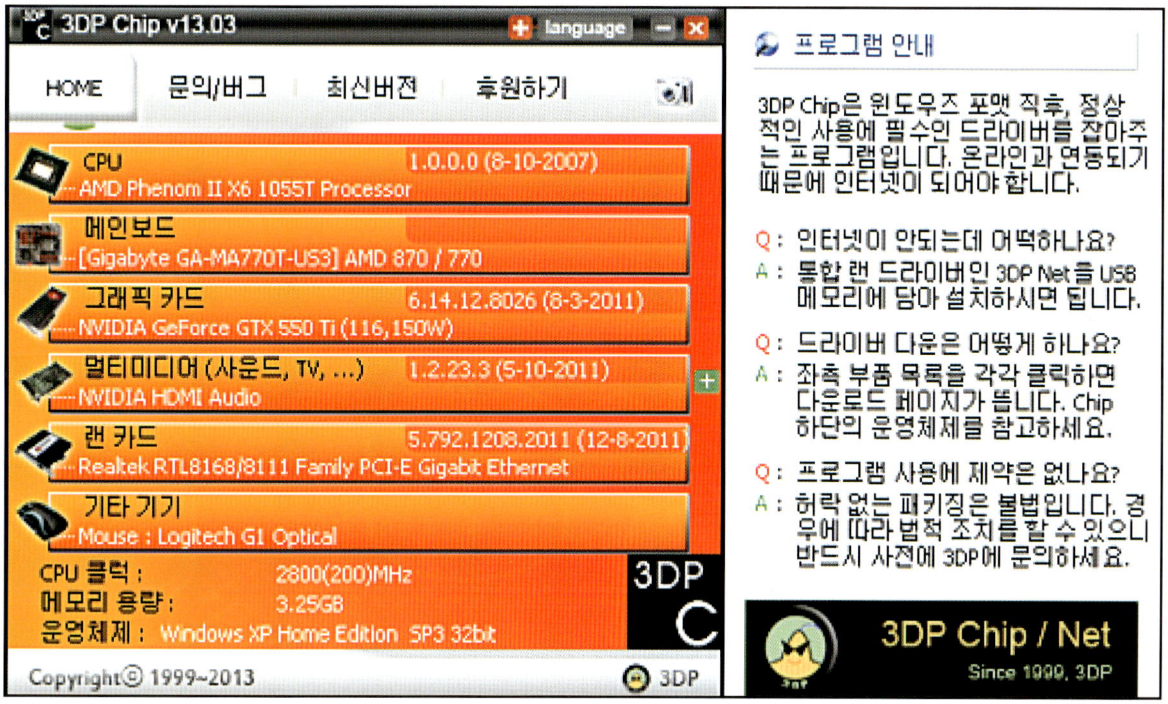


드라이버를 자동으로 검색하여 찾아주는 3DP Chip

## 4) 각종 프로그램 설치하기

윈도우 패치와 드라이버 설치가 모두 끝났다면 오피스나 각종 응용 소프트웨어를 설치합니다.

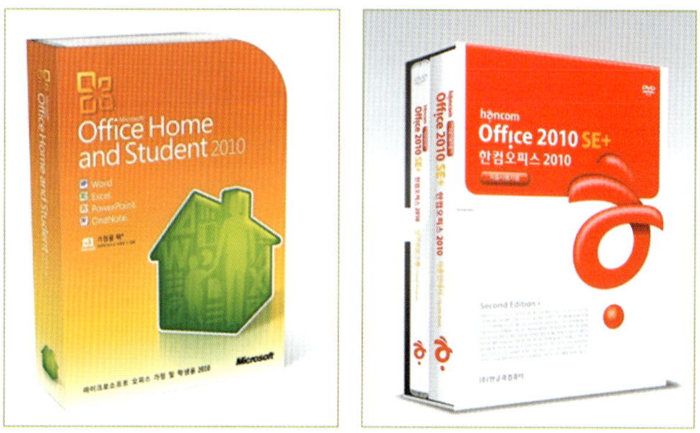


MS Office와 한컴오피스 패키지

# 5. 서버 구성

## 1) 서버와 클라이언트

서버-클라이언트란 중앙에 서버라고 하는 강력한 컴퓨터가 클라이언트라고 하는 각 네트워크 사용자의 컴퓨터에 자원을 나누어 주는 형태를 말합니다. 이러한 형태는 전산이 발전하면서 오래 전부터 이루어진 방식으로 이렇게 하면 모든 클라이언트의 성능이 좋지 않아도 강력한 서버 한대로 작업을 모아서 할 수 있고 흩어져 있는 자료를 한곳에서 통합적으로 관리할 수 있기 때문입니다. 주는 자는 서버, 받는 자는 클라이언트 라고 생각하시면 됩니다. 서버는 홈페이지를 이용하기 위한 웹서버, 데이터 관리를 목적으로 하는 DB 서버, E-mail 서비스를 하기 위한 메일 서버 등이 있습니다.

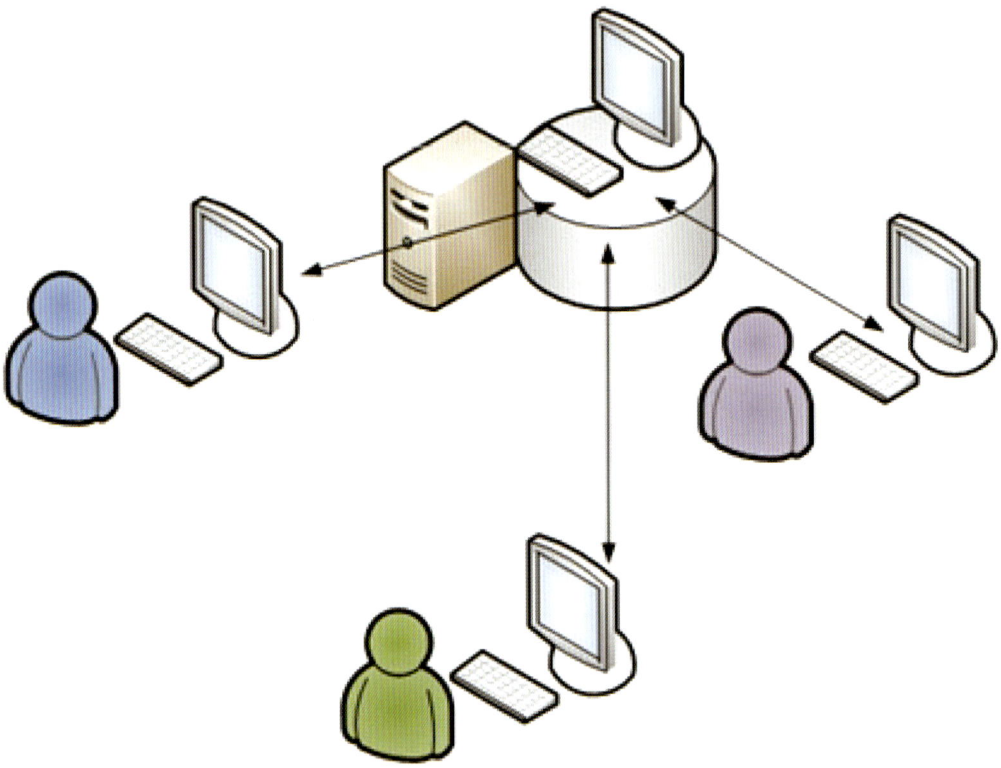

서버와 클라이언트의 상호관계

소규모 병원에도 보험청구 프로그램이 설치되어 있다면 이 컴퓨터가 서버의 역할을 하게 됩니다. 수행하는 역할은 보험청구 자료를 통합 관리하는 DB 서버입니다. 겉보기에는 다른 컴퓨터와 같지만 실제로는 서버의 역할을 수행하고 있는 셈입니다.

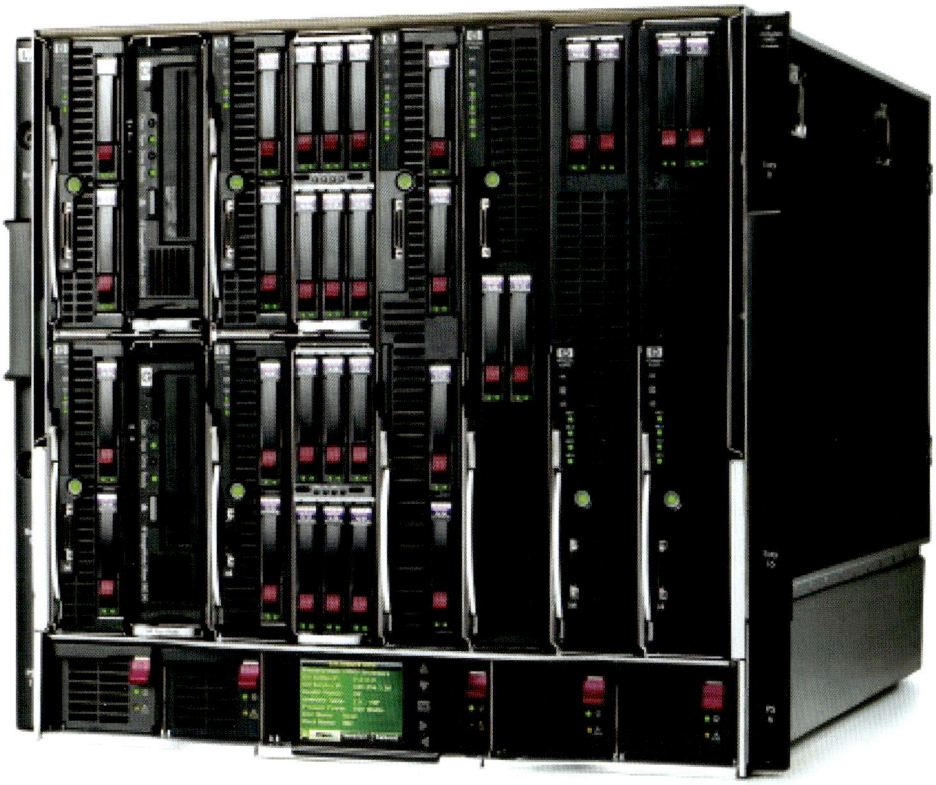

HP 에서 출시한 서버 컴퓨터

### ■ 서버용 컴퓨터의 특징

서버는 기본적으로 여러 사용자에게 각종 데이터를 제공하는 역할을 합니다. 그렇기 때문에 서버는 일반적으로 사용하는 운영체제가 아닌 '네트워크 운영체제' 라고 하는 서버용 운영체제를 사용합니다.

네트워크 운영체제에는 우리에게 익숙한 윈도우 2003서버, 윈도우 2008 서버, 윈도우 2013 서버 등이 있으며 리눅스, 유닉스 서버 등이 있습니다. 서버의 운영체제가 윈도우 계열이라면 익숙한 인터페이스를 제공해 주기 때문에 별 어려움이 없지만 리눅스 서버라면 약간 다를 수 있습니다. 하지만 대다수의 공급 업체가 간단히 서버의 전원만 켜면 서버가 동작되도록 셋팅해 두기 때문에 리눅스를 꼭 알아야 할 필요는 없습니다.

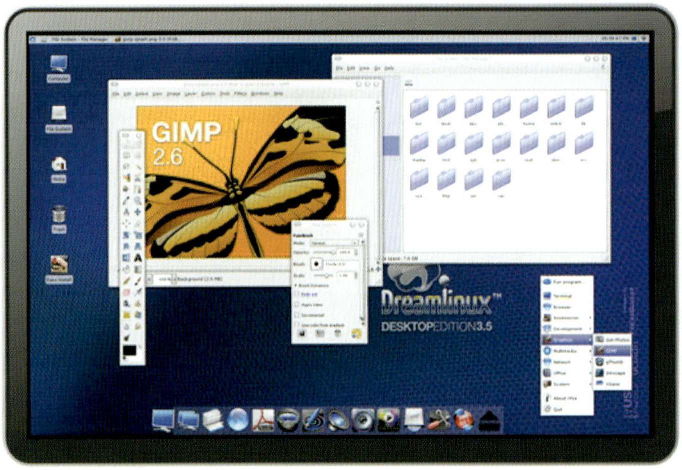


윈도우와 비슷한 화면의 리눅스 운영체제

서버용 컴퓨터는 일반 PC 를 서버용으로도 사용할 수 있으나 서버용으로 출시된 컴퓨터를 주로 사용합니다. 24시간 항상 서비스를 제공해야하는 특성 때문에 성능 보다는 안정성을 목적으로 설계됩니다. 서버 컴퓨터의 성능이 낮으면 서비스 제공 속도가 느려지므로 적절한 서버를 선택하시는 것이 좋습니다.

서버용 컴퓨터에는 에러 보정 기능이 들어가 있는 ECC(Error Correction Code) 메모리, 자료의 병목현상을 제거한 SCSI 하드, 자료의 손실을 방지하는 백업기능이 적용된 하드디스크의 RAID 기능 등의 기능이 있는 제품을 사용하기도 합니다.

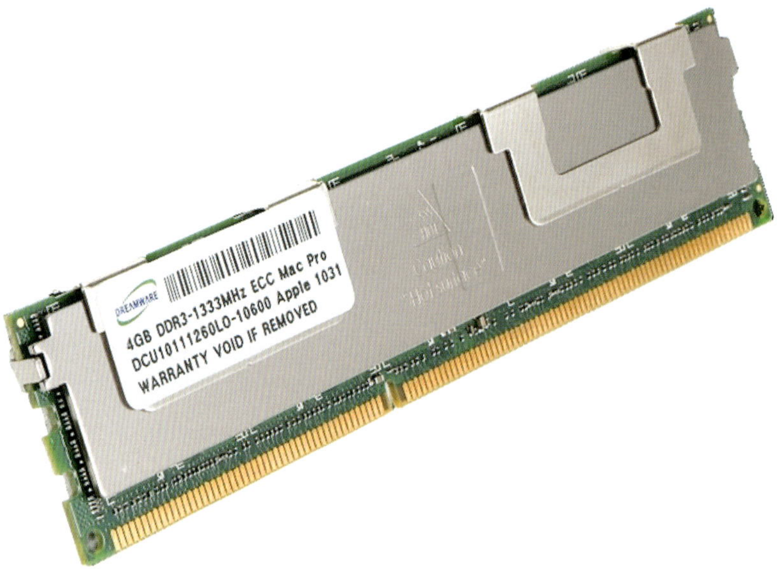


방열기능과 ECC 기능이 추가된 서버용 메모리

## 2) 서버의 종류

병원에서 주로 운영하는 대표적인 서버의 종류는 다음과 같습니다.

- 웹서버
- 보험청구 서버
- 영상저장서버 (PACS)
- 도메인 서버
- 디지털 CT, X-ray 서버
- CCTV 서버

### ■ 웹서버

웹서버는 홈페이지를 운영하기 위해 필요한 서버입니다. 서버를 직접 관리하여야 하며 서버가 다운되거나 이상이 생기면 홈페이지 접속이 불가능하기 때문에 대부분 IDC에 있는 위탁 웹 호스팅 서비스를 이용하고 있습니다. 웹호스팅이란 서비스 제공 업체가 보유하고 있는 서버의 공간을 할당 받아 여러 회사에서 공동으로 서버를 이용하는 서비스 입니다. 웹호스팅은 운영 비용이 저렴하고 초기 구축비용이 적기 때문에 많이들 사용하고 있습니다. 하지만 사용공간이 한정되어 있고 메일 호스팅까지 사용하신다면 계정마다 추가 비용이 발생하는 단점이 있는데 이때에는 서버를 통째로 빌리는 서버 호스팅을 이용하시면 됩니다.

병원에서 서버를 직접 관리 운영하신다면 직접 운영도 가능합니다. 웹서버의 직접 운영은 별도의 전용선(초고속 인터넷을 사용하여 고정 IP 를 할당 받는 방법도 가능합니다.)과 서버 운영을 위한 서버 컴퓨터 등이 필요하기 때문에 초기 비용이 많이 드는 단점이 있습니다.

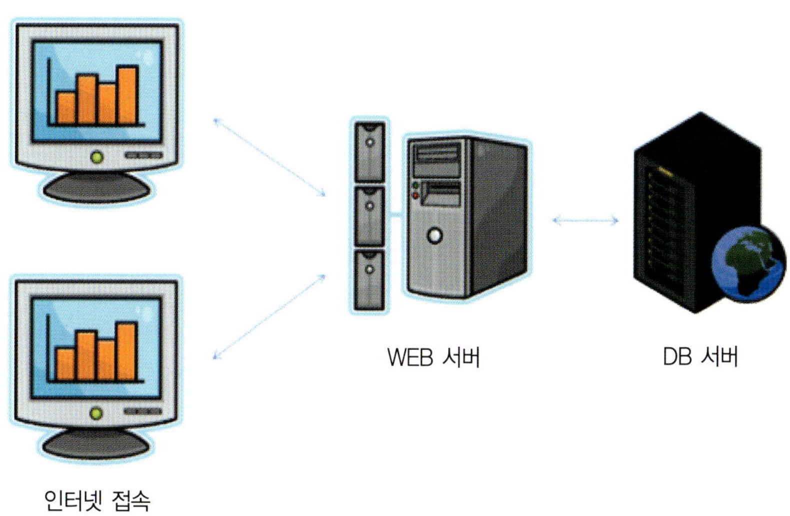


웹사이트는 웹서버와 DB 서버를 접속하여 서비스 된다.

## IDC

IDC (Internet Data Center)란 영화나 드라마에서 보듯이 인터넷 서비스 사업자나 전산 장비 운영에 필요한 시설이 완벽하게 갖춰진 곳으로 24시간 각종 전산 장비를 안정적으로 운영하고 유지, 보수 하는 곳입니다. IDC는 서버 네트워크 장비의 안정적인 서비스를 위해 온도나, 습도, 전원 유지장치 등을 필수로 갖추고 있습니다.

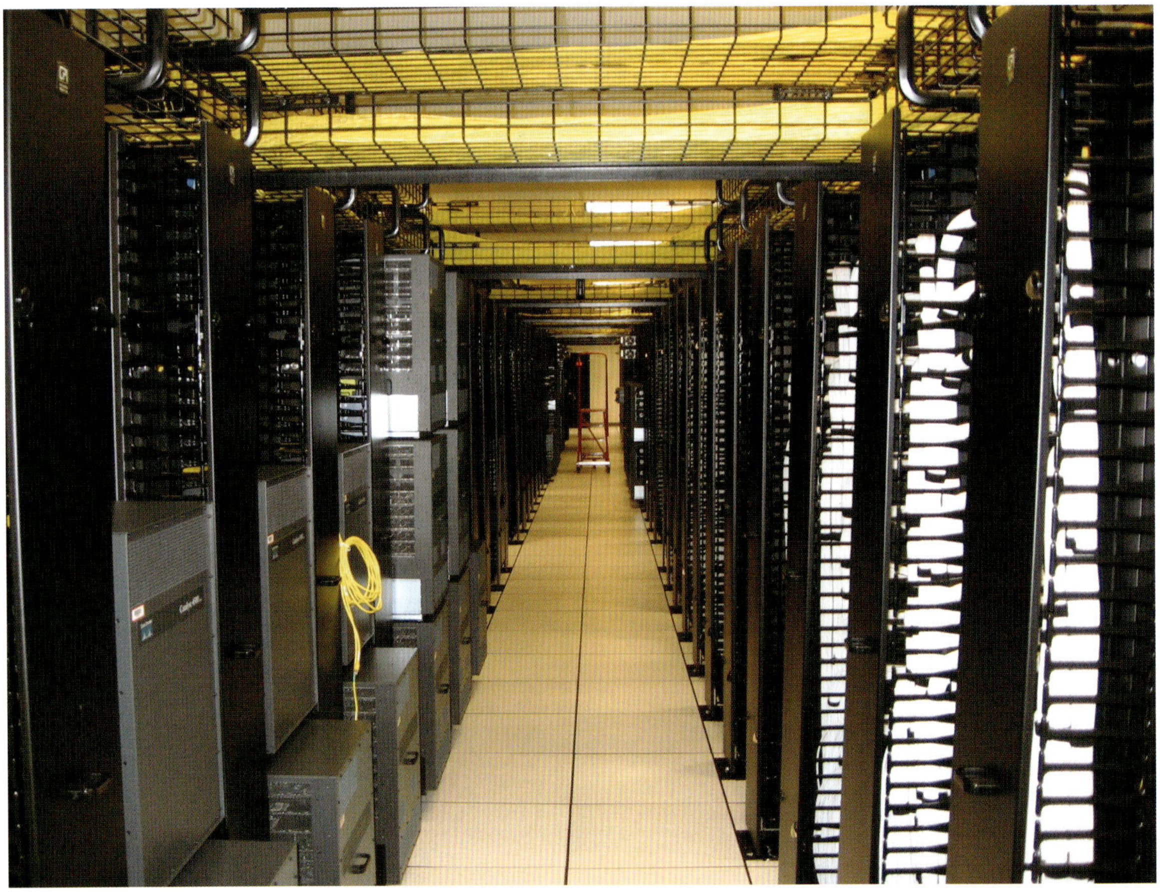

수많은 서버 컴퓨터를 관리하는 IDC 센터

■ 도메인 서버

인터넷 상에서 www.naver.com 과 같은 주소를 도메인이라 하는데 이를 이용하기 위해서는 도메인 서버가 필요합니다. 도메인은 해당 도메인을 관장하는 기관에 직접 등록하거나, 도메인 등록 대행업체를 통해 할 수 있습니다. 처음 등록하신다면 다양한 부가 서비스를 제공하는 등록 대행 업체를 통하는 것이 좋습니다. 대부분 도메인은 관리비용을 내고 위탁 운영하게 됩니다.

### ■ 보험청구서버

대부분의 치과에서는 보험청구를 컴퓨터를 통해 수납과 함께 공단에 신고하게 됩니다. 따라서 필수적으로 보험청구 서버를 사용하게 됩니다. 보험청구서버는 환자 관리와 스케줄을 담당하는 역할을 수행하기 때문에 치과의 서버 중 가장 중요한 역할을 수행한다 할 수 있습니다.

보험청구서버는 환자 진료 후 보험진료에 대한 정확한 진료비를 계산하여 본인일부부담금을 징수한 후 진료비명세서를 작성하여 건강보험심사평가원에 심사를 청구하는 업무의 역할을 수행합니다. 보험청구서버가 작동이 안되면 보험 청구 작업을 할 수 없기 때문에 환자에게 진료비를 청구하지 못하는 불상사가 생기기도 합니다.

보험청구 프로그램은 다양한 종류가 출시되어 있으며 전자차트, 영상저장서버(PACS), 경영관리 등의 기능이 추가된 것도 있습니다.

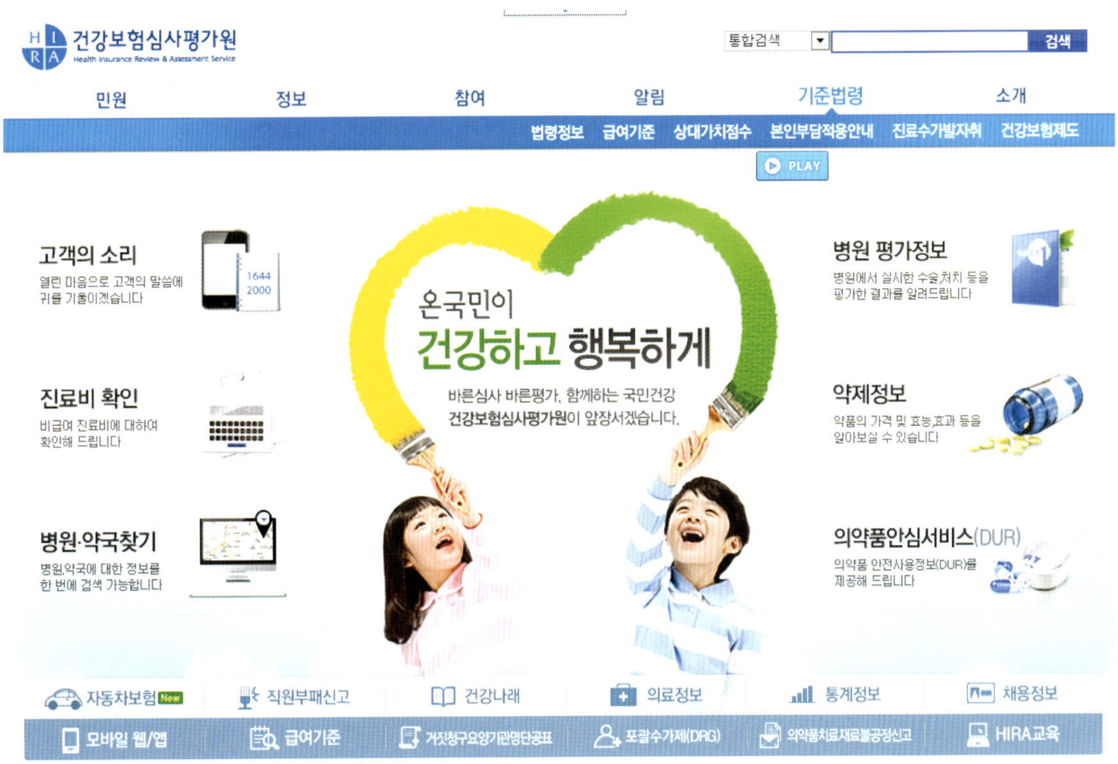
건강보험심사평가원
통합검색
검색
민원
정보
참여
알림
기준법령
소개
법령정보
급여기준
상대가치점수
본인부담적용안내
진료수가발자취
건강보험제도
PLAY
고객의 소리
열린 마음으로 고객의 말씀에 귀를 기울이겠습니다
진료비 확인
비급여 진료비에 대하여 확인해 드립니다
병원·약국찾기
병원약국에 대한 정보를 한 번에 검색 가능합니다
온국민이
건강하고 행복하게
바른심사 바른평가, 함께하는 국민건강
건강보험심사평가원이 앞장서겠습니다.
병원 평가정보
병원에서 실시한 수술처치 등을 평가한 결과를 알려드립니다
약제정보
약품의 가격 및 효능,효과 등을 알아보실 수 있습니다
의약품안심서비스(DUR)
의약품 안전사용정보(DUR)를 제공해 드립니다
자동차보험
직원부패신고
건강나래
의료정보
통계정보
채용정보
모바일 웹/앱
급여기준
포괄수가제(DRG)
HIRA교육

보험청구프로그램은 건강보험심사평가원의 수가정보에 맞춰 자동으로 보험료를 처리한다.

## ■ 디지털 CT, X-ray 서버

최근에는 필름으로 작동하는 CT 나 X-ray 가 아닌 촬영 후 현상작업이 필요 없는 디지털 장비를 주로 사용하고 있습니다. 촬영된 이미지의 저장과 관리를 위해 서버를 사용합니다. 이러한 서버는 저장이 될 때 환자 정보와 함께 분류되어 저장되기 때문에 보험청구서버와의 연결이 필수입니다. 디지털 CT 기기와 연결된 서버가 작동이 되지 않으면 필름카메라에 필름이 없는 것처럼 영상 촬영이 불가능합니다. 이러한 3D CT 등의 장비는 촬영단위 별로 기가바이트급 용량을 갖고 있기 때문에 처리해야 할 파일의 크기가 커 성능이 좋은 서버를 필요로 합니다.

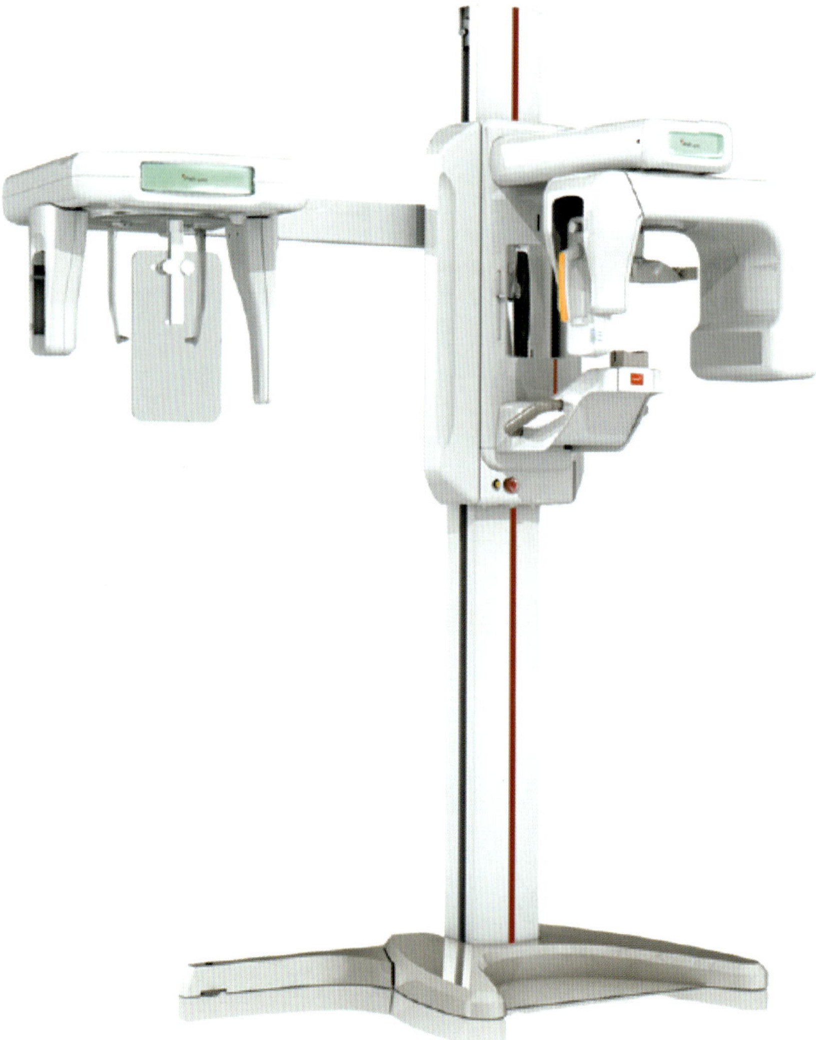

디지털 CT 기기를 운영하기 위해서는 서버가 필요하다.(출처 : 바텍)

■ 영상저장서버 (PACS)

규모가 있는 병원에서는 각 과별로 다양한 영상장비를 사용합니다. 기본적인 X-ray, 치과용 파노라마, 3D 스캐너 등과 같은 장비 외에도 MRI, PET, SPECT 등의 다양한 장비를 동시에 운영합니다. PACS 는 DICOM 규격에 따라 촬영된 모든 검사 결과를 디지털 이미지로 변환, 촬영과 동시에 대용량 기억장치에 저장시키는 시스템을 말합니다. 치과용 디지털 CT 프로그램은 이러한 PACS의 기능을 수행하는 소프트웨어의 한 종류입니다.

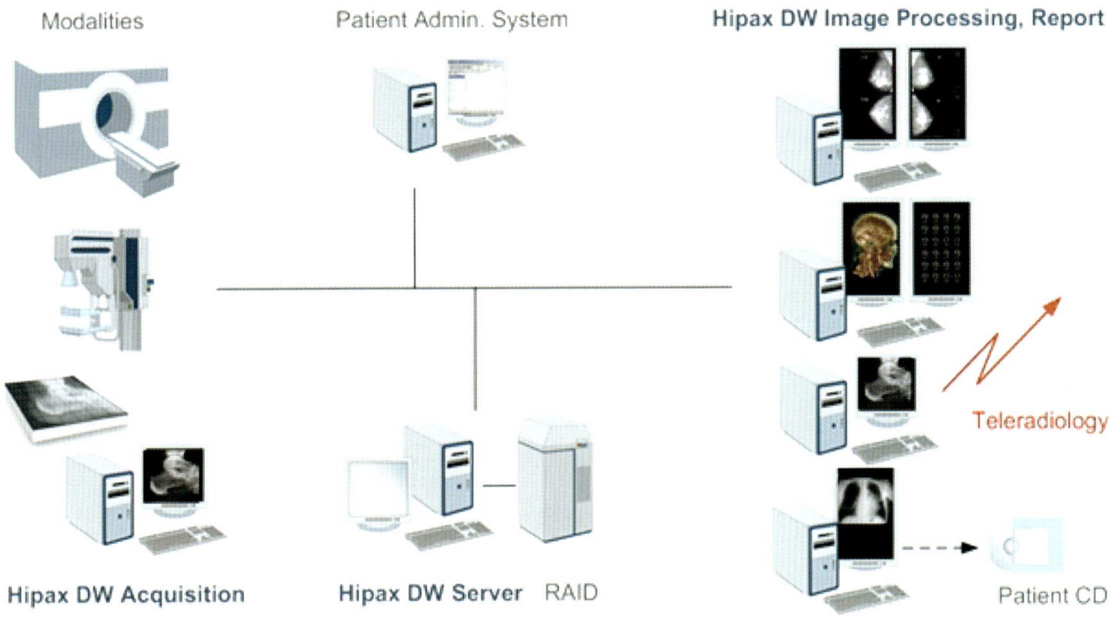


PACS 는 영상입력장치, 데이터베이스, 출력장치, 네트워크와 통신망 등으로 구성된다.(출처 : www.hipax.de)

### ■ CCTV 서버

병원의 내, 외부적인 보안 관리용 CCTV 는 필수 장비가 되었습니다. CCTV는 장비와 프로그램에 따라 랜선과 연결하거나 간편하게 무선으로 설치할 수있는 제품도 있고, DVR 등 전용 장비와 서버가 필요한 제품도 있습니다. 서버가 필요한 제품을 구입하셨다면 CCTV에서 녹화된 모든 영상 기록이 컴퓨터의 하드디스크에 저장됩니다. CCTV 서버는 연결된 각 카메라의 영상 정보를 수집하여 이를 기록, 검색하는 역할을 수행하게 됩니다.

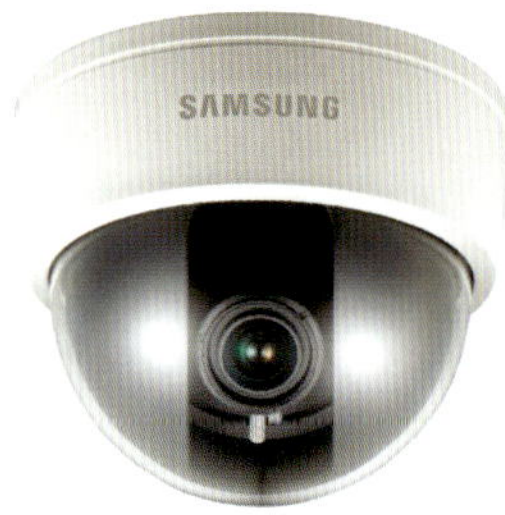


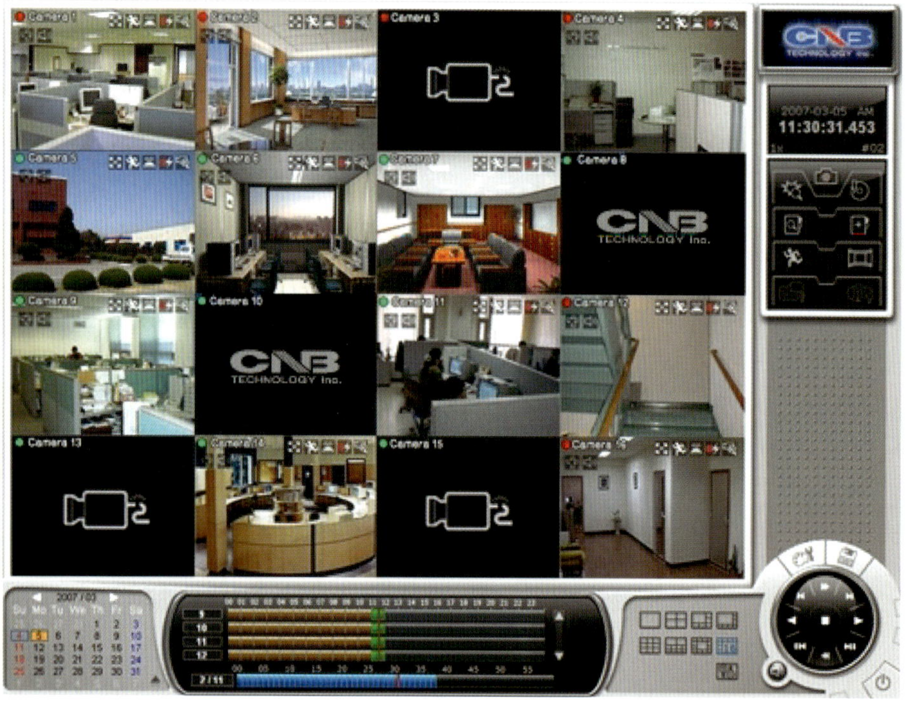


다수의 카메라 녹화 정보를 저장하기 위해 서버가 필요하다.

...Tip

## 일반 PC 를 서버로 사용해도 되나요?

서버용 컴퓨터는 일반 컴퓨터와 다르게 24시간 365일 쉬지 않고 작동해야 하기 때문에 높은 안정성을 위주로 설계되었습니다. 따라서 각종 부품들이 성능보다는 안정성에 비중을 두고 제작되며 사용시 오류를 최소화하기 위한 장치들이 덧붙여져 있습니다.
하지만 일반PC 라고 큰 문제가 있는 것은 아닙니다. 많은 사람들이 개인적인 용도로 일반 PC 를 서버로 대신하여 운영하고 있고 전용서버와 큰 차이가 없기 때문입니다. 24시간 서비스를 제공해야 하는 전문적인 용도가 아닌 이상 일반 PC 를 사용해도 무리는 없습니다.

### 2 티어(Tier) ? 3 티어 ?

서버 프로그램은 일반적으로 2 티어 방식과 3 티어 방식으로 나눕니다. 2 티어 라는 것은 서버가 모든 기능(일반적으로 애플리케이션 서버와 데이터베이스 서버)을 통합하여 단순히 클라이언트 – 서버의 2개의 단계로 나누어져 있는 것을 말합니다. 3 티어 라는 것은 이를 분리함으로써 클라이언트 – 애플리케이션 서버 – 데이터베이스 서버의 3단계로 나눈 것을 뜻합니다. 3 티어는 DB 서버가 별도로 분리되어 있기 때문에 보안이 강화되며, 동시 접속자에 대한 관리가 뛰어난 점이 특징입니다.

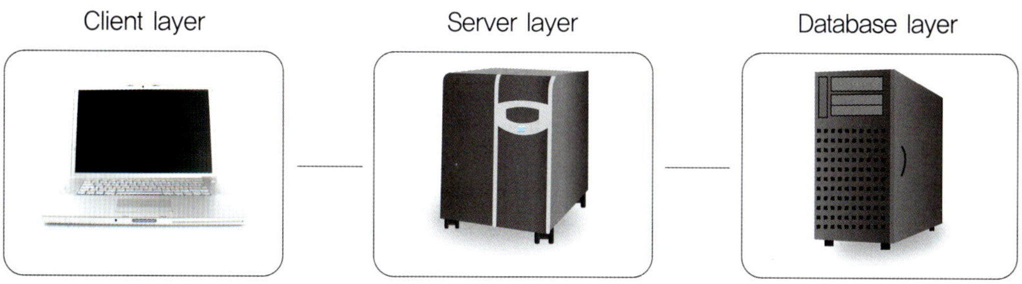


## 3) 서버의 관리

> A 병원의 원장님은 최근 고민에 빠졌습니다. 치과에 서버 컴퓨터가 너무 많기 때문입니다. 기존에는 보험청구 용 서버와 CCTV 용 서버 이렇게 두 개를 운영했는데 3D CT 장비를 구매하면서 전자차트를 도입하고 나서 문제가 발생했습니다. 전자차트용 서버는 보험청구용 서버를 그대로 사용하면 되지만 3D CT 용 서버와 교정 프로그램 용 서버가 별도로 필요하게된 것입니다. 이로서 치과에는 전자차트, 3D CT, CCTV, 교정 프로그램 용도로 총 4개의 서버가 운용되었습니다. 서버가 많아짐에 따라 운영체제와 소프트웨어도 추가로 구입해야 했고 이를 설치할 공간도 필요하게 되었습니다. 이런 와중에 전자차트 서버에 이상이라도 생기면 큰일이어서 백업용도의 서버도 필요했습니다. 원장님에 고민은 더 깊어져만 갑니다.

병원에 각종 디지털 장비를 운영하게 되면 그에 따른 서버도 늘어납니다. 서버를 많이 운영하게 되면 당연히 그만큼 관리에 들어가는 시간과 노력도 증가합니다. 하지만 대형병원이 아닌 이상 전산 전문인력이 별도로 있지 않기 때문에 서버의 관리 측면에서 매우 취약한 것이 사실입니다.

대부분의 병원은 이러한 서버관리를 장비와 소프트웨어 업체를 통해 해결하고 있습니다. 그러나 업체를 통해 즉각적인 도움을 받는 데는 한계가 있고 적지 않은 시간이 소요됩니다. 전문인력이 없이 서버를 관리한다는 것은 쉽지 않은 일입니다. 하지만 아래의 기본적인 사항을 지키면 서버를 방치할 때 보다는 장애가 발생할 확률을 줄일 수 있습니다.

## ■ 서버 관리의 기본사항

(1) 운영체제의 관리자에 암호를 설정한다.

운영체제에 암호를 설정하지 않으면 서버에 전원만 켜면 알아서 부팅이 되기 때문에 무척 편리합니다. 하지만 보안적인 측면에서 보면 이것은 대문을 열어놓는 것과 같은 행위와 같습니다. 각종 악성 코드를 통해 보안이 뚫린 서버는 컴퓨터의 자료를 노출시키고 어느 날 갑자기 부팅이 되지 않는 등의 증세를 보입니다.

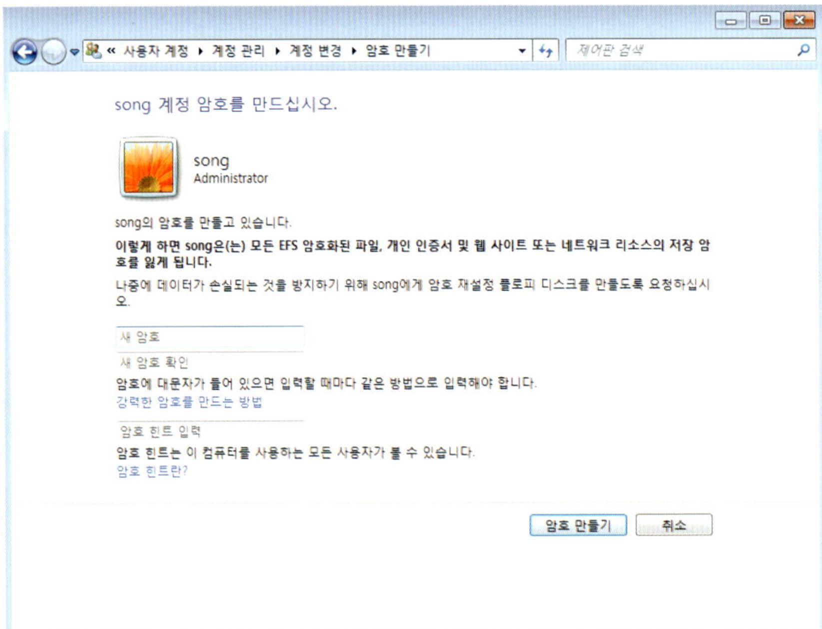
« 사용자 계정 ▸ 계정 관리 ▸ 계정 변경 ▸ 암호 만들기
제어판 검색
song 계정 암호를 만드십시오.
song
Administrator
song의 암호를 만들고 있습니다.
이렇게 하면 song은(는) 모든 EFS 암호화된 파일, 개인 인증서 및 웹 사이트 또는 네트워크 리소스의 저장 암호를 잃게 됩니다.
나중에 데이터가 손실되는 것을 방지하기 위해 song에게 암호 재설정 플로피 디스크를 만들도록 요청하십시오.
새 암호
새 암호 확인
암호에 대문자가 들어 있으면 입력할 때마다 같은 방법으로 입력해야 합니다.
강력한 암호를 만드는 방법
암호 힌트 입력
암호 힌트는 이 컴퓨터를 사용하는 모든 사용자가 볼 수 있습니다.
암호 힌트란?
암호 만들기
취소

서버 컴퓨터의 관리자 계정에는 반드시 암호를 설정해야한다.

(2) 서버 컴퓨터에는 되도록 인터넷을 사용하지 않는다.

인터넷을 하며 링크를 클릭하고 설치하는 각종 소프트웨어 중에는 바이러스와 악성코드에 감염된 파일이 많습니다. 최신의 바이러스와 악성코드는 백신 프로그램이 잡아내지 못하는 것도 있습니다. 따라서 서버 컴퓨터에는 되도록 인터넷을 자제하는 것이 안전한 대비책입니다.

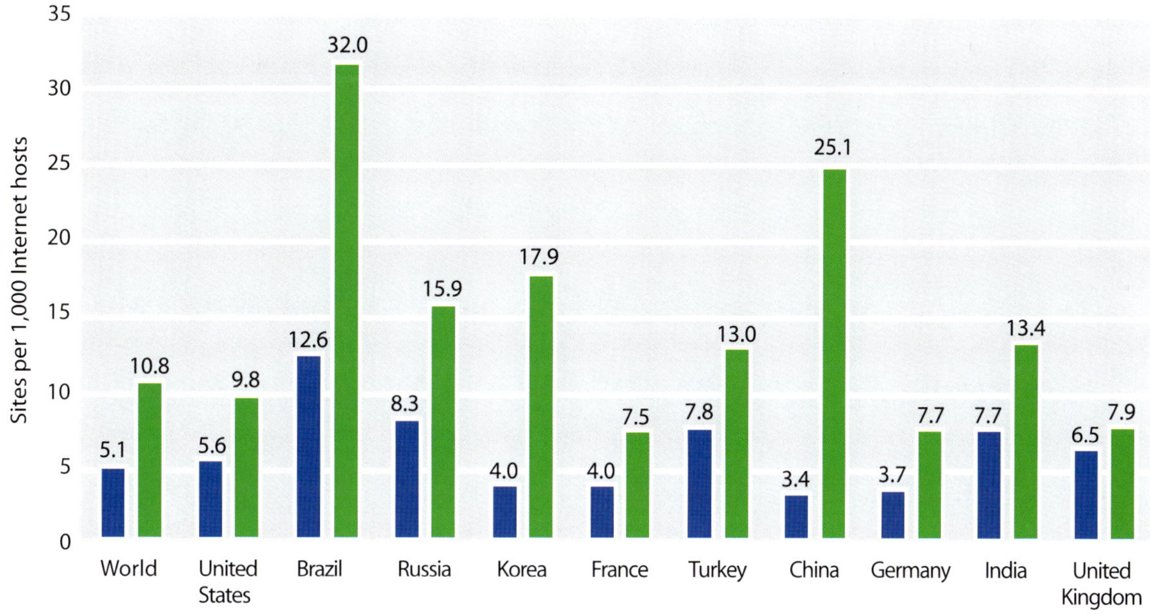


한국은 악성코드 유포 세계 3위의 국가(출처:마이크로소프트 보안보고서 2013년 7월)

(3) 보안 패치와 업데이트를 주기적으로 한다.

운영체제와 각종 소프트웨어에는 버그와 보안상의 허점이 존재합니다. 해커는 이러한 취약점을 찾아 이를 악용하며 운영체제는 이를 개선한 업데이트를 진행합니다. 따라서 서버 컴퓨터의 운영체제에 보안 패치와 업데이트 기능을 항상 켜두는 것이 좋습니다.

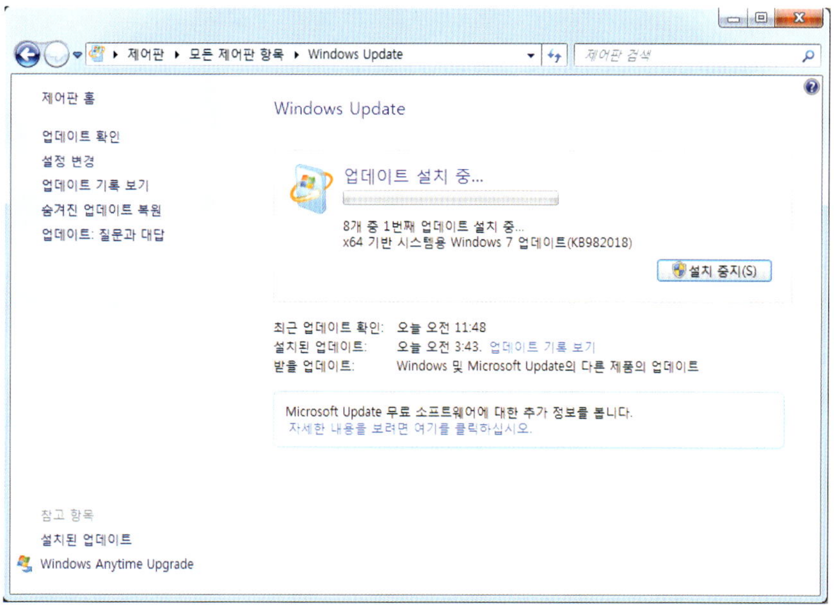


보안을 위해 업데이트는 주기적으로 체크한다.

(4) 서버 컴퓨터 만큼은 유료 백신을 사용한다.

시중에는 무료로 사용할 수 있는 백신 프로그램이 많이 있습니다. 하지만 이러한 무료 백신은 유료 백신과 다르게 감지할 수 있는 바이러스의 숫자가 적고 성능이 떨어지는 차이가 있습니다. 따라서 서버 컴퓨터에는 최신의 유료 백신을 사용하는 것이 좋습니다.

| Anti-Virus Engine | ESTsoft 알약<br>BiteDefender 2008(7.x) | Kaspersky Anti-Virus v.7<br>*. 7.0 |
|---|---|---|
| 비전파워 APPLE에 따른 통합 백신여부 | O(PC-Ziggy) | × |
| 파일안티바이러스 | O | O |
| 메일안티바이러스 | × | O |
| 웹 안티바이러스 | × | O |
| 사전방역 | × | O |
| 압축파일 진단 | O | O |
| 압축파일 진단 및 자체치료 | × | O |
| PC최적화 | O | × |
| 업데이트 서버 | 알약서버 | 카스퍼스키 랩 서버 |
| 서버와 직결되는 업데이트 | 재 검토후 업데이트 (×) | 실시간업데이트(O) |

무료백신 알약과 유료백신 카스퍼스키 안티 바이러스의 기능비교표

(5) 파일, 드라이브 공유 기능을 사용하지 않는다.

운영체제의 공유기능은 매우 편리하지만 보안상으로 보면 매우 위험한 기능이기도 합니다. 어떠한 바이러스는 공유 폴더에 접근하여 연결된 전체 네트워크에 바이러스를 퍼뜨려 모든 PC 를 감염시키기도 합니다. 따라서 이러한 공유기능이 꼭 필요하다면 사용자나 암호를 설정하는 것이 좋습니다.

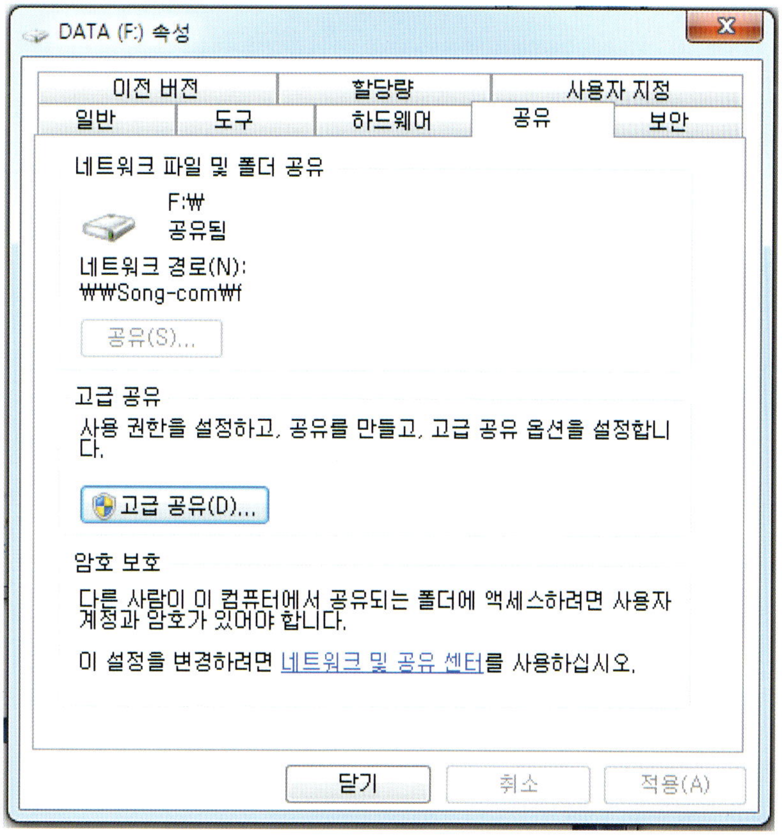


폴더를 통째로 공유하는 것은 보안상 위험하다.

(6 ) 서버에서 발생하는 에러 메시지에 관심을 기울인다.

서버 컴퓨터를 켰을 때 에러메시지가 뜨기 시작했다면 이를 유의 깊게 살피는 것이 좋습니다. '디스크 용량이 부족하다는 메시지', '서비스를 실행 할 수 없다는 메시지' 등등 이상이 생기기전에 전달되는 메시지만 주의해도 서버 컴퓨터가 갑자기 부팅이 되지 않는 사태를 막을 수 있습니다.

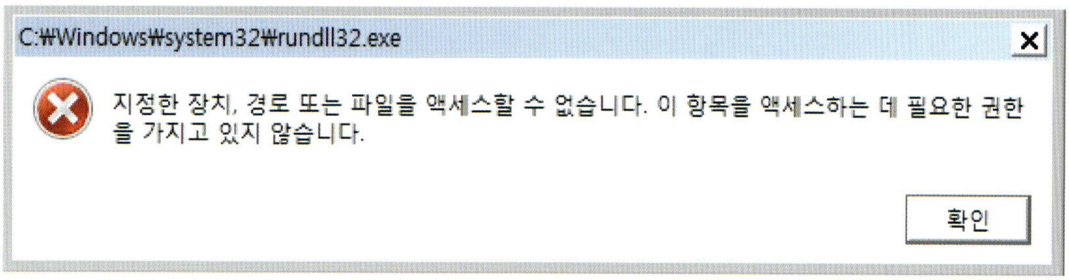


에러 메시지는 문제 해결의 열쇠

## 예비 서버, 예비 하드디스크

예비 서버란 말 그대로 서버 컴퓨터가 장애를 일으켰을 때 이를 대체 할 수 있는 추가적인 서버를 말합니다. 예컨대 서버 컴퓨터의 하드디스크가 고장 나는 상황이 발생했습니다. 컴퓨터는 부팅되지 않는 상황이기 때문에 추가적인 예비 하드디스크를 달아 서버를 재가동해야 합니다. 자료를 백업 받아두었다 해도 운영체제를 다시 설치 해야 하며 드라이버와 각종 소프트웨어를 설치하는데 많은 시간이 걸립니다.

평소 운영체제를 통째로 백업 받은 복구 이미지가 있다면 그나마 다행입니다. 운영체제를 이미지로 복구하고 백업 받은 자료로 다시 서버를 정상화 할 수 있기 때문입니다. 하지만 이 경우에도 적지 않은 시간이 소요됩니다. 이럴 경우를 대비해 예비 서버나 예비 하드디스크가 있다면 어떨까요? 평소 메인 서버와 똑 같은 셋팅을 해둔 서버가 있다면 장애가 발생했을시 예비서버의 전원을 켜고 자료만 업데이트 하면 됩니다. 혹은 사용하던 서버의 주 하드디스크 내용을 통째로 복사해둔 하드디스크가 있다면 하드만 교체하면 됩니다.

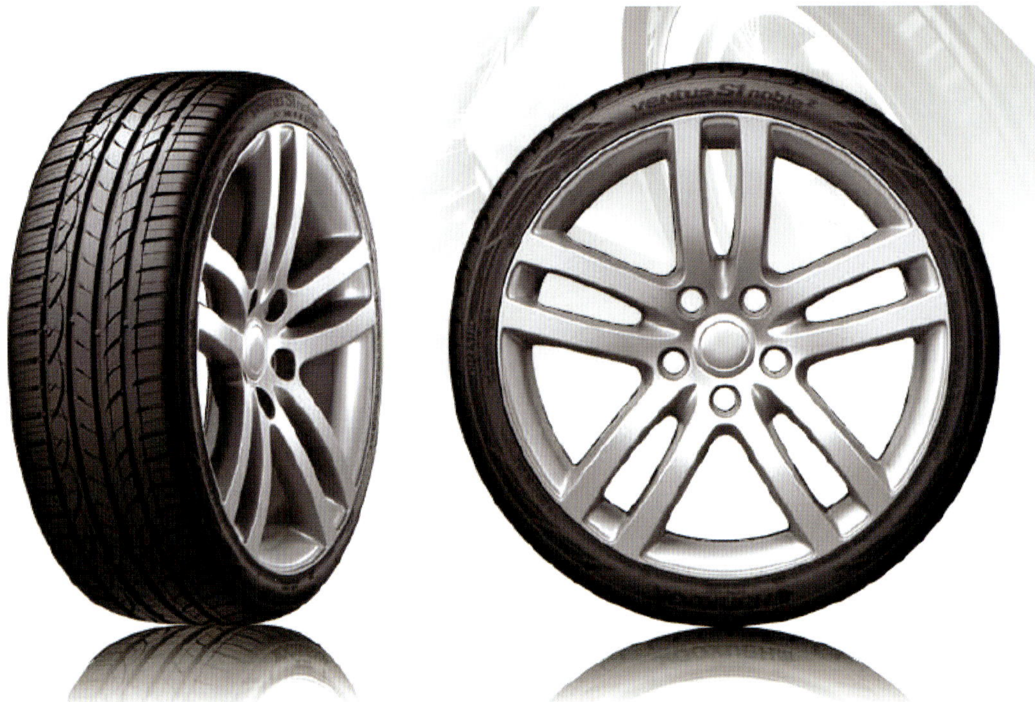

예비하드디스크와 컴퓨터는 자동차의 스페어 타이어와 같다.

# Chapter 03
# 네트워크

Chapter 03

# 네트워크

## 1. 네트워크란?

네트워크란 통신설비를 갖춘 컴퓨터를 이용하여 서로 연결시켜주는 체계를 의미합니다. 컴퓨터에 네트워크를 이용하여 상호 연결하여 소프트웨어나 자원을 공유하는 것입니다. 예를 들면 은행에서는 일반적으로 본점 등에 설치한 대형 컴퓨터와 지점의 컴퓨터를 결합한 네트워크를 구성하여 업무를 하고 있습니다. 이렇게 하면 지점의 컴퓨터는 본점의 서버에 연결하여 각종 자료를 주고 받을 수 있습니다.

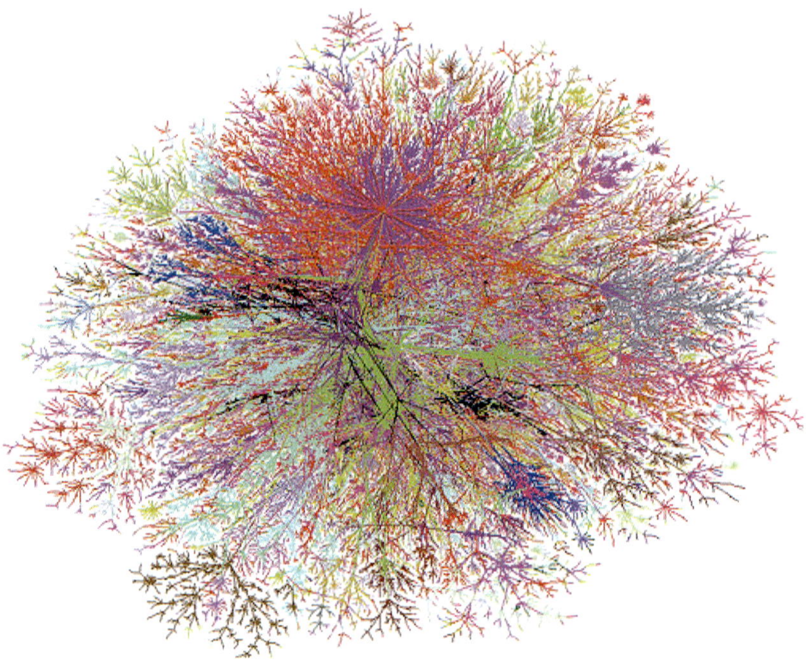

그물망처럼 복잡한 네트워크

컴퓨터 네트워크의 범위는 크게 일정지역내의 통신을 위한 근거리 통신망(LAN)과 보다 넓은 범위의 제한이 없는 원거리 통신망(WAN)으로 분류합니다. 쉽게 비유하면 LAN 은 집이나 사무실에서 공유기나 허브를 달아 구축하는 지역 통신이고 WAN 은 KT 메가패스, SK 브로드밴드, LG U+ 처럼 ADSL 이나 케이블 모뎀을 이용한 통신망을 생각하시면 됩니다. 우리가 이용하는 인터넷은 이러한 WAN 의 일종입니다.

## 2. 네트워크의 구성

네트워크를 구성하는 장소의 규모나 크기에 따라서 다양한 장비가 필요할 수도 있습니다. 일반적으로 인터넷 공유기를 통해 2-4대의 컴퓨터가 연결되는 소규모 네트워크도 있으며 건물과 같이 각 층별로 수 백대의 컴퓨터가 연결되는 복잡한 네트워크도 존재합니다. 대규모 네트워크에서는 장비도 서버 컴퓨터도 고가의 특수한 기능이 있는 제품을 사용합니다.

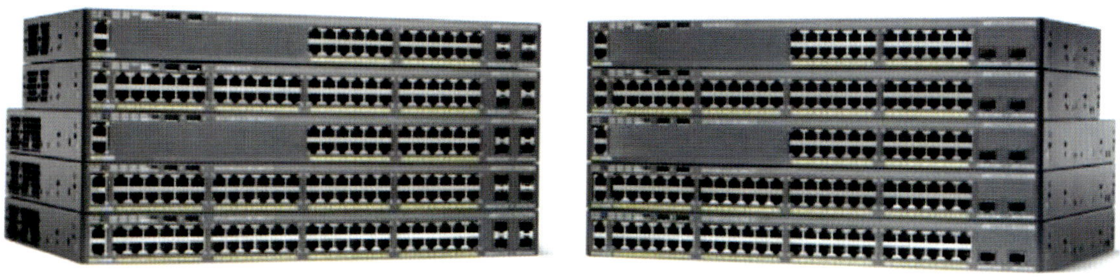

다수의 네트워크를 연결하는 장비 (출처 : 시스코)

### 1) 랜카드

랜카드는 유선, 무선 카드가 대부분 따로 되어 있습니다. 요즘 메인보드에는 대부분 기본적으로 유선랜 카드 기능이 내장되어 있습니다. 하지만 구매한지 오래되거나 메인보드의 기존 랜카드가 고장난 경우라면 별도의 유선랜카드를 구매하여 꽂아야 합니다.

한편 일부 메인보드나 노트북을 제외하고 대부분의 메인보드에는 무선랜 기능이 내장되어 있지 않습니다. 따라서 일반 데스크탑에서 무선 네트워크를 사용하려면 별도의 무선 랜카드를 구매하여 장착하여야 합니다.

USB 타입 : USB 포트에 연결하여 사용하는 랜카드로 간편하게 설치할 수 있는 것이 장점이다.

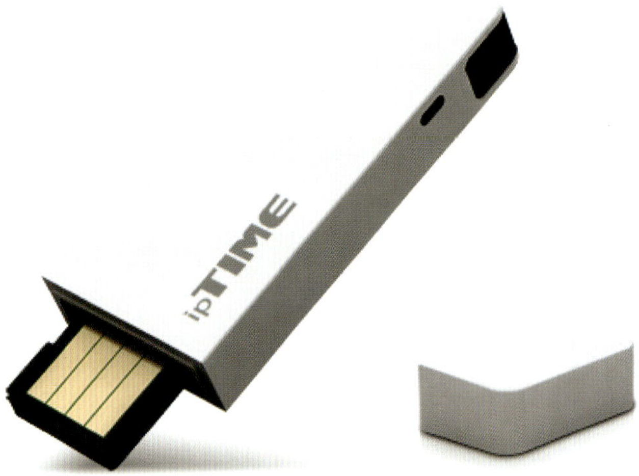


USB 타입의 랜카드

PCI 타입 : 데스크탑의 메인보드 슬롯에 끼워 설치하는 랜카드로 안정적인 것이 장점이다.

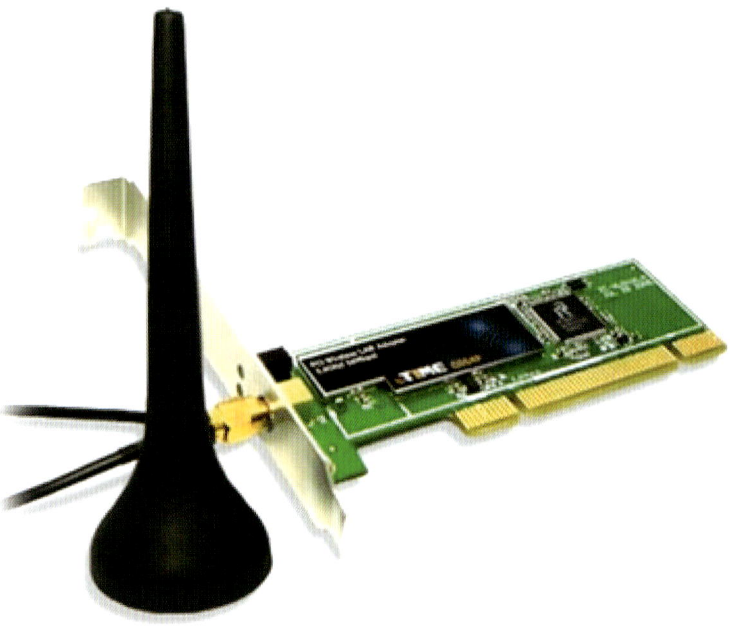

PCI 타입의 랜카드

## 2) TCP/IP 프로토콜

프로토콜이란 컴퓨터가 네트워크에서 다른 시스템과 통신을 원활하게 하는 '통신규약' 이라고 할 수 있습니다. 사람과 비유하면 언어라고 생각하시면 됩니다. 우리가 사람과 대화를 할 때 한쪽은 한국어로 말하고 다른 쪽은 영어로 말한다면 의사소통이 불가능한 것과 마찬가지로 통신을 하는 컴퓨터간에 프로토콜은 같은 종류를 사용해야 합니다.

TCP/IP(Transmission Control Protocol / Internet Protocol) 은 우리말로 하면 전달제어 프로토콜 / 인터넷 프로토콜로 번역이 되는데 말 그대로 인터넷을 사용하기 위한 표준 프로토콜 입니다. TCP / IP 는 연결된 모든 컴퓨터에 주소설정, 자료의 흐름제어, 오류제어 등의 역할을 수행합니다.

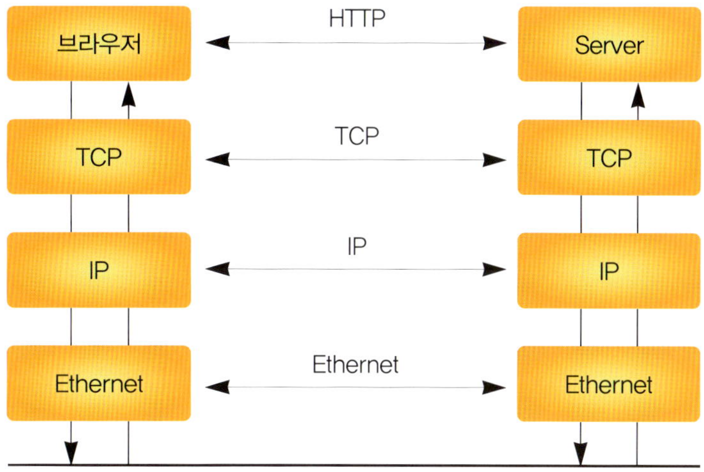


TCP/IP 프로토콜의 계층별 개요

### 차세대 프로토콜

현재 사용하고 있는 TCP/IP 는 버전이 v4 입니다. 하지만 인터넷 사용숫자가 늘어나면서 주소고갈이라는 한계에 부닥치게 되었습니다. 이는 현재의 TCP/IP v4 가 32Bit 주소 체계를 사용하기 때문인데 이론상 주소가 42억 개에 달합니다. 예전에는 이 정도면 그 수가 충분하였으나 요즘에는 컴퓨터 뿐만 아니라 휴대폰, 가전제품 등이 진화함에 따라 인터넷에 접속하는 장비가 많아졌기 때문입니다. PC, 노트북을 비롯하여 스마트폰, 각종 전자 기기에서 모두 인테넷을 사용함에 따라 주소는 고갈되어 머지않아 가득 찰 것으로 예상됩니다. 따라서 이보다 훨씬 확장된 TCP/IP v6 로 전환되고 있는 상태이며 새로운 주소체계가 도입되면 이러한 문제가 해결될 것으로 보입니다.

| 구분 | IPv4 | IPv6 |
|---|---|---|
| 주소길이 | 32비트 | 128비트 |
| 표시방법 | 8비트씩 4부분으로 10진수로 표시<br>예)203.252.53.55 | 16비트씩 8부분으로 16진수로 표시<br>예)2002.0221.ABCD.DCBA.0000.0000.FFFF.4002 |
| 주소개수 | 약43억개 | $2^{120}$개(약 43억x43억x43억x43억 개) |
| 주소할당 방식 | A,B,C,D 등의 클래스 단위 비순차적 할당 | 네트워크 규모, 단말기 수에 따른 순차적 할당 |
| 브로드캐스트 주소 | 없음 | 없음(대신 로컬 범위 내에서의 모든 노드에 대한 멀티캐스트 주소 사용) |
| 보안 | IPSec 프로토콜 별도 설치 | IPSec 자체 지원 |
| 서비스품질 | 제한적 품질 보장<br>(Type of Service에 의한 서비스 품질 일부 지원) | 확장된 품질 보장<br>(트래픽 클래스, 플로우 레이블에 의한 서비스 품질 지원) |
| Plug & Play | 불가 | 가능 |

### 3) IP 주소란?

IP 주소란 집마다 주소가 있듯이 네트워크에 접속하는 단말기 하나하나 마다 주소를 부여하는 것이라고 생각하면 쉽습니다. IP 주소는 네트워크에 연결되는 모든 장비가 반드시 하나 이상 가지고 있어야 하는 주소이며 장비의 위치를 나타내기도 합니다. IP 는 나라마다 분배하여 공인기관에 의해 관리되며 우리나라에서는 한국 인터넷 진흥원에서 관리하고 있습니다.

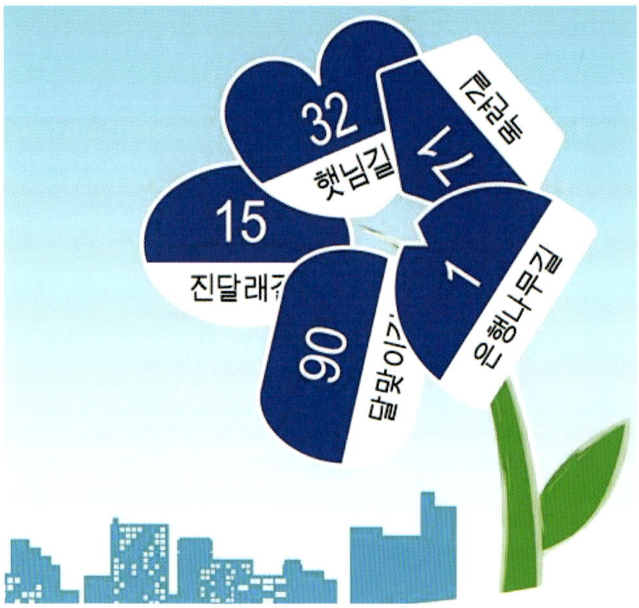


집주소가 있듯이 네트워크에도 IP 라는 주소가 있다.

인터넷에서 범죄행위를 저지르거나 해킹을 했다가 사이버 경찰에 의해 검거되는 장면을 보셨을 겁니다. IP 주소는 하드웨어 주소가 아니어서 변경하거나 속이기도 쉽습니다. 프록시 서버라는 것을 사용하면 이것을 변경할 수 있으며 이를 이용하여 차단된 사이트에 접속하거나 본인의 IP 를 속이기도 합니다. 하지만 프록시 서버에는 어떠한 IP 가 어떻게 변경되었는지도 저장하므로 완벽하게 IP 를 숨기기란 불가능 하다고 할 수 있습니다.

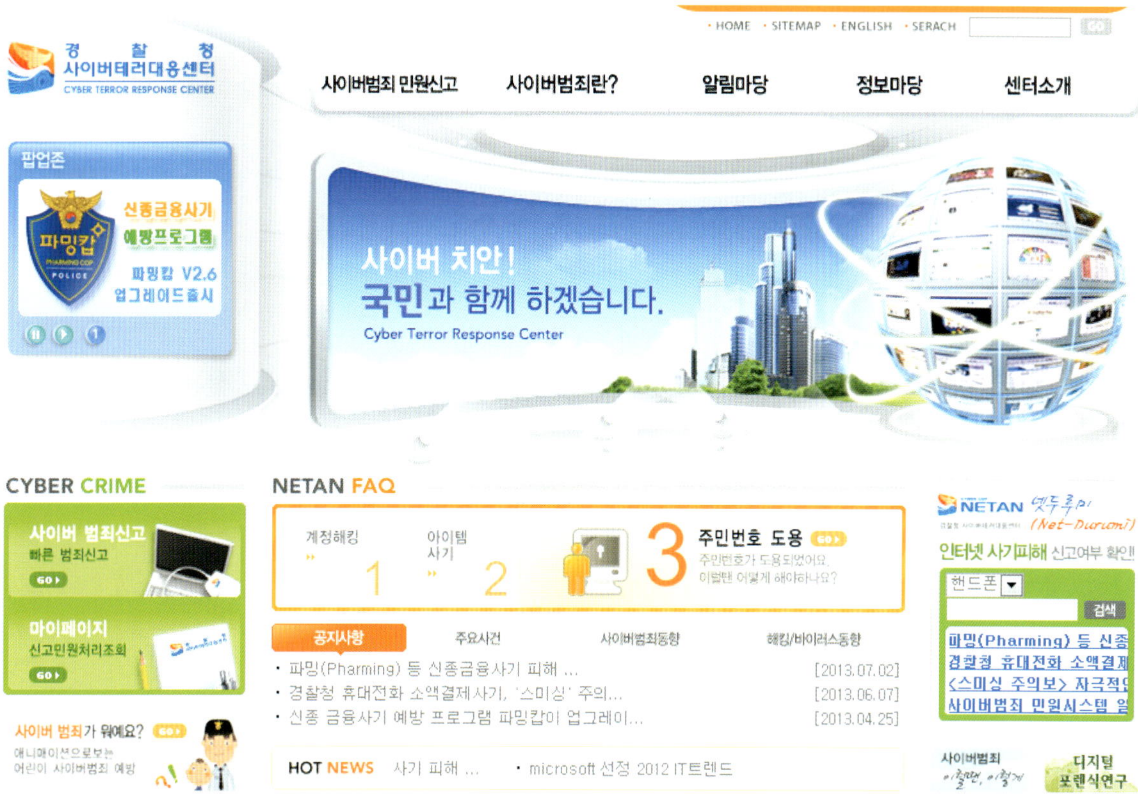


컴퓨터 범죄를 수사하는 경찰청 사이버테러대응센터

## 4) IP 주소의 구성

IP는 TCP/IP 프로토콜을 사용할 때 송신자와 수신자를 구분하기 위해 사용하는 주소값을 의미합니다. IP 는 다양한 표기 방법이 있지만 일반적으로 사용하기 쉬운 10진법으로 주로 표시 합니다. IP는 다양한 형태가 있지만 주로 사용하는 IPv4 형태는 192.169.0.100 처럼 4개로 구분된 숫자 묶음과 구분기호인 . 으로 구성되어 있습니다. 각 숫자는 0에서 255까지의 주소범위를 가지게 됩니다.

IP 주소의 예) **203.222.1.80 / 132.50.21.111 / 192.168.0.1**

■ 서브넷 마스크

서브넷 마스크(Subnet Mask)는 IP 주소에서 네트워크 ID와 호스트 ID를 분리하는 기준을 제시하는 역할을 합니다. IP 주소가 4개의 숫자 영역으로 구성되어 있다고 했는데 서브넷 마스크는 이 4개의 영역 중 어디가 네트워크의 ID 인지 어디가 호스트 ID 인지 구분합니다.

■ 게이트웨이

게이트웨이는 찾아갈 주소의 길을 알려주는 통로 역할을 합니다. 인터넷을 하면 공유기나 라우터가 이러한 게이트웨이의 역할을 수행합니다.

■ DNS

DNS 란 www.naver.com 같은 주소를 IP 주소로 확인해주는 서버를 말합니다.

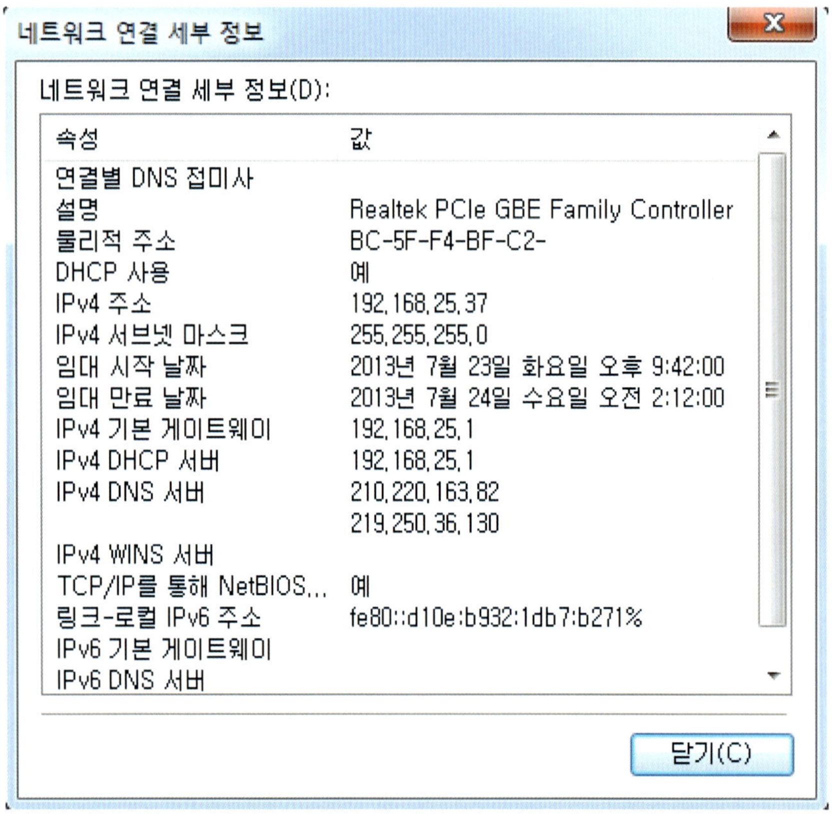

윈도우의 네트워크 연결 세부정보

### 5) IP 주소의 확인

IP 주소는 이를 확인해 주는 서비스를 제공하는 인터넷 사이트에 접속하면 확인이 가능합니다. 국내의 포털 사이트 네이버에 가서도 확인할 수 있습니다.

**IP주소 조회**

**이 컴퓨터의 IP주소는 123.123.123.123 입니다.**

IP주소는 포털에서 'IP 주소'로 검색하면 알 수 있다.

또한 윈도우 상에서는 명령프롬프트 상에서 ipconfig 명령어로 확인이 가능합니다. 윈도우 [시작]-[실행]-[cmd] 를 입력하면 명령프롬프트가 뜨는데 여기서 ipconfig 나 ipconfig /all 명령어를 치면 IP 주소외에도 네트워크에 관련된 많은 정보를 보실 수 있습니다.

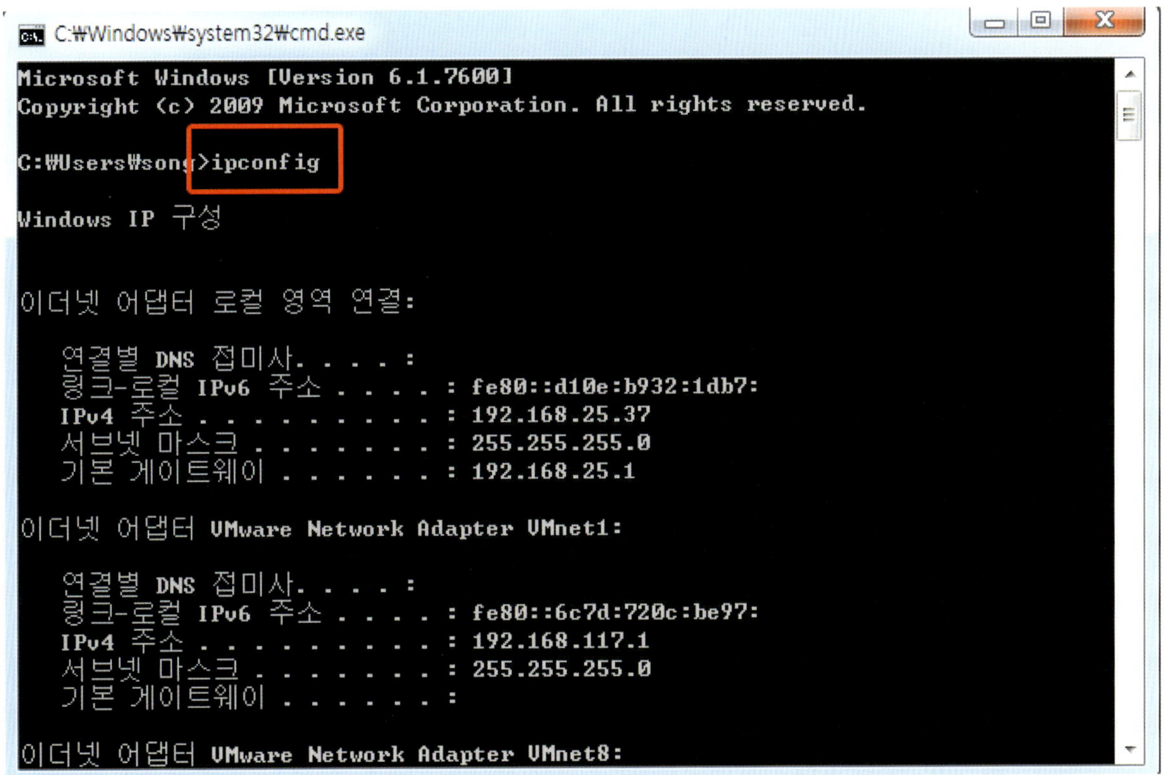


ipconfig 명령어로 네트워크 정보를 확인할 수 있다.

### 6) TCP/IP 주소 지정 방식

■ 자동으로 IP 받기

공유기의 DHCP 기능 이용하여 IP 주소를 사용자가 설정하지 않아도 자동으로 공유기가 이를 할당해 주는 방식입니다.

■ 수동으로 IP 지정

수동 설정은 네트워크가 DHCP 기능을 사용하지 않거나 공유기를 사용하더라도 해당 IP 번호를 항상 유지하여야 할 때 사용합니다. 서버에서 주로 사용합니다.

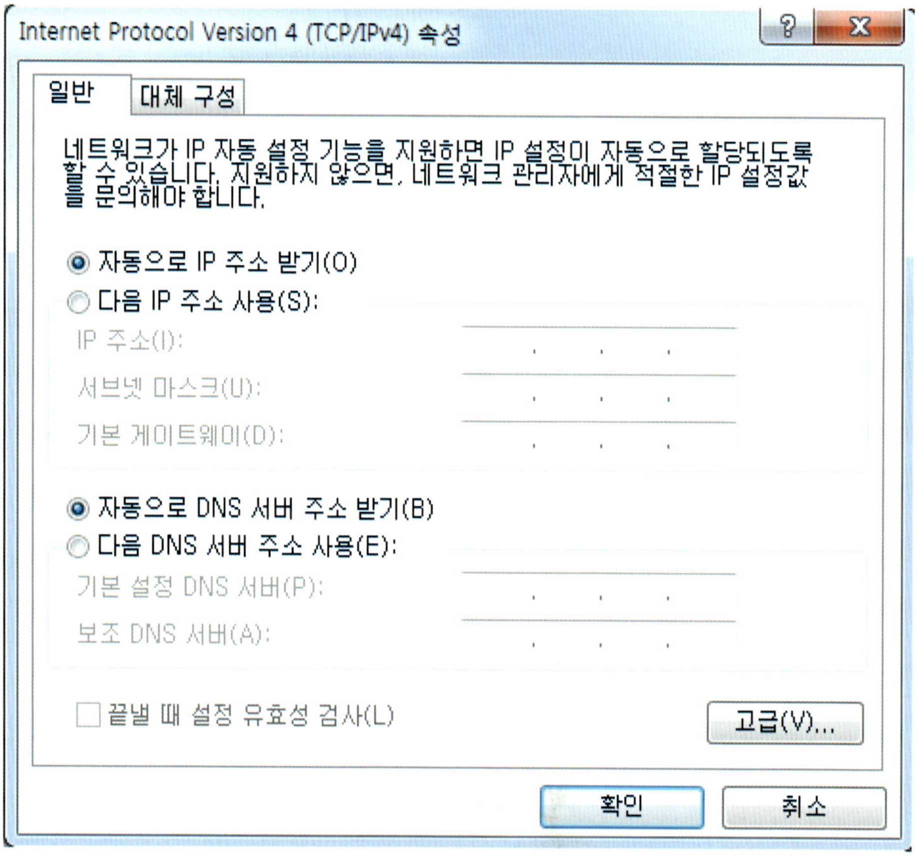


네트워킹 속성 창에서 IP 지정 방식을 정할 수 있다.

## 7) 구분에 따른 IP 주소의 종류

### (1) 고정 IP 유동 IP

IP는 고정 IP (Static)와 유동 IP (Dynamic)로 나뉠 수 있습니다. 고정 IP 는 컴퓨터 단말기에 1:1 형태로 IP 가 할당되어 지정되는 것을 말합니다. 반대로 유동 IP 는 고정되어 있는 IP 를 사용하는 것이 아니라 컴퓨터가 켜질 때 마다 IP 를 할당 받는 방식입니다. 컴퓨터 사용이 끝나면 IP 는 반환되어 다른 컴퓨터에 해당 IP 를 할당할 수도 있습니다. 이러한 방식을 DHCP(Dynamic Host Configuration Protocol) 서비스라 하는데 컴퓨터가 켜지면 DHCP 서버가 이를 감지하고 IP 주소를 할당해 줍니다.

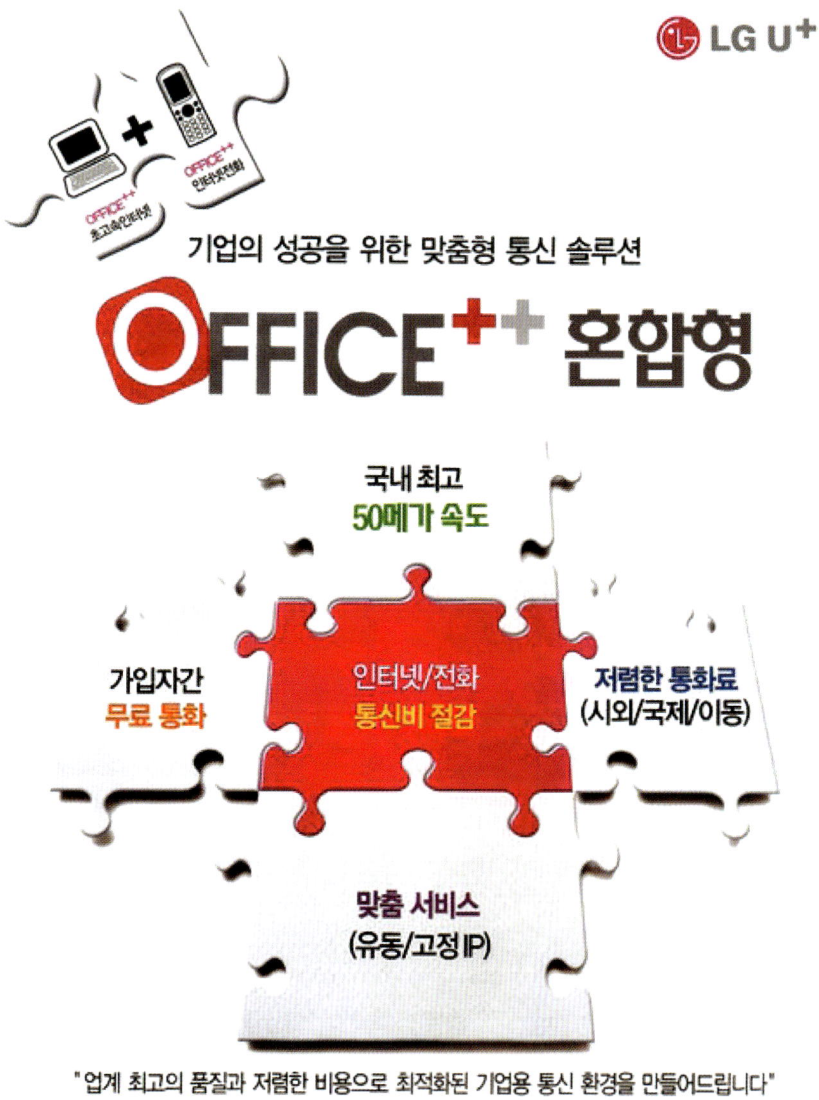


기업용으로 제공되는 고정 IP 서비스(출처 : LG U+)

유동 IP 방식을 사용하면 굳이 컴퓨터 대수만큼 IP 가 없어도 관리가 가능합니다. 컴퓨터의 수가 많아지면서 IP 주소가 고갈됨에 따라 인터넷 서비스 업체에서는 대부분 유동 IP 방식을 사용하게 되었습니다.

일반적으로 가정이나 사무실에서는 유동 IP 를 사용합니다. 하지만 서버를 구동하거나 상시적으로 컴퓨터에 접속하여야 할 때에는 고정 IP 를 사용하는 것이 좋습니다. 그렇지 않으면 IP 가 변경될 때마다 변경된 IP 로 셋팅을 다시 해 주어야 하는 불편함이 있기 때문입니다.

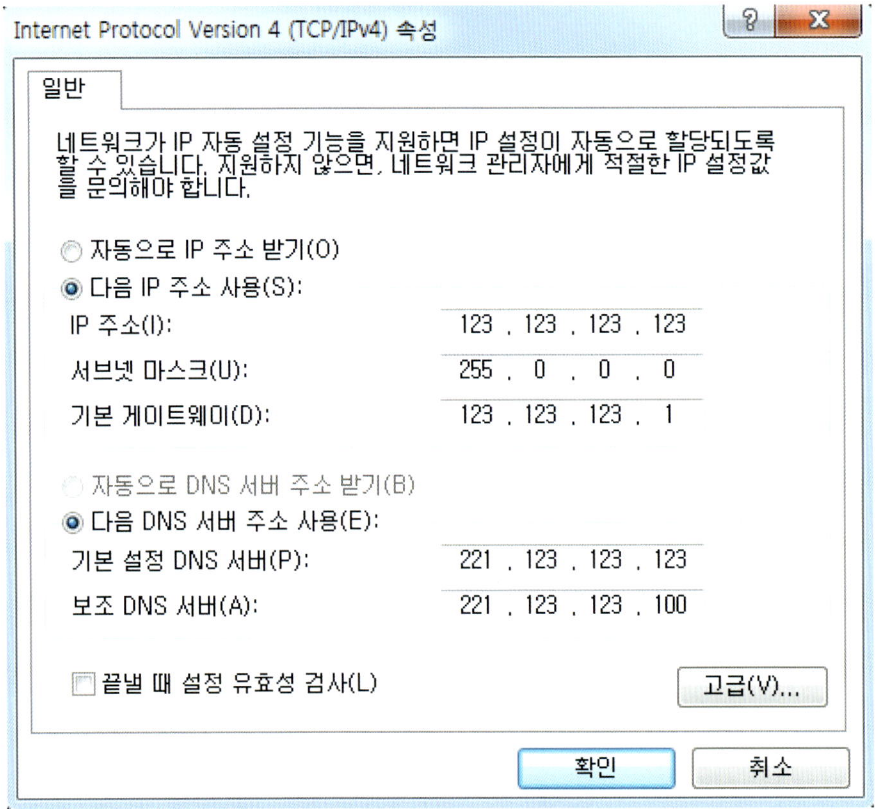


고정 IP 를 사용하는 환경에서는 IP 정보를 입력해 주어야 한다.

서버 컴퓨터나 3D 스캐너, 네트워크 프린터 등의 장비는 IP 를 고정으로 설정하시는 것이 좋습니다. 그렇지 않으면 서버에 접속할 때 장비를 켜고 끌 때 마다 IP 가 변하기 때문에 사용하는 다른 모든 컴퓨터에서도 동시에 IP 를 갱신해 주어야 하기 때문입니다.

### (2) 외부 IP 내부 IP

사무실에서 공유기를 사용하여 연결하게 되면 공유기는 외부망과 별도로 내부망을 분리하여 생성합니다. 공유기의 이러한 기능을 NAT 이라 하는데 이렇게 하면 사무실에서 사용하는 모든 PC는 동일한 외부 IP 를 갖습니다. 하나의 외부 IP 라인으로 여러 대의 컴퓨터를 사용할 수 있는 것이지요. 하지만 내부적으로는 모두 다른 내부 IP 를 갖게 됩니다. 일반적으로 192.168.xxx.xxx 및 172.10.xxx.xxx 대역으로 사용하는 것이 내부 IP 입니다.

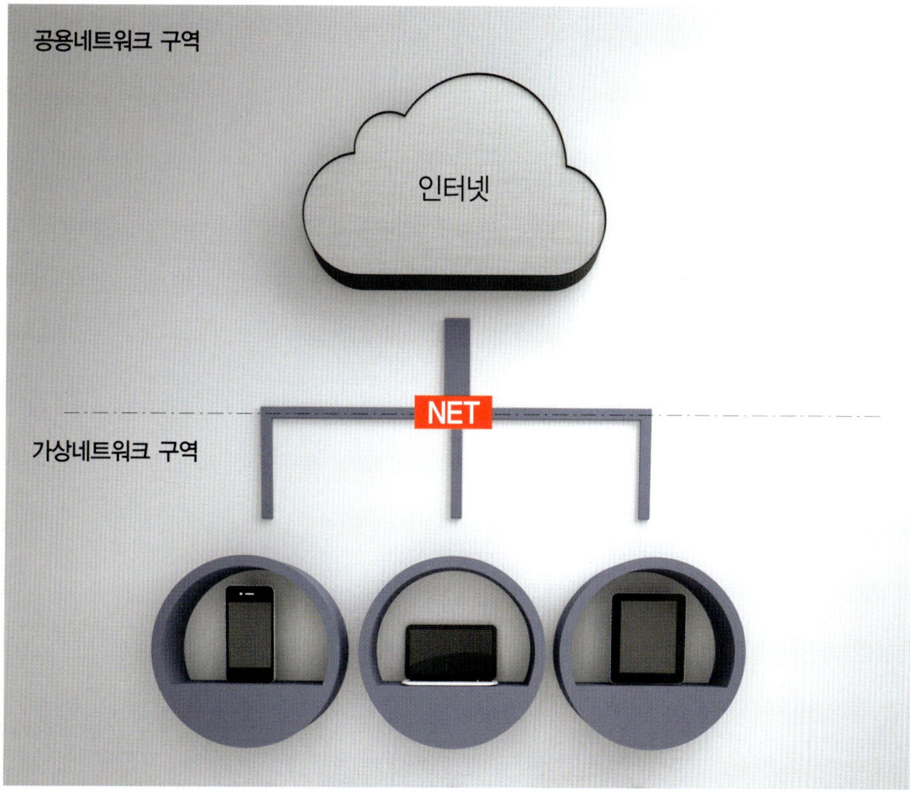


공유기는 가상 네트워크를 생성하여 내부 네트워크를 만들어준다.

# 3. 네트워크 장비

인터넷을 사용하기 위해서는 대부분이 KT 메가패스, SK 브로드밴드, LG U+ 처럼 ADSL 이나 케이블 모뎀을 사용하여야 합니다. 인터넷 접속 방식은 FTTH(광랜 : Fiber To The Home) 방식과 ADSL, VDSL 과 같은 xDSL(전화선 : x Digital Subscriber Line) 방식, HFC(동축케이블 : Hybrid Fiber Coaxial) 등으로 나누어 집니다. 각 방식에 따라 10~100Mbps 까지의 속도를 낼 수 있습니다.

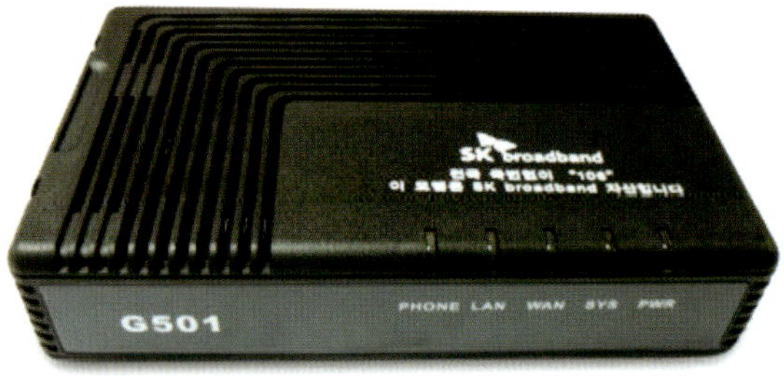

인터넷 서비스 업체에서 제공해주는 인터넷 모뎀

이러한 서비스를 사용하여 인터넷에 접속하기 위해서는 인터넷 모뎀이라는 장비를 사용해야 합니다. 인터넷 서비스를 신청하여 사용하신다면 컴퓨터와 연결된 인터넷 모뎀을 보실 수 있을 것입니다.(벽에 매립되어 있거나 전화 단자함에 설치하는 경우도 있습니다.)

## 1) 네트워크 접속장비

**허브** - 네트워크 장비 중에서 가장 기본이 되는 장비입니다. 스타 형태의 네트워크에서 중심축을 이루는 것이 바로 허브로 컴퓨터와 컴퓨터를 연결하는 중심체 역할을 합니다. 허브에는 가장 일반적인 더미허브, 스택이 가능한 스택커블 허브, 지능형 허브 등이 있습니다.

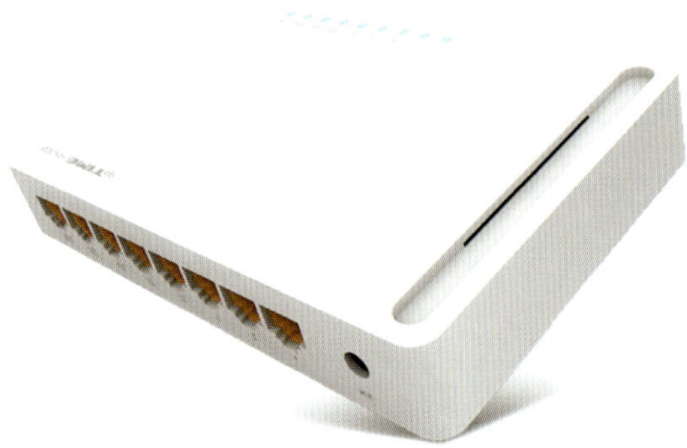
요즘은 허브와 스위치의 역할이 같이 있는 제품이 대부분이다.
8포트 스위치허브

**스위치** - 일반적인 허브는 적은 수의 사용자들 사이에 파일, 프린터 등의 자원을 공유하여 사용하기 위해 설계되었습니다. 일반적인 더미허브를 사용할 경우에는 모든 컴퓨터는 하나의 선로를 이용해 데이터를 전송합니다. 즉 허브에 연결된 모든 컴퓨터에 같은 신호가 동시에 전달되며, 어느 한 순간 오직 한 사용자만이 데이터를 전송할 수 있는 것입니다.

따라서 한 사용자가 네트워크를 점유하고 있으면 다른 사용자들은 네트워크의 속도가 매우 느리거나 사용하지 못하는 경우가 발생합니다. 스위치는 이러한 단점을 보완한 장비로서 마치 전화기를 자동 교환 장치가 연결하게 해주는 장비입니다. 데이터를 송수신하고자 하는 두 대의 컴퓨터간에 가상의 회선이 연결되어 마치 두개의 장비가 1:1로 연결된 것처럼 만들어 주는 장비가 바로 스위치 입니다.

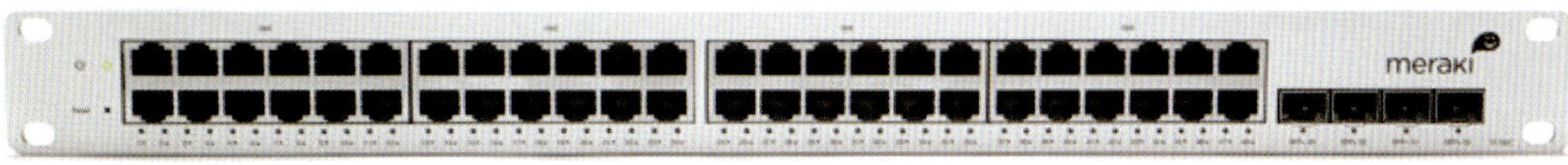

다수의 네트워크를 연결하기 위한 장비인 스위치

**라우터** – 서로 다른 네트워크를 중계해주는 장치로 일반적으로 서로 다른 근거리 통신망(LAN)과 광역통신망(WAN)을 연결할 때 주로 사용합니다. 예를 들어 서울에서 부산까지 차로 이동한다고 할 때 경부고속도로로 갈지 중부고속도로로 갈지 아니면 국도로 갈지 여러 갈림길이 있는 것처럼, 컴퓨터에서 웹서버인 www.naver.com 에 접속하기 위해 찾아가는 경로를 찾는 역할을 하는 것이 라우터 입니다. 라우터를 이용하면 대규모 통신망을 쉽게 구성할 수 있으며, 다양한 경로를 따라 통신량을 분산시킬 수 있습니다.

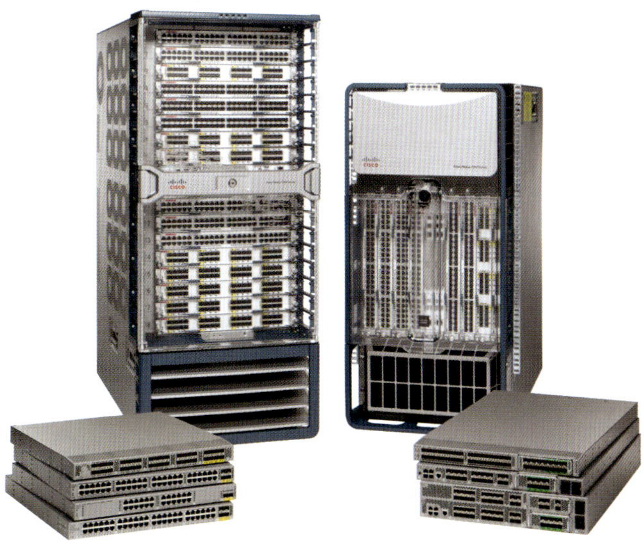

대형 네트워크를 구성하기 위해서는 수많은 장비가 필요하다.

**인터넷 공유기** – 인터넷 공유기는 원래 소형 라우터이지만 최근에는 마치 라우터와는 다른 장치인 것처럼 판매되고 있습니다. 사무실에 여러 대의 컴퓨터가 있고, 공유기의 NAT(Network Address Translator) 기능을 사용하여 하나의 IP를 여러 PC 나 장비에서 공유하여 동시에 인터넷을 사용할 수 있게 합니다.

케이블 모뎀이나 ADSL 이 보급되기 시작한 초기에는 여러 대의 컴퓨터를 하나의 회선으로 인터넷을 사용하기 위해 인터넷 공유 소프트웨어를 사용했습니다. 하지만 소프트웨어를 사용하려면 서버 컴퓨터를 항상 켜놓아야했고 설정도 까다로웠습니다.

인터넷 공유기는 별도의 장치를 사용하는 것이기 때문에 연결하여 켜두기만 하면 설정도 간단하고 안정적으로 작동하므로 인기를 끌게 되었습니다. 최근에는 가격도 아주 저렴해졌기 때문에 소규모 사무실이나 가정집에서도 대부분 인터넷 공유기를 이용하고 있습니다.

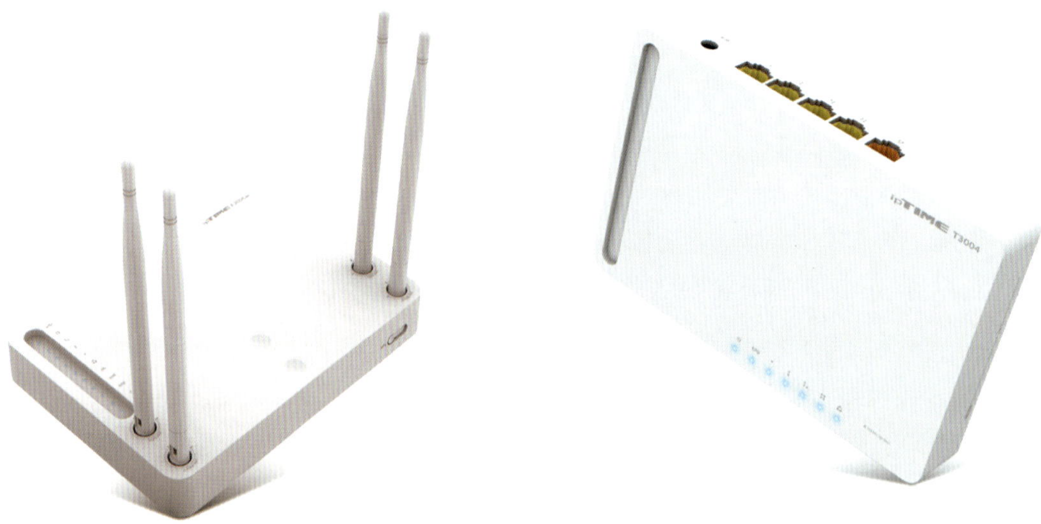

유선 공유기와 무선 공유기의 가장 큰 차이점은 안테나의 유무이다.

## 공유기는 기본적인 라우터 기능 외에 다양한 기능을 가지고 있습니다. ...Tip

**방화벽** – 인터넷 공유기는 네트워크를 외부망과 사설망으로 분리하기 때문에 사실상 외부에서 침입을 방지하는 방화벽 역할을 수행합니다. 공유기를 사용하면 외부에서 접근이 가능한 것은 공유기 단에 그치므로 보안이 강화된 환경을 구축할 수 있습니다.

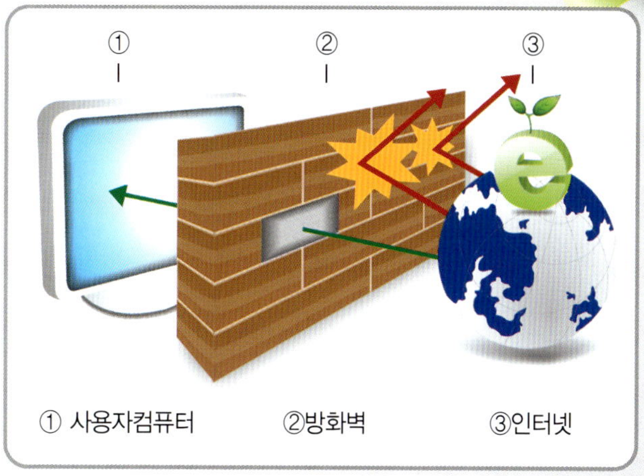


벽돌벽처럼 방화벽은 인터넷과 컴퓨터 사이의 장벽을 만든다.

**QoS** – 인터넷 공유기는 1개의 인터넷 회선을 여러 명이 공유해서 사용하는 기기입니다. 그런데 수도관처럼 대역폭이 한정되어 있기 때문에 동시에 여러 명이 인터넷을 사용하면 전체 네트워크가 느려지는 문제가 생길 수 있습니다. QoS(Quality of Service) 는 한 컴퓨터당 혹은 프로그램 별로 사용할 수 있는 대역폭의 상한선을 제한하여 다른 컴퓨터에서 네트워크 속도의 품질을 보장하는 기능입니다.

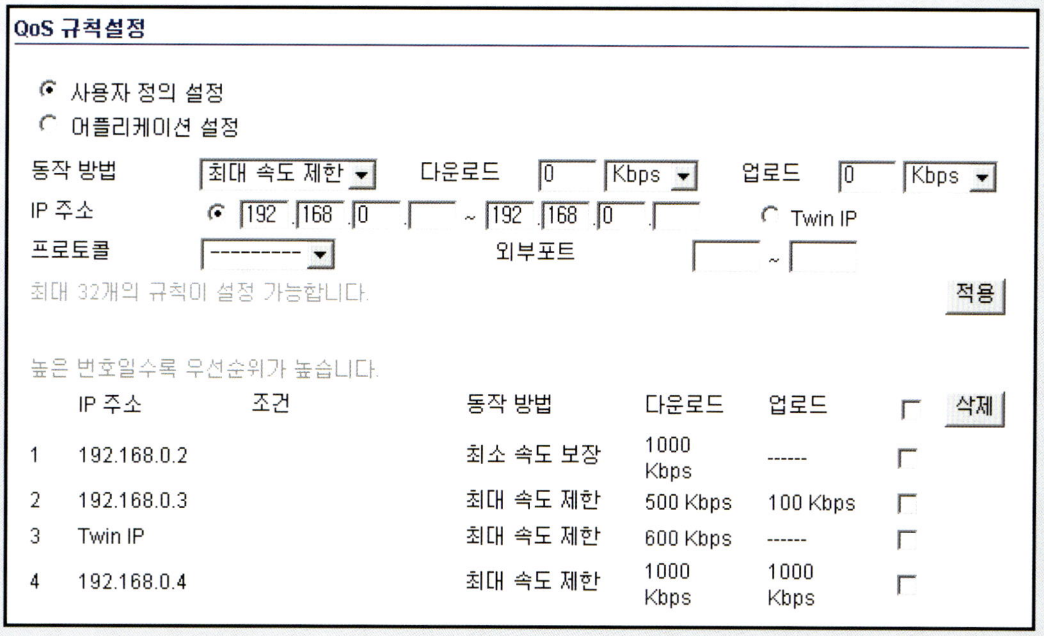

**QoS 규칙설정**

(●) 사용자 정의 설정
( ) 어플리케이션 설정

동작 방법 [최대 속도 제한 ▼] 다운로드 [0] [Kbps ▼] 업로드 [0] [Kbps ▼]
IP 주소 (●) [192].[168].[0].[ ] ~ [192].[168].[0].[ ] ( ) Twin IP
프로토콜 [---------- ▼] 외부포트 [ ] ~ [ ]
최대 32개의 규칙이 설정 가능합니다. [적용]

높은 번호일수록 우선순위가 높습니다.

| | IP 주소 | 조건 | 동작 방법 | 다운로드 | 업로드 | [ ] [삭제] |
|---|---|---|---|---|---|---|
| 1 | 192.168.0.2 | | 최소 속도 보장 | 1000 Kbps | ------ | [ ] |
| 2 | 192.168.0.3 | | 최대 속도 제한 | 500 Kbps | 100 Kbps | [ ] |
| 3 | Twin IP | | 최대 속도 제한 | 600 Kbps | ------ | [ ] |
| 4 | 192.168.0.4 | | 최대 속도 제한 | 1000 Kbps | 1000 Kbps | [ ] |

공유기에서 제공하는 QoS 설정화면

**무선 인터넷 공유기** - 일반적인 공유기에 무선 기능이 합쳐진 것이 무선 인터넷 공유기입니다. 유무선 인터넷 공유기는 AP와 NAT 를 지원하는 라우터, 그리고 4포트 스위치가 하나로 합쳐진 제품이기 때문입니다. 컴퓨터가 10대 미만이며 1-2개의 AP만 사용해도 충분한 네트워크에서는 AP 보다 유무선 공유기를 사용하는 것이 적은 비용으로 무선 네트워크를 구성 할 수 있는 방법입니다.

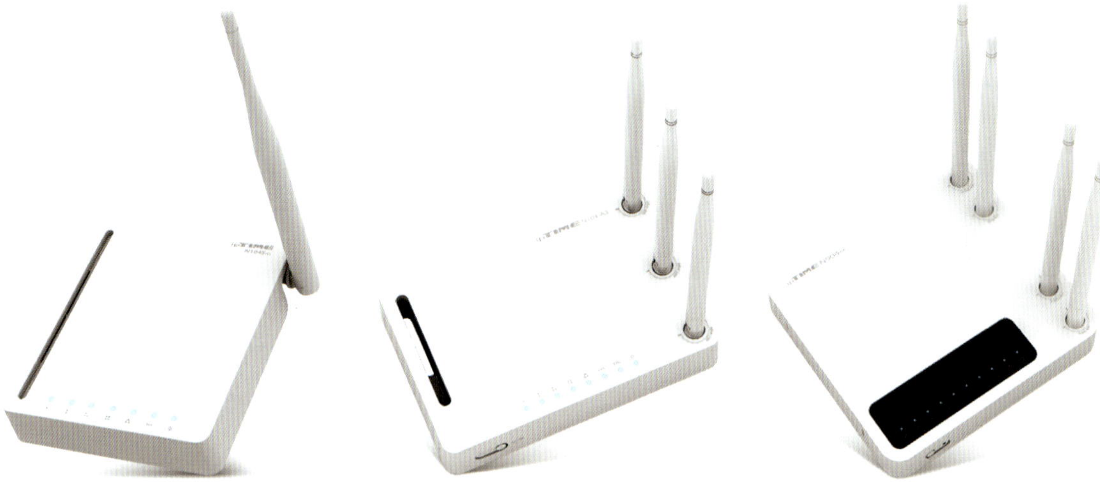

무선 공유기의 제품마다 안테나의 갯수가 다르다.

**AP (Access Point)** - 엑세스 포인트 흔히 AP 라 부르는 장비로 유선 네트워크에서 허브와 같은 역할을 하는 장비입니다. 100미터 범위 내에 무선네트워크가 장착된 장비가 있다면 AP를 통해 네트워크를 구성할 수 있습니다. 따라서 각 층별로 AP를 장치하거나 넓은 건물일 경우 한 층에 여러 개의 AP를 거리를 두어 장치하면 모든 공간에서 무선 랜 환경을 구축하여 사용할 수 있습니다.

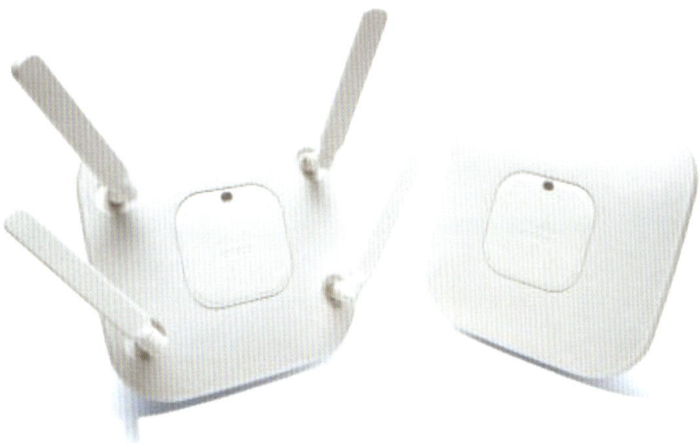

AP 장비는 안테나 역할을 하여 무선 네트워크의 전파 영역을 넓혀준다.

## 2) 유선 네트워크

### (1) UTP 케이블

UTP 케이블은 일반적으로 '랜선' 이라 불리며 랜을 구성할 때 가장 많이 사용되는 케이블입니다. 일반적으로 사용되는 UTP 케이블은 대부분 내부에 8가닥의 전선을 가지고 있는데, 피복을 벗기고 안을 살펴보면 전선이 2가닥씩 한 쌍을 이루며 꼬여 있는 것을 보실 수 있습니다. UTP 케이블은 꼬임 정도에 따라 신호의 감쇠량이 틀리기 때문에 많이 꼬여있을 수록 높은 주파수의 신호를 더 멀리까지 전달 할 수 있습니다. UTP 케이블을 이용한 네트워크는 최대 100m 정도 까지 확장이 가능하다고 보시면 됩니다.

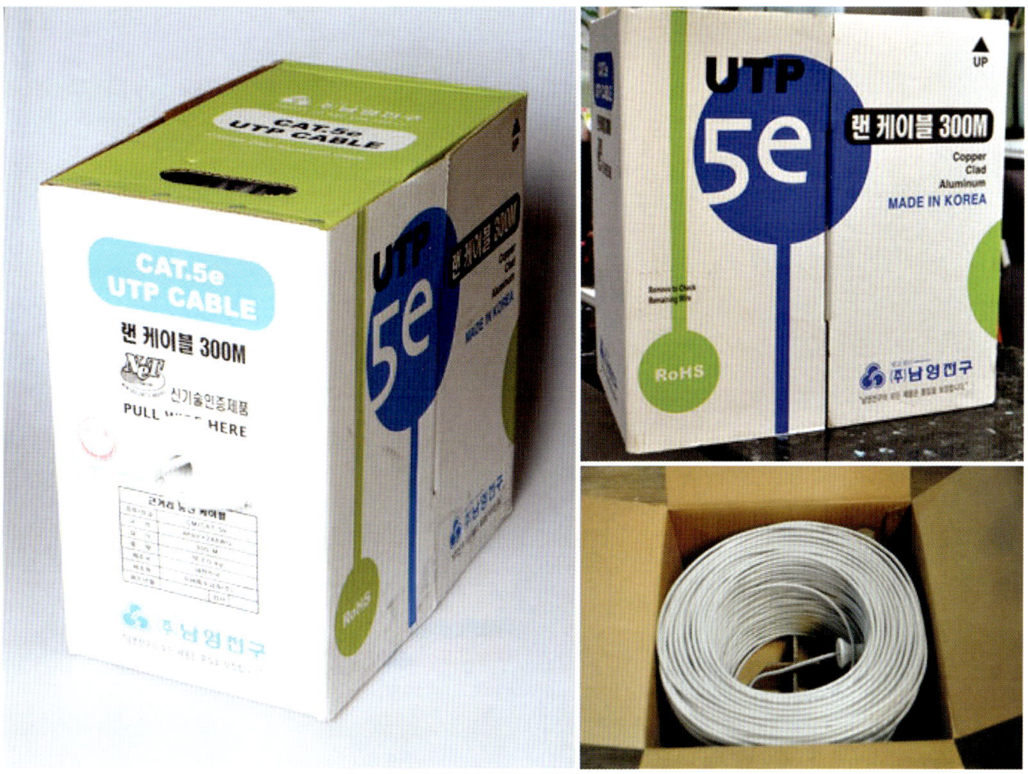


긴 랜선을 잘라 플러그를 연결하여 사용한다. (박스에 포장된 300M 랜선)

## 케이블 접속도구

RJ-45 커넥터로 불리는 플러그를 주로 사용합니다. 전화선을 연결하는 커넥터와 비슷하게 생겼지만 크기가 더 크고 접점이 8개 입니다.

랜선을 커넥터와 연결하기 위해서는 케이블링 툴(랜툴)이라 불리는 특수한 장비를 사용해야 합니다.

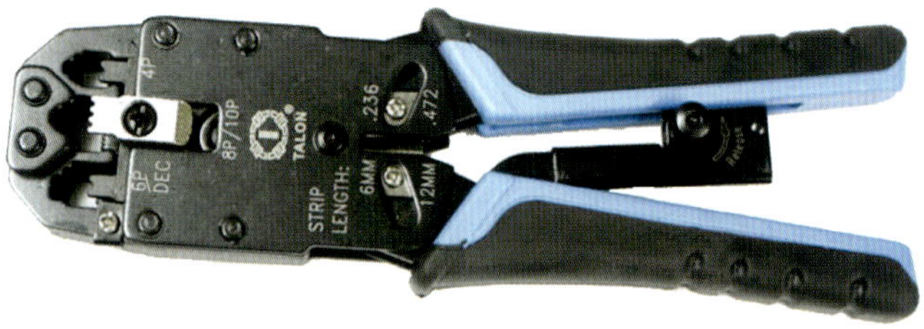


랜선을 만들기 위해 필요한 필수 도구인 랜툴

UTP 케이블을 사용하여 네트워크를 구성할 때 주의할 점은 전기선처럼 중간에 임의로 이어서 사용하지 않아야 된다는 점입니다. 물론 피복을 벗기고 연결한 후에 절연테이프로 감아두어도 짧은 거리에서는 동작하지만, 거리가 멀어지면 데이터가 제대로 전송된다는 보장이 없습니다.

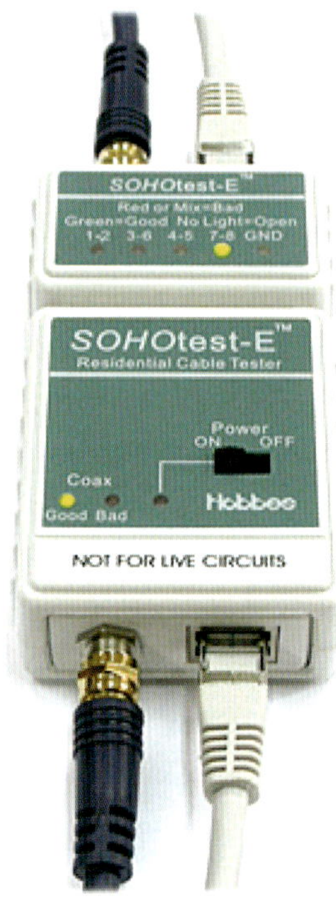


랜선을 테스트할 수 있는 케이블 테스터기

(2) UTP 케이블 종류

다이렉트(Direct) 케이블

일반적인 UTP 케이블을 말하며 컴퓨터와 허브(공유기)를 연결할 때 사용하는 케이블입니다. 잡화상점이나 PC 부품에서 주로 판매하며 각각의 배선이 1:1 로 연결되므로 양쪽 끝이 동일한 순서에 의해 배열 됩니다.

크로스(Cross) 케이블

컴퓨터 대 컴퓨터를 연결하거나 허브와 허브를 연결할 때 사용하는 케이블 입니다. 요즘 출시되는 허브(공유기)는 케이블의 종류를 자동으로 감지하여 작동하므로 요즘은 거의 사용하지 않게 되었습니다. 네트워크가 동작하지 않거나 구축되어 있지 않은 상황에서 PC 대 PC 를 연결한다면 크로스 케이블을 사용하시기 바랍니다.

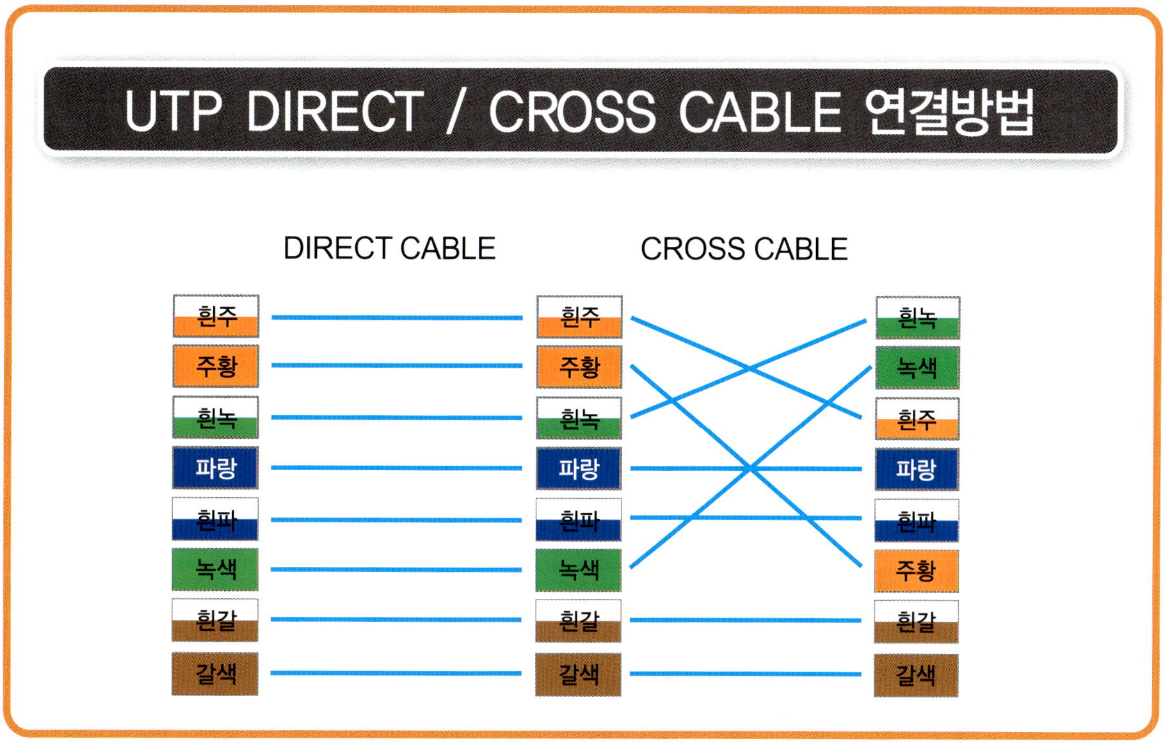


배선이 다른 다이렉트와 크로스 케이블

### (3) UTP 케이블 만드는 법

① 케이블을 용도에 맞는 길이로 자릅니다.

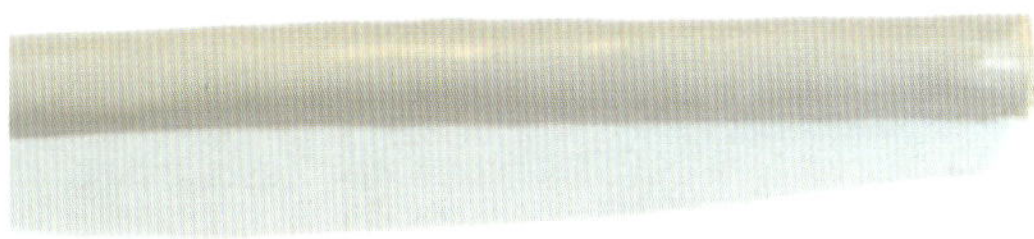

잘린 UTP 케이블

② 앞부분의 1.5~2 Cm 정도를 겉부분을 싸고 있는 피복부분만 벗겨냅니다.

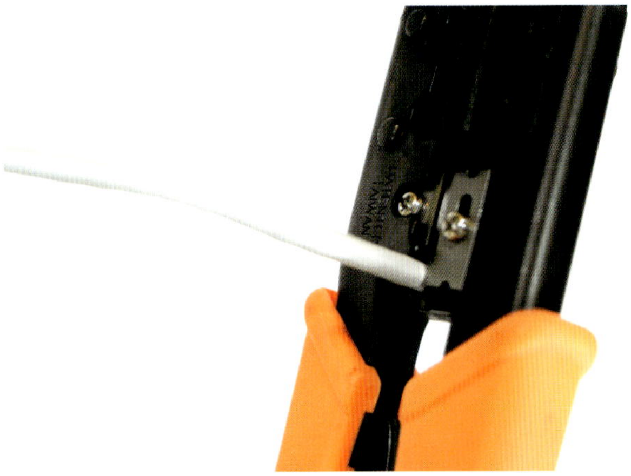

랜툴로 케이블의 피복부분을 벗긴다.

③ 꼬여있는 케이블 가닥을 곧게 펴서 풀어줍니다.

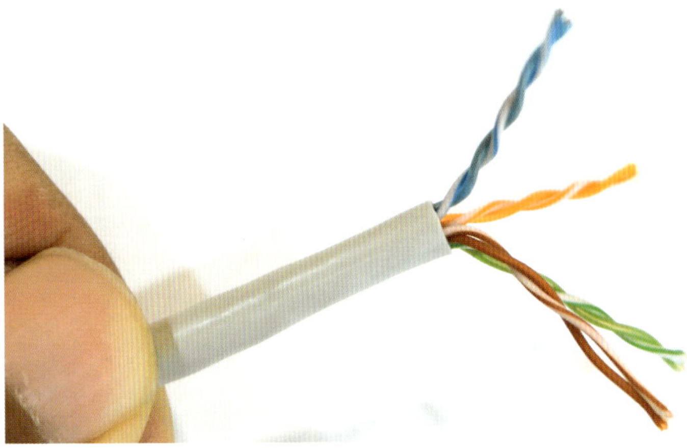

꼬여있는 케이블을 풀어 곧게 편다.

④ 케이블 종류에 맞게 순서를 맞추고 가는 선을 가위나 랜툴로 잘라 일자(-)를 만듭니다.

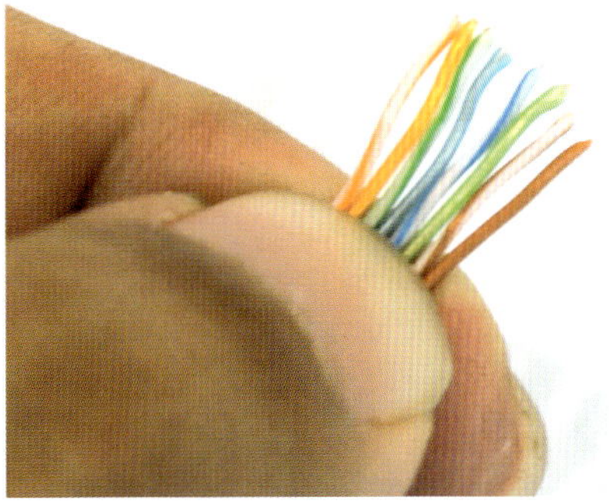

순서에 맞추어 일렬로 잡은 후 끝부분을 자른다.

⑤ 케이블에 커넥터를 삽입합니다. 선이 꼬이거나 순서가 잘못되지 않도록 주의합니다.

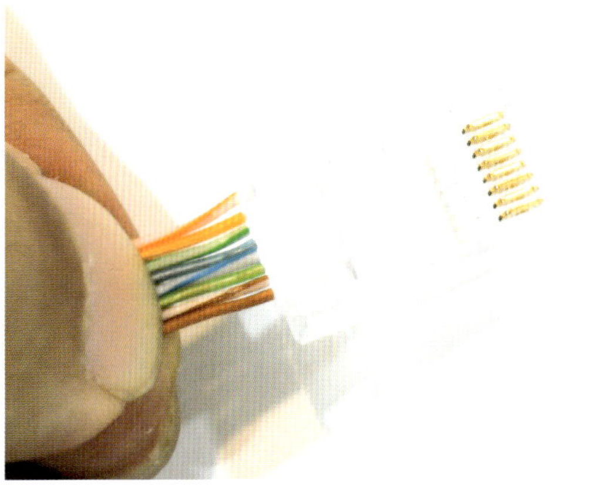

선이 꼬이지 않도록 주의하여 커넥터에 꽂는다.

⑥ 케이블링 툴로 집어 줍니다. 양쪽모두 힘있게 집어 접촉불량이 나지 않도록 주의합니다.

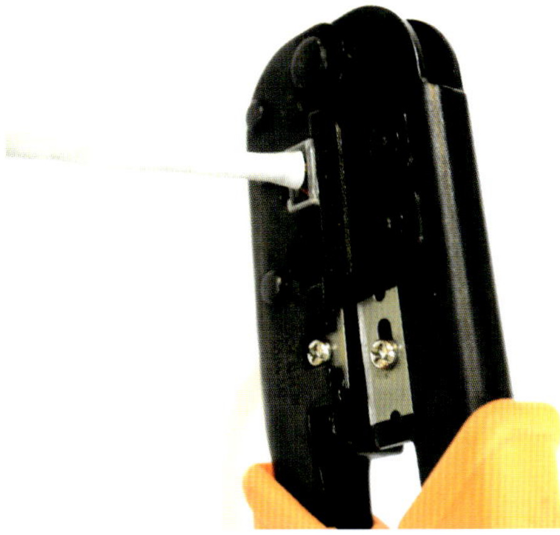

케이블링툴을 이용하여 집어 준다.

⑦ 케이블 테스터가 있다면 테스트 합니다. 없다면 PC 와 공유기에 연결하여 '케이블이 연결되지 않았습니다' 란 메시지가 사라지는 것을 확인합니다.

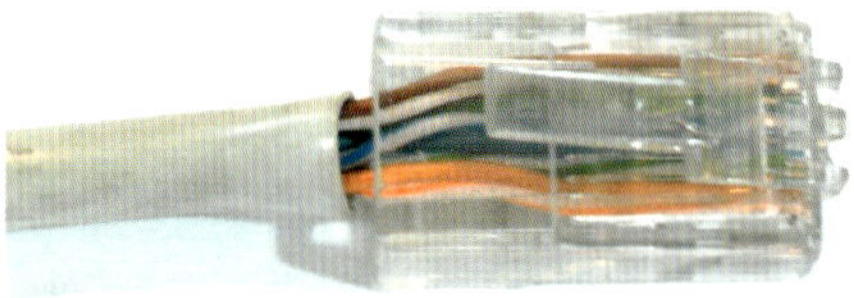

완성된 랜선

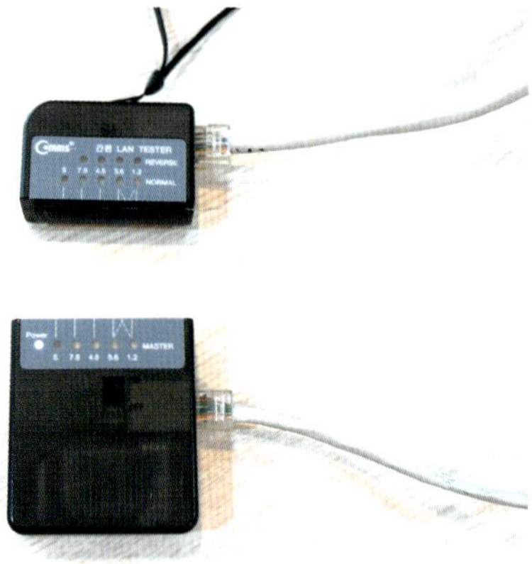

테스터기에 연결하여 테스트하는 모습

### (4) 공유기 설치

공유기는 일반적으로 인터넷 서비스 업체에 회선을 신청하여 1대 이상의 PC를 연결하기 위해 주로 사용합니다. 혹은 사용하는 PC는 한대이나 스마트폰이나 기타 다른 단말기를 무선으로 연결하는 용도로 사용됩니다. 고가였던 예전에는 사무실이나 컴퓨터를 많이 사용하는 파워유저가 주로 사용하였으나 이제는 대중화되어 쉽게 공유기를 찾아 볼 수 있습니다.

공유기의 설치는 의외로 간단합니다. 기존에 ADSL 이나 기타 인터넷 서비스 업체를 통해 인터넷을 사용하고 계신다면 아래와 같은 방법으로 연결하시면 됩니다.

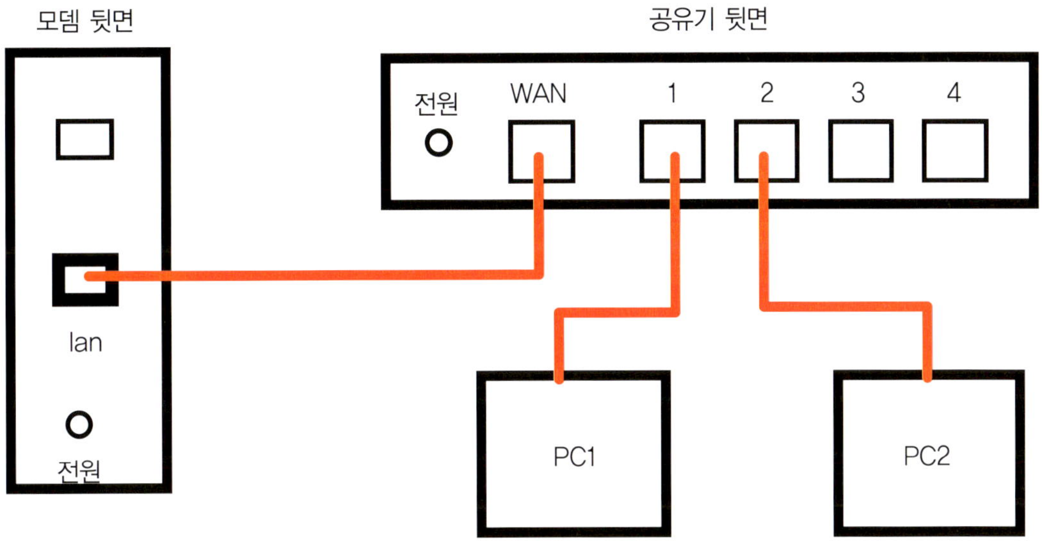


① 공유기에 전원선을 연결하고 스위치를 On 으로 한다.

② 기존 모뎀에서 컴퓨터로 연결되어 있는 랜선을 뽑아 공유기의 WAN 포트에 연결한다.

③ 추가로 랜선(구입한 공유기에 동봉)을 공유기에서 PC로 연결한다. (이때 1,2,3,4 포트 중 아무 곳에나 연결하면 됩니다.)

## 기가바이트랜

일반적인 랜카드는 10M/100M bps 의 속도를 지원합니다. 기가바이트랜은 최대 전속속도를 1000M bps 까지 낼 수 있는 기능으로서 외부 광랜과 함께 내부 네트워크에서 사용시 강력한 성능 향상을 가져올 수 있습니다. 광랜을 사용하는 네트워크 환경에서 기가바이트를 지원하는 공유기와 랜카드를 사용하시면 모든 네트워크의 컴퓨터가 기가급으로 빨라집니다.

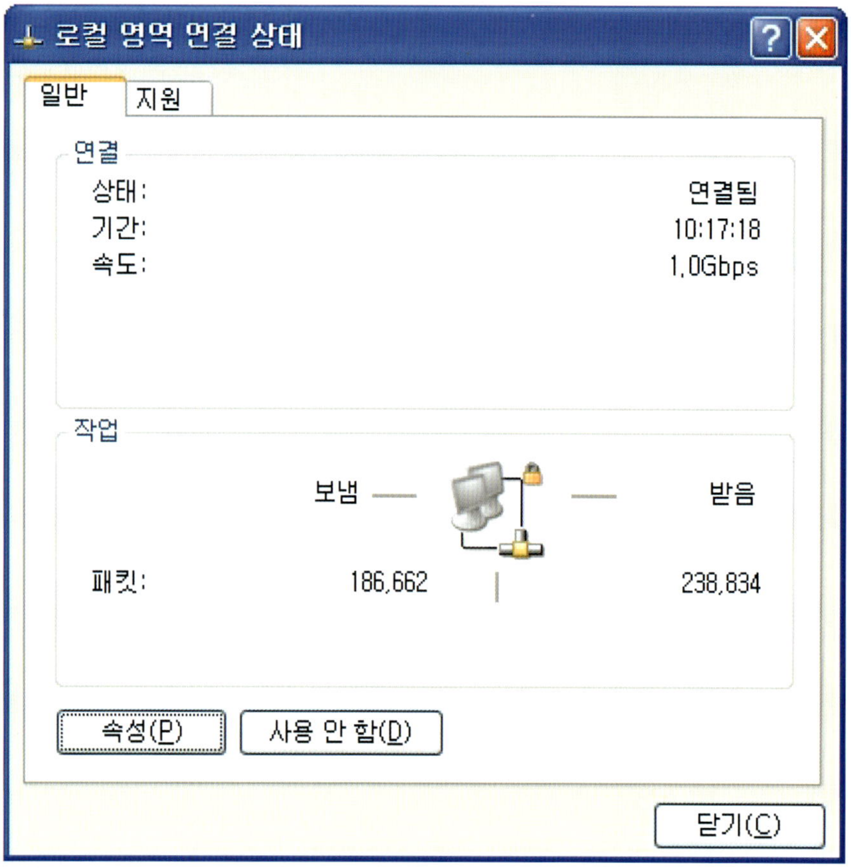


내부 네트웍이 1Gbps 로 연결된 상태

일반적으로 많이 사용하는 UTP 선인 카테고리 5 선에서도 기가바이트를 지원하므로 회선의 업그레이드가 필요 없으며 요즘 출시되는 랜카드는 대부분 기가바이트랜을 지원하기 때문에 네트워크 장비만 주의하여 구매하시면 얼마든지 이를 활용하실 수 있습니다.

기가바이트랜을 사용하실 경우 랜카드 및 공유기, 스위치 등의 모든 장비가 이를 지원하여야 하며 어느 한쪽이 기가바이트를 지원하지 않을시 한 단계 낮은 속도로 작동하기 때문에 이를 잘 확인하셔야 합니다.

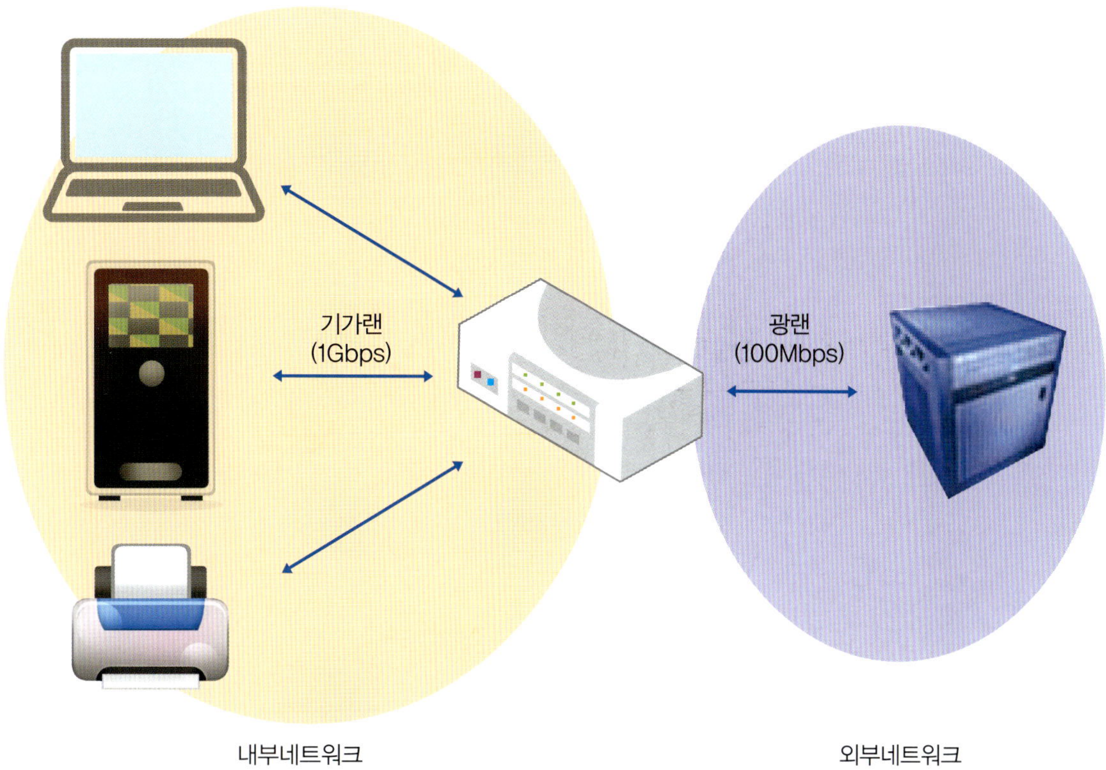


인터넷은 광랜으로 내부 네트워크는 기가랜으로 구성한 모습

### 3) 무선 네트워크

무선 네트워크는 말 그대로 케이블을 사용하지 않고 전파나 적외선을 이용하여 신호를 전송하는 것을 말합니다. 흔히 사용하는 휴대폰이나 Wi-Fi (와이파이)가 모두 무선 네트워크에 속하며 기술의 발전으로 단순한 음성을 넘어 이미지와 영상을 주고 받는 멀티미디어 무선 데이터 통신의 시대가 열렸습니다. 컴퓨터와 주로 연결되는 Wi-Fi 는 IEEE 에서 규격화한 무선랜 표준으로 일반적으로 가정이나 사무용도로 가장 많이 사용하고 있습니다. Wi-Fi 무선랜은 비약적인 기술의 발전으로 예전 10Mbps 의 낮은 속도를 극복하고 54M~300Mbps 의 빠른 속도를 낼 수 있습니다.

예전에는 비용 등 여러 가지 이유로 무선 네트워크가 활성화되지 못했지만, 태블릿, 노트북, 스마트 폰 등 포터블 장치를 사용하기 위해 무선 네트워크를 사용하는 구성이 점차 늘어나고 있습니다.

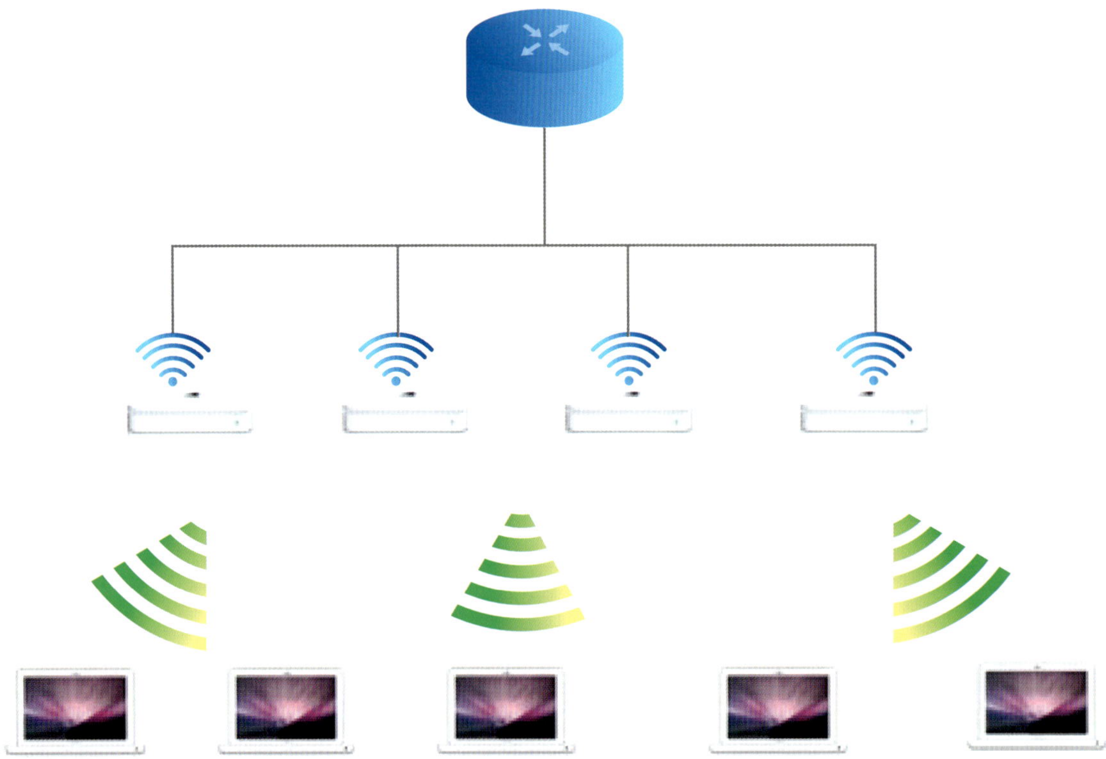

다수의 무선장비로 무선 네트워크를 구성한 모습

## 유선 vs 무선

비용적인 측면에서는 무선보다는 유선 네트워크가 훨씬 빠르고 안정적일 수 있습니다. 통신에 필요한 장비가 저렴하고, 데이터의 이동시 손실이 별로 없기 때문입니다. 또한 통신을 위해 물리적으로 통신선에 연결되어야 하기 때문에 물리적인 보안이 가능한 장점이 있습니다. 하지만 유선 네트워크는 케이블을 연결해야 한다는 부담이 있고 항상 통신 선이 연결되어야 하는 단점이 있습니다.

무선의 가장 큰 취약점은 비용과 안정성입니다. 대규모 네트워크를 무선으로 꾸미기 위해서는 장비의 비용이 많이 듭니다. 또한 무선 전파가 도달하지 않는 사각지대가 존재하고 연결이 중간에 끊기는 불안정성을 보입니다. 보안적인 면에서도 물리적 보안이 어느 정도 보장되는 유선에 비해 무선은 울타리 밖에서도 신호를 가로챌 수 있습니다.

하지만 최근 무선 기기에 대한 활용도가 높아지면서 이러한 단점들을 개선한 기술과 장비들이 속속 등장하고 있어 무선 네트워크의 미래는 밝다 하겠습니다.

# 4. 무선 네트워크

## 1) Wi-Fi 란?

Wi-Fi 란 무선 홈네트워킹을 지원하는 기술 표준 중 하나입니다. Wi-Fi 는 802.11b, 802.11a 를 거쳐 최근에는 802.11 n까지 확장되었습니다.

- **802.11b – 주파수 대역 : 2.4기가헤르츠(GHz)**

  최대전송 속도 : 11Mbps
  가장 먼저 나온 기술로 전송속도가 느리고 다른 기기(스마트폰, 블루투스)와의 주파수 간섭 문제

- **802.11a – 주파수 대역 : 5기가헤르츠(GHz)**

  최대전송 속도 : 54Mbps
  5Ghz 대역을 사용하므로 802.11b와 호환은 되지 않지만 다른 기기와의 주파수 간섭 문제가 발생하지 않는다. 넓은 전파 대역을 사용할 수 있다는 장점이 있지만, 신호의 특성상 장애물이나 도심 건물 등 주변 환경의 영향을 쉽게 받는 단점이 있다.

- **802.11g – 주파수 대역 : 2.4기가헤르츠(GHz)**

  최대전송 속도 : 54Mbps
  802.11b와 같은 주파수 대역을 사용하여 802.11b 사용기기에 대하여 호환이 가능해 최근까지 가장 많이 사용되고 있는 표준입니다.

- **802.11n – 주파수 대역 : 2.4기가헤르츠(GHz), 5기가헤르츠(GHz)**

  최대전송 속도 : 300Mbps
  근거리 무선 통신 중 가장 최근에 등장한 기술이며 전송속도가 가장 빠르다. 시중에 판매되는 무선 공유기는 보통 11n 을 지원하며, 무선랜카드 및 스마트폰에 장착된 무선랜 역시 802.11/b/a/g/n 을 지원하고 있다.

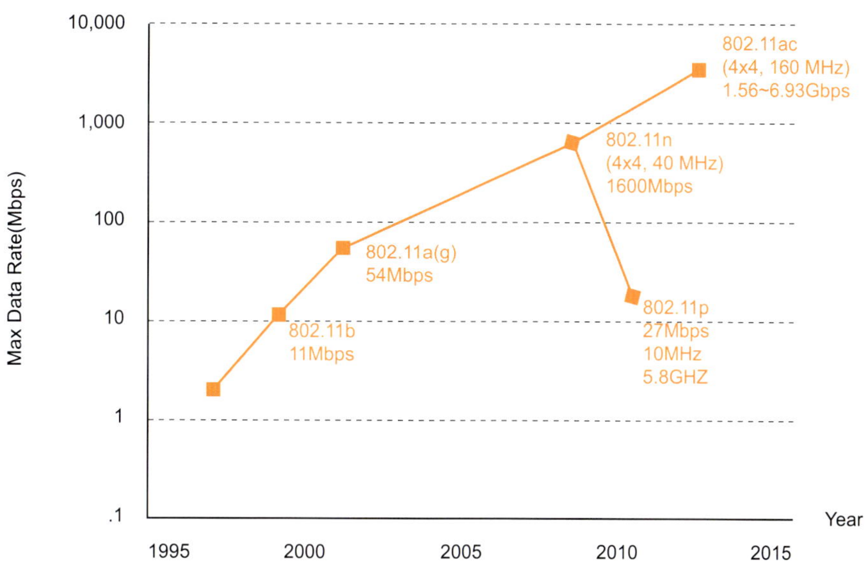


Wi-Fi 기술 트랜드 도표 (출처 www.unex.com)

### AP란?

AP(Access Point)는 무선랜이 설치된 장비가 무선네트워크에 접속하는 접점을 말합니다. 공유기를 사용하신다면 공유기가 AP의 역할을 하게 됩니다. 원래 AP는 다수의 무선랜 환경을 구축할 때 사용하는 장비를 일컬으며 수백 대의 사용자를 커버할 수 있는 AP는 상당히 고가입니다. AP는 무선으로 접속된 장비와 자료를 주고받아 유선에 연결된 라우터나 공유기에 전달합니다.

이론상으로 Wi-Fi 존에 있는 기기는 그 수에 상관없이 인터넷을 쓸 수 있다고 하나, 좁은 지역에서 사용자 수가 많아지면 많아질 수록 속도가 떨어지기 때문에 사용자수와 속도를 감안하면 15~20 대 정도가 적당하다고 합니다. 실내 구축의 경우 AP 간의 간섭을 줄이고 적정수의 사용자 수를 수용하기 위해 일부러 무선 장비의 출력을 낮추어 사용하기도 합니다.

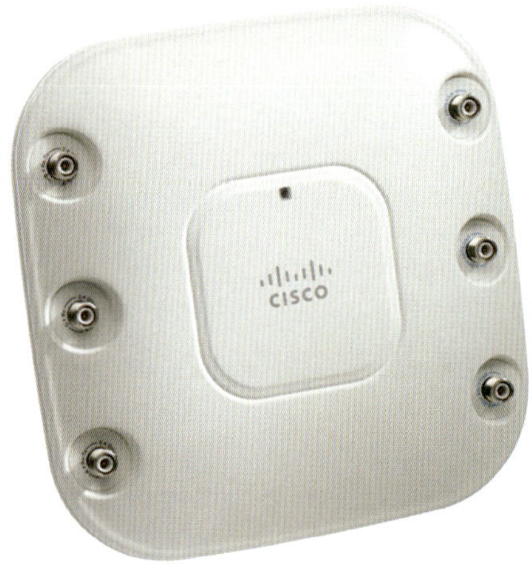


천정에 매립하여 설치하는 무선 AP 장비

## 2) 무선 전파의 특성

일반적으로 사용하는 무선 신호는 안테나에 90도 방향으로 원을 그리며 날아갑니다. 따라서 공유기나 AP 장비의 위치가 최적의 위치에 있다고 하더라고 바닥 위에 직각(90도)으로 서있지 않고 기울어져 있으면 그 신호가 멀리까지 가지 못하게 됩니다.

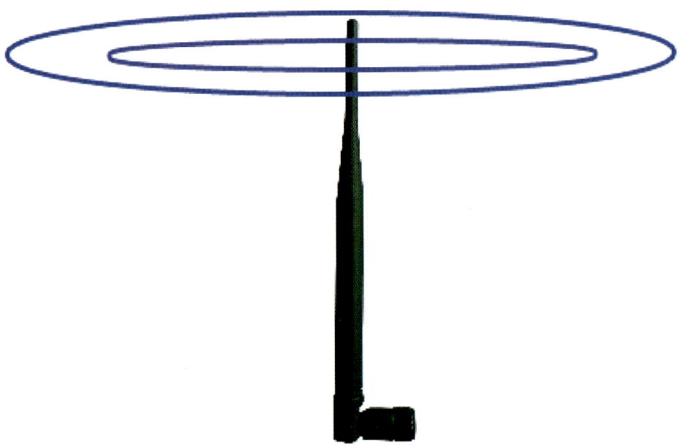

무선 전파는 안테나와 90도의 각도로 원형을 그리며 전파된다.

또한 무선 전파의 특성상 금속 물체나 판 혹은 두꺼운 시멘트 벽은 전파가 반사된다는 것을 염두에 두셔야 합니다. 금속 물질의 경우 대부분을 다양한 각도로 반사하지만 가벽(베니어판이나 단열재)등은 상당 부분의 신호가 흡수되고 일부만을 반사합니다. 따라서 사무실의 한 가운데 공유기를 설치했다 하더라도 바로 금속으로 만들어진 단자함에 가두어 놓거나 항상 닫혀 있는 두꺼운 철문이 이를 가로 막고 있다면 무선 신호가 거의 잡히지 않을 것입니다. 공유기의 위치는 책상 밑이나 책상 위보다는 천장 정도의 위치가 더욱 좋습니다. 왜냐하면 바닥 면으로 내려갈 수록 사무집기나 기타 전파를 방해하는 요소가 많기 때문입니다.

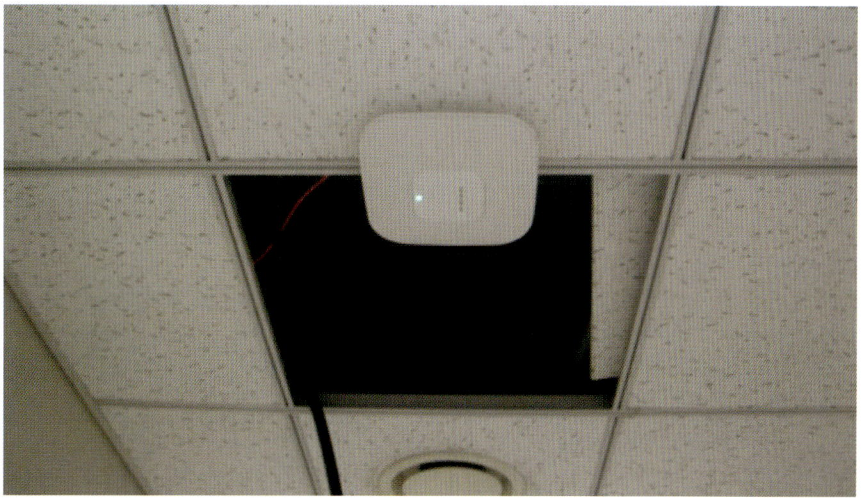

무선 전파의 반사를 막기 위해 천정에 설치하는 무선 장비

마지막으로 주의하여야 할 사항은 전파의 간섭입니다. 가장 많이 사용하는 2.4 GHz 대역은 인접채널에 의한 간섭에 따라 수신율과 속도가 차이가 납니다. 바로 인접 채널의 간섭을 직접적으로 받는 경우 평소 효율의 30%도 내기 힘듭니다. 따라서 되도록 신호가 세게 잡히는 사용 채널을 파악하여 사용하지 않는 채널대로 공유기의 채널을 맞추어 사용하는 것이 중요합니다.

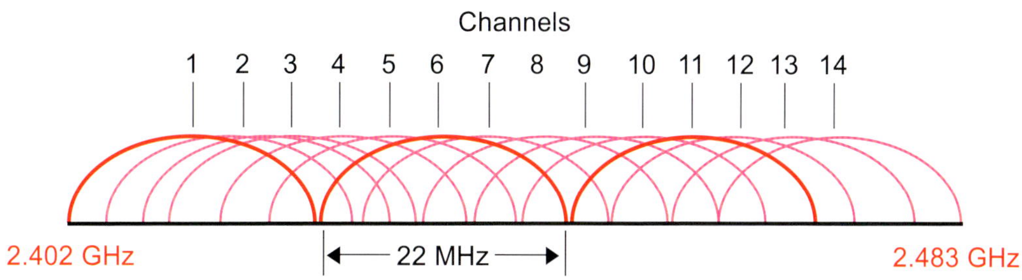


채널 별 주파수 영역 범위

### 3) 무선 공유기

무선 공유기는 유선 공유기와 달리 선이 필요 없기 때문에 공유기만 연결하면 바로 사용하실 수 있습니다. 공유기에 전원을 연결하고 인터넷 서비스 업체에서 제공해준 모뎀과 공유기를 유선 공유기와 같은 방법(공유기의 WAN 포트와 연결)으로 연결만 해주면 됩니다.

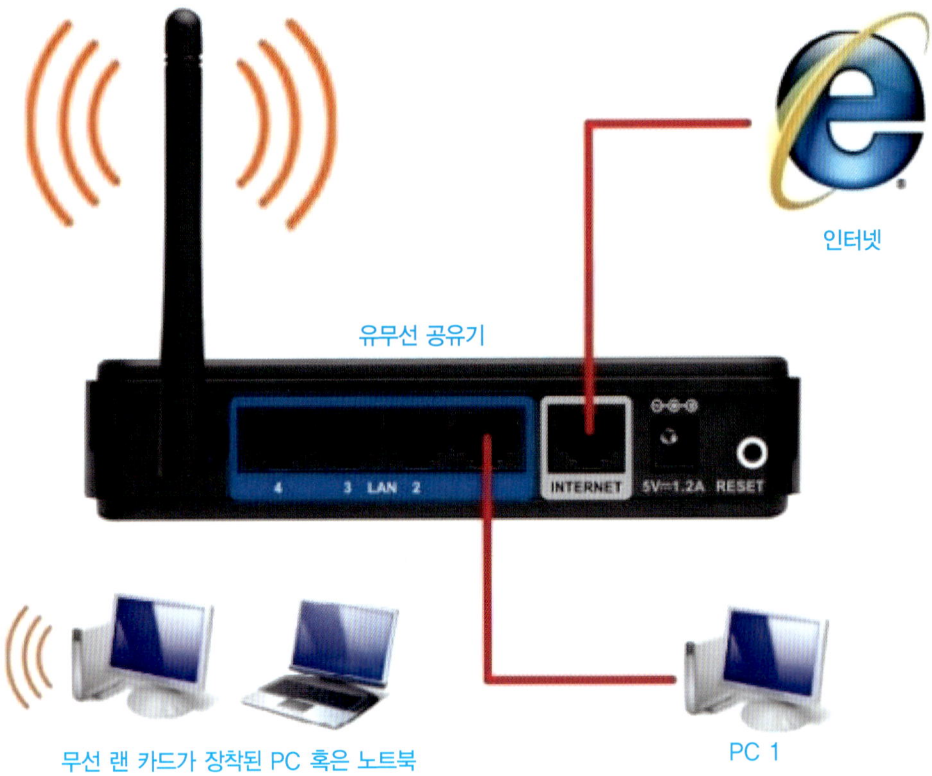


유무선공유기는 유선장비와 무선장비를 동시에 연결할 수 있다.

이후 노트북이나 스마트폰에서 '무선 네트워크 연결' 이나 '무선 설정' 메뉴에 가서 설치하신 공유기를 접속하도록 설정하시면 됩니다. 무선공유기는 대부분 13개의 채널을 지원하며 이것은 TV의 채널과 비슷한 역할을 합니다. 만약 주변에 다른 무선공유기가 설치되어 있고 같은 채널을 사용한다면 채널 간섭으로 인해 네트워크가 제대로 동작하지 않을 수 있습니다.

이러한 설정을 변경하시거나 혹 설치하신 무선 공유기에 암호를 걸고 싶으시다면 공유기에서 제공하는 방법을 통해 설정을 변경하실 수 있습니다. 아래는 설정화면에 들어가 네트워크 목록에서 뜨는 이름(SSID)을 변경하는 것과 암호(네트워크 키)를 지정해 줄 수 있는 것을 보여주는 화면입니다.

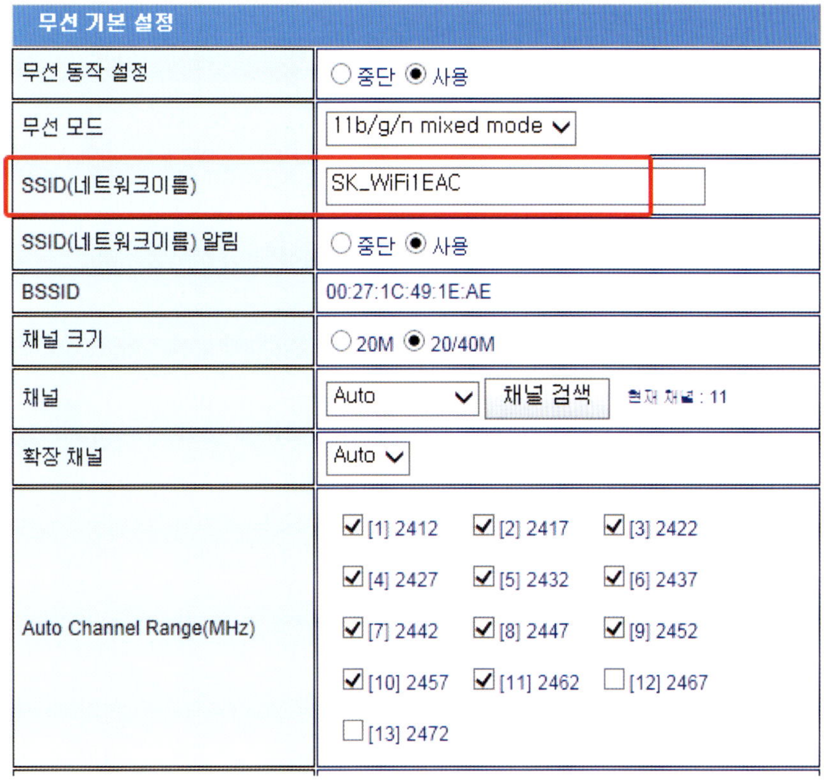


공유기에서 SSID 를 변경할 수 있다.

Wi-Fi 접속은 유선의 '케이블 연결'과 비슷합니다. 앞서 설명 드렸듯이 공유기는 DHCP의 기능을 수행하기 때문에 무선도 이와 다르지 않습니다. 일반적으로 DHCP는 다음과 같은 작업을 수행합니다.

① 무선이 연결된 후, 단말기가 네트워크에 DHCP로 IP가 필요함을 알린다.

② DHCP 서버는 ①번 패킷을 받은 후, 여유 있는 IP 중 하나를 DHCP 에서 할당하여 단말기에 보낸다.

③ 단말기는 ②번을 통해 받은 IP에 대해 사용을 요청하는 신호를 다시 보낸다.

④ 서버는 ③번을 통해 받은 신호를 확인 후, 이에 대한 확인 패킷을 단말기에 보냄으로써 단말기가 2)번 과정에서 부여 받은 IP를 사용해도 됨을 승인한다. 이 과정이 끝나면 단말기는 부여 받은 IP 를 사용하여 통신이 가능해진다. 이때까지 단말기는 IP 가 없는 상태 0.0.0.0 을 유지한다.

## 4) 무선 연결하기

윈도우 우측 하단의 무선 설정에 가서 SSID 를 선택합니다. 비밀번호를 지정하지 않았다면 접속할 수 있습니다. 자물쇠 모양의 아이콘이 보이는 경우 무선 네트워크에 연결하기 위한 비밀번호를 설정한 것이므로 올바른 패스워드를 입력하여야 연결할 수 있습니다.

### 5) 무선 접속 오류

윈도우 계열 노트북에서 가장 흔히 나타나는 접속 오류가 연결 설정에 관한 것입니다. 다른 사람의 PC는 접속이 잘 된다면 대부분 공유기에는 이상이 없고, 접속하는 단말기의 설정이 잘못되어 있는 경우입니다. 다음은 정상적인 연결의 예입니다.

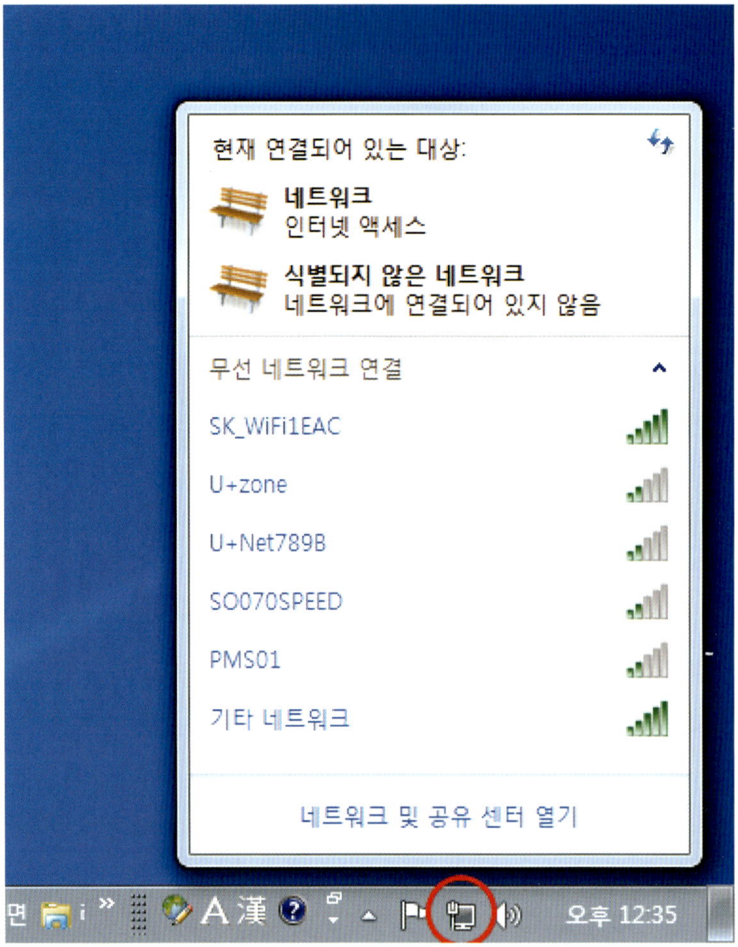


윈도우 우측 하단 항목의 네트워크 버튼을 클릭

윈도우 우측 하단 트레이 아이콘이나 제어판의 '네트워크 및 공유센터' 의 '무선 네트워크 관리' 로 들어갑니다.

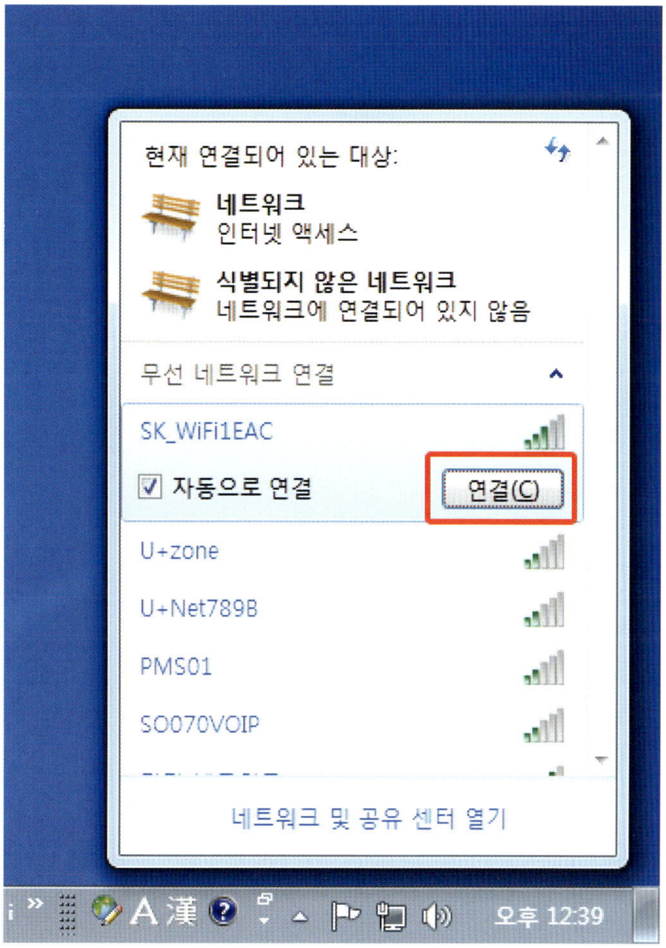


사용할 무선 네트워크를 선택합니다.

목록에 나타나는 AP가 연결이 가능한 무선 네트워크 입니다. 무선공유기의 이름을 잘 모르겠다면 안테나가 녹색으로 가득 찬 것을 고르면 됩니다.

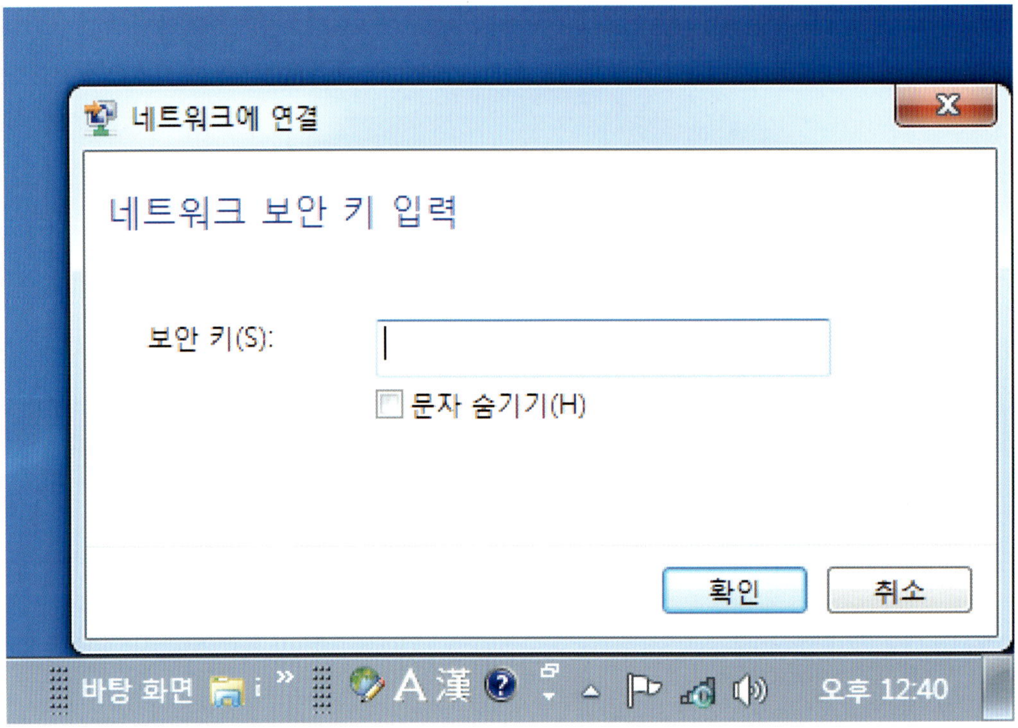


네트워크 접속 보안 키가 필요한 경우 입력

클릭 후 [연결] 버튼을 누르면 잠시 후 '연결됨 '이라는 표시가 뜹니다.

윈도우 XP에서 가장 많이 나타나는 오류는 위와 같습니다. 이 메시지는 윈도우 -> 설정 -> 제어판 -> 관리도구 -> 서비스 항목에 가서 'Windows Zero Configuration' 항목을 시작으로 설정하시면 정상적으로 작동합니다. 윈도우 7 이상에서는 WLAN AutoConfig' 항목을 시작으로 설정합니다. 혹은 노트북의 무선랜 스위치가 꺼져있을 경우 무선랜이 꺼져있다는 메시지가 나옵니다.

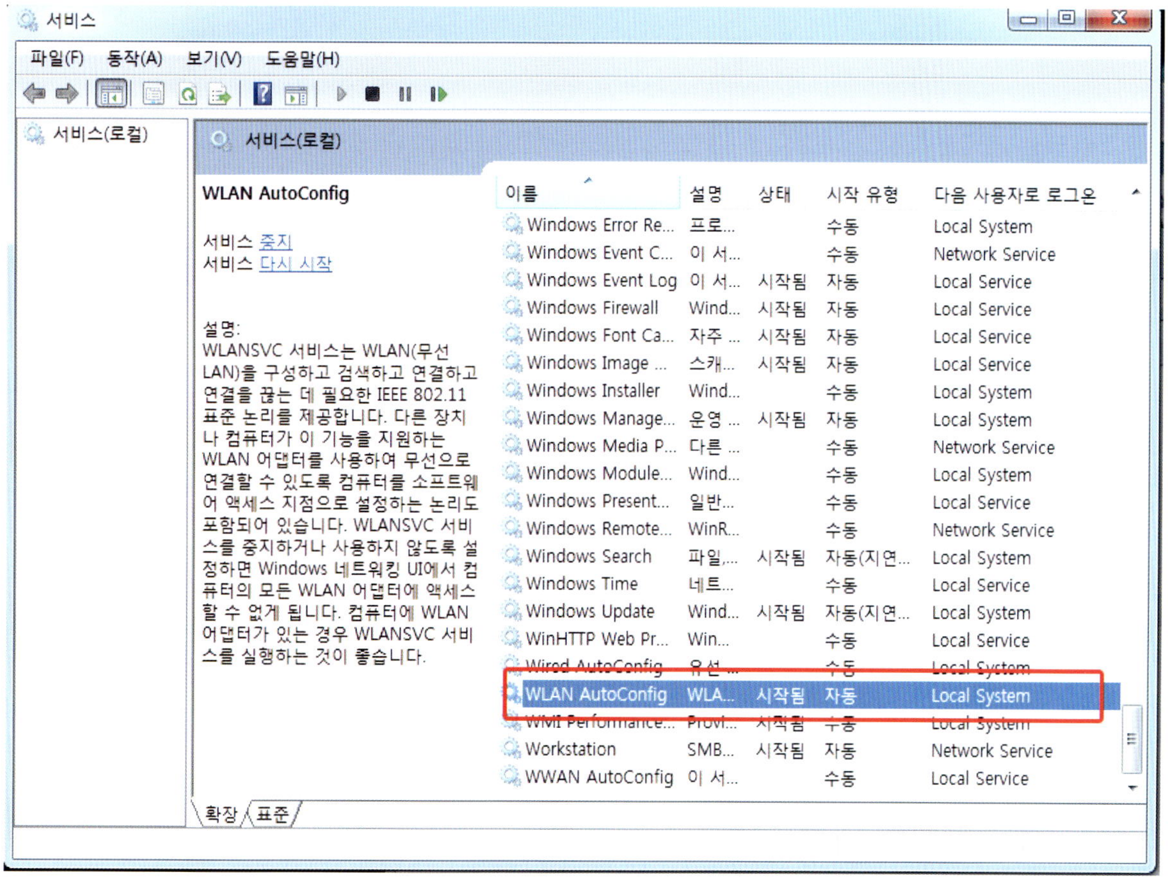


윈도우 서비스 항목에서 'WLAN AutoConfig' 항목이 '시작됨' 인지 확인

서비스의 시작 유형을 수동에서 자동으로 변경하면 윈도우가 부팅될 때 항상 자동으로 서비스가 가동 됩니다.

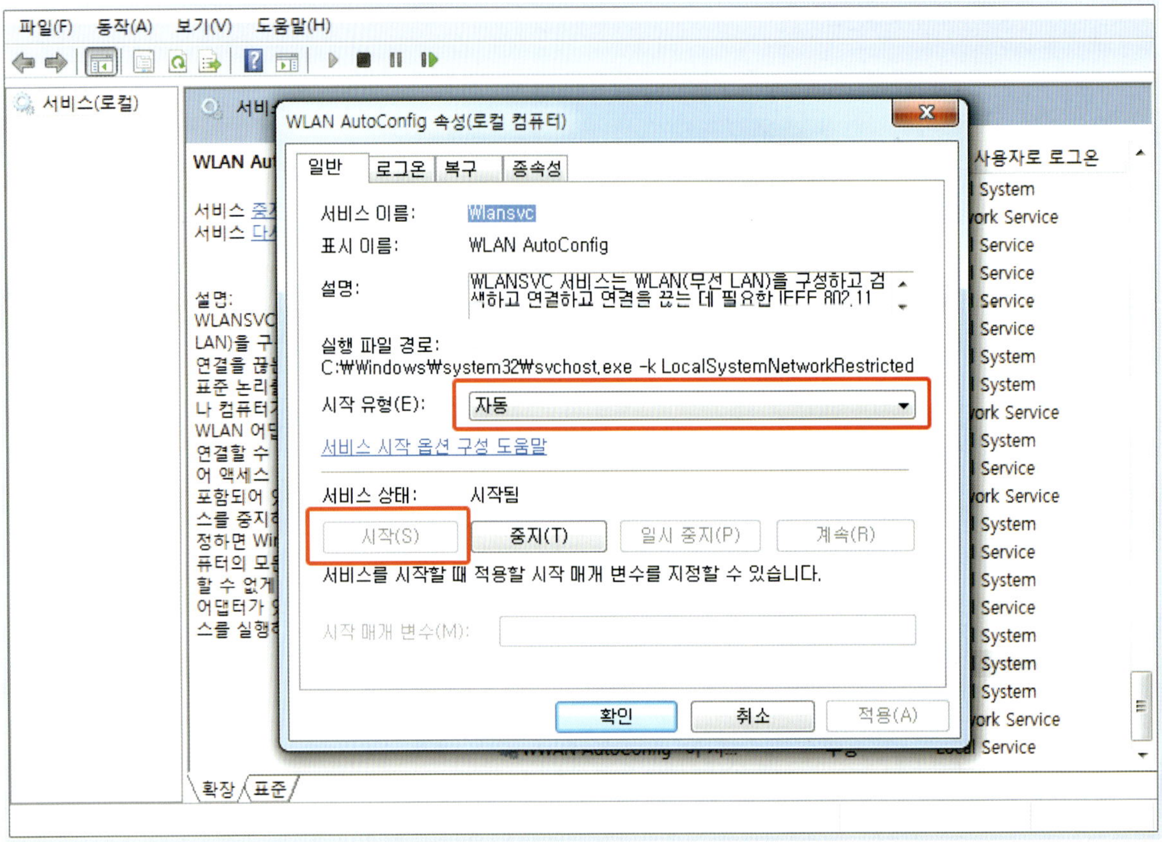


서비스가 실행중이지 않다면 '시작' 버튼을 누른다.

그 외 기타로 발생할 수 있는 여러 문제가 있습니다. 일반적으로 무선 환경에서 에러가 발생하는 원인은 여러 가지가 있으나 대개 그 유형은 아래와 같이 분류될 수 있습니다.

(1) 2.4GHz 를 기준으로 사용할 수 있는 채널은 13개이며, 채널 중복이나 간섭 등의 영향에 따라 같은 공간이라도 성능에 차이가 발생한다.

(2) 사용자의 무선 모듈도 여러 가지로 분류되며 그 종류에 따라 속도 및 간섭 정도에 차이가 있고, 무선랜 카드의 성능에 따라 동일한 공유기를 사용하더라도 성능의 차이가 있다.

(3) 인증 및 암호화 과정에서 발생할 수 있는 오류가 있다.

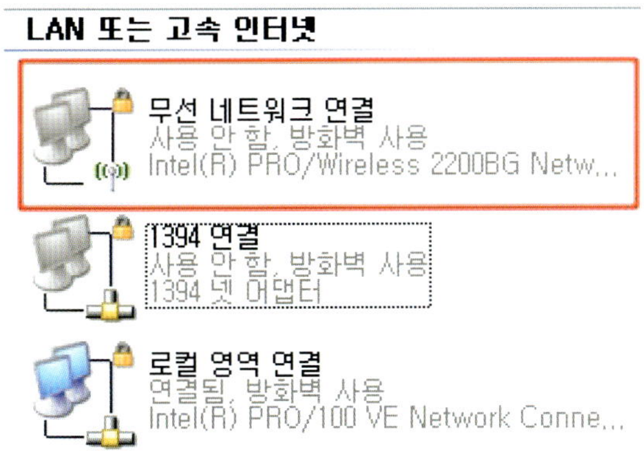
LAN 또는 고속 인터넷
무선 네트워크 연결
사용 안 함, 방화벽 사용
Intel(R) PRO/Wireless 2200BG Netw...
1394 연결
사용 안 함, 방화벽 사용
1394 넷 어댑터
로컬 영역 연결
연결됨, 방화벽 사용
Intel(R) PRO/100 VE Network Conne...

무선 네트워크 연결을 '사용않함'으로 설정하면 무선 연결이 않된다.

무선 네트워크 아이콘에 ! 마크가 떴을 경우는 연결이 잘 되지 않은 경우입니다. 보통의 PC는 공유기에 연결된 후 DNS 요청에 대한 응답이 없거나 공인 IP 대역으로의 통신이 25초 동안 연결되지 않는 경우, 윈도우 우측 하단의 트레이 아이콘의 WiFi 아이콘에 느낌표를 표시하게 됩니다.

이런 경우 PC 네트워크 설정에 'IP 자동 받기' 등의 옵션이 잘못되어 있거나 공유기와 인터넷 모뎀의 연결 설정이 잘못되어 있는 경우가 많습니다.

**무선 커버레이지** – 무선 안테나의 콘크리트 벽에는 반사되거나 일부 신호가 흡수되기도 합니다. 주의해야 할 것은 무선 신호는 철문을 통과하지 못한다는 점입니다. 여름철에는 무선 신호가 잘 잡히다가도 모든 문을 닫는 겨울에는 무선 신호가 잡히지 않는 경우도 있습니다. 따라서 무선을 사용하기 위해서는 공유기의 위치를 철문이 없는 트인 복도에 설치하는 것을 권해드립니다.

**공유기 설치 장소** – 공유기의 가장 좋은 설치 장소는 천정입니다. 그 이유는 바닥으로 갈수록 책상이나 의자, 각종 집기 등 전파를 방해하는 요소가 많기 때문입니다.

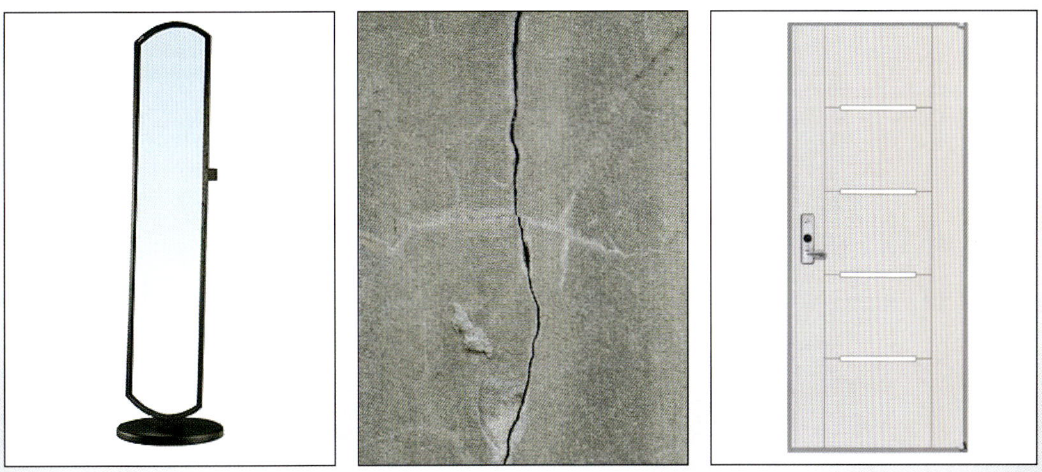

무선 전파는 거울, 콘크리트, 철문 등을 통과하지 못한다.

# 5. 네트워크 구성

## 1) 공유기를 통한 네트워크 구성

일반가정이나 소규모 사무실에서 가장 쉽게 구성할 수 있는 네트워크는 공유기를 사용하는 것입니다. 공유기 없이 인터넷에 연결된 PC 와 다른 PC를 연결하여 구성하는 방법도 있지만 요즘은 거의 사용하지 않습니다. 공유기 연결은 매우 간단해서 공유기에 WAN 포트에 외부 인터넷 회선을 연결하고 다른 일반 포트에 PC 들을 연결하면 됩니다.

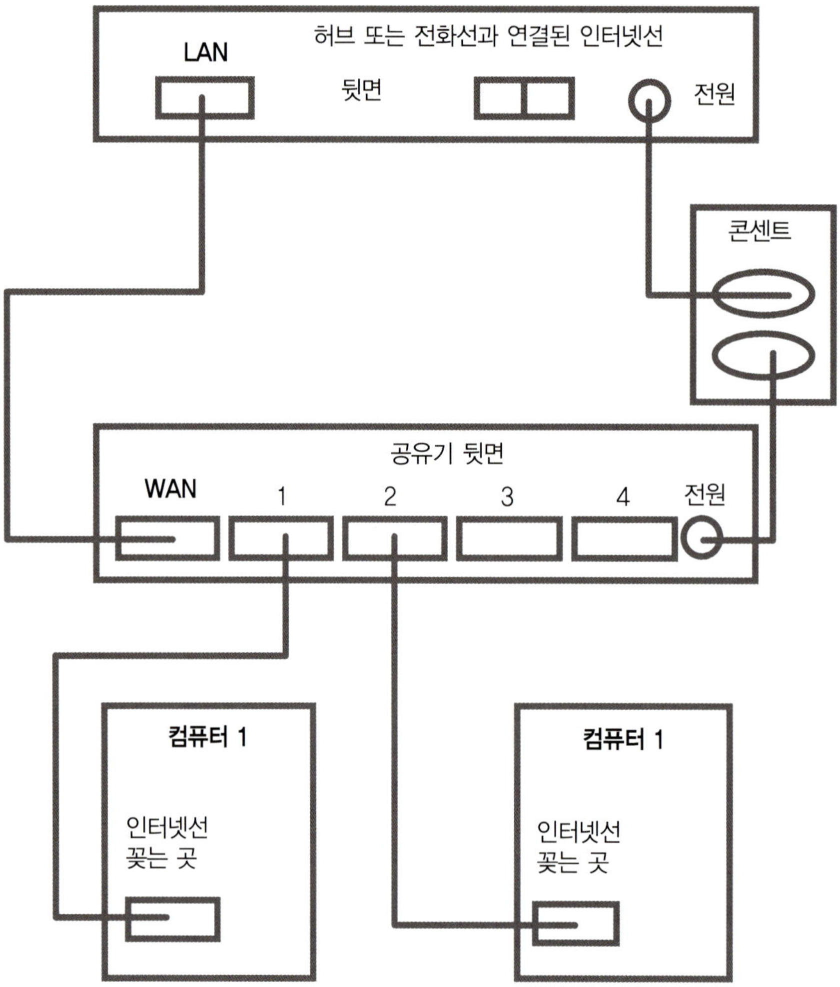


공유기 설치 구성도

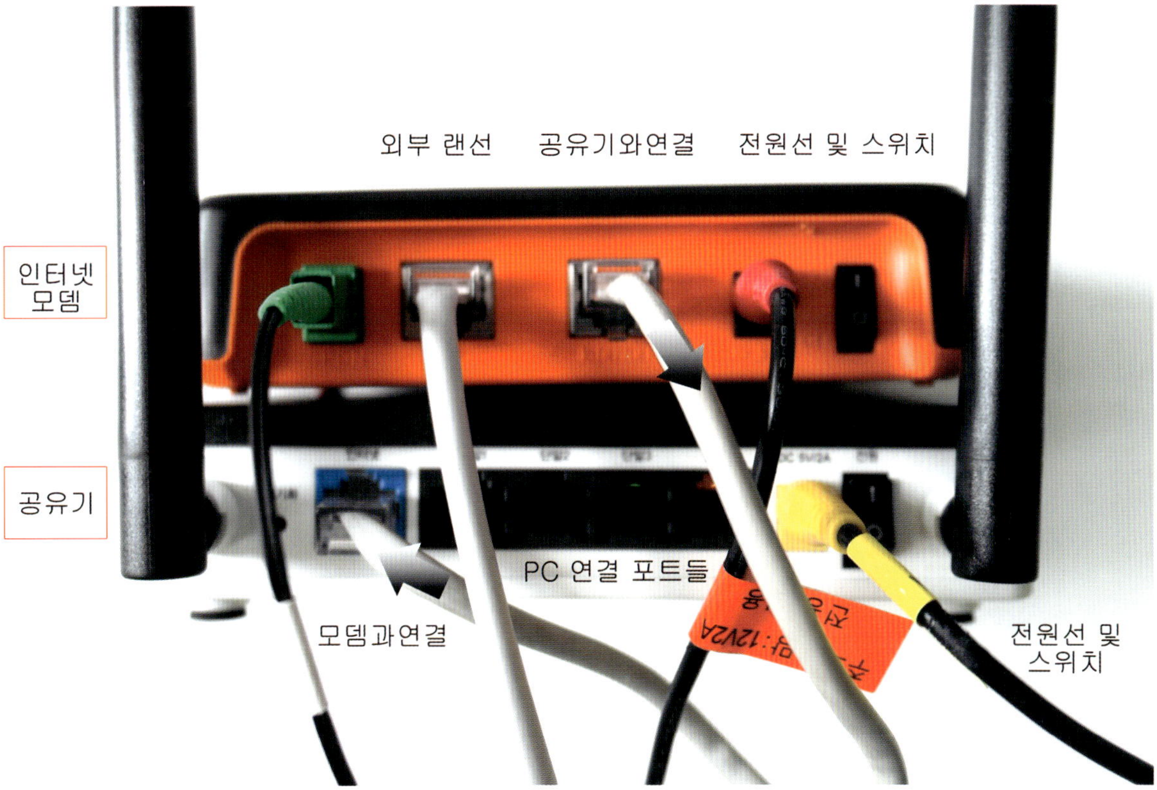


모뎀과 공유기의 연결 사진

## 2) 다수의 공유기 연결

인터넷 공유기 + 추가 공유기(스위치허브)

공유기는 대부분 4개의 유선 포트를 제공하기 때문에 5대 이상의 PC 를 연결 할 수 없습니다. 추가의 PC를 연결하기 위해서는 공유기나 스위치허브를 연결하셔야 합니다.

인터넷 공유기와 스위치간의 연결은 Uplink 연결이기 때문에 스위치의 Uplink 포트에 연결하여야 하며 UTP 크로스 케이블을 사용하셔야 합니다. 하지만 요즘 출시되는 장비는 거의 이를 자동으로 감지하여 작동하기 때문에 일반 UTP 케이블을 아무 포트에나 연결하시면 됩니다.

(1) 초고속 인터넷 모뎀에 회선을 연결합니다. 모뎀의 종류에 따라 일반 전화선이나 동축케이블이 연결됩니다. 추가로 모뎀에 전원도 연결합니다.

(2) 초고속 인터넷 모뎀과 인터넷 공유기를 UTP 케이블로 연결합니다. 이때 공유기 포트의 WAN 혹은 Uplink 로 표시되어 있는 부분에 연결하셔야 합니다. 케이블 자동 감지 기능이 있는 공유기는 아무 포트에나 연결해도 정상적으로 작동합니다. 공유기에 전원을 연결합니다.

(3) 인터넷 공유기와 PC 에 UTP 케이블을 연결합니다. 추가로 연결되는 PC 가 있다면 다른 포트에 연결합니다.

(4) 인터넷 공유기에 접속하여 환경 설정을 합니다. 일반적인 공유기는 별다른 셋팅이 필요 없을 수 있습니다.

(5) 인터넷이 되는지 확인합니다.

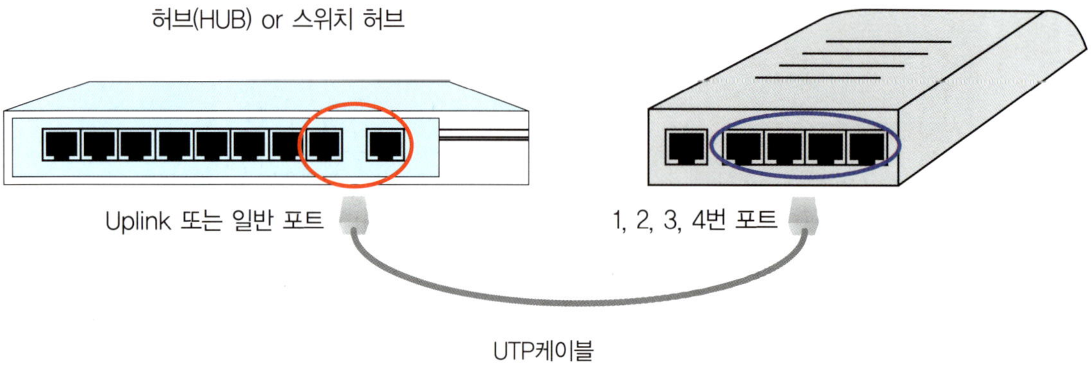


**주의** 공유기를 스위치 허브처럼 사용하기 위해서는 추가로 장착하는 공유기의 DHCP 기능을 설정을 통해 반드시 중지하여야 합니다.

### 3) 다수의 무선 장비의 연결

대부분의 소규모 사무실에는 1개의 공유기로도 충분할 수 있습니다. 하지만 아래와 같은 환경에서는 추가적인 장비가 필요할 수 있습니다.

(1) 50m가 넘는 넓은 공간

(2) 접속하는 사용자가 15~20명 이상일 경우

(3) 장비간 보이스나 동영상 등 트래픽을 많이 사용하는 경우

이러한 경우에는 무선 장비를 2개 이상 연결하여 보다 쾌적한 환경을 구축해야 할 필요가 있습니다. 또한 (2), (3) 번이 이유일 경우 무선 장비의 출력을 일부러 낮게 설정하여 채널 간섭을 최소화 하고 좁은 공간에서 커버하는 사용자 수를 높이는 방법을 사용하기도 합니다.

일반적으로 공유기를 서로 연결하여 무선랜을 구축하는 방법은 공유기를 스위치 허브처럼 사용하는 방법과 동일합니다. 추가로 연결하고자 하는 공유기의 설정화면에서 DHCP 기능을 중지하고 스위치 허브처럼 공유기를 서로 연결하기만 하면 됩니다.

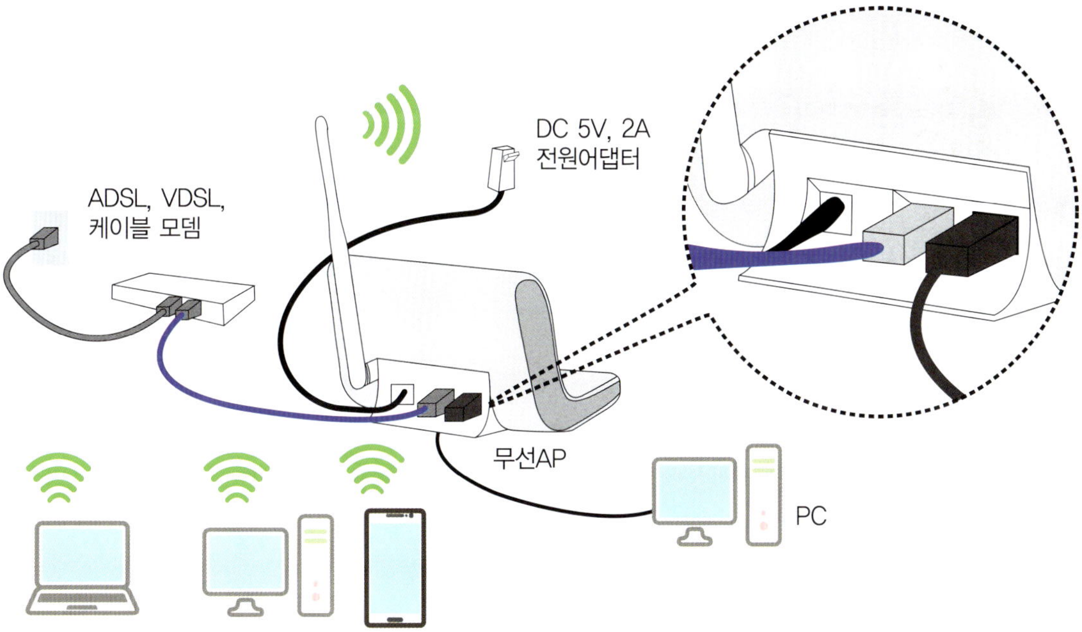


무선 공유기의 설치 구성도

하지만 무선 공유기를 이처럼 연결하여 사용하고자 하는 경우 반드시 채널 간섭을 최소화 하기 위해 다른 영역의 채널을 셋팅하여 사용하시기 바랍니다. 채널 간섭이 일어나는 환경에서는 전파의 간섭으로 인해 주고 받는 패킷의 효율에 30% 밖에 속도가 나지 않기 때문입니다.

와이파이(WIFI) 채널사용 현황

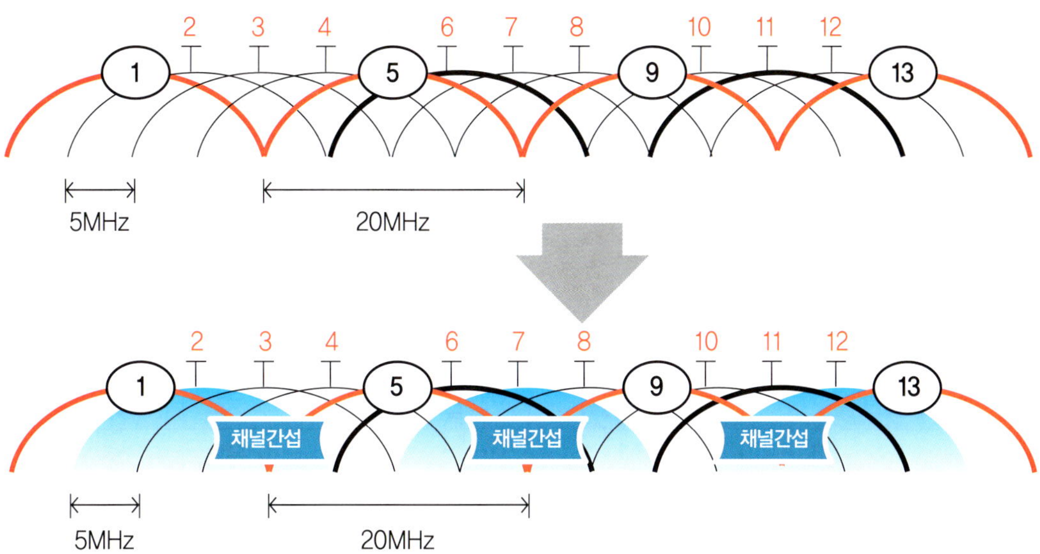


인접한 채널 외 거리가 있는 무선 채널을 선택함으로써 간섭을 최소화 할 수 있다.

**와이파이(WIFI) 채널사용 현황**

- 와이파이 채널은 5MHz 단위 13개 채널로 구성
- 혼선을 최소화 하기 위해 채널 간섭이 적은 채널(1, 5, 9, 13) 사용 권장
  - 인접 채널 사용 시 채널간섭으로 인한 AP간 혼신 유발
    - ②번 채널 사용시 : 인접한 1, 5번 채널간섭
    - ⑦번 채널 사용시 : 인접한 5, 9번 채널간섭
    - ⑫번 채널 사용시 : 인접한 9, 13번 채널간섭

### 노트북에 무선 스위치

노트북에는 무선 스위치가 있습니다. 노트북에서 무선 연결을 하지 못하는 상당수의 이유가 이 스위치를 off 로 하였기 때문입니다. 기본적으로 제조사에서 노트북을 출시할 때 무선 스위치가 켜져 있으면 배터리를 많이 소모하기 때문에 스위치가 off 로 설정되어 있습니다. 무선 스위치는 노트북 옆면이나 전원버튼 옆에 있는 경우도 있고 키보드에 있는 경우도 있습니다.

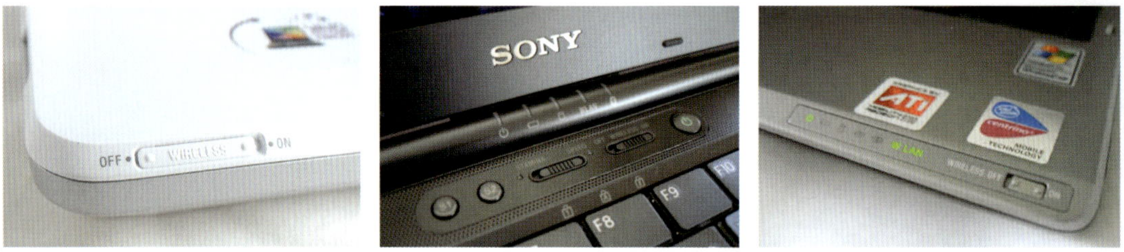


노트북마다 모양이 다른 무선 스위치

## 4) 공유 설정

컴퓨터의 자원을 공유하시면 같은 네트워크 상에 있는 다른 컴퓨터에서도 이를 이용할 수 있습니다. 예를 들어 데스크의 폴더에 공유를 설정하여 각 체어에 있는 모든 PC 에서 이 파일을 읽고 쓸 수 있습니다. 또한 PC 한 대에 프린터를 연결하여 네트워크에 있는 모든 PC 에서 각자 프린터를 이용하여 출력 작업을 할 수 있습니다.

### (1) 드라이브 / 폴더의 공유

윈도우 XP 에서는 간편하게 공유가 가능했지만 윈도우 7 에서는 보안문제 때문에 사용자와 권한을 부여하는 작업을 하여야 접근이 가능합니다. 윈도우 7 이상에서 공유기능을 사용하려면 사용자를 새로 추가하여 공유 권한을 부여하는 방법을 사용하면 좋습니다.

① 공유하고자 하는 드라이브나 폴더를 클릭한 후 마우스 오른쪽 버튼을 눌러 '공유 및 보안' 을 선택합니다.

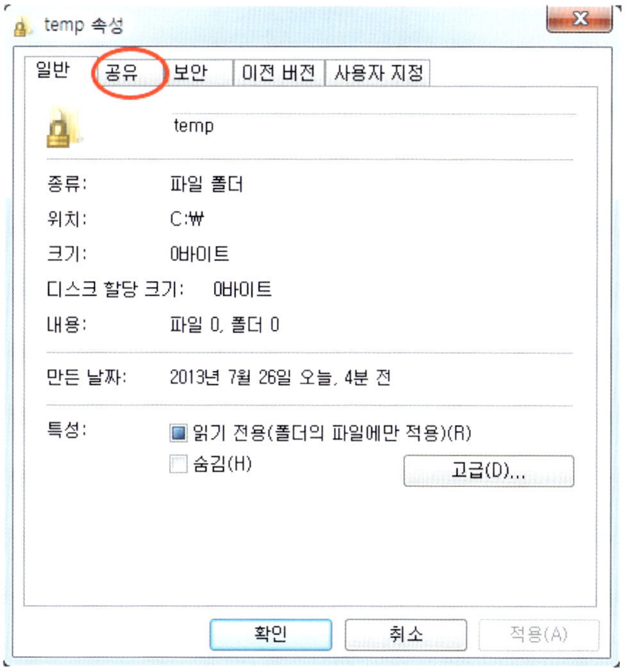


폴더의 '속성' 항목에 가면 '공유' 기능이 있다.

② [공유] 설정 창에서 '공유' 항목을 선택합니다.

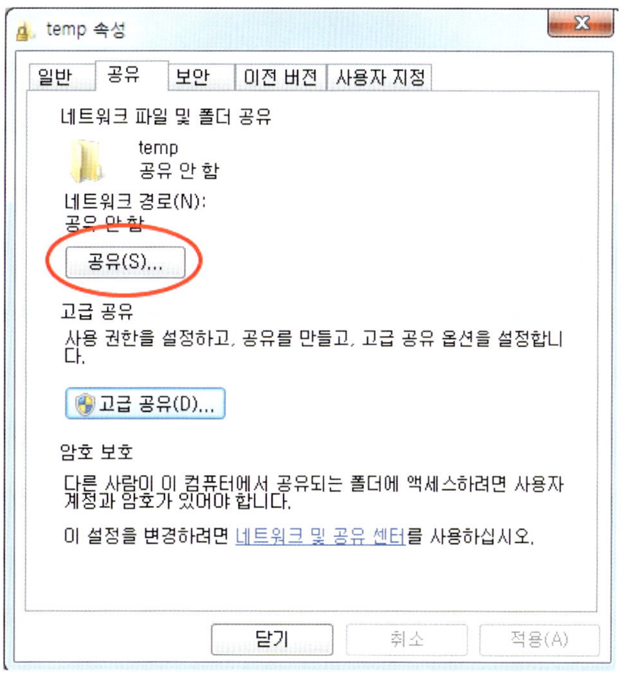


공유 탭에서 공유와 고급 공유를 설정 할 수 있다.

③ 공유할 사람을 선택한 후 '공유' 버튼을 클릭합니다.

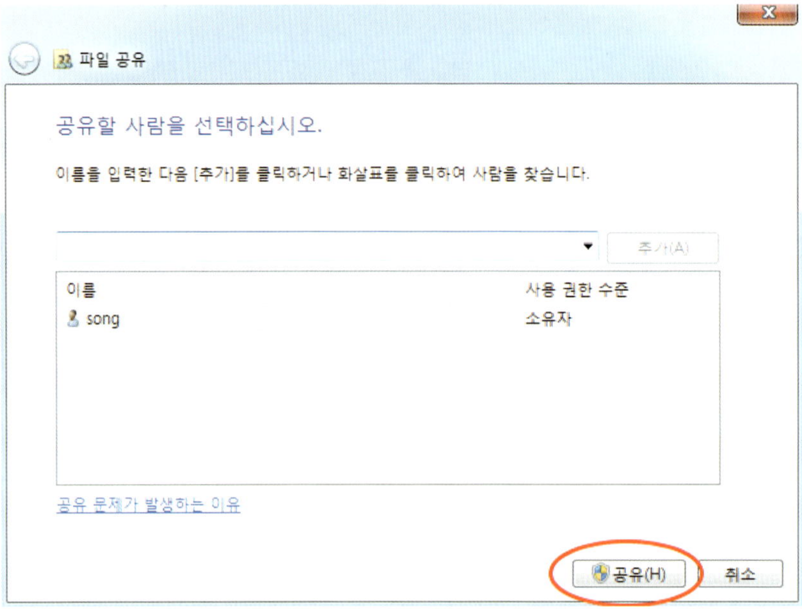
파일 공유
공유할 사람을 선택하십시오.
이름을 입력한 다음 [추가]를 클릭하거나 화살표를 클릭하여 사람을 찾습니다.
추가(A)
이름
사용 권한 수준
song
소유자
공유 문제가 발생하는 이유
공유(H)
취소

공유할 사용자를 추가로 선택한 후 '공유' 버튼을 누른다

④ 공유가 설정되면 해당 드라이브/ 폴더에 자물쇠 모양의 표시가 나타납니다.

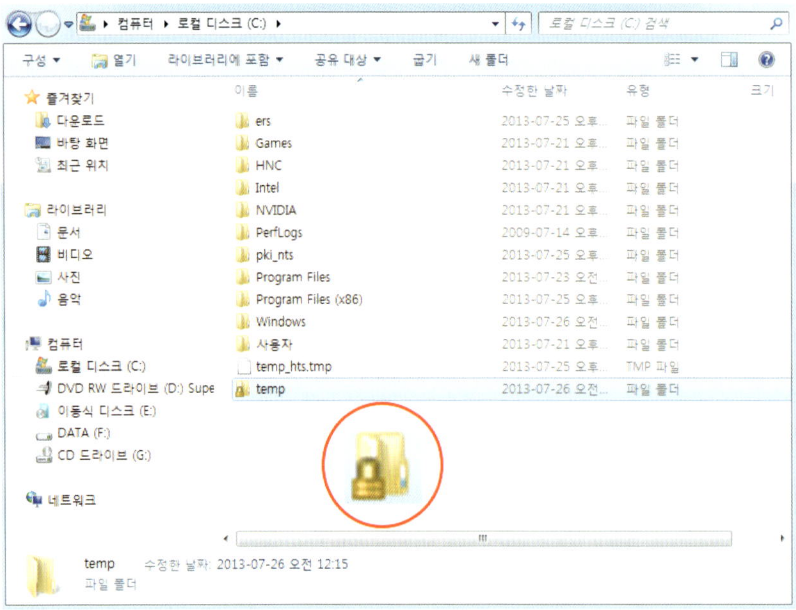


공유된 후 자물쇠 모양으로 바뀐 폴더

### (2) 프린터 공유

네트워크를 지원하지 않는 프린터의 경우 공유기능을 사용하시면 네트워크의 모든 컴퓨터에서 출력이 가능합니다. 이때 주의할 점은 이렇게 하면 프린터와 연결된 컴퓨터가 프린터 서버 역할을 하기 때문에 반드시 프린터와 연결된 PC가 켜져 있어야 프린터를 사용할 수 있습니다. 또한 서로 인터넷 회선을 사용하여 같은 네트워크에 있지 않으면 공유가 되지 않으니 주의하시기 바랍니다.

예) 일반 PC 와 네스팟에 연결되어 있는 노트북

① [시작]-[설정]-[프린터 및 팩스] 를 선택하면 해당 컴퓨터에 설치된 프린터 목록이 나타납니다.

② [공유] 탭으로 가 '이 프린터 공유' 를 선택합니다.

③ 공유가 설정되면 해당 프린터에 손바닥 모양의 표시가 나타납니다.

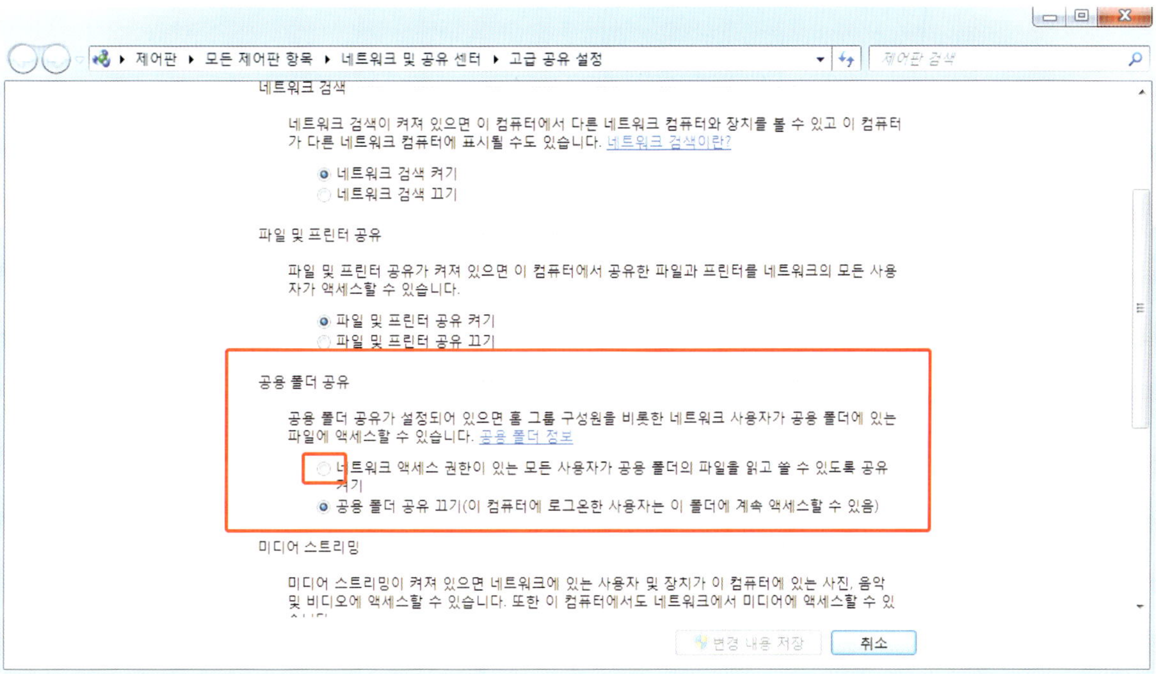


공유기능을 사용하기 위해서는 우선 '네트워크 및 공유 센터에 공용 폴더 공유가 켜져 있어야 한다.

## 네트워크 드라이브 연결

Tip

공유된 자원을 마치 자신의 컴퓨터에 하드디스크나 광드라이브 처럼 사용할 수 있습니다. 이 기능을 활용하면 CD가 장착되지 않은 컴퓨터라도 다른 컴퓨터의 CD 드라이브를 자신의 드라이브처럼 사용할 수 있습니다.

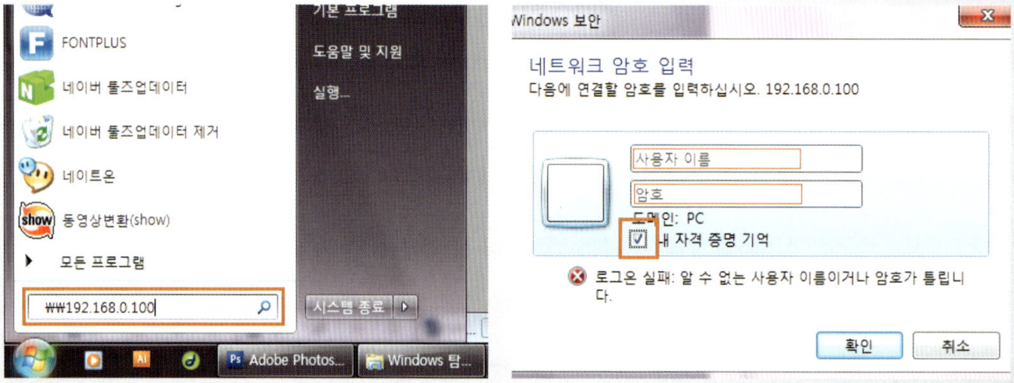


시작버튼을 눌러 실행 화면에서 대상 IP 를 입력하고 사용자와 암호를 확인합니다.

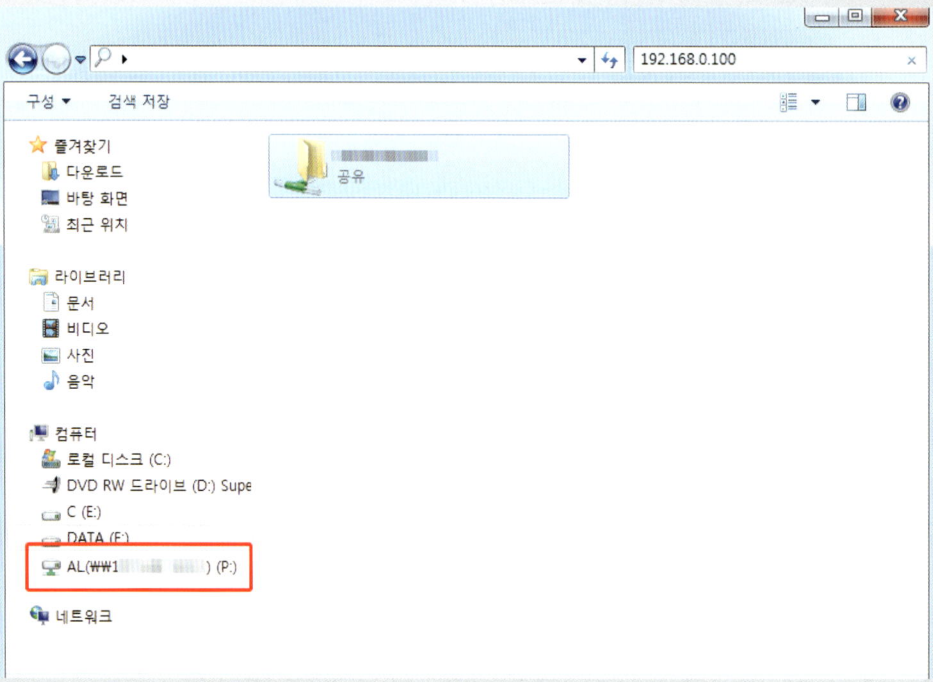


네트워크 드라이브가 보이며 폴더와 파일을 엑세스 할 수 있습니다.

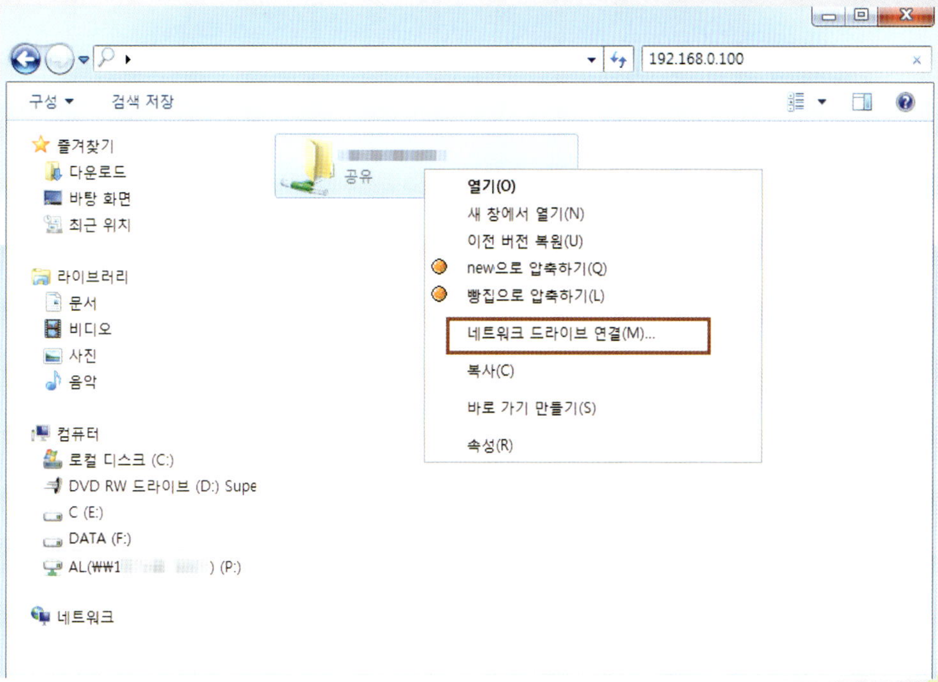


연결된 드라이브에서 '네트워크 드라이브 연결'을 클릭하면 마치 내 컴퓨터 안의 드라이브 처럼 원격 자원을 사용할 수 있습니다.

...Tip

이러한 네트워크 드라이브 연결 기능을 사용하면 공유된 폴더나 NAS 장비 등의 연결이 매우 간편해집니다. 처음 셋팅을 해두면 이후로는 부팅 될 때마다 자동 연결되어 내 컴퓨터의 드라이브처럼 사용할 수 있기 때문입니다.

# 6. 네트워크 문제 해결

전기가 끊기면 전등과 가전 제품의 스위치가 나가듯이 인터넷이 끊기면 네트워크가 죽어 버리기 때문에 인터넷을 사용할 수 없습니다. 이러한 네트워크 문제는 장비가 이상이 있을 수도 있고, 컴퓨터의 각종 설정이 잘못된 문제일 수도 있습니다.

## 1) 장비의 확인

■ 랜선의 확인

네트워크 문제에 있어 가장 많이 발생하는 것이 랜선이 꼽혀있지 않은 경우 입니다. 또한 랜선 끝의 플라스틱 부분이 부러져 헐거워지거나 랜선에 문제가 생기면 당연히 인터넷이 되지 않습니다. 다른 컴퓨터는 이상 없이 작동되는데 내 컴퓨터에만 문제가 있다면 첫 번째로 의심할 수 있는 부분입니다. 컴퓨터에 랜선을 꼽았을 때 [로컬영역연결] 이 '연결' 상태로 바뀌어야 정상입니다. 랜선을 꼽았는데도 [로컬영역연결] 정보가 '네트워크 케이블 언플러그됨' 상태라면 랜선이나 접촉 단자 부분에 이상이 생겼다고 의심할 수 있습니다. 이런 상황은 자주 발생하기 때문에 다양한 길이의 여분의 랜선을 미리 가지고 계시는 것이 좋습니다.

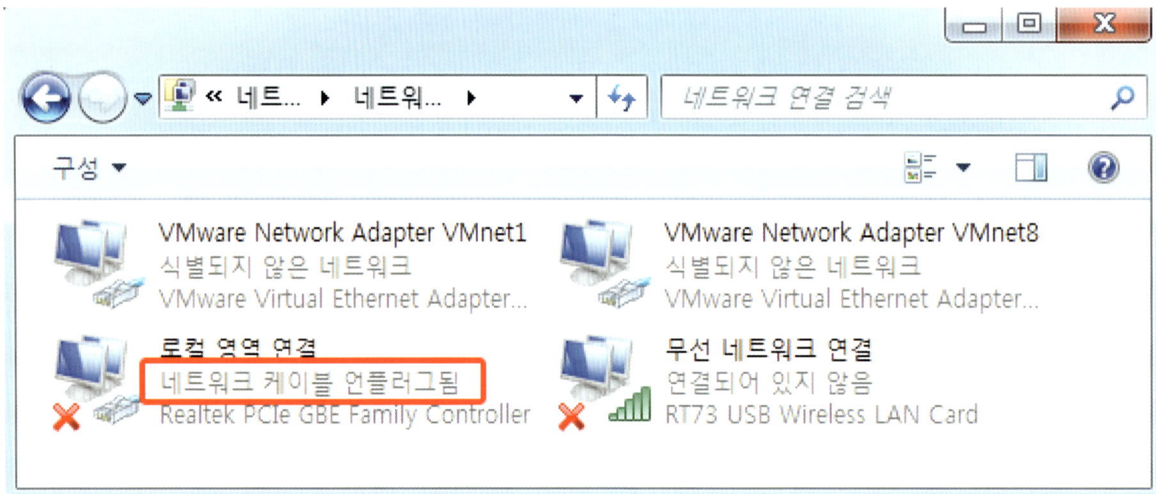


랜선이 빠져있다면 나타나는 메시지

### ■ 모뎀의 확인

모뎀의 LED 를 통해 인터넷이 정상인지 쉽게 확인할 수 있습니다. 모뎀이 정상인 경우 전원(Power)와 외부 회선(Line) 에 불이 녹색불이 항상 들어와야 합니다. 또한 인터넷(DATA)과 컴퓨터에(LAN)는 불이 깜박거려야 정상입니다.

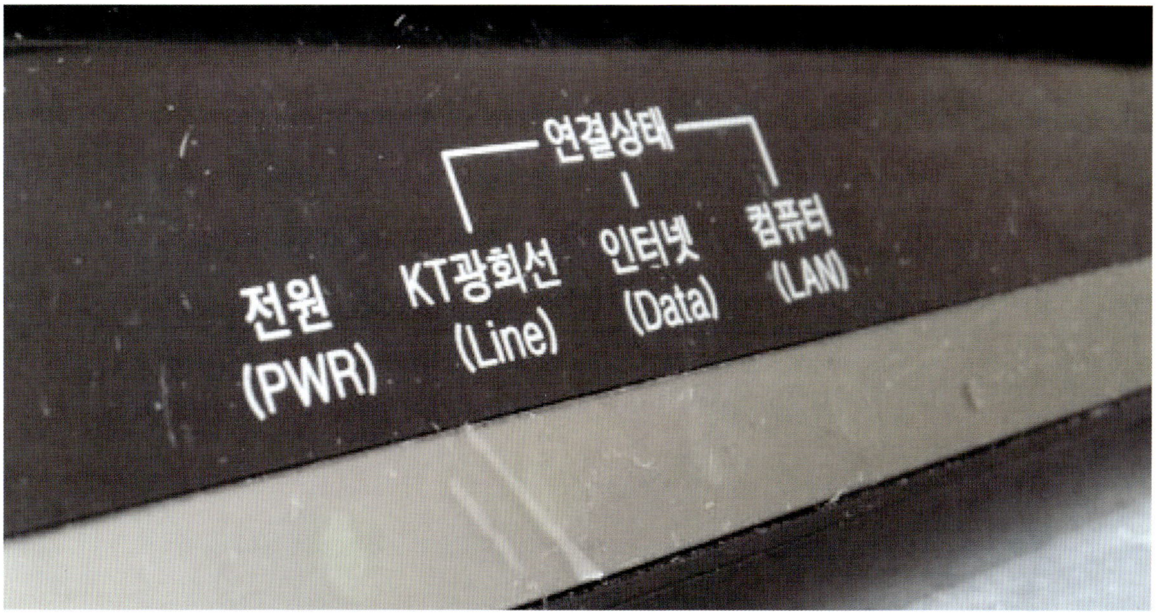


모뎀에 전원과 녹색불이 들어오는지 확인하자

### ■ 공유기의 확인

공유기의 전원이 꺼져있거나 공유기로 들어가는 랜선에 문제가 없는지 확인합니다. 랜선에 컴퓨터가 정상적으로 연결되어 있다면 해당 포트에 불이 들어오는 것이 정상입니다. 불이 들어오지 않는다면 다른 포트에 꼽아보면 해당 포트가 고장 난 것인지 확인할 수 있습니다. 이러한 경우 대부분 포트의 이상보다는 랜선의 불량이 많습니다.

### 공유기의 고장

네트워크가 안될 때 외부 인터넷 회선에 문제가 있는 경우가 아니라면 공유기가 오작동을 일으켰을 가능성이 매우 큽니다. 공유기는 네트워킹을 하는 전자 기기로서 항시 켜두면 각종 오류나 내부적인 문제로 멈추기도 합니다. 이럴 땐 공유기의 전원을 껐다 다시 켬으로써 해결할 수 있습니다. 하지만 기계의 고장이라면 공유기를 교체하여야 합니다.

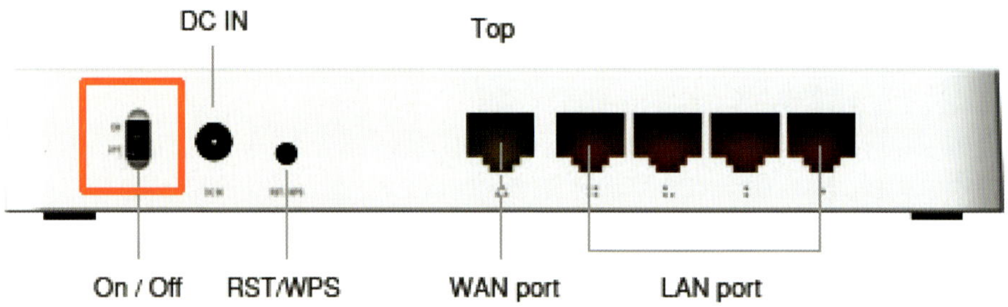


공유기 뒷면의 On/Off 스위치로 재시작 할 수 있다. 스위치가 없는 제품의 경우 전원 연결선을 뽑았다 다시 꽂는다.

## 2) 설정의 확인

공유기를 사용하여 공유기의 자동 IP 할당 기능(DHCP)을 사용하신다면 잘못된 고정 IP 정보를 입력하지 않았는지 확인합니다.

로컬 영역이나 무선 네트워크 장치가 **'사용 안함'** 으로 설정되어 있는지 확인합니다. 컴퓨터 제어판의 네트워크 환경에서 마우스 오른쪽 버튼을 클릭하여 '속성' 항목을 클릭 합니다.

무선네트워크를 사용하신다면 윈도우 [서비스] 설정에 'Wireless Zero Configuration' 속성이 자동으로 실행되고 있는지 확인하셔야 합니다.

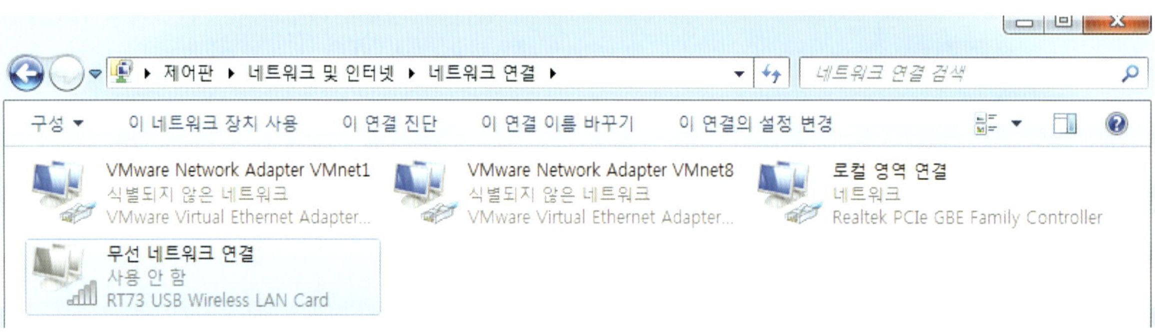


네트워크 연결을 '사용 안 함' 으로 설정해 두면 당연히 인터넷이 되지 않는다.

### 3) 각종 명령어

Ipconfig 명령 – Ipconfig 명령은 현재 컴퓨터에 설정된 네트워크 정보를 종합적으로 보여주는 명령입니다. 사용방법은 도스창에서 ipconfig 라고 입력해주면 됩니다. 보다 많은 정보를 보려면 ipconfig /all 이란 명령어를 치시면 됩니다.

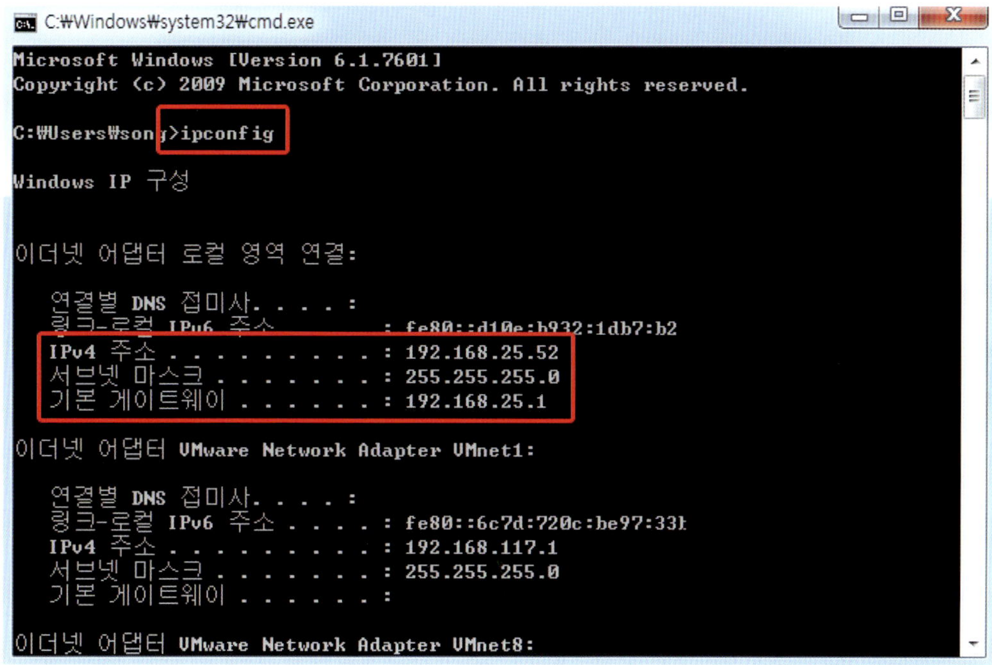


| | |
|---|---|
| IP Address | 현재 컴퓨터에 설정된 IP 입니다. |
| Subnet Mask | 서브넷 마스크 입니다. |
| Default Gateway | 게이트웨이 주소 입니다. |

Ping 테스트 – Ping 명령어는 네트워크 장치가 정상적으로 작동하는지 확인하는 가장 간단한 검사 방법입니다. 도스 창에서 ping [IP 주소 or DNS 주소] 를 입력하면 됩니다.

Time – 응답 시간으로 ping 명령에 의한 패킷 요청에 응답하는 속도입니다. 숫자가 낮을수록 근거리에 있거나 속도가 빠른 네트워크에 있다는 것을 의미하며 일반적으로 내부 네트워크에서는 10~20ms, 원거리는 50~150 ms 정도의 수치를 보입니다.

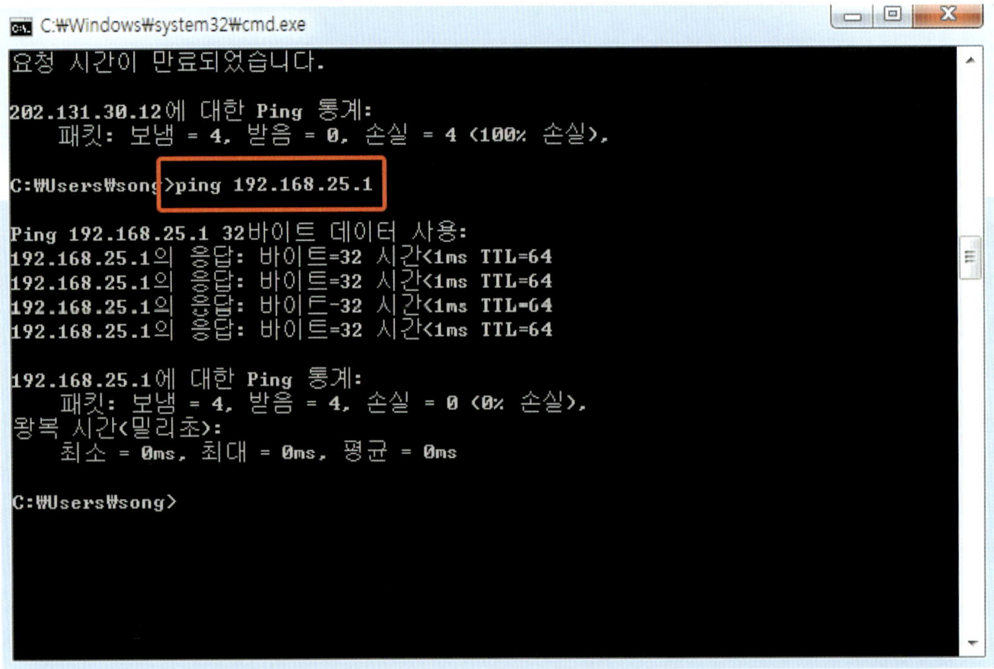


Ping test가 정상적인 화면

이러한 Ping 명령어는 네트워크에 연결되어 있는 장비를 점검하는데 매우 편리하게 사용할 수 있습니다. 가령 해당 IP의 PC가 꺼져 있거나 랜선이 빠져 있다면 Ping 명령어에 응답을 보이지 않습니다.

## 인터넷 속도 측정

인터넷이 느리다면 인터넷 속도 측정 사이트에 방문하시면 사용하시는 초고속 인터넷의 속도를 확인하실 수 있습니다. 광고에서처럼 광랜이 100M 의 속도를 반드시 보장하는 것은 아니므로 어느 정도의 오차는 감안하셔야 합니다.

대부분 인터넷이 느려지면 회선의 문제라기 보다 사용자의 컴퓨터가 바이러스나 악성 코드 등으로 문제가 생긴 것이 많습니다. 또한 공유기를 통해 여러대의 컴퓨터를 사용하신다면 네트워크 상에 한대의 컴퓨터의 바이러스 감염에 전체 네트워크가 모두 느려지는 현상이 발생하기도 합니다.

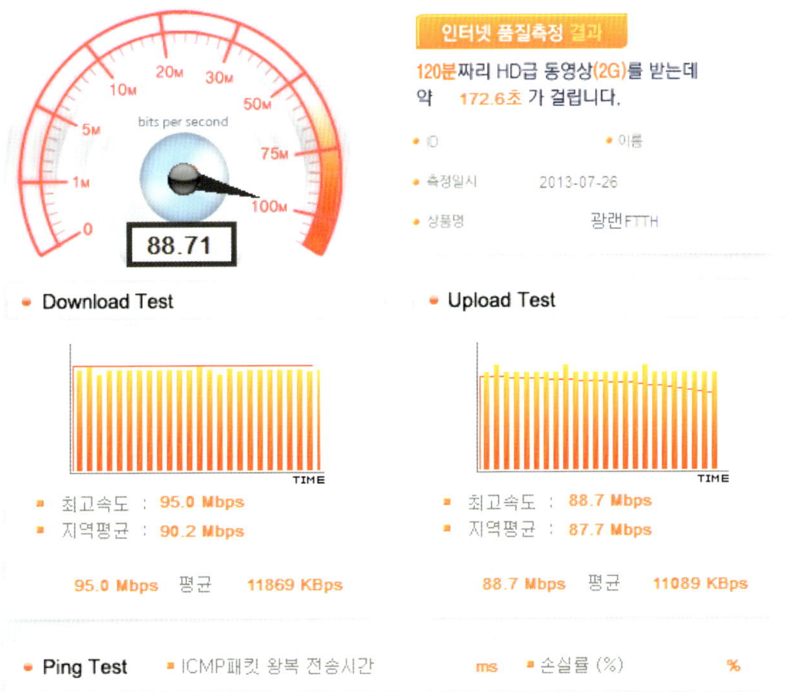


인터넷 품질측정 결과 (출처 : SK 브로드밴드)

# Chapter 04
# 용도별 장비 관리

Chapter 04

# 용도별 장비 관리

## 1. 병원의 추천 장비

일반적으로 병원용으로 별도 제작된 컴퓨터는 없습니다. 따라서 시중에 나와 있는 다양한 컴퓨터 중 용도에 맞는 제품을 구매하시면 됩니다. 병원에서 주로 사용하는 컴퓨터는 크게 예약과 수납을 위한 데스크 업무용, 대기하는 환자들에게 제공하는 대기실용, 환자와의 상담을 위해 사용하는 상담실용, 각 체어에 설치되는 체어용으로 나누어 볼 수 있습니다.

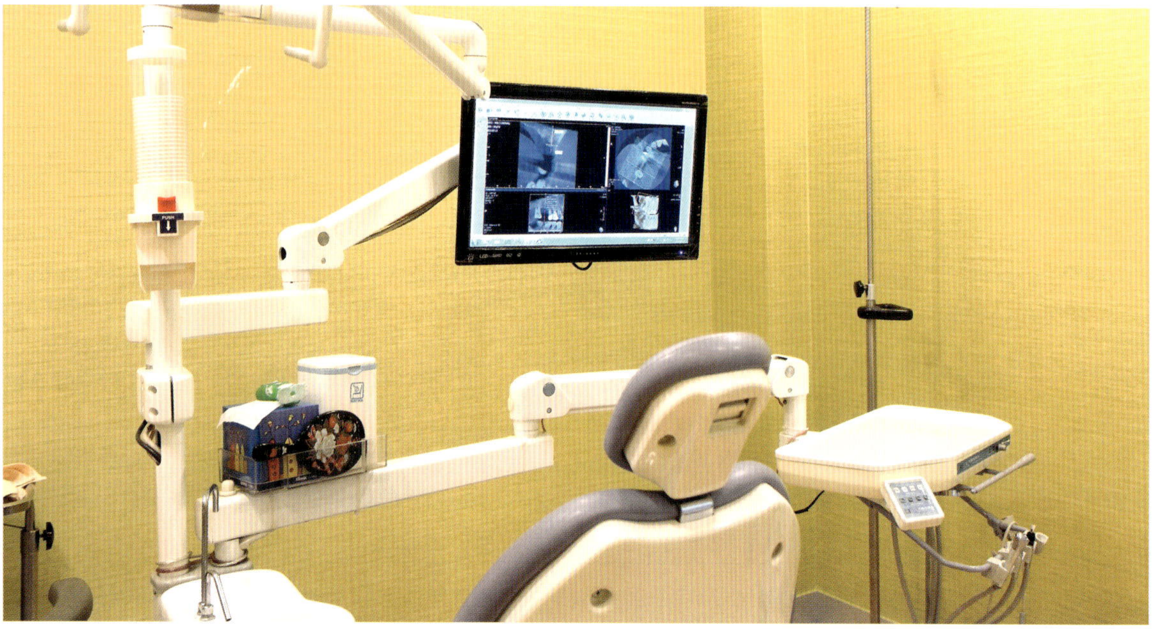

치과의 체어에는 대부분 모니터가 달려있다.

데스크는 예약과 수납, 결산 등 내부 업무를 위해 컴퓨터를 많이 사용하게 됩니다. 따라서 저가의 사무용 PC 보다는 성능이 좋은 PC를 권해드립니다.

대기실에 대기하는 환자를 위한 PC는 그리 뛰어난 성능이 아니어도 괜찮습니다. 대부분의 환자들이 인터넷 등 간단한 용도로만 사용하기 때문입니다.

상담실에는 원활한 상담을 위해 고사양의 PC를 추천해 드립니다. 각종 사진이나 X-ray 영상을 빠르게 보며 상담을 해야 하기 때문입니다.

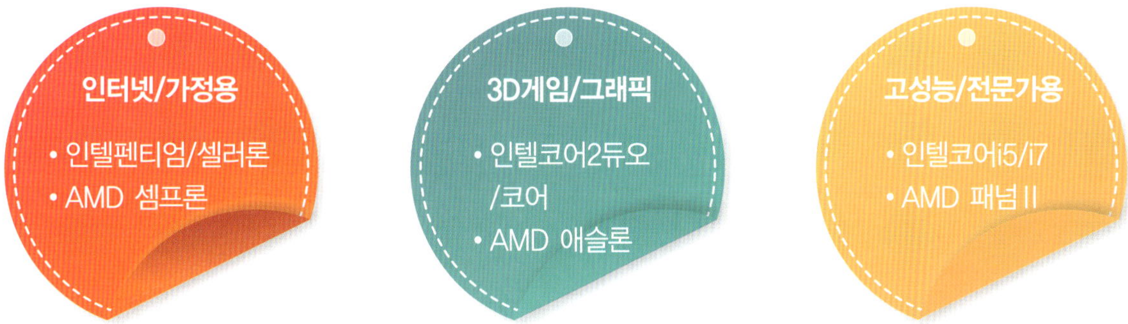
인터넷/가정용
• 인텔펜티엄/셀러론
• AMD 셈프론
3D게임/그래픽
• 인텔코어2듀오
/코어
• AMD 애슬론
고성능/전문가용
• 인텔코어i5/i7
• AMD 패넘II

표-5 용도별로 나누어본 CPU 사양

체어에는 기본적인 PC 만으로도 그 역할을 충분히 수행할 수 있습니다. 하지만 체어에 있는 PC 에서 3D 영상을 보신다면 일반 등급 이상의 PC 를 추천해 드립니다. 3D CT 가 설치되어 있는 치과의 체어에서 3D 영상을 보는 경우가 많다면 내장형 그래픽 카드를 사용하는 것보다 성능 좋은 별도의 외장형 그래픽 카드를 탑재하는 것을 추천해 드립니다.

병원에서 사용하는 대부분의 컴퓨터의 용도가 업무용에 국한되어 있기 때문에 데스크 외에는 큰 용량의 하드디스크가 필요하지 않습니다. 보험청구나 기타 업무용프로그램들은 작은 용량을 차지하기 때문에 저용량의 SSD 로도 충분히 활용할 수 있습니다.

| 구분 | CPU, 메모리 | 그래픽 | 하드디스크 | 네트워크 |
|---|---|---|---|---|
| 데스크 | 높음 | 일반 | 높음 | 유선 |
| 대기실 | 낮음 | 낮음 | 낮음 | 유선 or 무선 |
| 상담실 | 높음 | 높음 | 일반 | 유선 or 무선 |
| 체어 | 낮음 | 낮음 or 높음 | 낮음 | 유선 or 무선 |

각 용도별 컴퓨터의 성능 요구사항

규모가 큰 병원이라면 관리를 목적으로 제품군을 고사양과 저사양으로 나누어 같은 모델이나 부품으로 일괄 구매하는 것도 좋은 방법입니다. 이렇게 하면 같은 사양의 컴퓨터로 나누어 관리 되기 때문에 백업이나 포맷 등 컴퓨터를 관리하기가 매우 편합니다. 이렇게 하면 몇 년 후 컴퓨터를 재구매 할 때 고사양의 컴퓨터들은 새로 구매하고 기존에 고사양으로 사용했던 컴퓨터는 대기실이나 체어로 이동하여 사용할 수 있습니다.

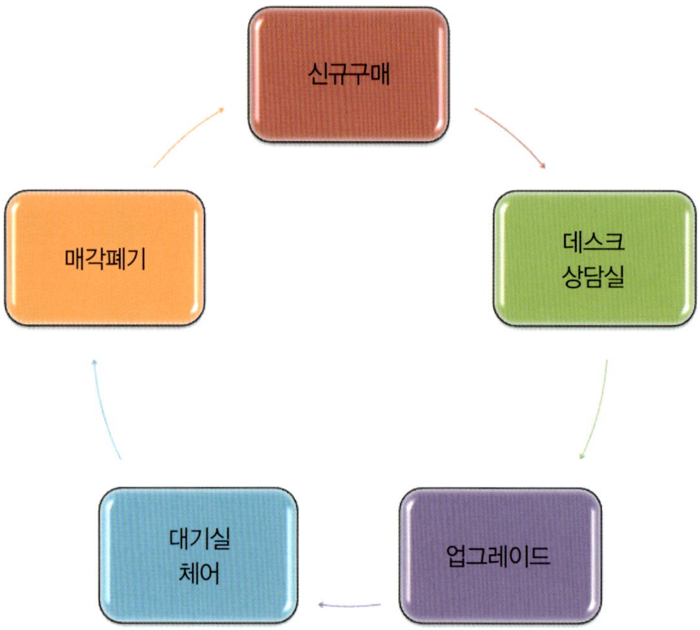


치과 병원의 컴퓨터 사이클

## 좋은 컴퓨터를 고르기 위한 팁

...Tip

컴퓨터를 구매할 때는 용도에 맞춘 제품을 구매하는 것이 가장 중요합니다. 사무용 작업만 주로 하는데 컴퓨터 사양을 비싸게 맞추어 봐야 낭패입니다. 또한 컴퓨터를 구성하실 때에는 전체적인 조화가 중요합니다. 소형차에 스포츠카의 엔진을 단것과 마찬가지로 사무용 PC에 성능이 좋은 CPU를 탑재해봐야 제 성능을 발휘하기 힘들기 때문입니다. 컴퓨터에 대한 사용기한은 약 5년 정도로 보고 구매를 하시면 됩니다.
컴퓨터의 부품을 조립하여 구매하신다면 제품 하나하나를 체크해 보시는 것이 좋습니다. 같은 사양의 부품이라도 스펙에 따라 가격차이가 꽤 나기 때문에 제조사와 모델명이 정확히 기재된 곳에서 구매하시는 것이 좋습니다.

### CPU vs 그래픽카드

한정된 예산으로 CPU 와 그래픽 카드 중 하나만 높은 단계의 제품을 구매하고 싶다면 사용 작업을 고려해보시는 것이 좋습니다. CPU는 수를 더하거나 빼는 연산작업에 영향을 미치고 그래픽카드는 영상을 표현하는 작업에 사용됩니다. 예를 들면 패키지 게임과 같이 주로 싱글 플레이 게임을 하는 경우 그래픽 카드에 비중을 두시면 됩니다. 하지만 플레이어가 많이 등장하는 RPG 게임과 같은 경우 CPU 의 연산 작업량이 늘어나기 때문에 CPU에 비중을 두시면 됩니다.

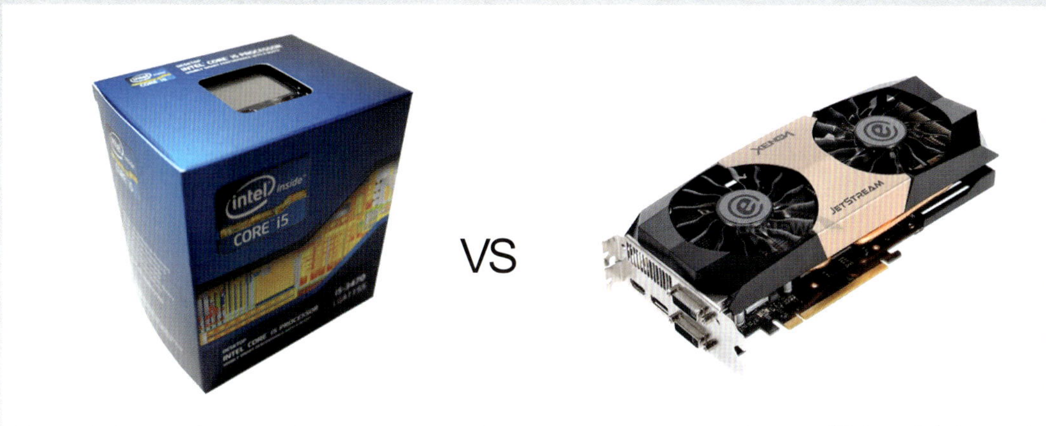


높은 성능의 CPU냐 고성능의 그래픽 카드냐

### SSD vs HDD

요즘 많은 PC 에서 SSD 를 장착한 제품이 인기를 끌고 있습니다. SSD 를 장착하게 되면 빠른 부팅과 속도 개선으로 PC의 성능을 대폭 향상시킬 수 있습니다. 하지만 HDD 디스크에 비해 적은 용량과 비싼 가격은 SSD 의 보급에 걸림돌이 되고 있습니다.

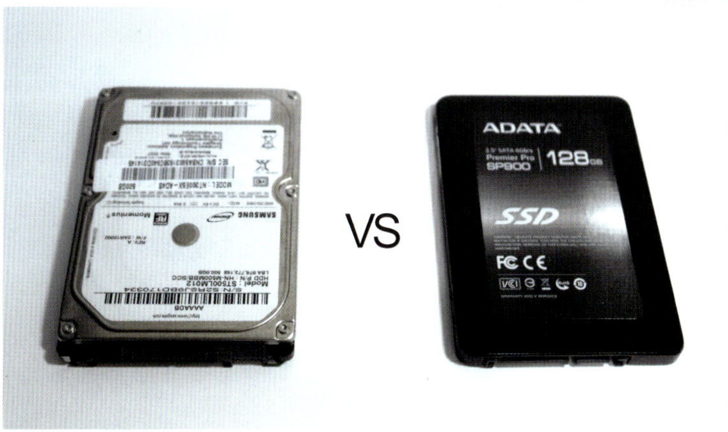


고용량의 하드디스크와 빠르지만 용량이 적은 SSD

...Tip

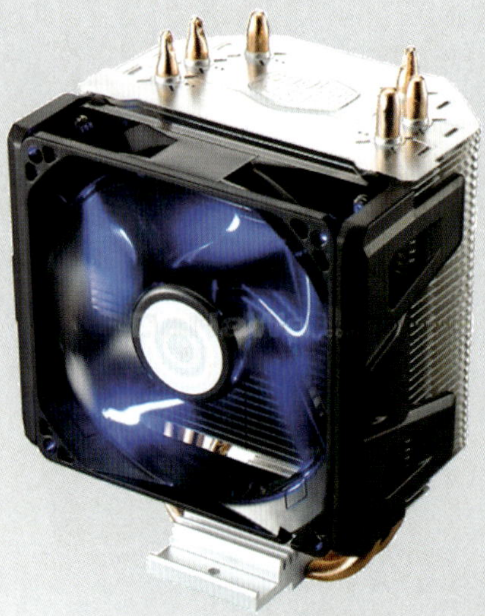

사제 쿨러는 성능과 디자인이 뛰어나다.

**사제쿨러**

CPU 제조회사에서 CPU를 구매하면 기본 쿨러가 제공됩니다. 기본 쿨러의 기능은 PC를 무리 없이 돌리는데 충분합니다. 오버클러킹을 하지 않으면 기본적인 쿨러를 사용하시면 됩니다.

**RAM**

램은 많으면 많을수록 좋은 부품이나 일반적인 사용으로는 4G, 조금 더 고사양을 원한다면 8G 정도면 충분합니다. 같은 용량의 램을 두개를 꽂아 구성하는 듀얼채널 기능을 이용하면 적지 않은 성능 향상이 있으므로 4G 라면 2G 메모리 2개, 8G 라면 4G 메모리 2개로 구성하시는 것을 추천 드립니다. 램의 동작속도에 따라서 PC3-17000 제품 등 을 사용하면 조금의 성능 개선은 이루어지겠지만 크게 속도차이를 실감하기는 어렵습니다.

**메인보드**

메인보드는 PC 의 모든 부품들이 연결되는 통합체입니다. 따라서 너무 싸구려 제품을 사용하면 다른 부품이 망가질 위험이 있습니다. 메인보드를 살 때는 무조건 최저가 제품을 쓰는 것보다 신뢰가 있는 회사의 제품을 고르며특별히 필요로 하는 기능(SATA3, 시리얼포트 등)이 있는지를 확인하셔야 합니다.

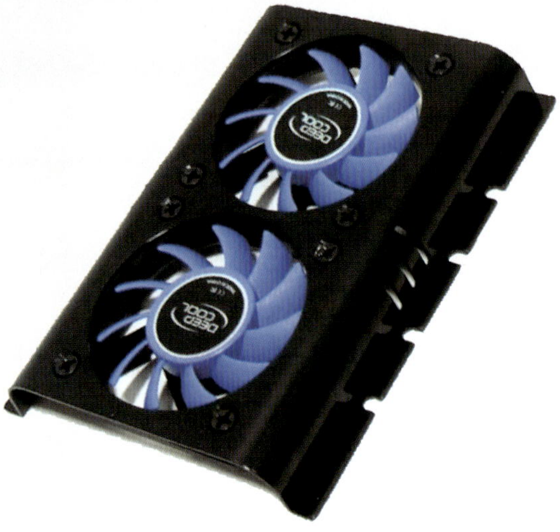

하드디스크의 열을 식히기 위한 하드디스크쿨러

**파워서플라이**

사무용이라면 400w 이하, 중급용도로는 500w 이하, 고사양이라면 500w 이상의 제품을 추천합니다. 너무 싼 제품 보다는 안정적인 작동을 위해 어느 정도 인지도가 있는 회사의 제품을 권해드립니다.

하드디스크쿨러 / 램쿨러 / 시스템 쿨러 일반 사용자에게는 필요가 없습니다.

...Tip

## 치과용 키보드, 마우스

데스크나 원장실에는 일반 키보드나 마우스를 사용하면 됩니다. 일부 체어에는 컴퓨터의 설치 공간과 연결하는 선의 처리 문제로 무선 키보드나 마우스를 사용하기도 합니다. 하지만 라디오 주파수를 이용한 무선 키보드나 마우스는 작업 반경이 2m 밖에 되지 않으므로 주의하셔야 합니다.

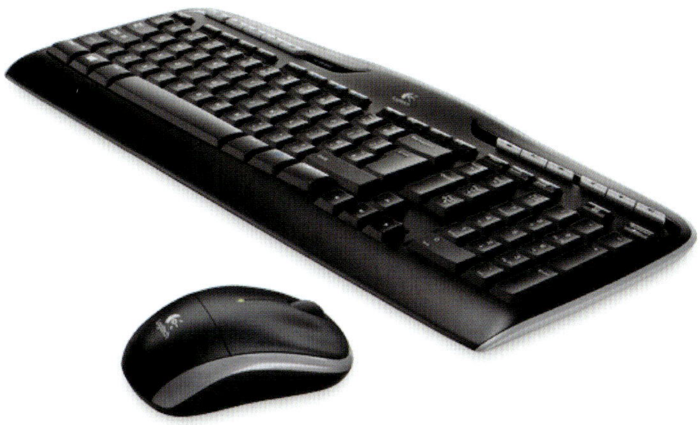

무선 키보드와 마우스

## 치과용 프린터

치과 병원에서 프린터는 필수 적인 장치입니다. 처방전이나 각종 진단서를 출력할 때도 사용하고 내부적으로 관리 문서를 출력할 때도 필요하기 때문입니다. 일반적인 프린터 보다 팩스와 복사 기능이 덧붙여진 복합기를 구매하시는 것이 경제적으로 좋습니다. 또한 프린터는 쉽게 고장이 나는 장비이기 때문에 저렴한 단순 프린터가 임시용으로 있으면 더욱 좋습니다. 고장시 대체할 수 있는 프린터가 하나 정도는 있어야 처방전이나 문서 발급시 문제가 없습니다.

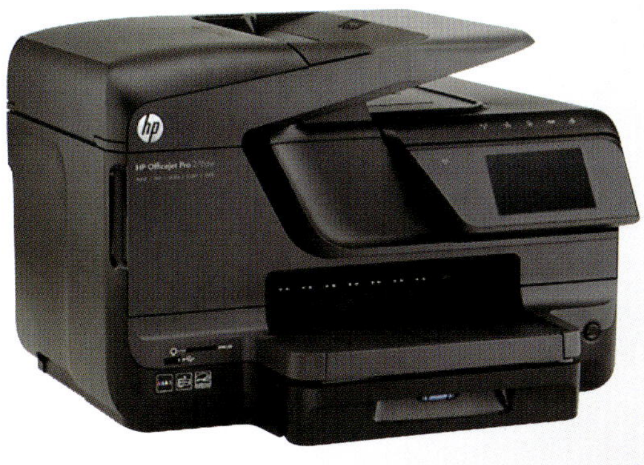

프린트, 팩스, 스케너 등의 역할을 하는 복합기

치과규모가 커서 두 대 이상의 프린터를 사용하여야 한다면 같은 기종의 프린터나 복합기를 같이 사용하는 것도 좋은 방법입니다. 이렇게 하면 한 대의 프린터에 장애가 발생하였을 때 드라이버를 다시 설치하는 등의 작업 없이 간단하게 설정만 변경하여 이를 대체할 수 있기 때문입니다.

## 2. 병원 용도별 장비 설치

### 1) 대기실

대기실은 환자들이 진료를 기다리는 공간입니다. 대기실에 따라 TV가 있는 곳도 있고 컴퓨터가 있는 곳도 있습니다. 대기실에 기다리는 환자들이 지루하지 않기 위해 컴퓨터를 설치하는 곳도 많지만 관리를 잘 해야 합니다. 이 사람 저 사람 사용하는 컴퓨터가 온전할 리 없기 때문입니다. 바이러스나 바탕화면에 이것저것 쓸데없는 아이콘이 잔뜩 있는 PC는 환자들에게 편리함보다 오히려 불편함을 줄 수도 있습니다. 따라서 대기실에 컴퓨터를 설치한다면 관리에 신경을 써야하며 되도록 복구 소프트웨어를 깔아 운용하시기 바랍니다.

대기실 컴퓨터를 사용하는 사람이 별로 없다고 교체하고 남은 낡은 컴퓨터를 비치한다던가 누가 봐도 구식인 두꺼운 브라운관 모니터를 설치하는 것은 대기실의 질을 떨어뜨리는 일입니다. 환자에게 첫인상과 진료전 좋은 느낌을 주기 위해 고급스러운 최신 모니터를 비치하세요. 보급형 컴퓨터로 환자들에게 편의와 함께 가격대비 효과가 뛰어난 인테리어 효과를 누릴 수 있습니다.

데스크에 보통 랜선과 함께 공유기가 들어오기 때문에 상대적으로 거리가 있는 대기실에는 유선랜을 설치하기 힘든 곳이 있습니다. 이때에는 데스크탑용 무선랜카드를 장착해 놓으시면 데스크에 설치한 무선공유기로 편리하게 인터넷을 연결할 수 있습니다.

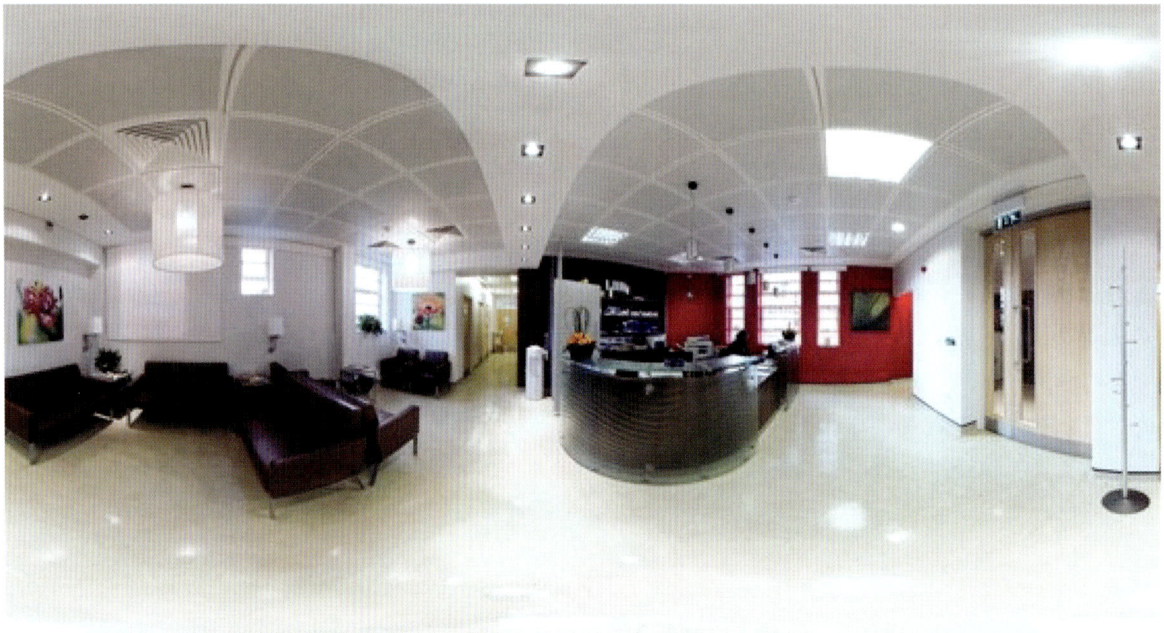

대기실은 병원의 첫 인상이다.(출처 : Africmed)

## 2) TV

기다리는 환자들에게 지루함을 달래줄 수 있는 TV는 오래 전부터 병원의 필수 장비가 되었습니다. 요즘에는 정책상 TV를 설치하지 않은 병원도 있습니다만 여전히 많이 설치하는 장비입니다.

대기 환자와 진료 시작을 알리는 기능을 함께 사용할 수 있는 프로그램도 있습니다. 이러한 프로그램을 사용하시면 화면 중앙에는 TV가 재생되며 화면 좌우로 대기환자와 호출 환자를 알려주는 역할을 하게 됩니다.

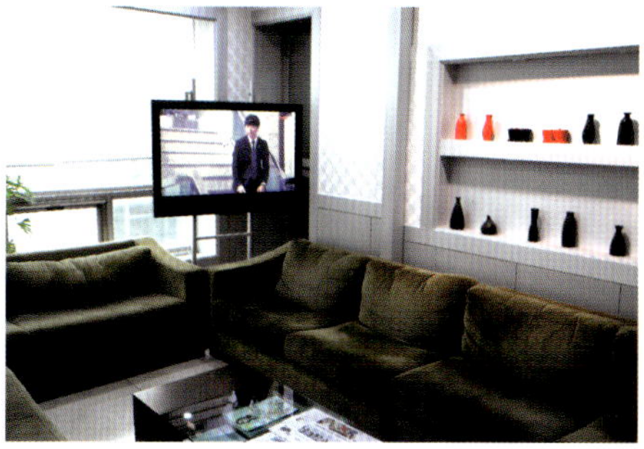

대기실의 TV 는 활용도가 많다.

프로그램에 따라 병원에서 제작한 동영상이나 플래시 파일을 재생해 주는 기능도 있습니다. 병원 소속 의사가 TV에 출연했다거나 환자들의 수기나 처치 과정을 스냅샷 형태로 꾸며 보여주는 것은 좋은 마케팅 방법입니다. 따라서 일반 TV 프로그램이 싫으시다면 이러한 방식의 활용을 고려해 보시는 것도 좋습니다.

## 3) 태블릿

병원에 태블릿이 일반화 되지는 않았지만 미장원, 고급 레스토랑 등에서는 지루해하는 고객들을 위해 비치하는 곳이 많습니다. 태블릿으로 각종 잡지와 신문 매체 등을 저장하여 읽을 거리로 활용할 수 있고, 소아아동이나 청소년들을 위해 동영상 재생, 게임 등의 용도로도 활용이 가능하기 때문입니다. 치과에서는 각종 치아관련 정보 등을 넣어 운영하시면 좋을 것 같습니다. 물론 인쇄된 잡지와 신문 등으로 이를 대체 할 수 있지만 아직까지도 일반화되지 않은 태블릿은 병원의 이미지를 좋게 하고 대기실을 지루하지 않게 만드는 효과를 가져옵니다. 다만 분실 위험이 있기 때문에 분실 방지용 전자택이나 철제 끈, 캔싱턴락 등으로 묶어 놓는 것이 중요합니다. 굳이 고가의 태블릿을 대기실에 비치해야 할 이유가 있냐고 물으신다면 인테리어 관점으로 볼 때 많은 비용이 소요되는 가구나 소품에 비해 상대적으로 적은 비용으로 고급스러운 효과를 낼 수 있기 때문입니다.

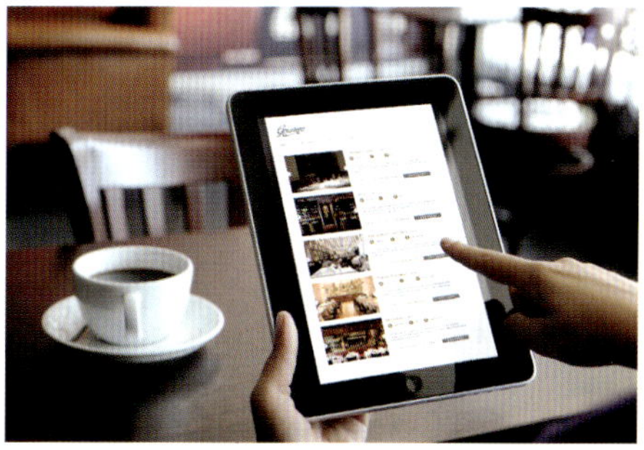

최근 손님을 위해 태블릿을 제공하는 곳이 많다.
(출처 www.fluxfm.de)

## 4) 디스플레이(동영상 재생 모니터)

대기실이나 데스크에 병원에 대한 소개 동영상이나 환자에게 도움이 되는 의료 영상을 디스플레이 할 수 있습니다. 이러한 디스플레이 장치는 대부분 벽면에 PC 를 매립하고 모니터를 통해 컴퓨터가 켜지면 무한 재생되도록 설정함으로써 설치할 수 있습니다. 요즘은 PC 하드웨어의 가격이 낮아짐에 따라 부담이 없어졌지만 오히려 동영상 제작에 드는 비용이 많다고 할 수 있습니다.

동영상은 직접 제작하시게 되면 촬영과 편집에 적지 않은 노력과 비용이 들어갑니다. 하지만 알씨 등의 포토 뷰어 프로그램을 사용하시면 사진과 텍스트를 조합하여 동영상처럼 꾸밀 수 있는 기능이 있기 때문에 간단하게 설치할 수 있습니다. 이러한 치과용 동영상을 제공해주는 유료서비스를 이용할 수도 있습니다.

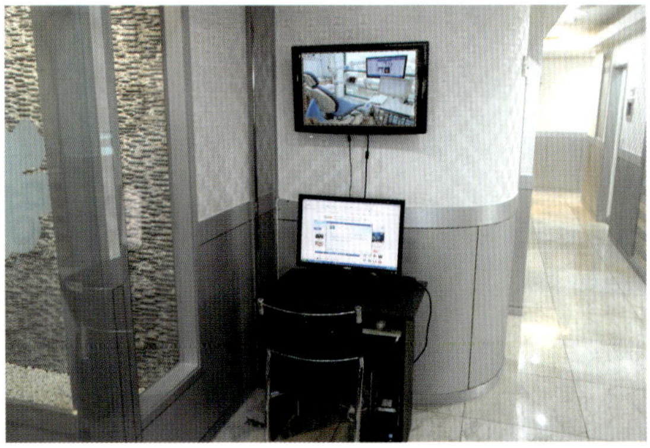
환자를 위한 컴퓨터에 추가 모니터를 달아 병원 홍보 영상을 보여주도록 설치한 화면

모니터에 따라 커넥트쉐어(PC 를 켜지 않고도 USB 안에 저장되어 있는 사진, 음악, 동영상 등을 재생할 수 있는 것)기능이 있는 제품을 활용하시면 컴퓨터 본체가 없어도 사진과 동영상을 재생할 수 있습니다.

### 5) CCTV

병원의 내, 외부적인 보안 관리용 CCTV 는 많이 일반화되었습니다. CCTV 장비와 프로그램에 따라 랜선과 연결하거나 간편히 무선으로 설치할 수 있는 제품도 있고, DVR 등 전용 장비와 서버가 필요한 제품도 있습니다. 유선 랜선이 필요한 경우 선이 지저분해 보이기 때문에 천장에 매립하여 설치하며, 병원의 면적과 규모에 따라 설치 대수가 달라집니다.

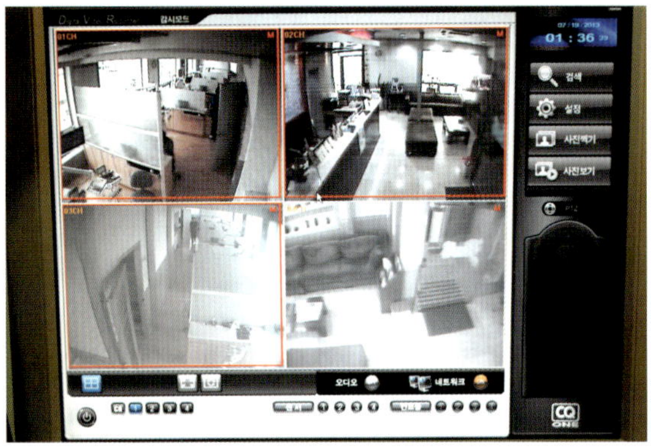
많은 병원에서 보안상 CCTV 를 설치하고 있다.

우스개 소리로 CCTV는 외부적인 보안 보다 내부 보안용으로 더 많이 사용한다고 합니다. 병원은 사람들의 출입이 잦은 곳이기 때문에 대기실의 분실사고나 안전사고를 예방하시는 것이 좋습니다. 게다가 원장실에서 데스크의 대기 환자를 보는 용도로 사용할 수도 있고, 데스크에서 진료실에 상황을 파악하는 용도로도 사용할 수 있습니다.

### 6) 데스크(이벤트 모니터, 수납 모니터)

데스크는 병원에서 가장 중요한 수납과 접수 업무를 담당하는 컴퓨터가 놓이는 곳입니다. 하루 종일 컴퓨터를 가장 많이 사용하는 것은 데스크에 있는 직원입니다. 또한 데스크 직원은 홈페이지와 블로그, 카페 등을 관리하기 때문에 사진이나 동영상을 다루는 일도 잦습니다. 따라서 병원에서 가장 성능이 좋은 컴퓨터를 비치하는 것이 좋습니다.

카드 단말기의 경우 금액을 표시해주는 모니터를 제공하는 것도 있고, 치과 보험프로그램 중에는 수납 모니터 기능을 제공하는 프로그램도 있습니다. 수납 모니터는 편의점 등에 사용되는 장비로 결제할 금액을 환자들에게 보여줌으로써 결제할 금액을 시각적으로 보여주는 기능을 합니다.

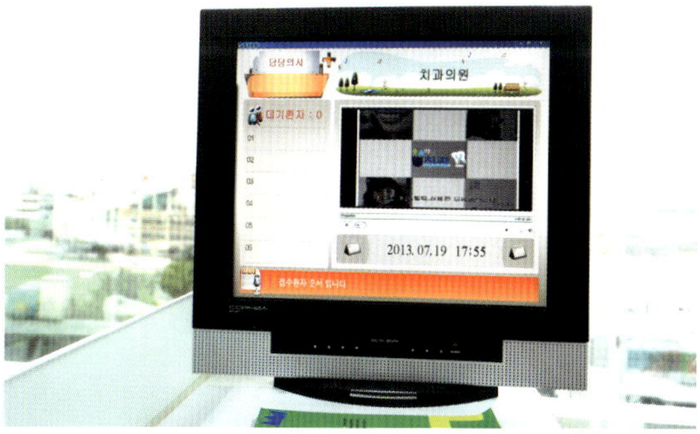

대기환자를 표시해 주는 모니터

## 7) 데스크 (전화)

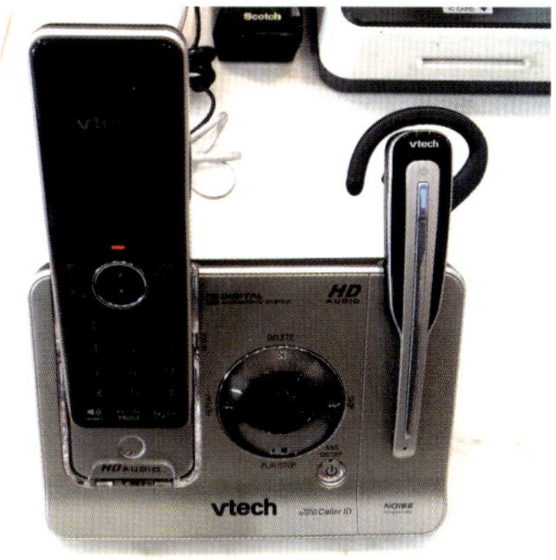

무선전화기와 핸즈프리가 동시에 있는 전화기

보통 규모가 작은 병원은 키폰이 필요 없습니다. 요즘은 통화료가 저렴한 인터넷 전화도 많이 사용하고 있습니다. 특히 인터넷 전화는 기업용의 경우 키폰 기능이 내장되어 있기 때문에 소규모 사무실에 적합합니다. 병원 데스크에서는 유선 보다 무선 전화기를 사용하시면 걸려온 전화에 이 사람 저 사람 번거롭게 뛰어다니는 일이 없이 편리하게 사용하실 수 있습니다. 블루투스나 무선 기능을 이용한 무선 이어폰이 달려있는 전화기도 효율적입니다. 이러한 무선 이어폰은 한쪽 귀에 꽂은 채로 손을 사용하지 않고 통화를 할 수 있는 장점이 있습니다.

### 무전기

치과에도 소규모 무전 환경을 갖추어 놓은 곳이 많아지고 있습니다. 특히 치과는 다른 병원과 다르게 의사와 환자의 1:1 관계가 계속되지 않습니다. 의사가 진단을 한 후 치위생사나 조무사가 스케일링이나 인상 채득 등 부가적인 행위를 하는 것이 일반적입니다. 따라서 직원이 많아지면 많아질수록 서로간의 소통이 원활하지 않고, 데스크와 진료 팀, 의사와의 커뮤니케이션을 위해 무전 시스템을 구성하는 것이 좋습니다.

무전기는 보통 500m~3Km 의 도달 거리를 갖는 448MHz 주파수를 사용하는 가격은 개당 10만원 이하의 생활무전기를 많이 사용합니다.

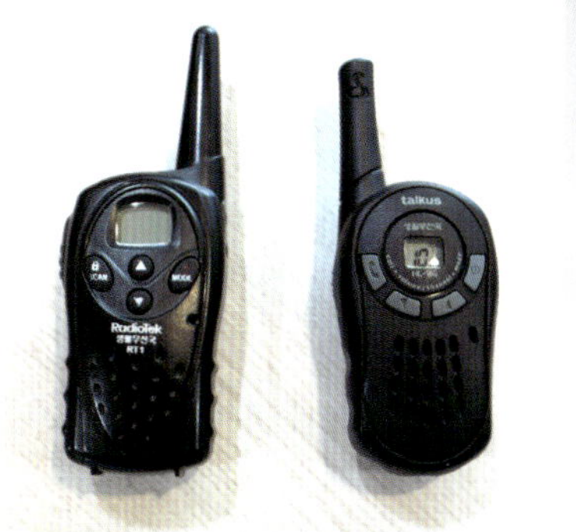
병원에서도 빠른 소통을 위해
무전기를 활용하고 있다.

## 8) 상담실

상담실은 엑스레이 혹은 3D 영상을 보며 환자와 진료 계획을 세우고 수납 관련 상담을 하는 곳입니다. 3D 스캐너를 사용하신다면 빠른 상담을 위해 성능이 좋은 컴퓨터를 비치하는 것이 좋습니다. 일반 X-ray 장비의 영상 용량은 1~10M 단위이지만 3D 영상은 데이터 량이 많기 때문에 네트워크와 컴퓨터의 그래픽 성능이 받쳐주어야 답답하지 않음을 느낄 수 있습니다.

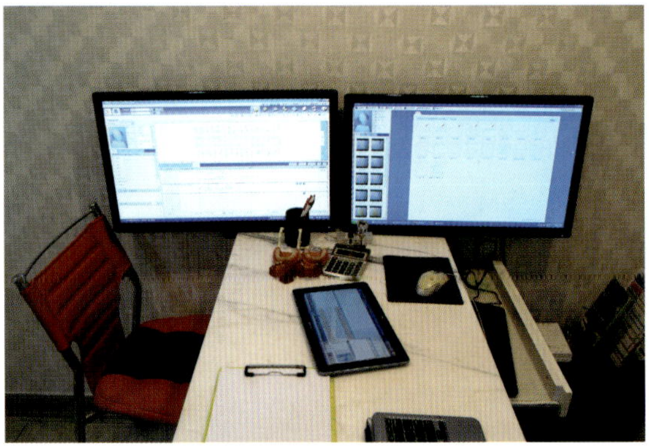

환자에게 더 자세한 상담을 하기 위해 듀얼모니터와 태블릿을 비치하였다.

비보험 치료가 많은 치과의 상담실은 진료실 만큼이나 중요한 역할을 합니다. 환자들에게 도움이 되는 질 높은 상담을 위해 상담 도구에 이미지나 영상이 많이 사용되기 때문에 무엇보다 좋은 환경의 상담실을 꾸미는 것이 중요합니다.

## 9) 진료실(체어)

요즘은 기본적으로 체어에 모니터를 설치 합니다. 체어에 설치되는 컴퓨터는 고사양일 필요는 없지만 고장이 나면 불편하기도 하고 환자들에게 안 좋은 이미지를 심어줄 수 있기 때문에 안정적인 제품을 설치하는 것이 좋습니다. 환자들은 에러 화면이 뜨거나 작동하지 않는 체어에서 진료를 받게 되면 진료에 큰 영향이 미치지 않음에도 불구하고 불안한 마음을 갖게 됩니다. 따라서 체어의 컴퓨터가 장애시에는 수리가 될 때 까지 되도록 환자를 앉히지 않거나 컴퓨터를 빨리 수리하는 것이 좋습니다. 체어의 컴퓨터에 장애가 발생하는 것에 대한 대비로 복구 소프트웨어를 설치하거나 미리 백업 이미지를 받아두는 것도 좋은 방법입니다. 혹은 언제라도 이를 즉각적으로 대체할 수 있는 여분의 컴퓨터를 비치해 두는 것도 좋습니다.

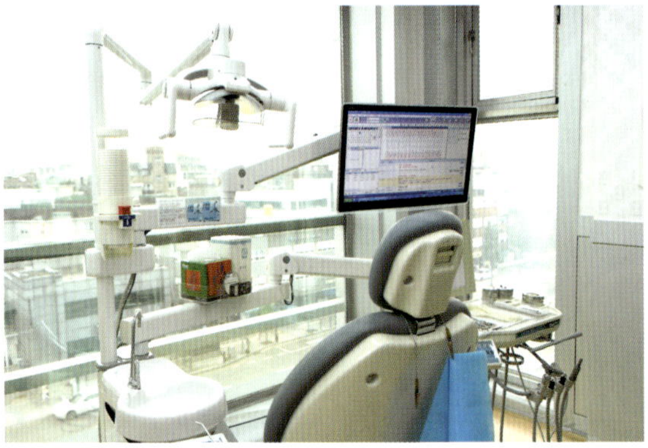

체어의 컴퓨터가 고장이라면 즉시 복구하는 것이 좋다.

## 10) X-ray 실

영상을 필름으로 저장하지 않는 디지털 CT나 디지털 X-ray 기기를 사용하신다면 촬영장비와 연결되어 있는 서버가 필요합니다. 촬영장비와 연결되어 있는 컴퓨터는 기계로부터 영상정보를 추출하는 역할을 하기 때문에 컴퓨터가 고장이라면 촬영을 할 수 없습니다. 영상서버는 촬영시 정보를 읽어 들이는 역할 이외에도 과거에 촬영했던 사진들을 보관하고 다른 컴퓨터에서 영상정보를 요구할 때 정보를 보내주는 파일 서버의 역할도 합니다. 대부분의 환자들은 컴퓨터의 존재를 모르지만 없어서는 안될 중요한 장비 중 하나입니다.

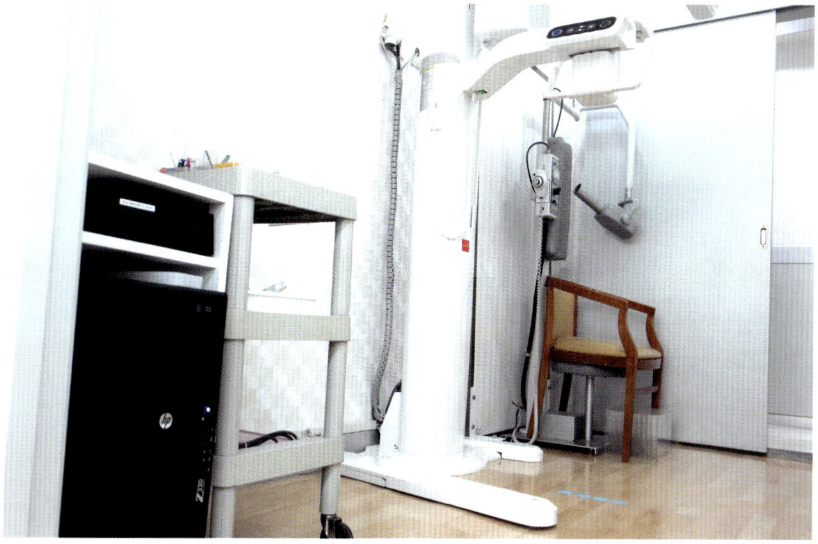

3D CT 장비와 이를 운용하기 위한 서버의 모습(좌측 하단 서버)

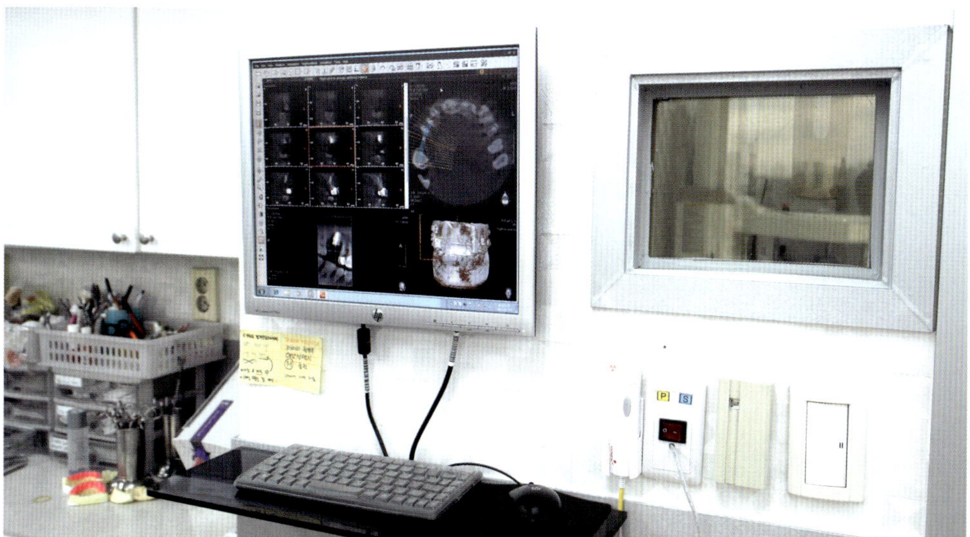

X-ray 실 밖으로 3D CT 장비를 위한 모니터와 키보드를 설치한 모습

## 11) 서버실

규모가 크다면 모르지만 의원급 병원에서는 서버를 놔둘 공간이 없습니다. 그러나 공간이 없다고 보험청구 서버는 데스크에서 업무용으로 사용하고 CCTV 서버는 원장실에서 사용하는 식의 운영은 별로 좋지 않습니다. 서버 컴퓨터를 업무용으로 사용한다면 고장이 잦고, 네트워크 작업이나 서버의 오류로 인해 서버에 대한 작업을 동시에 해야 할 때 혼선을 빚기 쉽기 때문입니다. 따라서 정 부득이 하다면 데스크의 한 부분이나 원장실의 한쪽을 비워 서버를 모아 소규모의 서버 공간을 운영하는 것이 좋습니다. (3D CT 서버는 특성상 X-ray 실에 장비와 연결되어야 하기 때문에 예외입니다.) 이때 컴퓨터 장비에 이상을 줄 수 있는 습기와 직사광선은 최대한 피하시기 바랍니다.

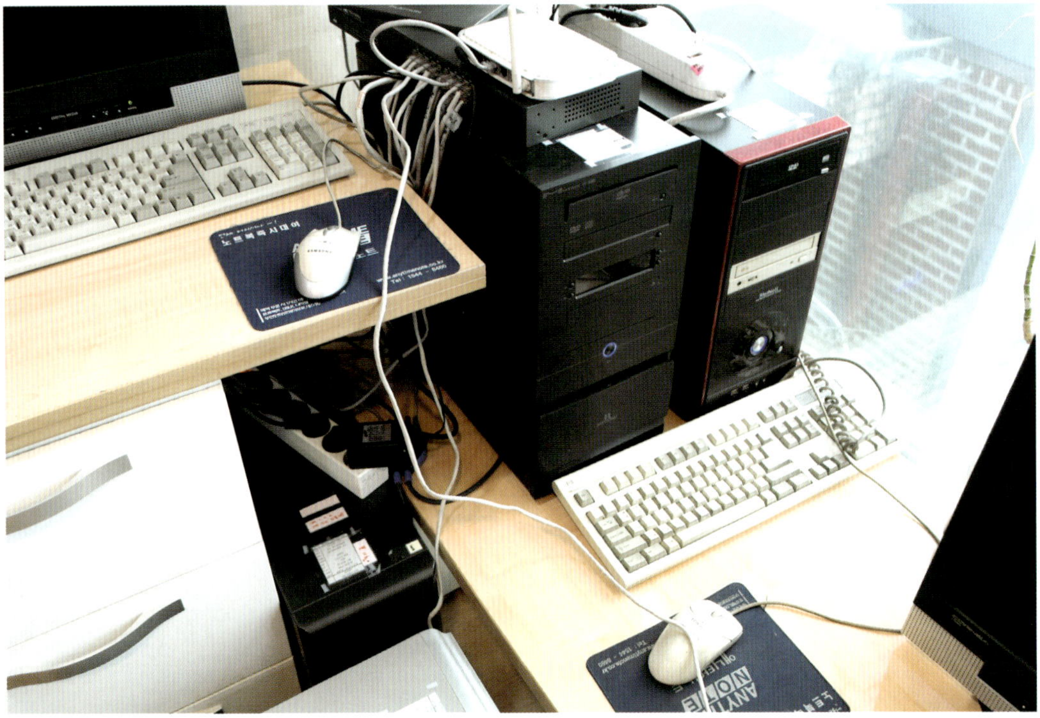

다수의 서버와 네트워크 장비를 운영하는 치과의 모습

## 3. 네트워크 구성안

### 1) 체어 5대 미만의 의원급

무선 공유기를 이용한 네트워크를 권장합니다. 무선공유기를 데스크에 설치하면 체어의 각 컴퓨터와 대기실의 컴퓨터는 무선 인터넷을 통해 연결하면 별도로 유선랜 공사를 하지 않아도 되기 때문에 편리합니다.

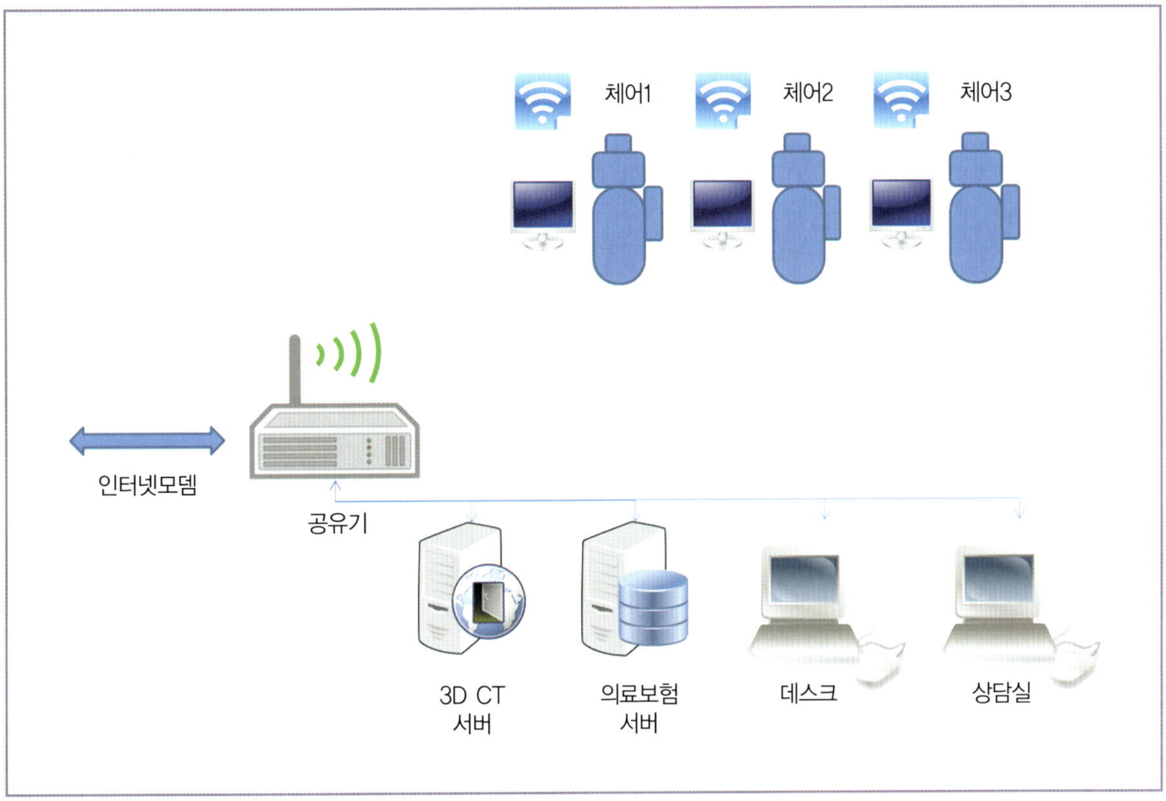


거리가 먼 체어에는 무선네트워크를 사용하여 경제적으로 구성한 예

## 2) 체어 10대 정도의 의원급

무선 공유기와 스위치 허브(혹은 공유기)를 이용한 네트워크를 구성하는 것을 추천해 드립니다. 공간이 다소 넓더라도 무선 공유기 한대로 커버가 가능합니다.

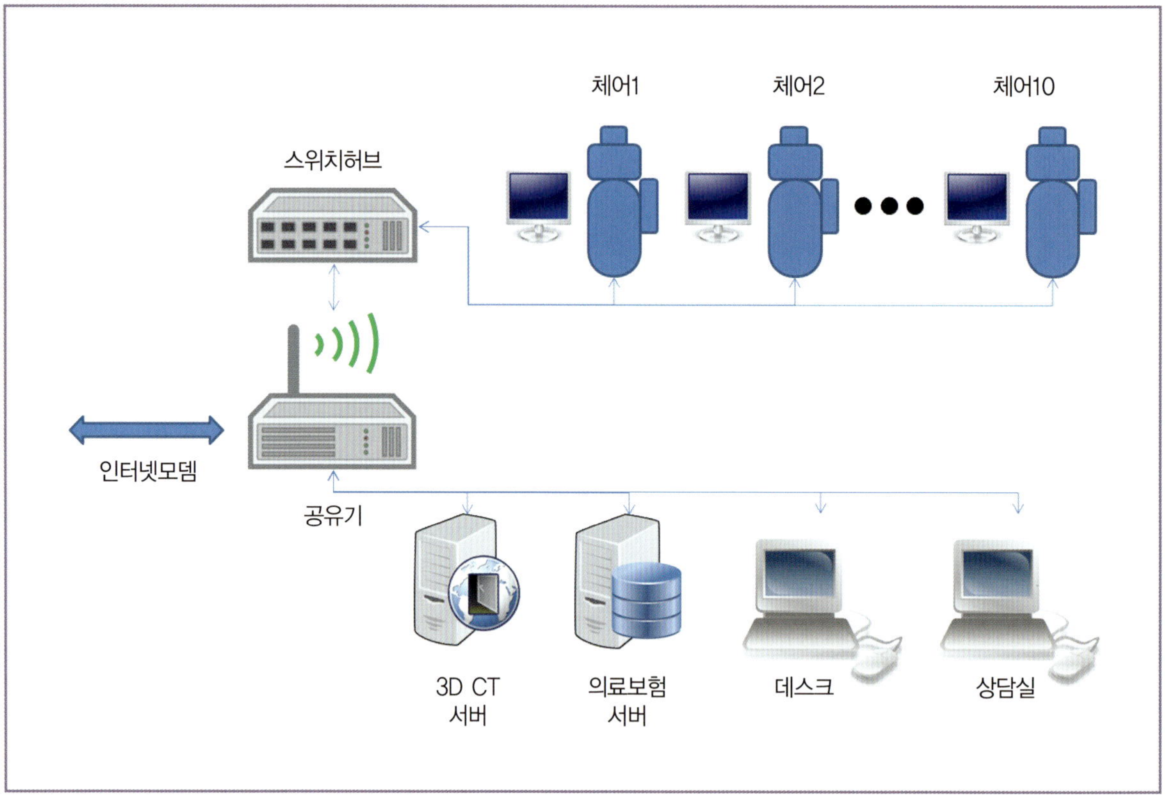


공유기와 스위치허브로 모든 네트워크를 안정적인 유선으로 구성한 예

### 3) 20대 정도의 병원급

20대 정도 되는 병원급이라면 체어의 수도 많고 병원의 공간이 넓어져 무선 공유기 하나만을 가지고는 커버하지 못하는 공간이 있을 것입니다. 따라서 부족한 무선 전파의 범위를 무선 공유기를 추가 설치하거나 추가적인 AP 장비를 설치함으로써 보완 할 수 있습니다.

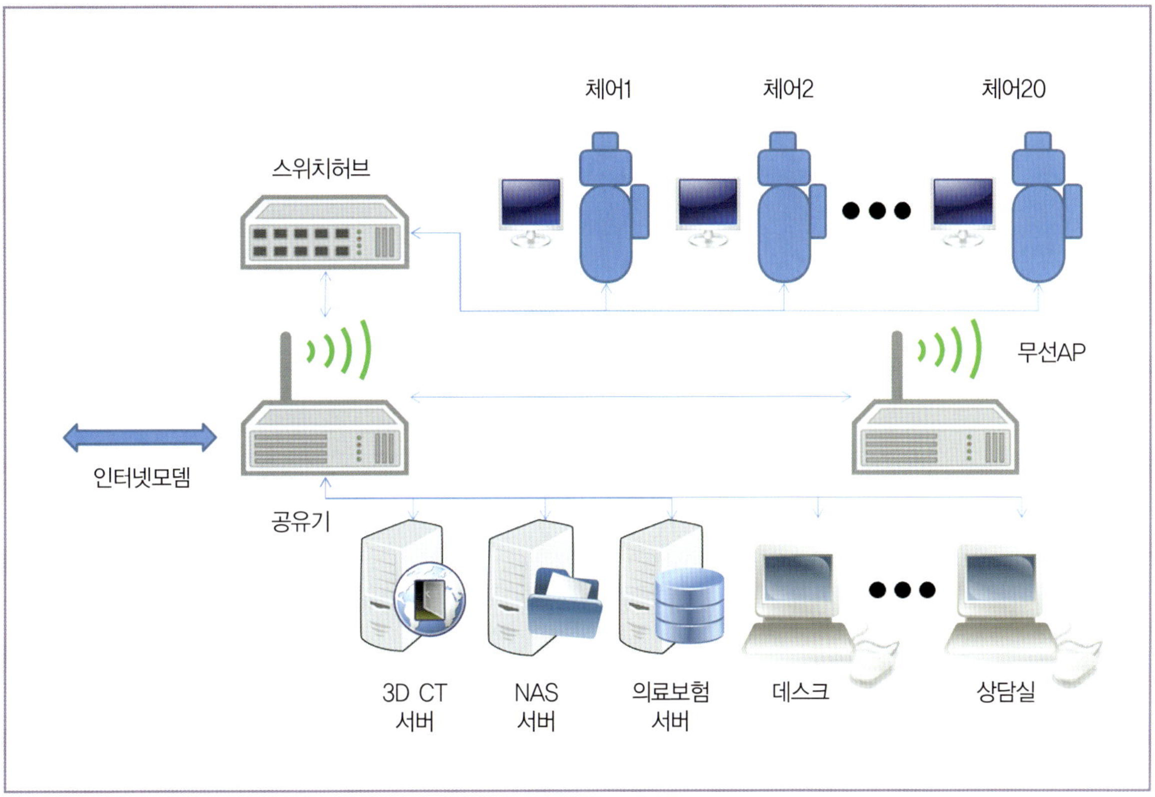


무선 AP의 전파 거리 한계로 AP를 2개 이상 설치한 예

### 4) 40대 정도의 병원급

메인에서 들어오는 인터넷 선에 결합하여 각 층마다 허브를 사용하여 분배를 합니다. 허브대신 공유기를 사용할 수도 있지만 긴 시간 보다 안정적으로 동작하는 전용 장비가 좋습니다.

내부 네트워크와 외부 네트워크를 분리하는 방법을 사용할 수 있습니다. 이렇게 하면 체어에서는 인터넷을 거의 사용하지 않기 때문에 추가 회선을 사용하는 비용을 줄일 수 있습니다.

또한 서버 컴퓨터의 경우 바이러스나 각종 악성코드에 감염될 우려가 있고 보안이 뚫리게 되면 내부 정보가 유출될 수 있기 때문에 인터넷을 사용하지 않는 것이 좋습니다.

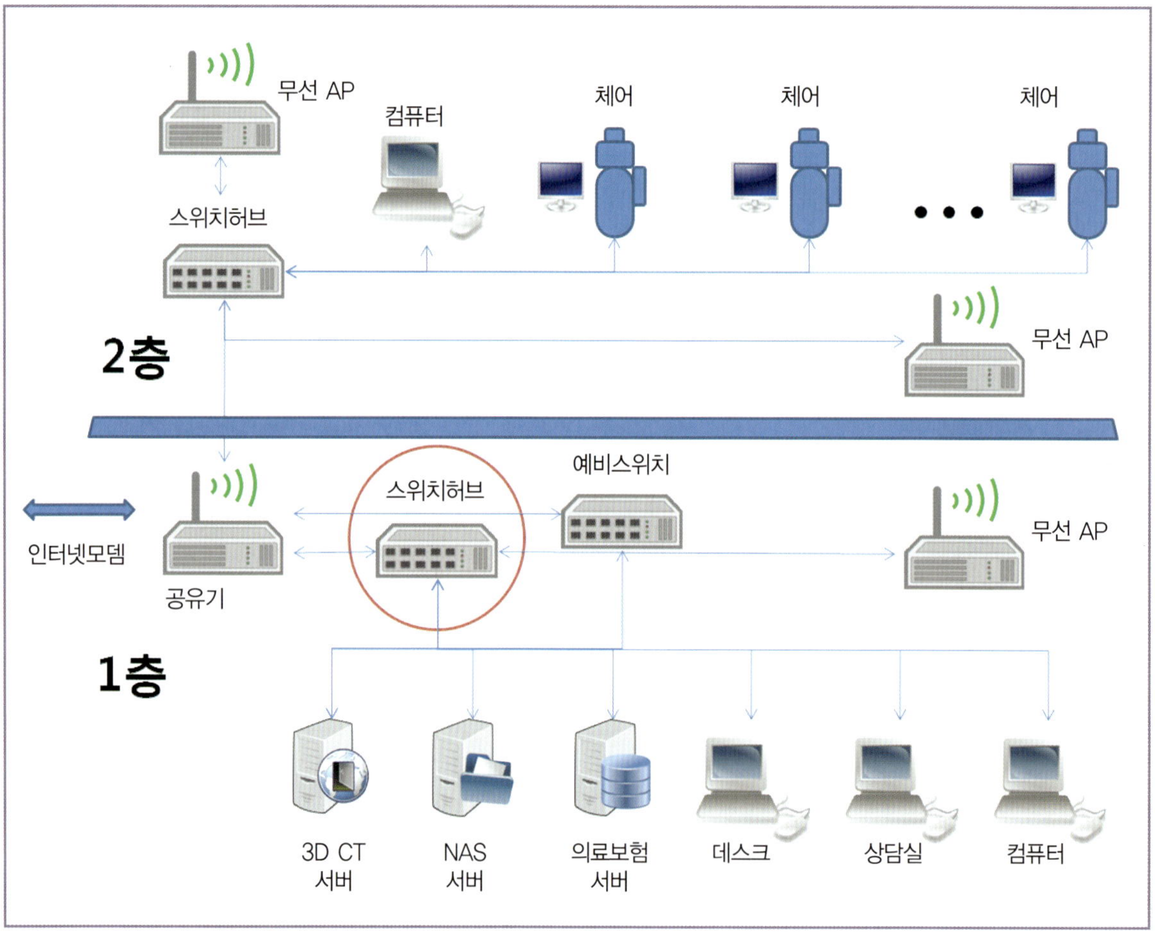


복층일 경우 스위치 허브로 층을 나누고 메인 스위치 허브에 예비스위치를 달아 네트워크를 이중화한 예

# 4. 각종 장비의 활용

## 1) 컴퓨터는 훌륭한 인테리어 장비

많은 병원에서 대기실에 대기하는 환자들을 위해 컴퓨터를 설치하고 있습니다. 하지만 거의 병원에서 특히 요구하는 환자도 없고, 컴퓨터를 설치했다가 쉽게 망가지는 경우가 많아 없애버리신 분도 많을 것입니다. 이런 저런 이유로 대기실에 컴퓨터를 비치하지 않는 병원도 있고 심지어는 TV 조차도 없는 병원도 있습니다.

하지만 환자의 입장에서 생각해보면 지루한 대기 시간을 달래주기 위해 TV 와 컴퓨터를 제공한다는 것은 좋은 일입니다. 투자적인 측면에서 보면 컴퓨터는 가격 대비 효과가 뛰어나다고 할 수 있습니다. 인테리어 비용을 생각하시면 소파나 장식장 하나도 컴퓨터에 비해 가격이 매우 비싸다는 것을 알 수 있습니다. 환자들의 편익 측면에도 비용적인 면에서도 작동만 잘한다면 컴퓨터는 훌륭한 인테리어 기기입니다.

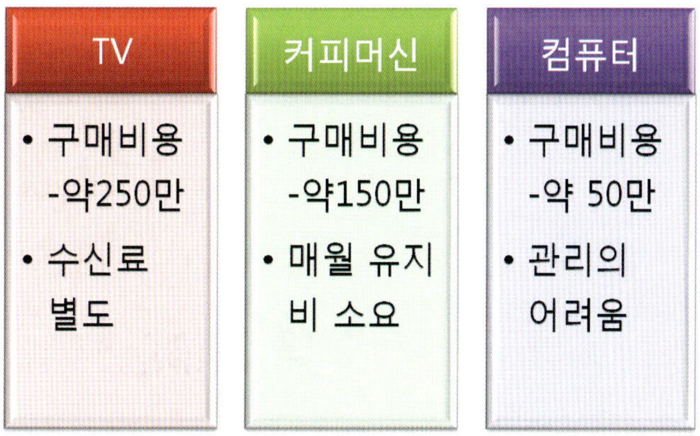
TV
• 구매비용 -약250만
• 수신료 별도
커피머신
• 구매비용 -약150만
• 매월 유지비 소요
컴퓨터
• 구매비용 -약 50만
• 관리의 어려움

TV와 커피머신, 컴퓨터의 비교

## 2) 바탕화면과 화면보호기를 병원의 홍보 장으로 활용

체어의 컴퓨터를 활용해서 병원의 브랜드 효과를 높이는 용도로도 활용할 수 있습니다. 평소에 사용하지 않는 화면보호기와 바탕화면 등에서 병원의 로고나 이름, 동영상 등을 재생하는 용도로 사용하는 것입니다.

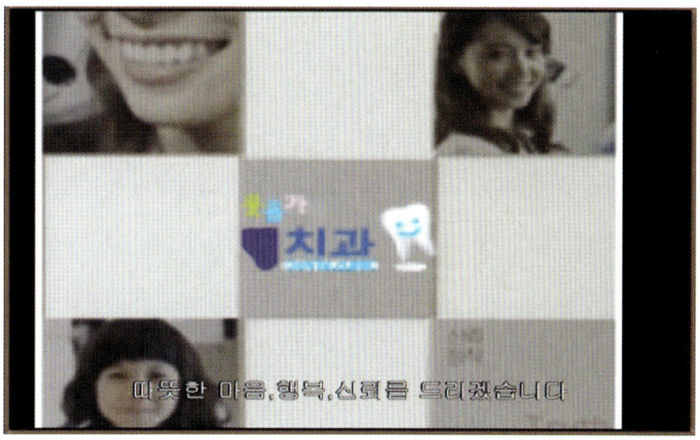
치과
따뜻한 마음,행복,신뢰를 드리겠습니다

화면보호기 대신 치과 홍보 영상을 사용하자.

### 3) 환자들을 위한 대기 모니터

환자들에게 시각적인 정보를 제공하기 위해 데스크의 하단에 모니터나 TV를 매립하는 곳도 있습니다. 모니터를 연결한다면 제작한 병원에 대한 동영상 같은 것을 재생할 수도 있고 보험 프로그램과 연결하여 대기환자를 표시할 수도 있습니다. 매립을 하는 데는 단순히 구멍을 뚫는 것이 아닌 배선문제도 있기 때문에 사전에 인테리어 업체랑 상의를 하시는 것이 좋습니다.

매립이 부담되신다면 단순히 데스크 상단에 환자들이 보이게끔 모니터를 설치하시는 것도 좋습니다. 간단한 이벤트나 치과에 대한 정보를 디스플레이 하여, 대기 환자들이 차례를 기다리면서 정보를 볼 수 있기 때문입니다.

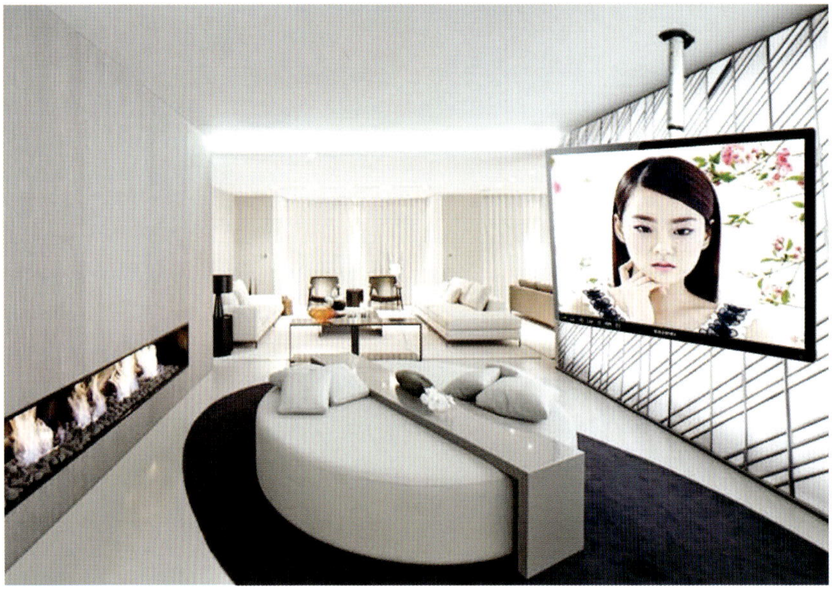

천정에 모니터를 달아 이벤트나 홍보용으로 활용할 수 있다.

### 4) 체어 모니터의 활용

"어금니 쪽에 충치가 있네요" 이 말을 듣고 가장 먼저 환자는 무슨 생각을 할까요? 당연히 어느 부위에 충치가 생겼는지 충치의 크기는 어떤지 확인하고 싶은 마음이 들것입니다. 요즘은 발달된 장비를 이용하여 치아의 사진을 찍어 확인이 가능합니다. 체어에 USB 형태의 구강카메라나 Wi-Fi 카드를 장착한 디지털 카메라를 연결하면 사진을 찍는 즉시 파일이 컴퓨터로 전송됩니다. 이렇듯 체어의 모니터를 시각적인 용도로 활용하면 환자의 만족도가 상승하며 치료 동의율을 높일 수 있습니다.

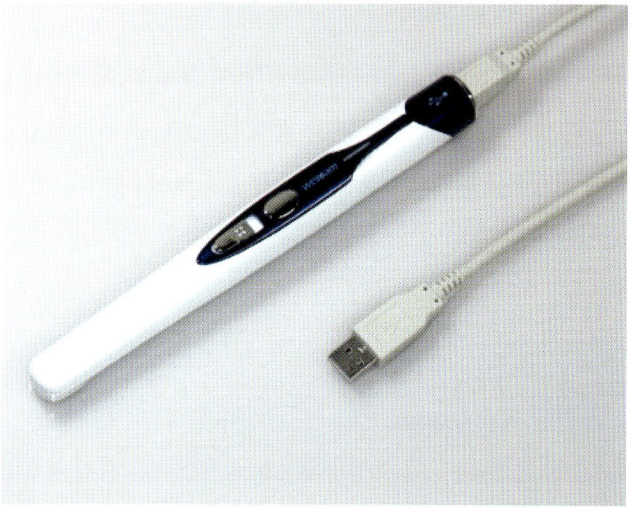

구강카메라를 사용하여 환자에게 즉시 상담이 가능하다. (출처 : 덴트올)

## 5) 환자를 배려한 체어 모니터

체어의 모니터는 X-ray 나 임상정보의 확인용으로도 사용할 수 있지만 환자들을 위한 용도로도 사용이 가능합니다. 일례로 소아치과에서는 어린이 들이 좋아하는 만화영화를 틀어주고 진료를 하며 수술 환자를 위해 클래식 음악 등을 틀어주는 용도로도 활용하는 병원이 있습니다. 어떠한 병원은 진료 중 동영상 혹은 TV를 시청할 수 있도록 한 곳도 있습니다. 이렇게 하면 진료시 치과에서 발생하는 모터 소리가 들리지 않게 되어 고통이 경감되는 효과가 있다고 합니다.

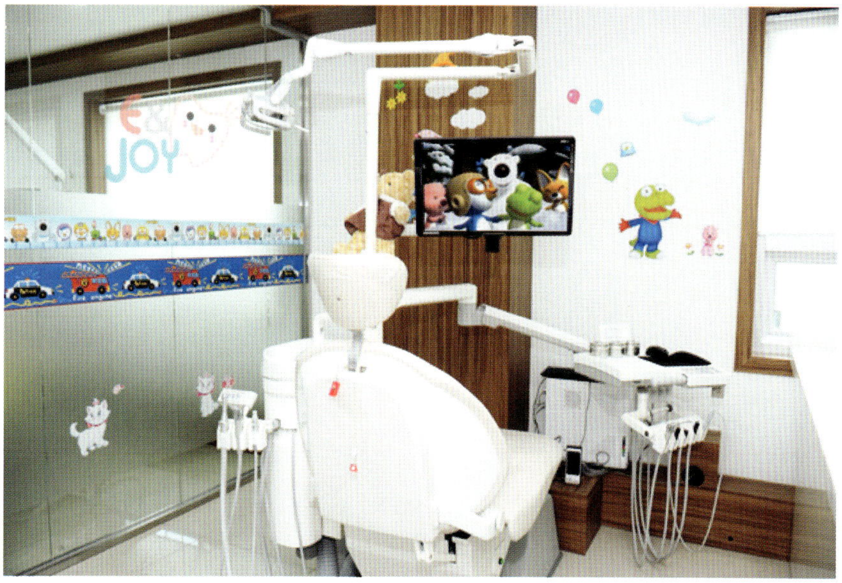


체어의 모니터로 진료 중 아이들이 좋아하는 만화를 재생한다. (출처 조이덴탈)

### 6) 태블릿의 활용도를 높이자

태블릿은 전자차트로도 활용할 수 있지만 생각해보면 더 많은 용도로도 활용이 가능합니다. 예를 들어 상담실에서 종이와 펜대신 태블릿의 메모 기능을 통해 환자와 상담을 하고 이 내용을 저장할 수도 있습니다. 종이로 받던 수술 동의서나 체크 사항을 태블릿으로도 입력 받을 수도 있습니다.

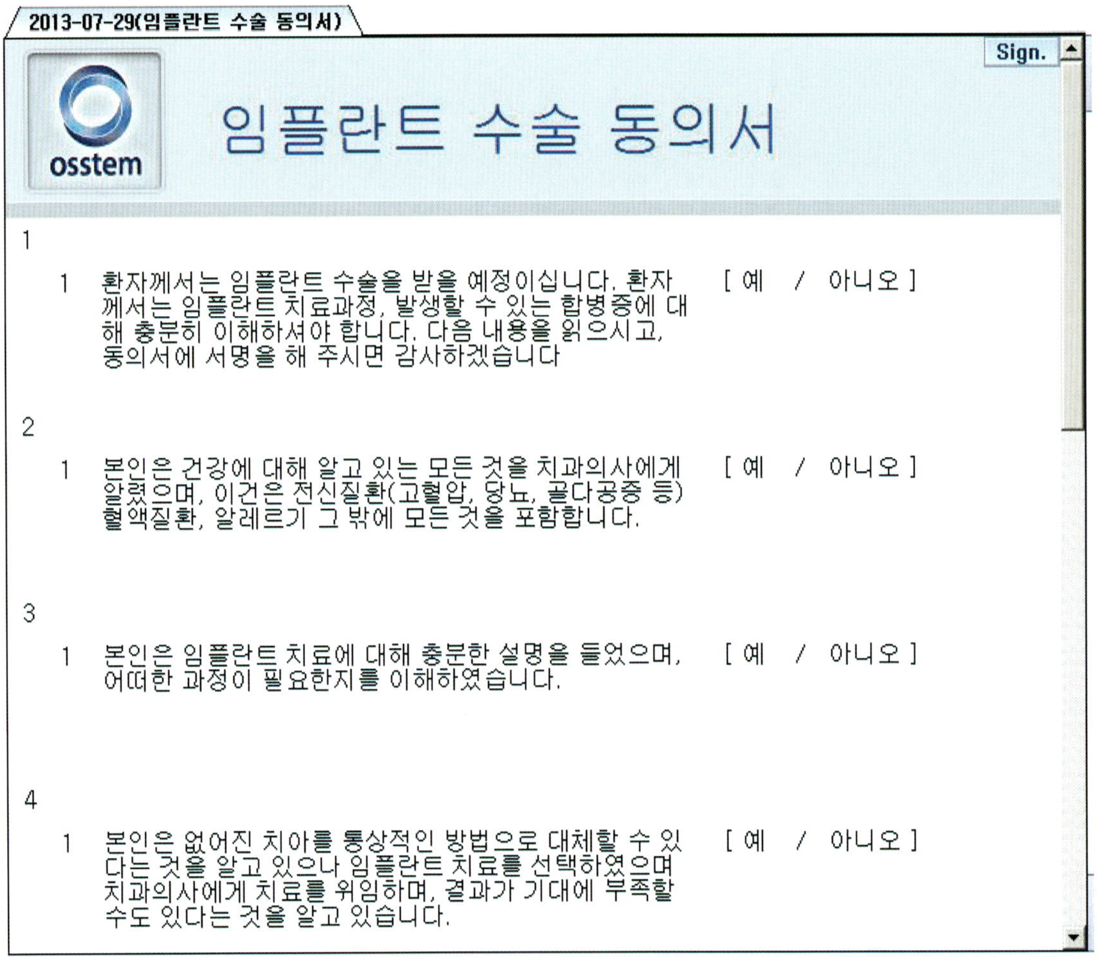

2013-07-29(임플란트 수술 동의서)

Sign.

임플란트 수술 동의서

1

1 환자께서는 임플란트 수술을 받을 예정이십니다. 환자께서는 임플란트 치료과정, 발생할 수 있는 합병증에 대해 충분히 이해하셔야 합니다. 다음 내용을 읽으시고, 동의서에 서명을 해 주시면 감사하겠습니다 [ 예 / 아니오 ]

2

1 본인은 건강에 대해 알고 있는 모든 것을 치과의사에게 알렸으며, 이건은 전신질환(고혈압, 당뇨, 골다공증 등) 혈액질환, 알레르기 그 밖에 모든 것을 포함합니다. [ 예 / 아니오 ]

3

1 본인은 임플란트 치료에 대해 충분한 설명을 들었으며, 어떠한 과정이 필요한지를 이해하였습니다. [ 예 / 아니오 ]

4

1 본인은 없어진 치아를 통상적인 방법으로 대체할 수 있다는 것을 알고 있으나 임플란트 치료를 선택하였으며 치과의사에게 치료를 위임하며, 결과가 기대에 부족할 수도 있다는 것을 알고 있습니다. [ 예 / 아니오 ]

전자차트의 문진표 화면

### 7) 환자를 위한 무료 Wi-Fi 제공

치과에 무선 인터넷을 설치하여 대기하는 환자들에게 Wi-Fi를 제공하는 것도 좋은 방법입니다. 스마트폰이 대중화된 요즘 카페나 미용실 등 많은 서비스 업종 들이 고객들에게 Wi-Fi 를 무료로 제공하고 있습니다. Wi-Fi 는 무선 공유기를 통해 적은 비용으로도 간단히 설치하실 수 있습니다.

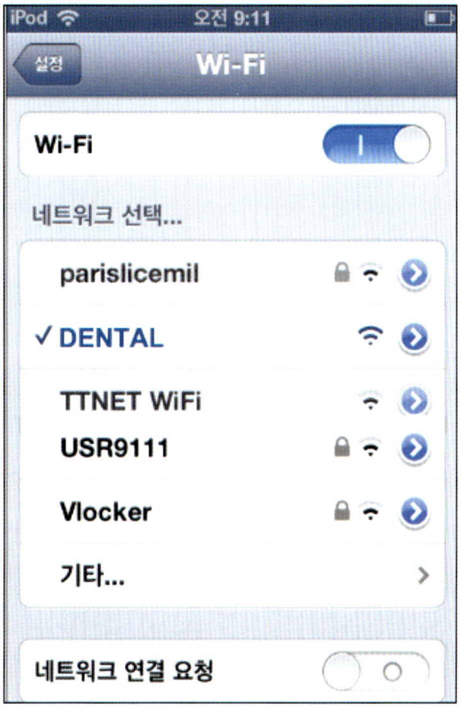


무료로 Wi-Fi 를 제공하는 곳이 늘어나고 있다.

### 8) 대기실의 TV를 활용

국내의 한 소아병원에서는 대기실에 있던 TV 에 아이들의 모션을 감지하여 물감 등으로 색칠을 하는 등의 기능을 하는 게임기를 연결하여 큰 호응을 얻었습니다. 드라마나 뉴스 등 어디서나 비치되어 있는 식상한 역할을 하는 TV 에서 벗어나 건강정보나 각종 임상 상식 등을 제공하는 용도로의 활용은 어떨까요?

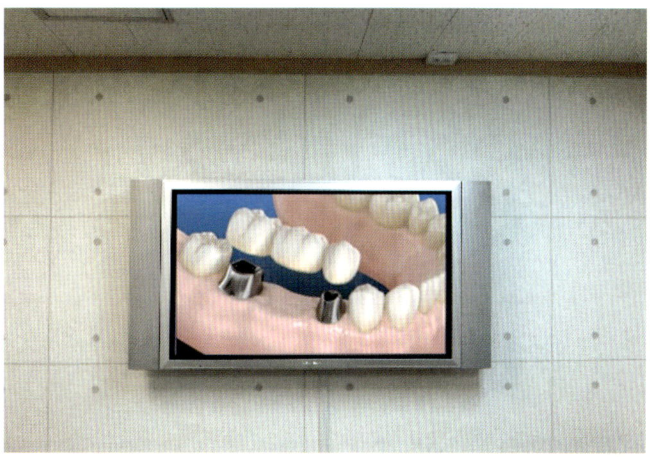

대기실의 TV를 활용하는 것도 좋은 방법이다.

## 5. 컴퓨터 관리

컴퓨터는 구매한지 얼마 되지 않은 제품이라도 소프트웨어적으로 쉽게 망가집니다. 각종 프로그램을 깔다 보면 필요 없는 소프트웨어가 설치되며 악성코드와 바이러스에 쉽게 감염되기 때문입니다. 반대로 구매한지 몇 년 된 컴퓨터라도 프로그램을 무분별하게 설치하지 않고 관리만 잘 한다면 문제 없이 오래 사용할 수 있습니다.

컴퓨터의 장애는 대부분 소프트웨어적 문제이고 하드웨어적 문제가 발생하는 경우는 극히 드뭅니다. 따라서 효과적으로 컴퓨터를 관리하기 위해서는 올바른 사용법과 관리 체계를 확립하는 것이 중요합니다.

병원에서 그때그때 필요에 따라 컴퓨터를 구매하였고, 서버 컴퓨터 등 각종 컴퓨터의 종류가 여러 개라면 관리의 어려움은 증가됩니다. 컴퓨터 마다 부품 회사가 다르며 운영체제의 버전이 다르다면 드라이버나 소프트웨어도 다른 종류를 사용해야 하기 때문입니다.

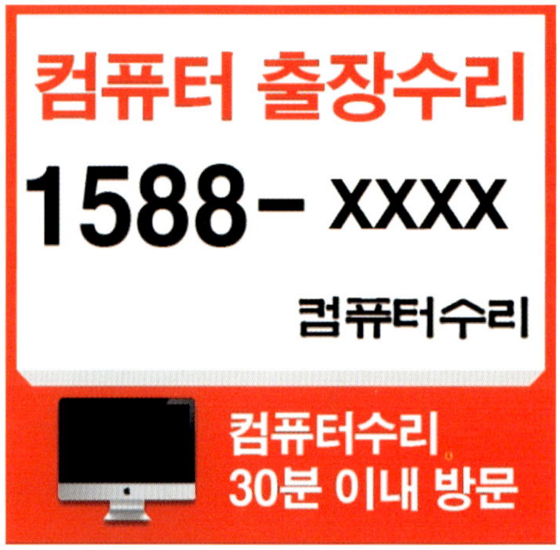


컴퓨터 수리점의 광고

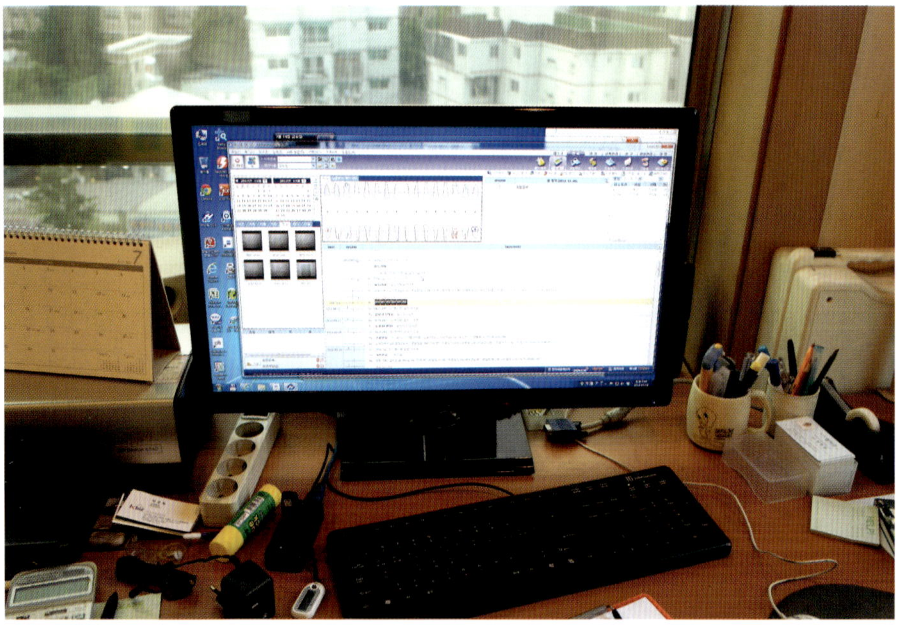

컴퓨터는 관리가 무척 중요하다.

...Tip

## 컴퓨터를 고장 없이 오래 사용하는 방법

1) 쓸데없는 프로그램은 설치하지 않습니다.

2) 백신 및 PC관리 프로그램을 설치합니다.

3) 주기적으로 프로그램 설치 목록을 확인하고 필요 없는 것들을 삭제합니다.

4) 가끔 본체를 열어 먼지를 제거합니다.(진공청소기 등을 사용)

5) 장기간 사용하지 않을 경우 컴퓨터의 전원을 끕니다.

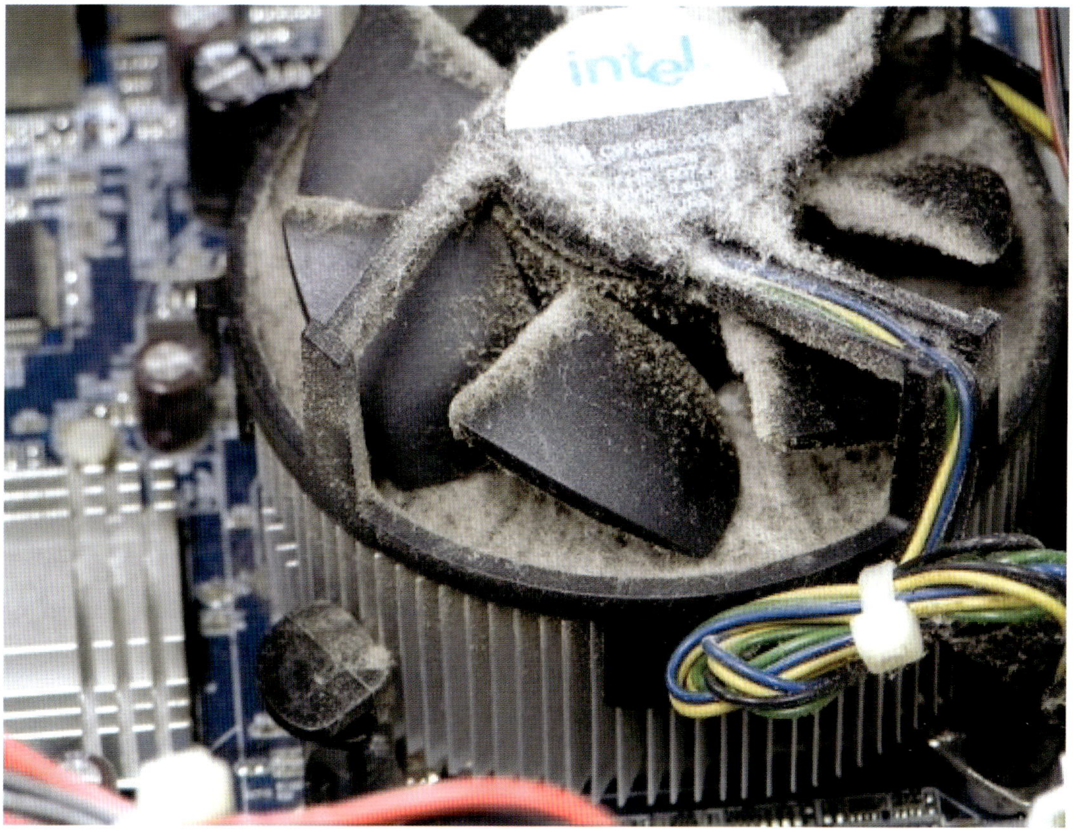


오랜기간 컴퓨터를 청소하지 않으면 내부에 먼지가 쌓여 오작동을 일으킨다.

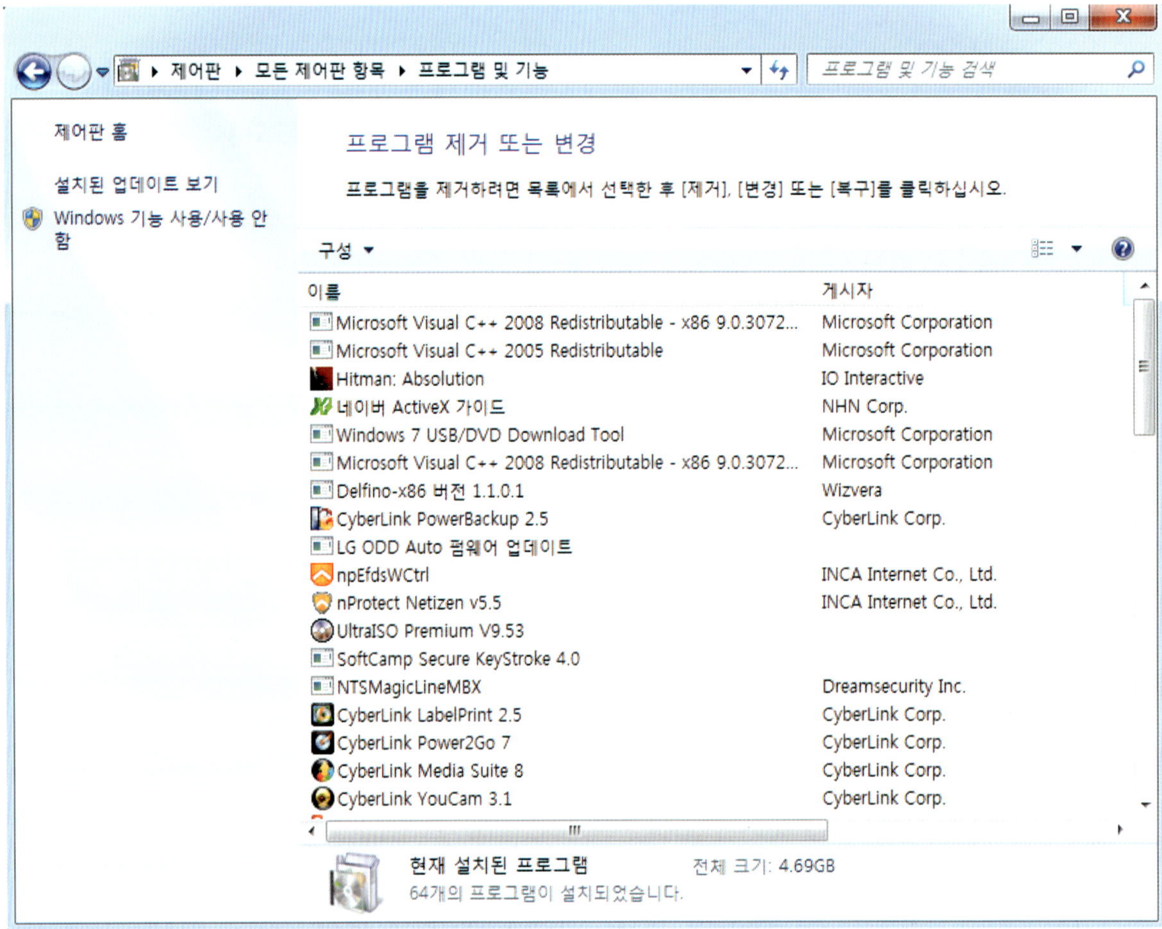


주기적으로 설치된 프로그램을 확인하여 필요 없는 것들을 청소해주자.

이러한 점 때문에 운영하는 컴퓨터의 대수가 많다면 모든 컴퓨터를 동일한 부품과 사양으로 꾸리는 방법도 고려할 수 있습니다. 수십~수백대의 컴퓨터를 운영하는 회사나 게임방 등이 관리를 위한 방법으로 이렇게 운영합니다. 이렇게 하면 드라이버나 소프트웨어를 같은 버전으로 사용가능하며 장애시 백업 이미지를 공동으로 사용할 수 있고, 고장시에도 빠르게 대처가 가능하기 때문입니다. 예를 들어 치과에 1~3번의 총 3대의 체어가 있고 이중 3번 체어는 교정치료용으로 주로 사용하는데 3번 체어의 컴퓨터가 고장 났다면 1번 혹은 2번 체어의 컴퓨터를 이동시켜 임시로 사용하는 것입니다. 물론 미리 셋팅된 여유분의 PC 가 있다면 더욱 좋습니다.

# 6. PC 장애 문제해결

## 1) 오류의 원인

컴퓨터를 사용하다 보면 갑자기 먹통이 되거나 비정상적으로 작동하는 일이 비일비재 합니다. 이때에는 어디에 어떤 문제가 생겼는지 부터 알아 내는 것이 중요합니다. 컴퓨터를 정비하려면 인과관계를 따져보는 것이 중요합니다. 가령 그래픽 카드의 드라이버를 업그레이드 하다가 화면이 출력되지 않는다면 이는 그래픽 카드의 문제가 아닙니다. 드라이버를 잘못 설치했다거나 하는 소프트웨어적인 문제이기 때문에 컴퓨터의 기계 장치가 고장 난 것은 아니기 때문입니다.

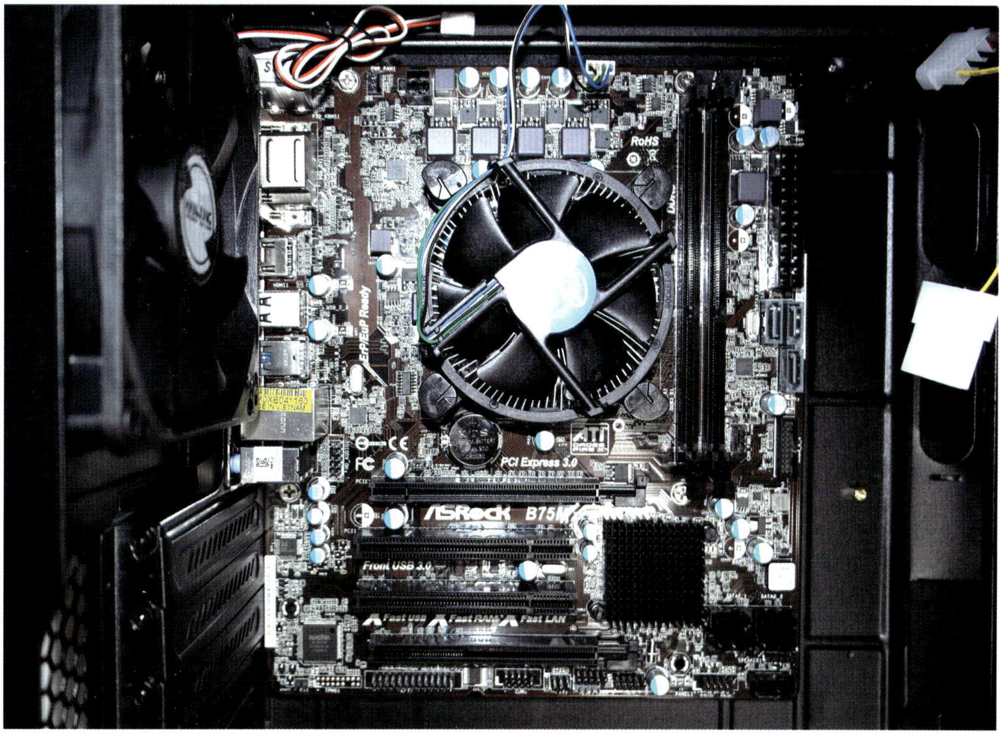

몸이 아프면 진찰을 하듯 컴퓨터도 어디가 문제인지 오류의 원인을 찾아야한다.

오류가 발생하게 되면 다음의 순서대로 컴퓨터를 정비합니다.

0단계 : 컴퓨터를 껐다가 다시 켭니다.

컴퓨터는 운영체제와 소프트웨어를 통해 동작합니다. 운영체제나 소프트웨어의 오류로 인한 오작동은 흔히 발생하며 이는 간단히 컴퓨터를 껐다가 다시 켜는 재부팅으로 해결할 수 있습니다. 컴퓨터에 이상이 생기면 가장 먼저 재부팅을 시도해보세요.

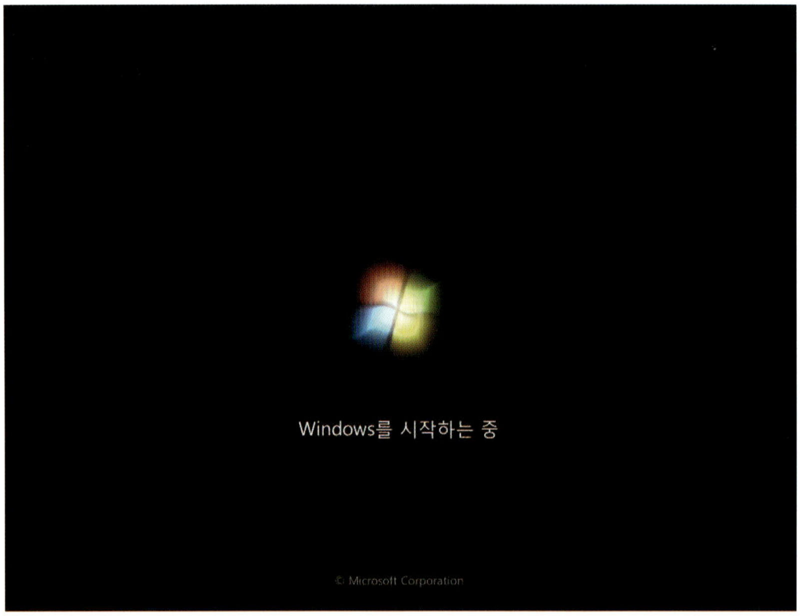


재부팅을 하면 해결되는 문제가 많다.

1단계 : 가장 최근에 새로 설치한 소프트웨어나 하드웨어를 의심합니다.

새로 설치한 프로그램이 기존에 설치되어 있던 프로그램과 충돌이 난다거나 제대로 드라이버가 설치되지 않았을 경우를 의심합니다. 의심스러운 부분이 있다면 이를 제거하거나 최신의 드라이버로 업데이트합니다.

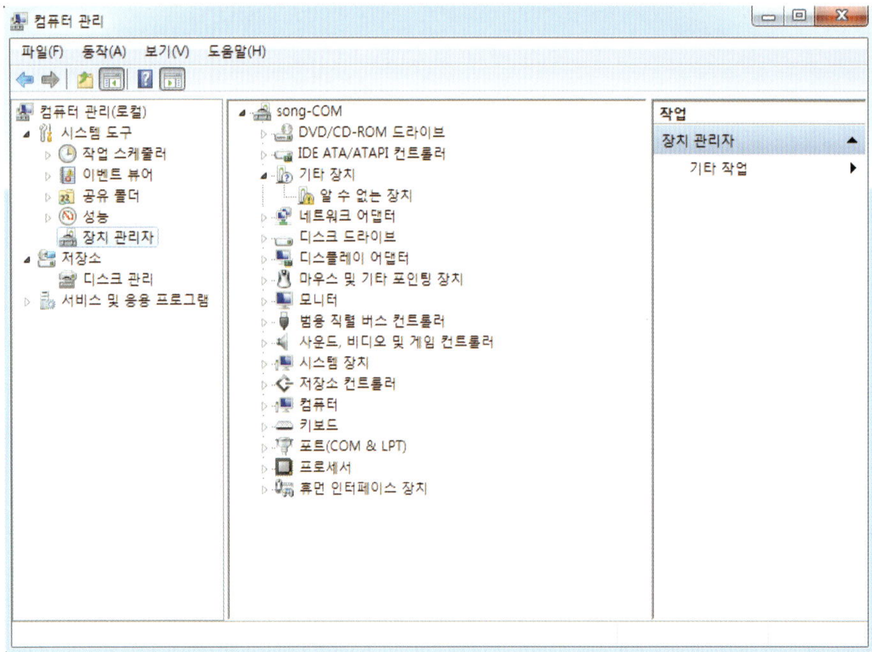

2단계 : 컴퓨터가 켜지는 지를 확인하고 안전모드로 부팅합니다.

윈도우는 컴퓨터를 시동할 때 장애 발생 등을 막는 것을 목적으로 안전모드라고 하는 특별 모드를 제공합니다. 예를 들어 새로운 주변 기기를 장착하고 드라이버를 설치 한 후 운영체제가 제대로 시동되지 않는 경우 안전모드에서 드라이버를 제거하고 다시 원래 상태로 돌아가 시도할 수 있습니다. 안전모드는 부팅시 키보드의 F8번키를 눌러 진입할 수 있습니다.

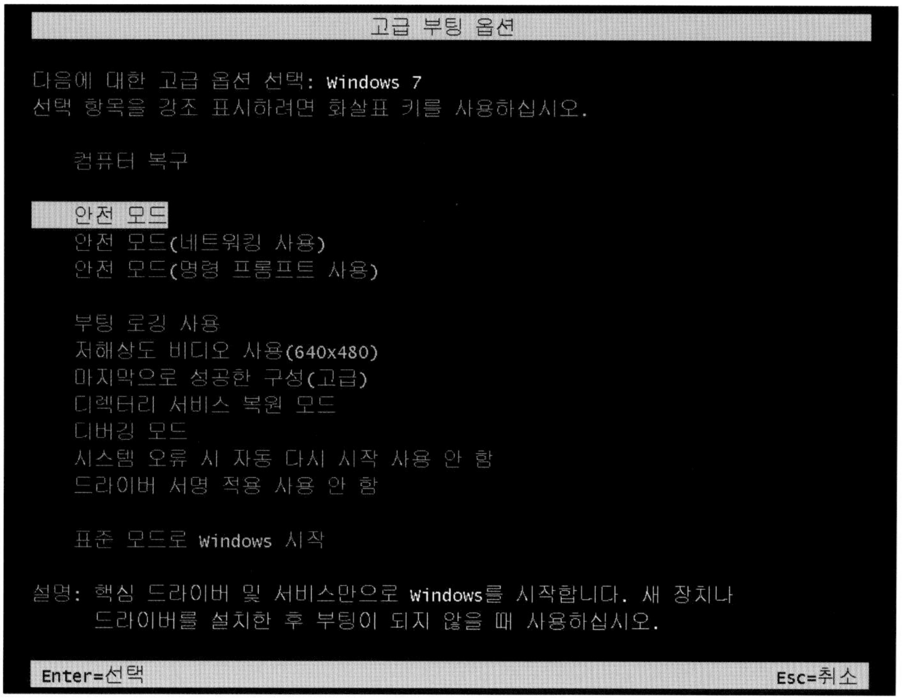


부팅시 F8 번 키를 눌러 진입할 수 있는 안전모드

3단계 : 윈도우에 문제가 있는지 확인합니다.

컴퓨터가 안전모드로도 부팅이 되지 않는다면 하드디스크의 부팅을 담당하는 부트섹터(MBR)의 잘못이나 디스크의 불량을 의심해 볼 수 있습니다. 운영체제는 종종 사용자 설정관리의 잘못이나 바이러스 등으로 부트섹터가 잘못되어 부팅 불능에 빠지기도 합니다. 이럴 경우 운영체제의 CD 를 넣고 복구를 시도하거나 운영체제를 재설치하여 해결할 수 있습니다.

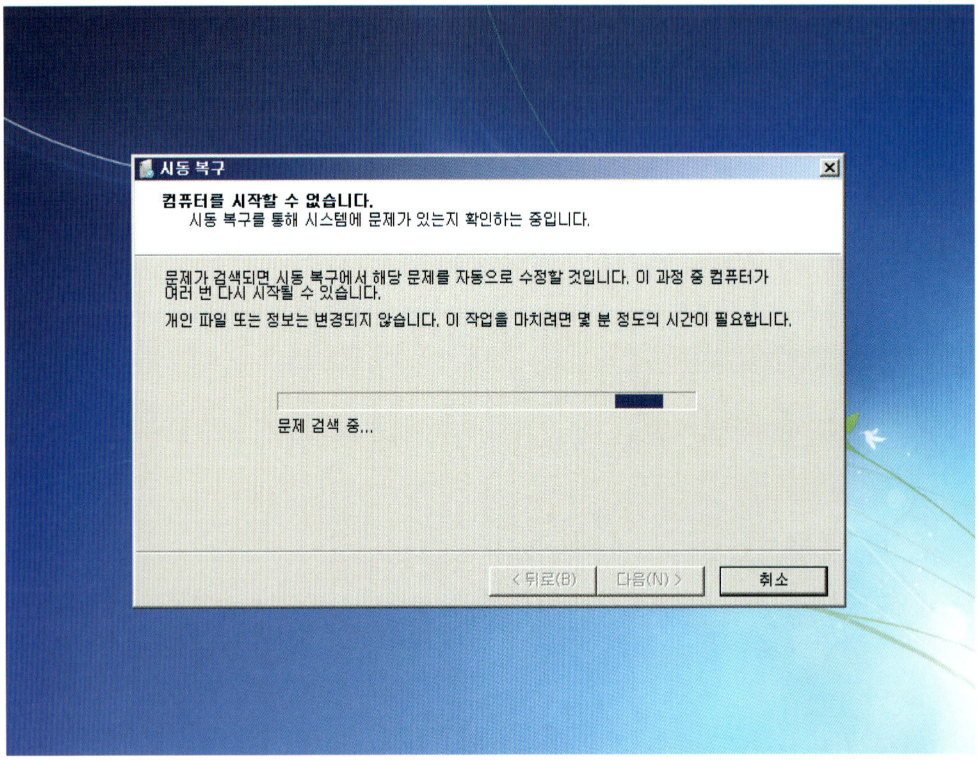


윈도우 CD를 통한 복구를 시도할 수 있다.

4단계 : 포맷은 PC 오류에 대부분을 해결합니다.

포맷은 소프트웨어적 오류를 대부분 해결하는 강력한 도구 입니다. PC가 기계적인 고장이 나지 않는 한 포맷을 통해 운영체제와 모든 소프트웨어가 재설치 함으로써 대부분의 문제를 해결 할 수 있습니다. 복구 솔루션이나 디스크 이미지 소프트웨어를 사용하면 빠르게 이러한 작업을 진행할 수 있습니다.

...Tip

## 운영체제가 이상이 생기는 이유

운영체제를 사용하다보면 많은 프로그램들이 설치되어 시스템 파일을 공유하여 사용합니다. 이런 이유로 설치된 프로그램의 오류로 시스템 파일이나 레지스트리에 손상이 갈 수 있습니다. 운영체제의 복구기능은 이러한 시스템 파일을 복원함으로써 정상적인 구동을 가능하게 해 줍니다.

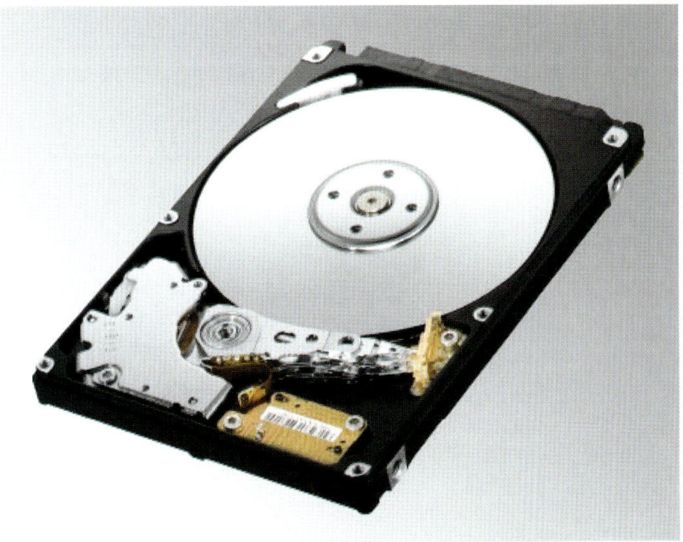

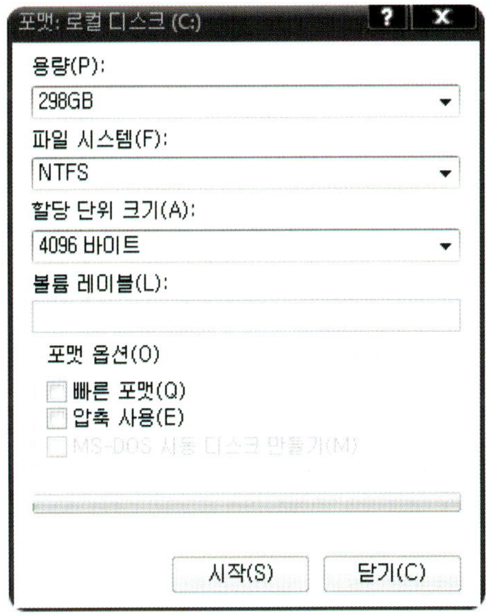


하드웨어에 이상이 없다면 포맷은 대부분의 문제를 해결한다.

5단계 : 하드웨어의 문제를 확인합니다.

포맷을 했는데도 이상이 있다면 컴퓨터의 기계장치에 문제가 있는 것으로 볼 수 있습니다. 파워에 전압이 불안정하거나 메인 메모리에 이상이 있거나 메인 보드의 콘덴서가 터지는 등 사소한 문제로 PC 가 부팅 되지 않거나 이상을 보이기도 하기 때문입니다. 이럴 경우 대개는 전문가의 손을 빌려야 하지만 여유 컴퓨터 혹은 부품이 있다면 어디에 이상이 있는지 확인 할 수 있습니다. 예를 들어 메모리가 의심되면 기존의 메모리를 제거하고 여유분의 메모리를 꽂아 부팅을 시도해 보는 것입니다. 이럴 경우 이상이 있는 부품만 교체함으로써 자체 해결이 가능합니다.

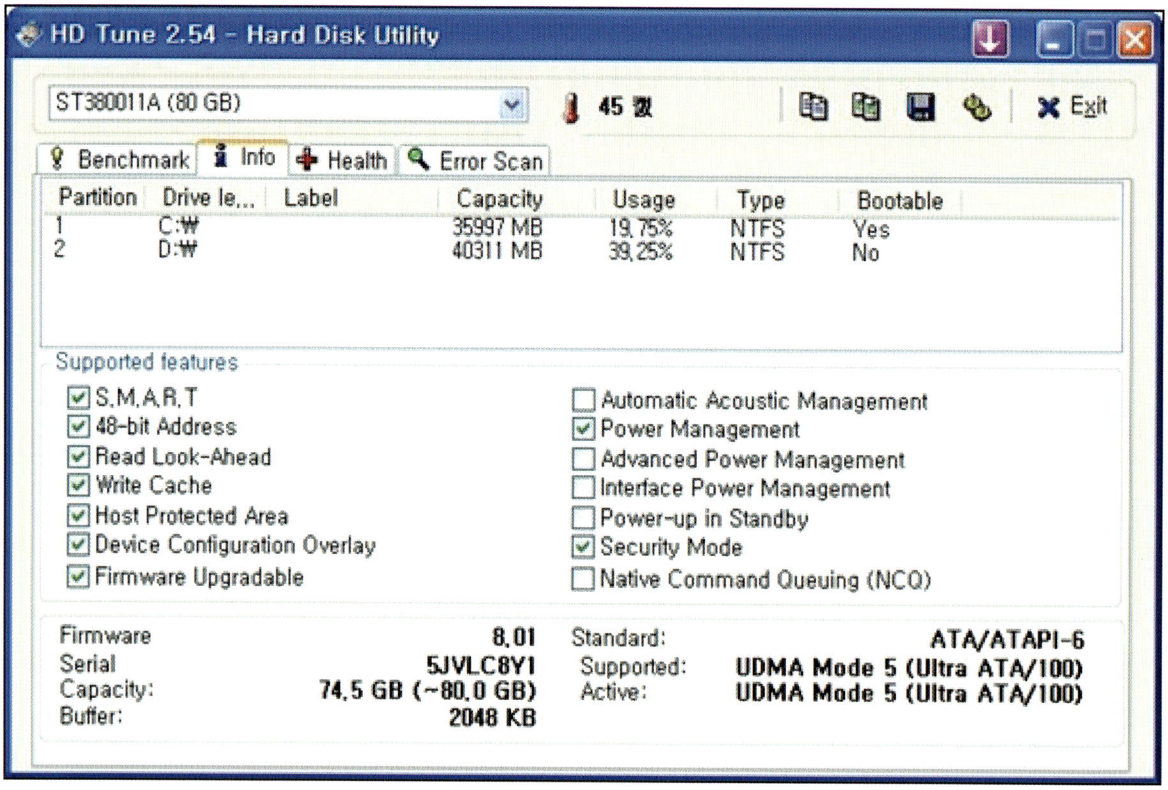


하드디스크의 오류를 체크하는 프로그램

## 이런 것도 고장?

...Tip

PC 가 켜지지 않아 AS 기사가 방문하였는데 컴퓨터의 전원 플러그를 꼽지 않았다던가 모니터가 나오지 않아 AS 기사를 불렀는데 컴퓨터와 모니터를 연결하는 선이 빠져있었다는 얘기는 우스개 소리가 아닙니다. 컴퓨터 AS 의 상당한 비율이 이러한 기본적인 실수에서 비롯되기 때문에 우선 작동이 되지 않으면 침착히 원인을 따져보는 것이 중요합니다.

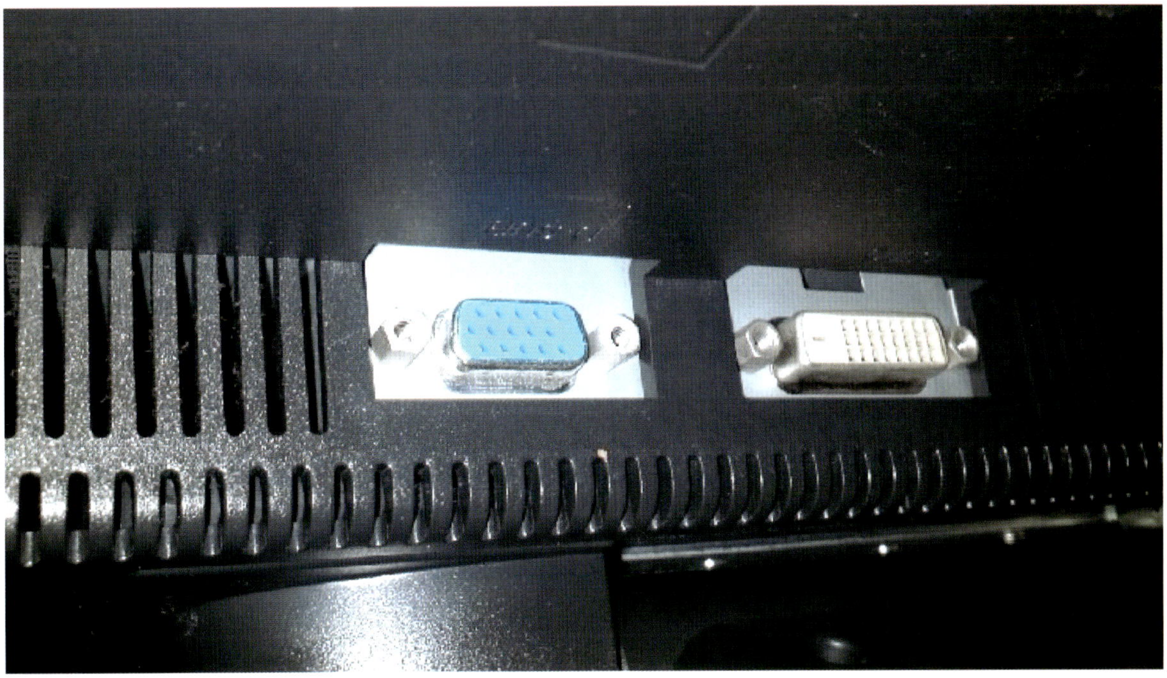

컴퓨터 화면이 나오지 않는다면 모니터 케이블 연결을 우선 확인하자.

## 악덕 AS 업체

H씨는 얼마전 황당한 경험을 했습니다. 컴맹인 H 씨는 구매한지 얼마 되지 않는 PC 가 고장 나자 AS 업체에 서비스를 신청했습니다. 얼마 후 방문한 기사는 컴퓨터의 부품에 문제가 있는 것 같다며 본체를 들고 갔습니다. 시간이 지나 수리 비용과 부품 교환 비용을 지불한 H 씨는 이상함을 느꼈습니다. 컴퓨터는 정상적으로 작동되었으나 왠지 모르게 전보다 속도가 느려진 것 같았기 때문입니다. 이후 컴퓨터에 대해 잘아는 전직 AS 업체에 근무한 경력이 있던 친구를 집으로 불러 확인을 했는데 그 결과에 경악했습니다. 구매한지 얼마 안된 제품은 제조 업체에서 기본적으로 무상 AS 를 해주는데 AS 업체에서는 이를 말해주지 않고 고장이 났다며 새 부품을 구매하도록 한 것이었습니다. 심지어 원래는 2개의 메모리가 꽂혀있었는데 이중 1개를 뽑아간 것도 확인되었습니다. 문제가 되었던 기존 부품은 아마도 AS 업체에서 무상으로 교환 받아 H 씨와 비슷한 다른 사람에게 팔았을 것 입니다. 친구는 사소한 소프트웨어적인 문제라도 AS 업체에서는 수리비를 많이 받기 위해 되도록 본체를 들고 가도록 직원을 교육하며 어떤 경우 부품의 먼지만 털어 새것으로 교환한 것 처럼 꾸미기도 하는 것이 공공연한 비밀이라고 말해주었습니다.

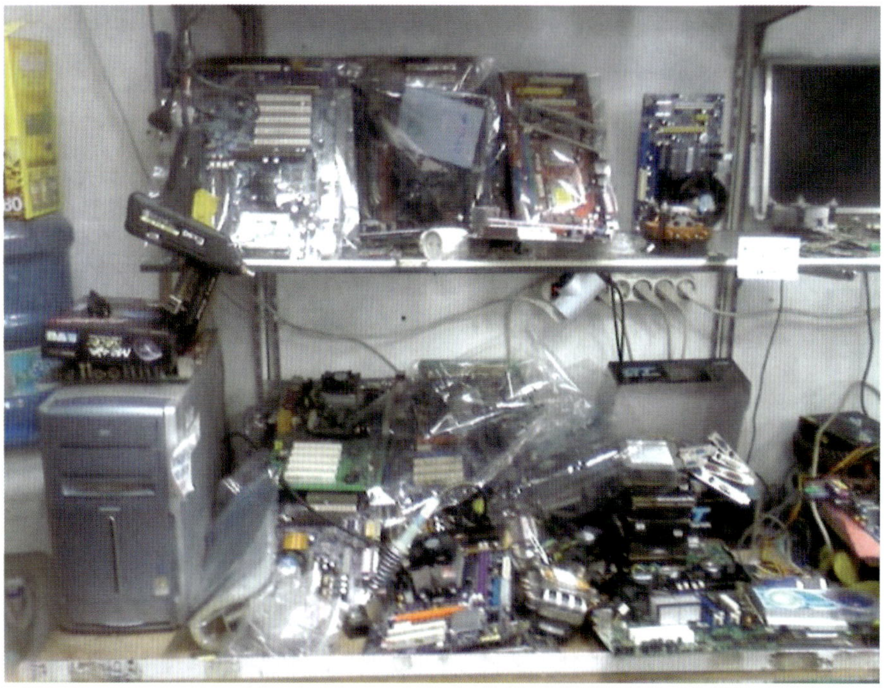

컴퓨터 중고 부품도 활발히 거래된다.

■ PC 장애시 조치사항

| 증세 및 확인사항 | 조치 사항 |
| --- | --- |
| 컴퓨터 이상 | |
| - 한 PC 만 안되는가? 전체 모든 PC 가 안되는가? | ▷ 전체 모든 PC 의 장애라면 네트워크 문제일 가능성이 크다. |
| - 컴퓨터는 켜지는데 화면만 안나오는가? | ▷ 모니터와 컴퓨터의 연결 케이블 확인. |
| - 인터넷 접속이 되는가? | ▷ 인터넷 접속이 가능하다면 원격지원 등을 통해 해결. 불가능하다면 랜선이나 인터넷 설정을 확인. |
| 서버 컴퓨터 확인사항 | |
| - 부팅이 되는가? | ▷ 운영체제의 문제라면 복구를 시도해본다. |
| - 에러메시지가 출력 되는가? | ▷ 에러메시지를 살펴 조치한다. |
| - 서버 컴퓨터에서 인터넷 접속이 되는가? | ▷ 인터넷 접속이 가능하다면 원격지원 등을 통해 해결. 불가능하다면 랜선이나 인터넷 설정을 확인. |
| - 서버 컴퓨터의 전원과 랜선이 연결되어 있는가? | ▷ 컴퓨터의 전원과 랜선을 확인한다. |
| - 업체의 원격 지원으로 해결할 수 있는가? | ▷ 원격지원을 통해 해결 (평소 업체 AS 전화번호를 따로 메모) |
| 네트워크 확인사항 | |
| - 공유기나 네트워크 장비 전원에 이상이 없는가? | ▷ 공유기와 인터넷 모뎀 등 장비에 전원을 확인 |
| - 랜선이 헐겁거나 뽑혀있는 것이 없는가? | ▷ 장비의 랜선을 확인한다. |

## 2) 윈도우 시스템 복구

윈도우 복구란 운영체제를 임시적으로 복구하는 기능입니다. 컴퓨터 사용중 운영체제의 구동에 중요한 역할을 하는 시스템 파일에 손상이 생긴 경우 부팅이 되지 않거나 운영체제가 비정상적으로 작동할 때 사용합니다. 복구에는 많은 시간이 걸리지 않으며 저장해둔 운영체제의 각종 설정과 사용자 데이터를 변경하지 않습니다.

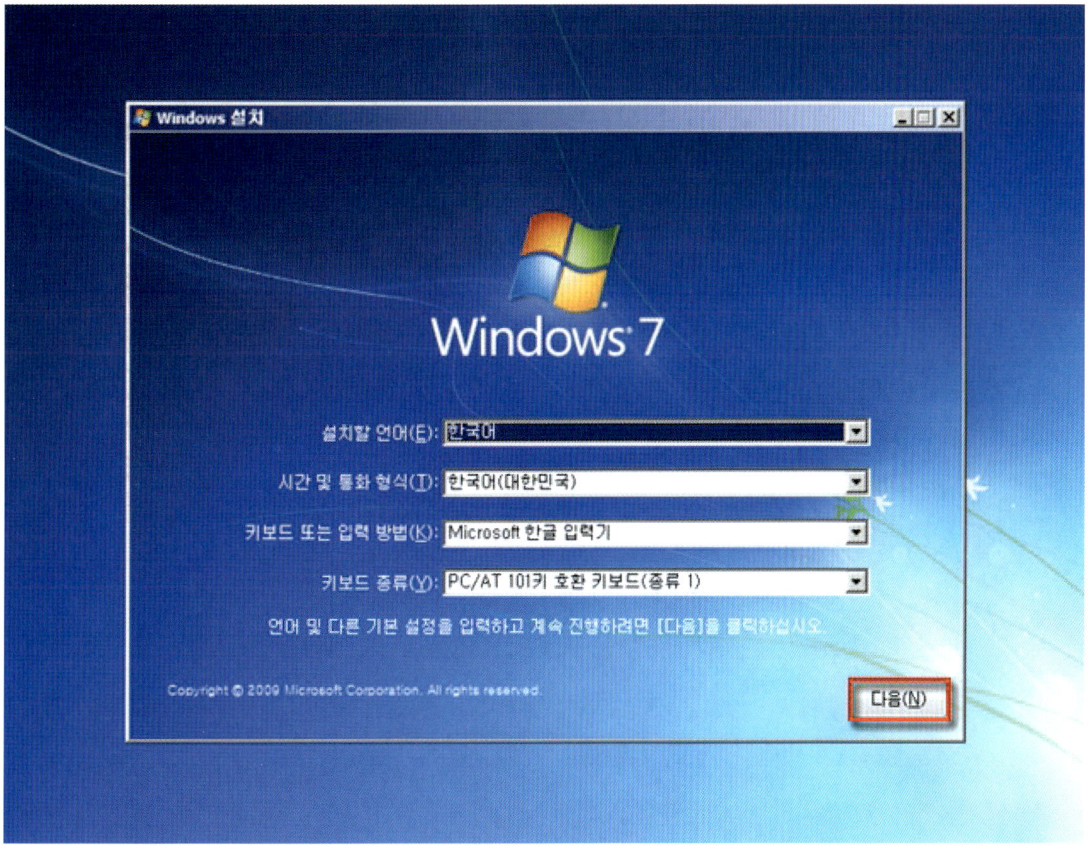


윈도우 CD를 넣고 부팅한다.

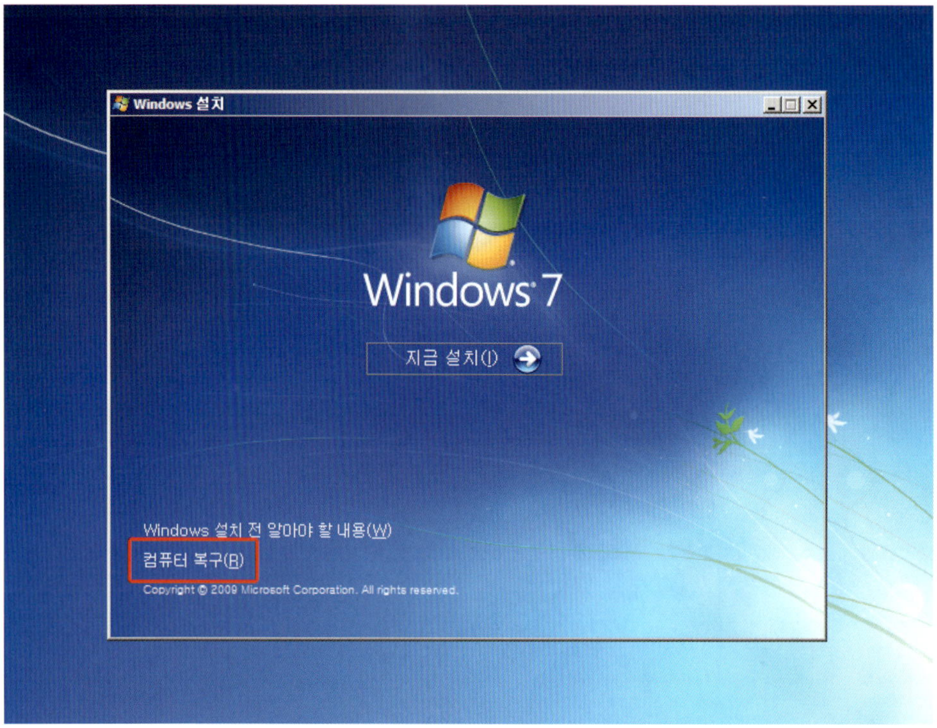


좌측 하단의 '컴퓨터 복구' 버튼을 클릭한다.

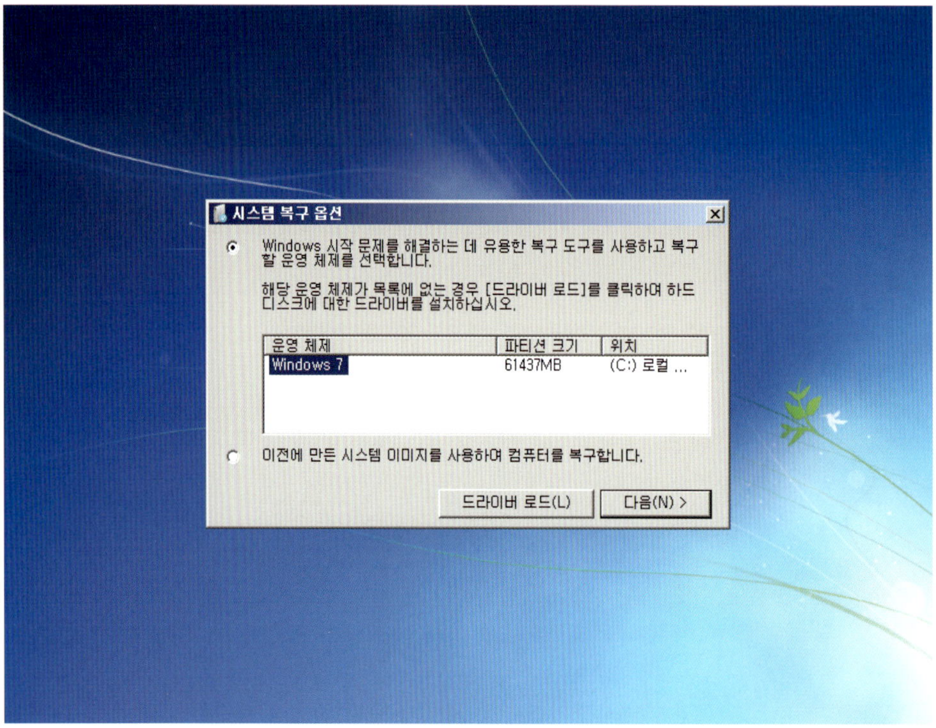


복구할 운영체제를 선택한다.

### 3) 윈도우 시스템 복원

윈도우 복원 기능은 비스타 버전 이후부터 지원하며 사용자가 컴퓨터에 운영체제를 설치한 이후 각종 드라이버나 소프트웨어를 설치하는 변경 할 때마다 복원 지점을 자동으로 생성합니다. 따라서 컴퓨터를 잘 사용하다가 클릭을 잘못하여 필요 없는 프로그램을 마구 설치했다거나 드라이버를 잘못 설치하여 운영체제가 정상적으로 작동하지 않는 경우 바로 이전 지점으로 복원할 수 있습니다.

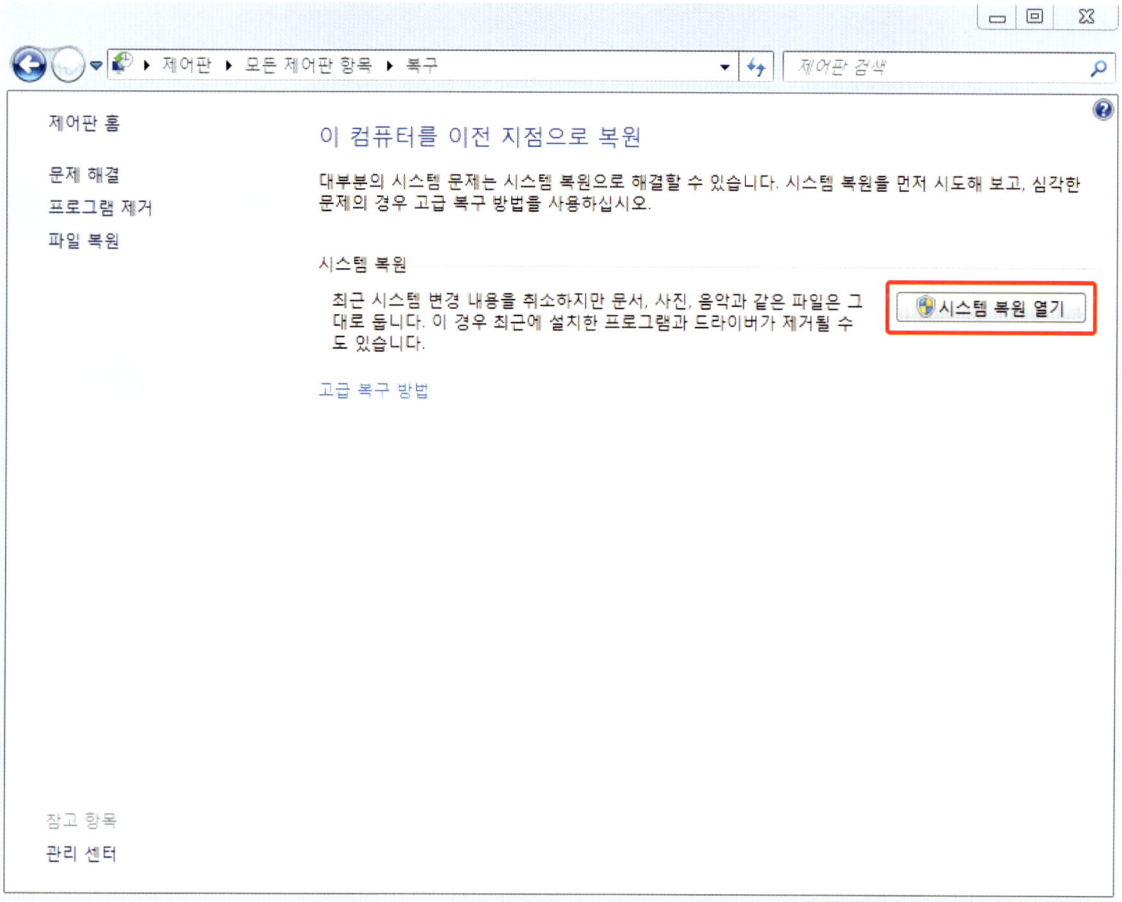


[제어판]–[복구] 항목에서 '시스템 복원 열기' 를 클릭한다.

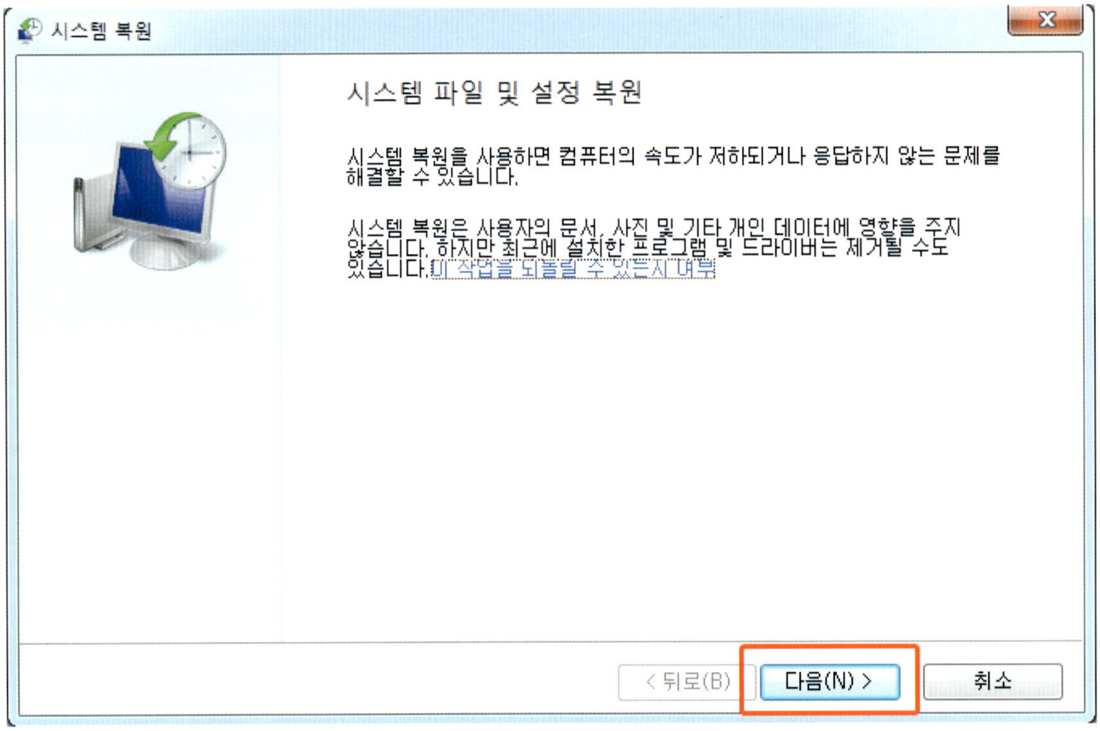


다음 버튼을 눌러 복원을 진행한다.

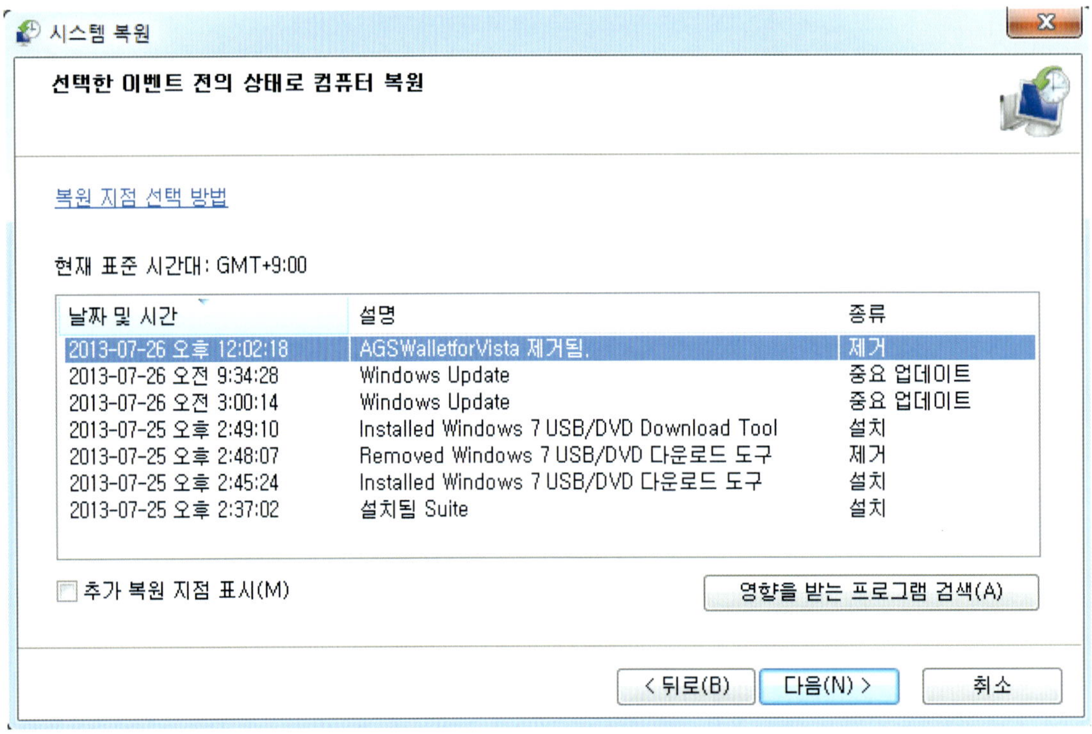


문제가 되는 시점 이전의 복원 지점을 선택하여 운영체제를 설치전으로 되돌릴 수 있다.

## 4) 윈도우 시스템 백업

복원지점을 자동으로 저장하는 복원과 다르게 백업은 강제적으로 운영체제의 모든 파일을 이미지화 하여 백업하는 것을 말합니다. 운영체제에 치명적인 손상이 발생할 경우 윈도우 복구나 복원이 되지 않는 경우가 많기 때문에 백업은 가장 강력한 도구라 할 수 있습니다.

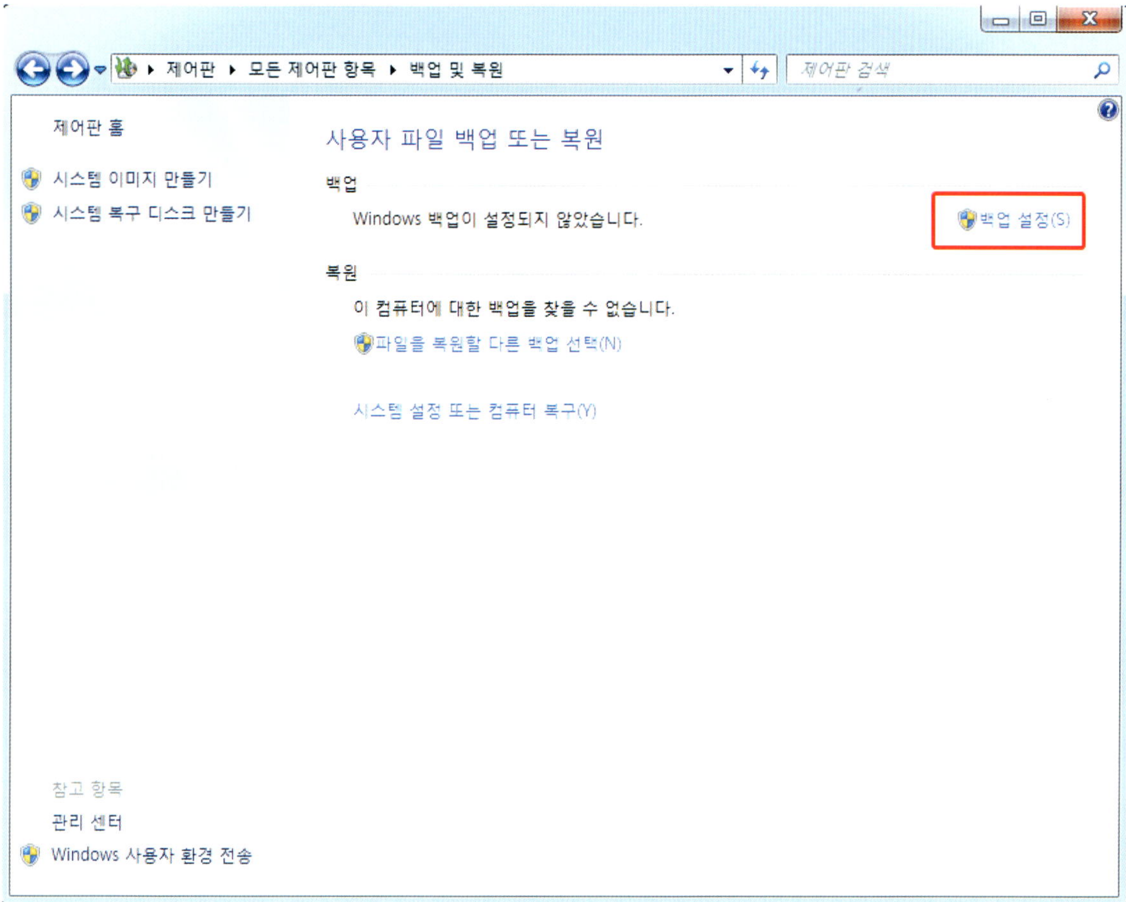


[제어판] [백업 및 복원] 항목에서 '백업 설정'을 클릭

윈도우 백업설정에서는 주 시스템 파일 외에 사용자 파일과 별도의 파일 등을 백업할지 선택할 수 있습니다. 모든 윈도우 파일을 백업 설정시 백업 파일의 크기가 커지며 백업과 복원에 걸리는 시간도 많아지게 됩니다.

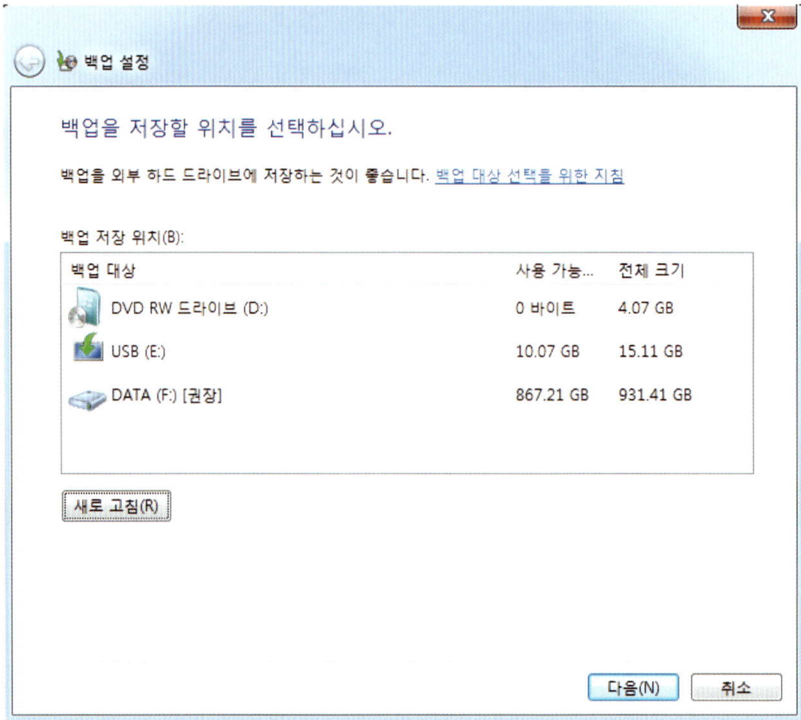


백업을 저장할 위치를 선택합니다.

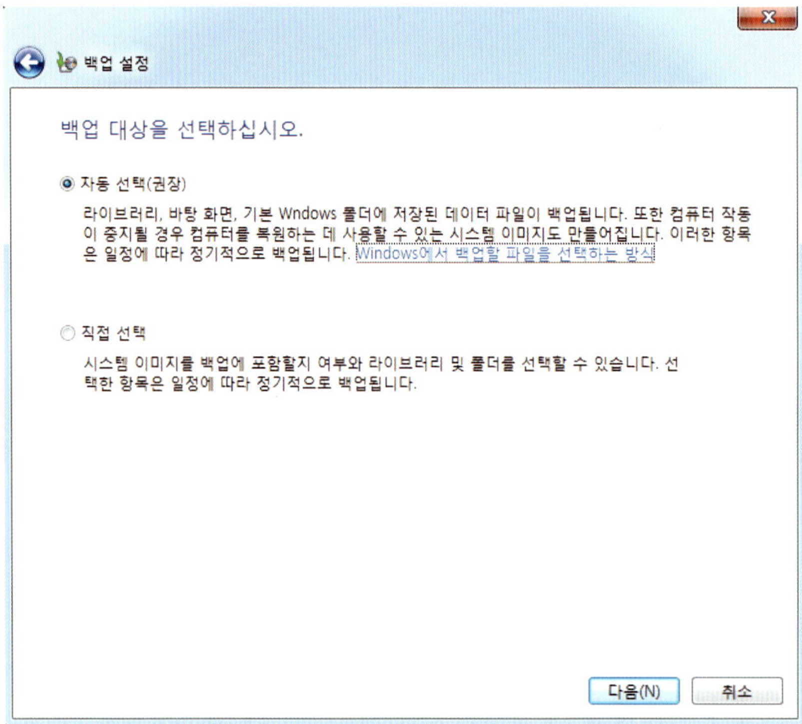


백업 대상이 되는 파일을 선택합니다. 자동 옵션을 제공합니다.

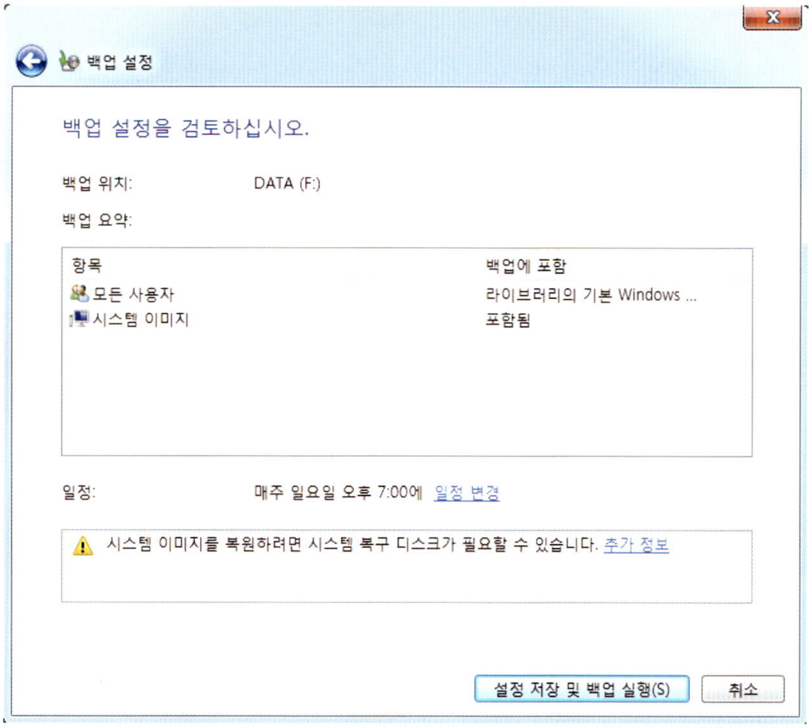


주기적으로 백업을 진행하는 일정과 함께 최종적으로 백업 설정을 확인합니다.

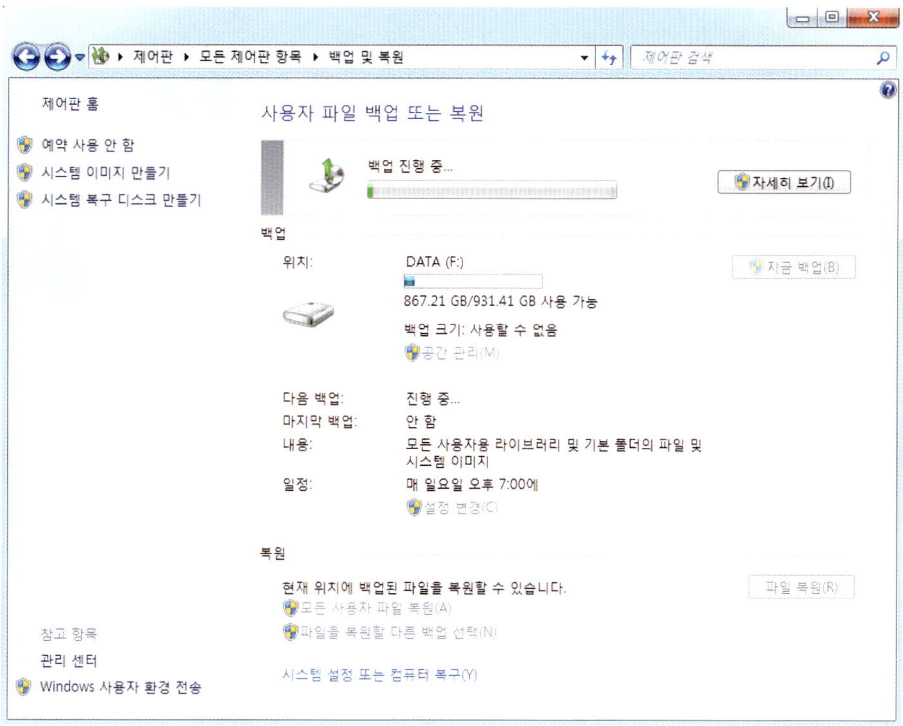


백업이 진행되며 옵션에 따라 자동으로 백업을 수행합니다.

이렇게 생성된 백업을 이용하여 윈도우를 복원할 수 있습니다. 윈도우가 부팅 가능하면 [제어판]의 [백업 및 복원] 항목에서 '파일 복원' 을 클릭하여 백업된 파일을 복원 할 수 있습니다. 만약 윈도우가 부팅되지 않는 다면 윈도우 설치 CD 로 부팅 한 후 백업 파일을 이용하여 윈도우를 복구 할 수 있습니다.

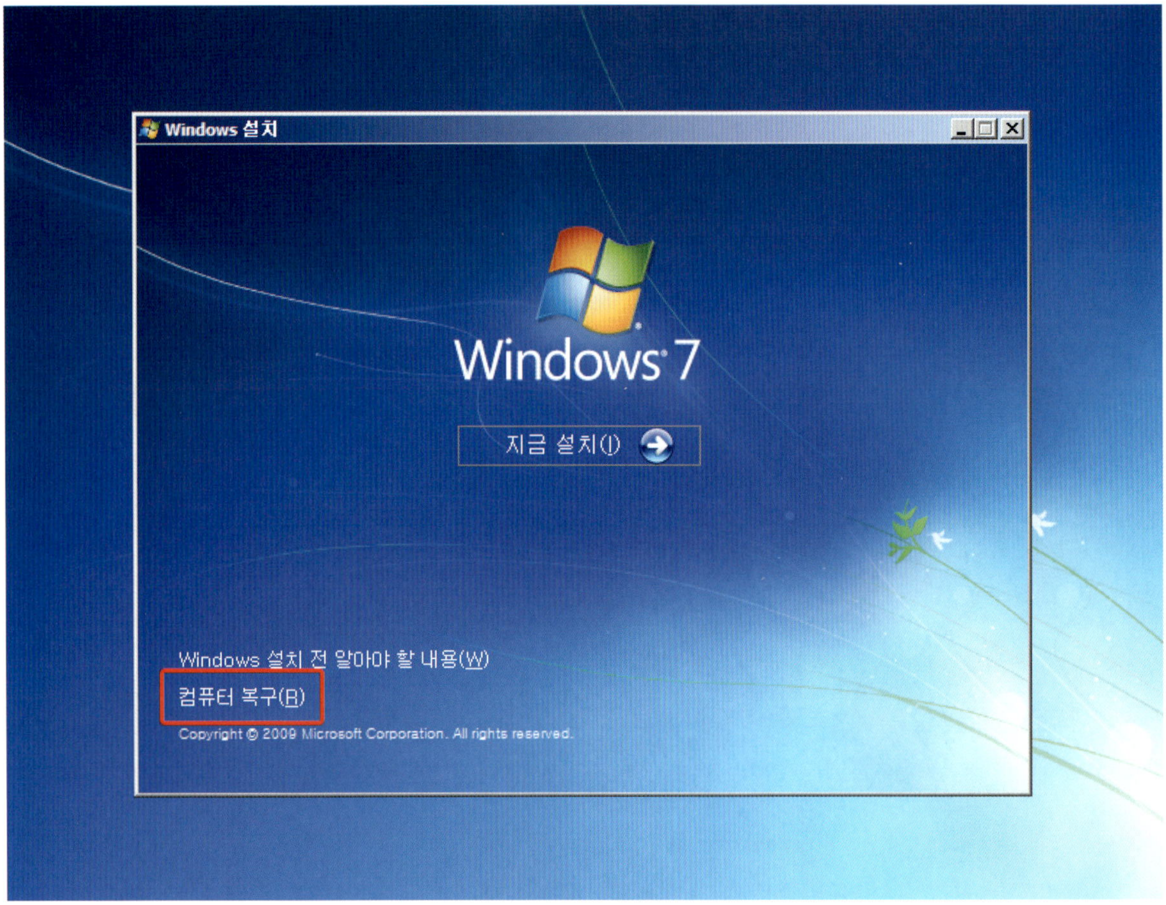


좌측 하단의 '컴퓨터 복구' 버튼을 클릭한다.

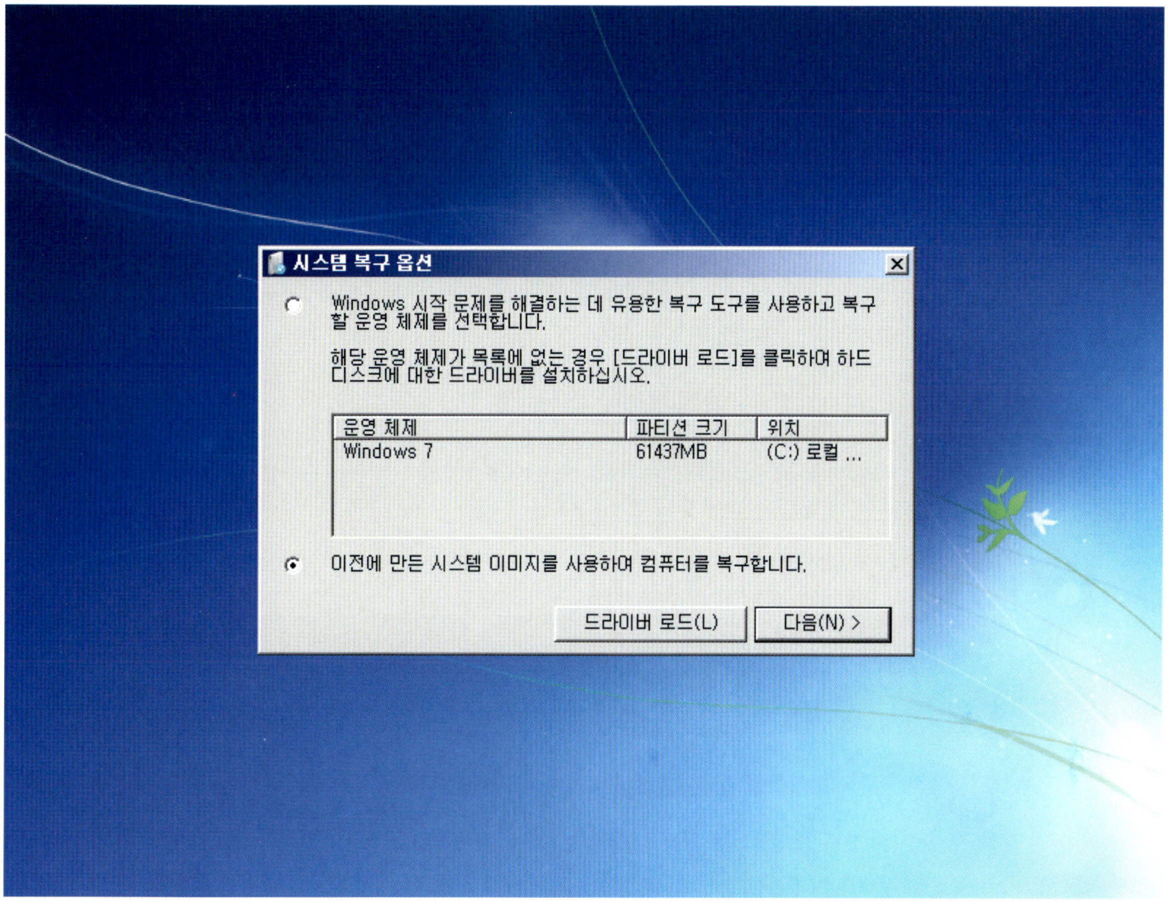


복구 옵션에서 '이전에 만든 시스템 이미지를 사용하여 컴퓨터를 복구합니다'를 선택합니다.

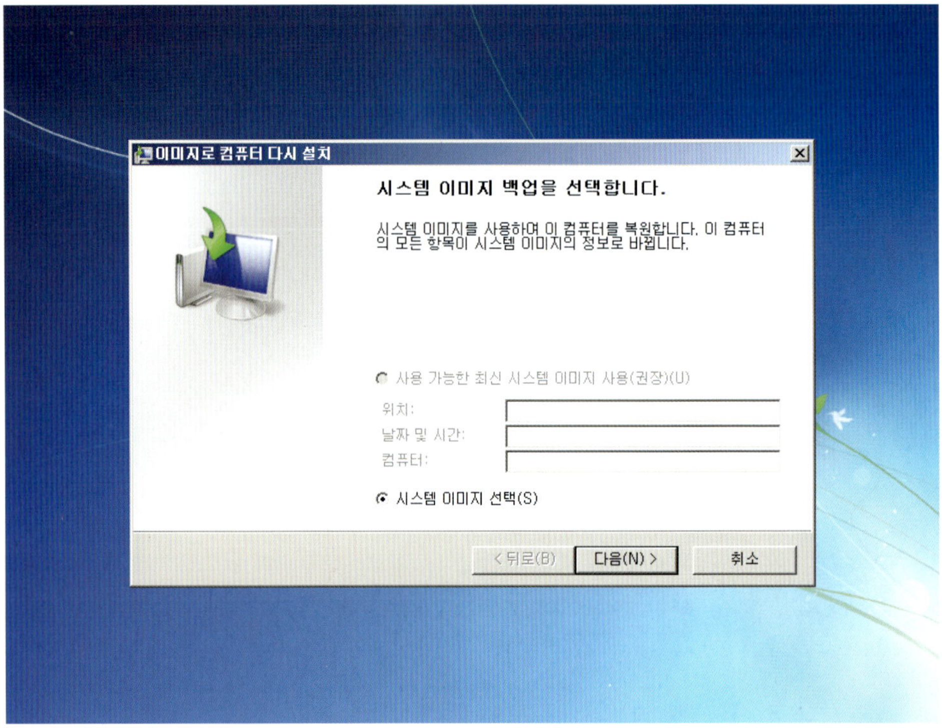


사용가능한 이미지 파일을 선택 한 후 복원합니다.

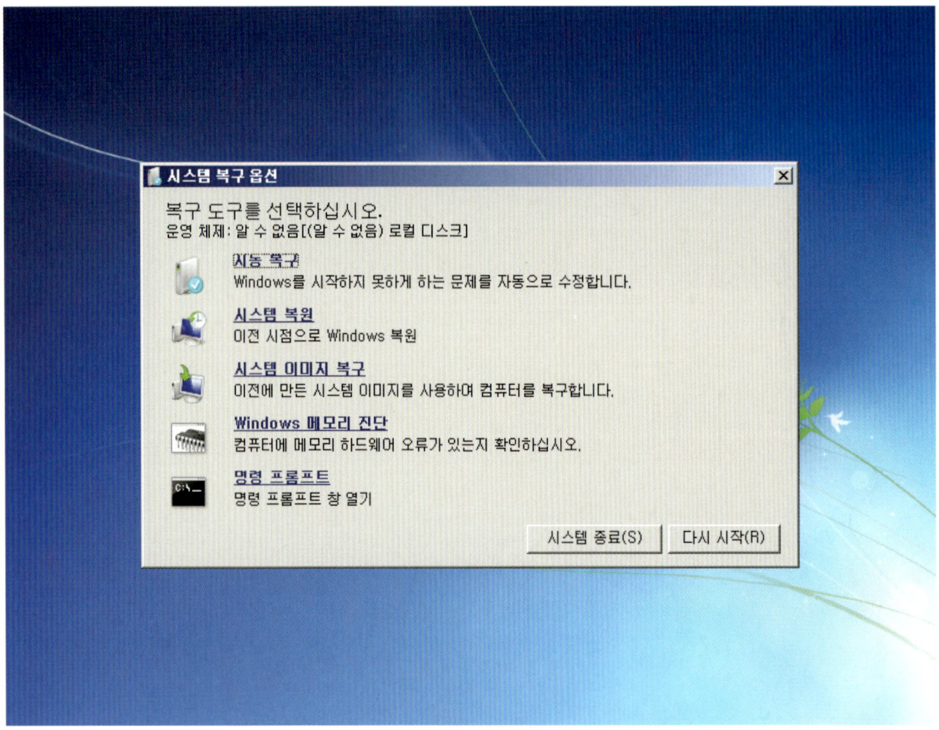


윈도우는 시스템 복원과 이미지 복구 등 다양한 옵션을 제공한다.

# Chapter 05
# 전자차트

Chapter 05

# 전자차트

## 1. 종이차트와 전자차트

### 1) 종이차트를 사용하는 병원

병원에 환자가 오면 차트가 있는지를 먼저 살핍니다. 처음 온 신환의 경우에는 차트를 새로 만들고 기존에 차트가 있는 구환이라면 차트장에서 차트를 찾아 진료실에 건네줍니다. 차트가 없으면 진료를 시작할 수 없습니다. 따라서 전날 예약 환자들에 대한 차트를 미리 찾아두는 것과 진료가 끝난 환자들의 차트를 정리하여 다시 차트장에 보관하여야 하는 일은 매우 중요합니다.

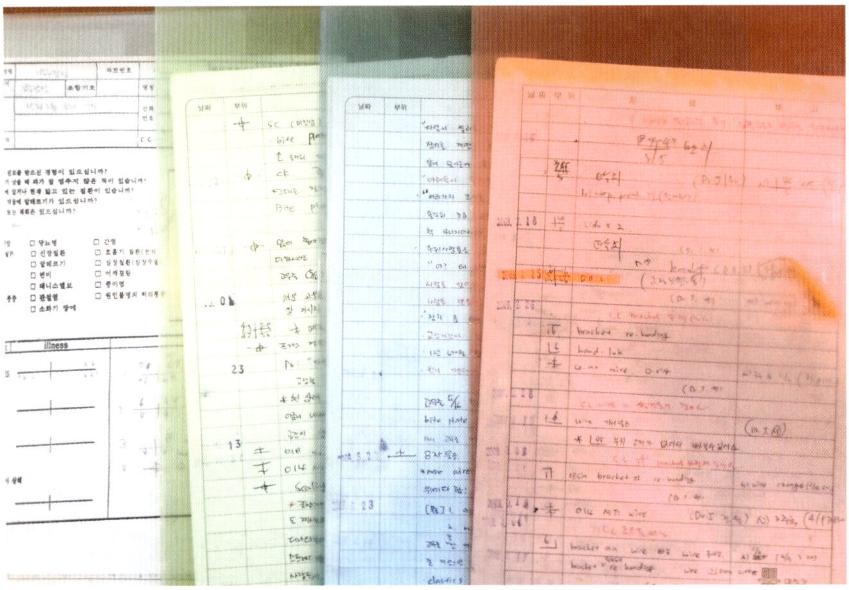

보철, 임플란트, 교정환자 등으로 차트의 색을 나누어 관리했던 한 치과

이런 종이차트 관리는 관리에 별 어려움이 없고, 차트 분류만 잘 해놓으면 언제든 쉽게 차트를 찾을 수 있었습니다. 또한 펜만 있으면 바로 기입할 수 있어 편리했습니다. 하지만 가끔 문제가 생겼습니다. 종종 차트가 사라지거나 정리를 할 때 제자리가 아닌 다른 곳에 꽂아두는 사고로 차트를 찾아 헤매는 경우가 생기는 것입니다. 개원을 한 후 시간이 흐르면서 차트는 점점 늘어나게 되었고 이런 예외적인 사항에 의외로 많은 시간이 소모되었습니다. 기껏 차트를 찾고 보니 참고할 만한 정보가 없는 경우도 많았습니다. 반대로 꼭 차트가 있어야 하는 환자는 대기 환자가 없더라도 차트를 찾기까지 기다려야만 했습니다.

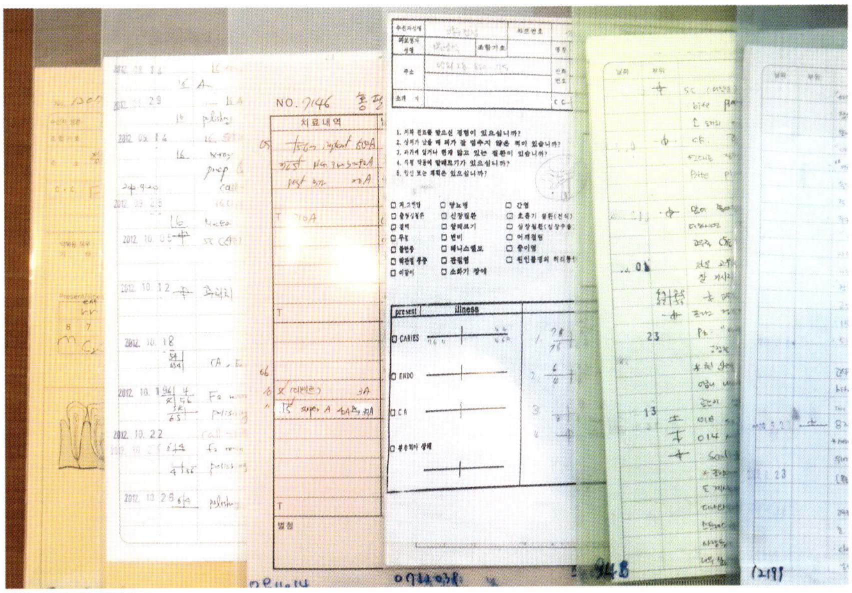

다양한 서식을 사용했던 종이차트

차트가 늘어나면서 병원은 환자에 따라 VIP, 임플란트, 교정 등으로 차트 분류를 다양하게 하여 관리하였습니다. 이렇게 분류해 두면 차트 겉면만 보아도 어떠한 환자인지 알 수 있기 때문에 매우 편리하였으나 차팅은 점점 더 복잡해 졌습니다. 차트장에 별도의 보관장이 생겼고 차트가 사라지면 스텝들은 차트장을 온통 뒤지는 일이 발생했습니다. 이러한 과정에 많은 시간과 노력이 허비되었습니다.

## 2) 전자차트를 사용하는 병원

전자차트를 사용하면 병원에 환자가 오면 클릭만으로 바로 접수할 수 있습니다. 기존에 방문한 적이 있다면 바로 검색이 되며, 신환의 경우라도 이름과 주민번호, 주소 등만 기입하면 바로 등록이 가능하기 때문입니다. 대기실의 대기환자 모니터에 접수환자의 이름이 등록됩니다. 진료실에 걸려있는 모니터에도 환자가 대기하고 있다는 신호가 갑니다. 의사는 체어에 환자를 눕히고 태블릿을 통해 환자의 차트 정보를 살핍니다. 진료가 끝난 후 처치 과정과 치료 계획을 태블릿과 모니터를 통해 설명합니다. 자신의 엑스레이 사진 위에 펜으로 척척 치료 계획을 설명하는 담당의사를 보며 환자는 매우 흡족해 합니다.

병원을 경영하는 원장은 지난달 몇몇 수가를 조정한 시술에 대해 환자가 줄어든 것 같아 고민입니다. 전자차트 프로그램을 띄워 몇 달간 해당 시술에 대한 환자수를 검색해 보고는 별 차이가 나지 않자 안도에 한숨을 쉽니다. 통계자료를 검색하다가 최근 환자 이탈률이 눈에 띄게 늘어나는 것을 발견했습니다. 데스크의 직원들에게 예약을 하고 방문을 하지 않는 환자들에 대한 관리를 주문했습니다.

연말이 다가오자 데스크에서는 VIP 환자들에 대해 연하장과 선물을 보내기로 기획했습니다. 전자차트 프로그램을 통해 일정 수 이상의 소개자와 수납금액이 많은 환자들의 명단을 뽑았습니다. 등급을 나누어 VVIP 에게는 연하장과 선물을 VIP 고객에게는 연하장 만을 보내기로 했습니다.

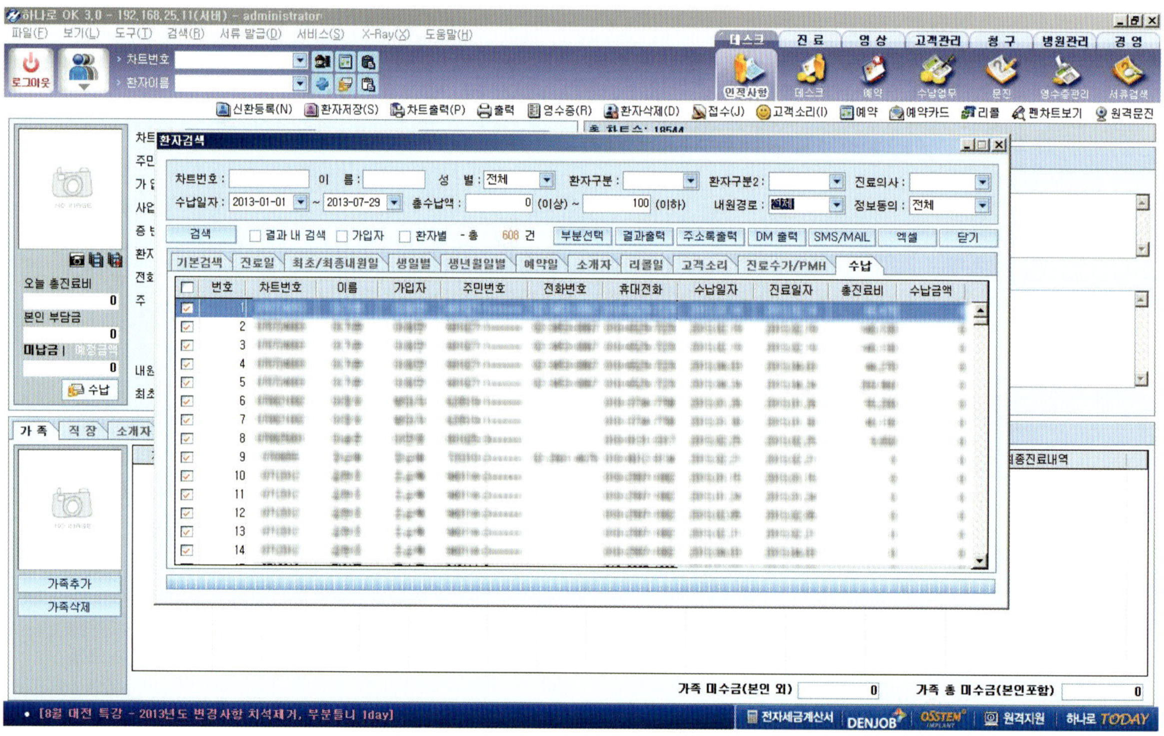


다양한 조건에 따라 검색할 수 있는 전자차트의 검색 화면

...Tip

## 개원하는데 전자차트를 써야 할까요?

개원을 하시게 되면 많은 원장님들이 고민에 빠집니다. 전자차트를 쓰자니 소프트웨어 가격도 지불해야 하고 태블릿이나 컴퓨터 등의 장비도 필요하고 네트워크도 구축해야 하고 비용도 만만치 않게 들어갑니다. 반대로 종이차트를 쓰자니 시대에 뒤쳐지는 것 같고 보관과 함께 훗날 업그레이드도 걱정입니다.

종이차트를 만들면 간단히 사용할 수 있지만 훗날 전자차트로 전환하기 위해선 이를 스캔하여 전자차트로 만드는 작업을 해야합니다.

또한 전자차트는 고객관리나 소개 환자 관리 등 일반 보험청구 프로그램에서 가지지 못한 다양한 기능을 가지고 있습니다. 현재는 그 기능을 활용하지 못하더라도 미래를 위해 전자차트를 사용하는 것이 좋은 것 같습니다.

전자차트를 고르실 때는 전자차트와 보험청구 프로그램이 합쳐진 소프트웨어를 선택하시는 것이 좋습니다. 그렇지 않으면 전자차트와 보험청구 프로그램 둘 다 익혀야 하기 때문입니다.

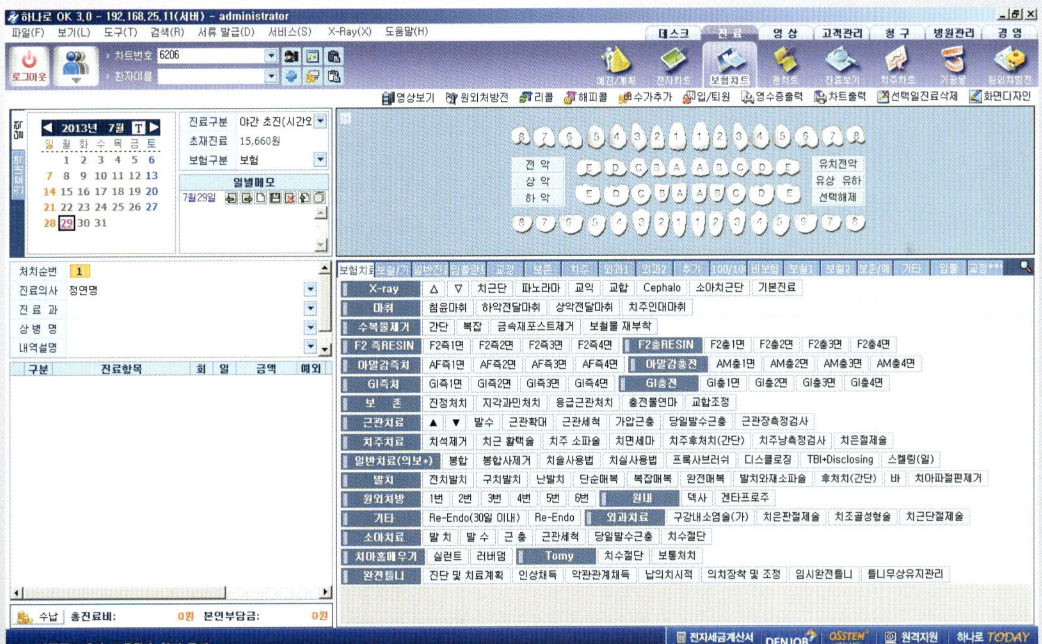


전자차트의 화면은 보험청구 프로그램과 거의 동일하다.

## 2. 전자차트의 활용

전자차트를 도입하였으나 차트의 기능을 활용하지 않고 보험청구 프로그램으로의 용도로만 사용하는 것은 무척 안타까운 일입니다. 전자차트는 단순히 종이로 된 차트를 컴퓨터로 저장하는 이외의 다양한 이점을 가지고 있기 때문입니다.

### 전자차트가 도입되면 다음과 같은 장점이 있습니다.

(1) 차트를 찾고 보관하는 번거로움이 사라집니다.

(2) 차트에 기입된 모든 자료가 DB 화 됨으로써 다양한 검색과 통계 자료를 만들 수 있습니다.

(3) 상담, 치료 계획, 치료 과정, 치료 결과, 향후 계획에 이르는 모든 과정이 기록, 관리됩니다.

(4) 분원이 있는 경우 차트 정보 공유가 가능하여 차트를 서로 열람할 수 있습니다.

(5) 소개자 관리, SMS 를 통한 환자 관리가 가능합니다.

### 1) 차트의 검색, 보관의 용이

전자차트를 사용하면 차트를 찾는 작업은 수 초 내로 가능하게 됩니다. 예약 없이 환자가 병원을 내원하여도 즉시 차트를 찾을 수 있으며 전화로도 차트를 즉시 검색해 전문 상담이 가능합니다. 환자의 대기시간은 줄어들고, 원하는 피드백을 즉각 줄 수 있습니다. 전자차트를 사용하면 차트를 분실한다던가 복사를 하여 작업을 하는 등의 일이 없습니다. 언제든 필요시 프린터로 출력하여 사본을 만들 수 있으며 여럿이서 공동으로 차트를 열람하는 것도 가능합니다. 월말 보험청구를 위한 차트 검토가 필요한 경우에도 기간별로 내원한 환자를 검색하여 편리하게 볼 수 있으며 자료의 수정, 삭제가 용이합니다.

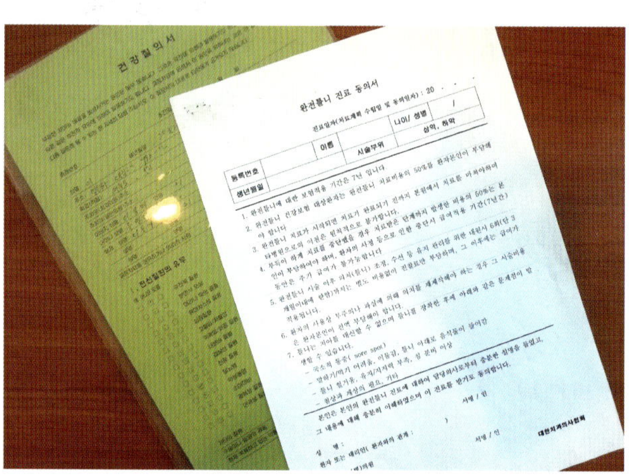

전자차트에는 차트 뿐만이 아닌 각종 동의서도 파일화하여 보관이 가능하다.

### 2) 다양한 검색, 통계

기간별로, 시술별로, 환자에 대한 분류와 통계가 가능합니다. 다양한 환자의 정보(연령, 내원일, 거주지, 소개자 등)를 통한 각종 분석과 통계가 용이하며 이를 응용하여 병원의 경영에 필요한 정보를 산출 할 수 있습니다.

예) 월별 임플란트 환자 추이 분석, 인레이 수가를 변경 한 후 환자의 증감률 분석

의사별, 직원별 수입 통계나 진료 환자 통계, 시술별 통계 등도 산출 할 수 있습니다. 보철, 교정, 심미 등으로 분류하여 각각 담당 의사를 두고 병원을 운영하신다면 이러한 통계자료를 통해 경영 정보로 이용하실 수 있습 니다.

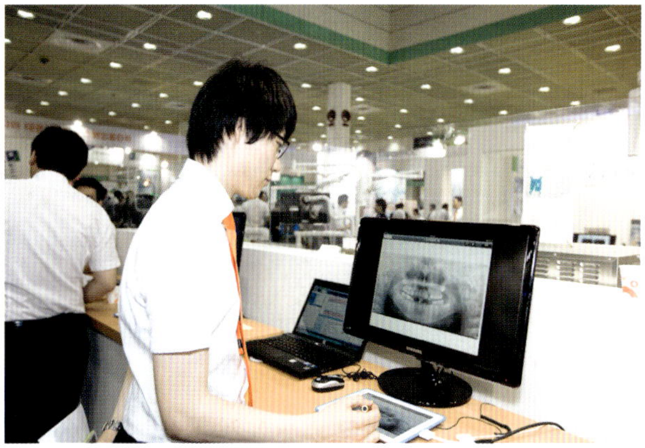

전자차트는 일반 PC, 노트북, 태블릿 등에서 다양하게 사용할 수 있다.

미수금이나 따로 분류하여 작업하던 기존의 작업은 더욱 간단해졌습니다. 수납시마다 미수금 내역이 뜨며 언제든 미수금 환자만 따로 검색할 수 있습니다. 기존의 종이차트에서 미수금 환자 명단을 따로 만들어야 한다면 전자차트에서는 언제든 검색하여 볼 수 있기 때문에 이러한 수고를 덜 수 있습니다. 의사의 입장에서는 각종 논문이나 학회에 보고용으로 통계 정보를 쉽게 산출해 낼 수 있습니다. (진료 및 보험청구 단위로도 통계를 산출할 수 있다.)

### 3) 의료 품질 증가

전자차트에는 상담, 치료 계획, 치료 과정, 치료 결과, 향후 계획에 이르는 모든 과정이 기록, 관리됩니다. 상담시 종이에 기입한 내용은 관리를 하지 않으면 사라지지만 전자차트를 사용하시면 상담내용을 모두 저장할 수 있습니다. 예진이나 치료 계획 같은 부분은 대부분 종이와 말로 상담을 하고 시간이 지나면 이를 쉽게 잊어버리

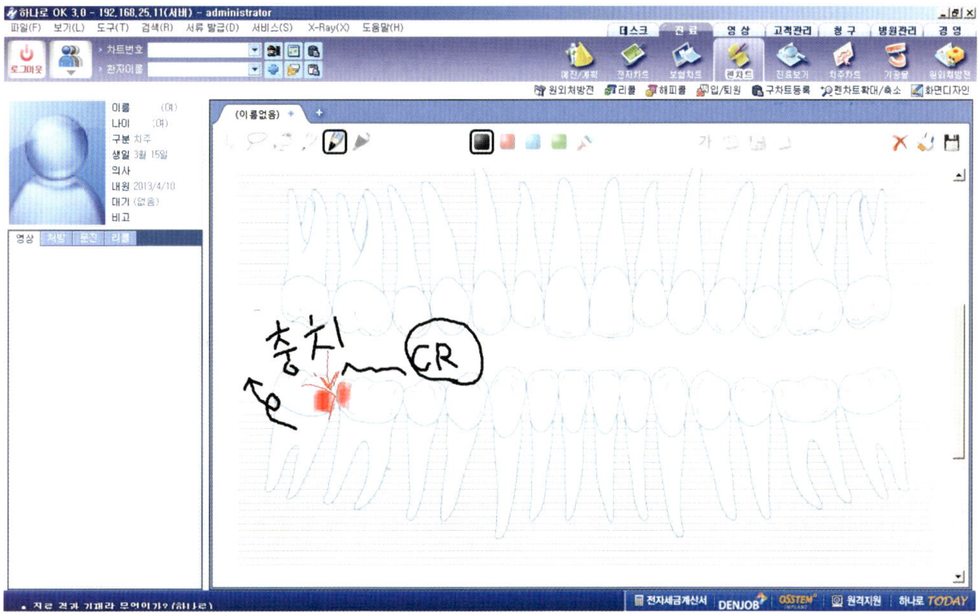


환자와 상담을 하며 기록한 내용 또한 저장이 된다.

는 단점이 있습니다. 하지만 전자차트를 사용하여 예진과 치료 계획을 세우게 되면 이후 치료 과정에서 의사 뿐 아니라 스텝들 모두 이러한 내용을 공유하여 참고 할 수 있습니다. 이러한 점 때문에 환자 파악을 위한 시간을 줄일 수 있고 커뮤니케이션 부족으로 인한 실수를 방지 할 수 있습니다. 또한 기존 펜으로 일일이 쓰던 차팅과 달리 컴퓨터로 빠른 시간에 쉽게 자료를 입력 할 수 있어 전체적으로 자세한 내용의 차팅 기입이 가능해 집니다. 부가적으로 차팅이 잘못되는 사고를 줄여주며 잘못되더라도 이를 찾아 수정하는 작업이 용이합니다.

환자의 입장에서는 전자화된 차트에 본인의 영상과 각종 치료 과정이 전부 기록되고 상담시 환자의 사진을 보며 필기 상담이 가능하기 때문에 병원에 대한 전문성과 신뢰감이 상승합니다.

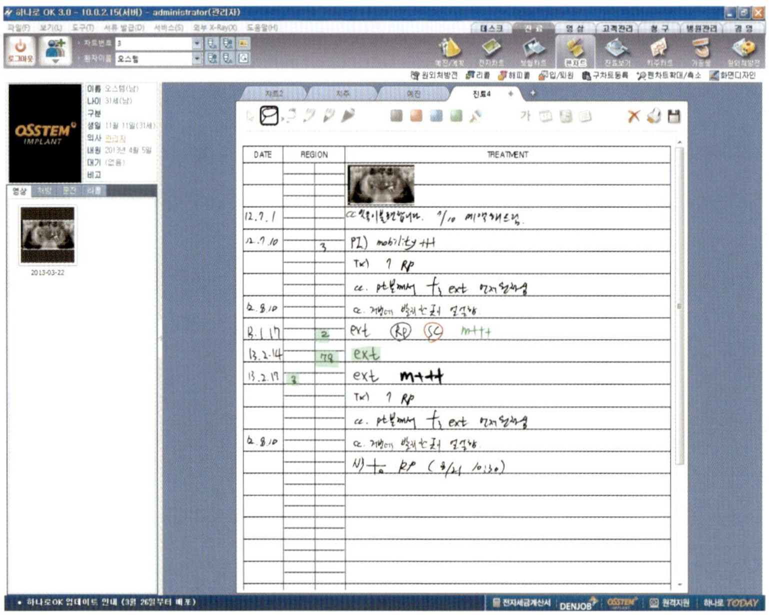

종이차트와 동일한 기능을 하는 전자차트의 화면

## 4) 차트의 공유

분원을 가지고 있는 병원의 경우 환자가 의사를 따라서 이동을 하는 경우가 있습니다. 혹은 본원에 내원하다가 어쩌다 분원에 오는 경우가 있습니다. 이러한 경우 차트가 보관되어 있지 않은 병원에서는 기존의 내역을 열람할 방법이 없습니다.(FAX 나 기타 방법을 통해 가능은 하지만 현실상 실현되기 힘든 모델입니다.) 따라서 분원시 개원을 한다고 생각하고 모든 환자에 대해 복사본의 차트를 새로 만들어야 했습니다.

전자차트를 사용할 경우 외부에 서버를 두고 이를 같이 접속하여 이용하는 방식을 사용하면 모든 환자에 대해 차트를 공유 할 수 있습니다. 또한 특정 환자의 경우 차트와 영상을 이용하여 협진이나 공동 진료도 가능합니다. (의료법상 차트를 공유하기 위해서는 환자의 동의가 필요합니다.)

## 5) 고객관리 강화

전자차트의 다양한 검색 기능을 통해 고객 관계 관리(CRM)를 강화 할 수 있습니다. 예약에 맞춰 정기 검진일에 셋팅하여 SMS 를 통해 이를 알릴 수도 있고, 명절이나 각종 이벤트시 특정 환자군에 대한 타겟 마케팅이 가능합니다. 환자가 다른 환자를 소개해주는 소개자 관리를 강화함으로써 고객들에 대한 등급을 나누어 관리할 수도 있습니다. 기간별로 소개환자나 수납금액에 따라 자동으로 환자 등급이 나뉘어지기 때문에 병원이 경쟁력을 갖는데 필수적인 요소가 되고 있습니다.

전자차트의 고객관리 기능을 사용하면 특정 환자, 진료별, 내원 일자 등으로 구분하여 자동으로 문자 메시지를 보내도록 설정할 수 있으며, 특정일 또는 일정 시간이 지난 후 해피콜 등을 설정하여 환자에게 전화를 할 수 있도록 안내 받을 수 있습니다.

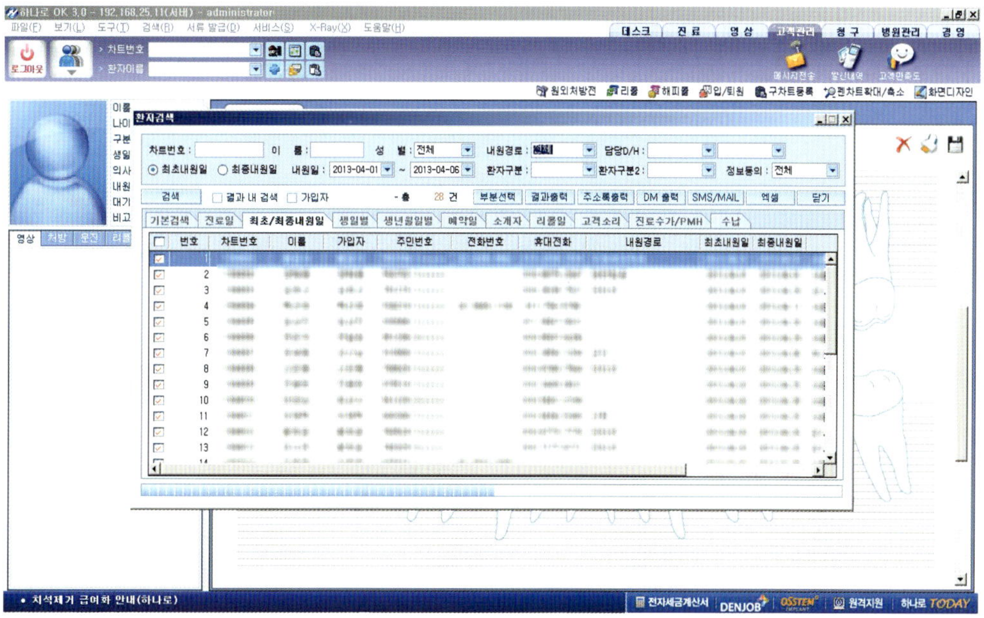

최종 내원 일, 소개자 등으로 환자들에게 SMS를 자동으로 발송할 수 있다.

## 환자 유형별 고객관리

(1) 전화, 인터넷 문의 등 관심 환자 -> 문자, 메일링을 통한 관리

(2) 상담 후 고민 중인 환자 -> 먼저 전화하여 관리

(3) 이탈한 환자 -> 원인을 분석하여 문제점을 진단, 개선

(4) 소개 환자, 불만 환자 -> 소개자, 매출 등에 따른 차등 관리와 만족도 관리

(5) 방문이 끊긴 환자 -> 지속적인 문자나 메일링을 통한 관리

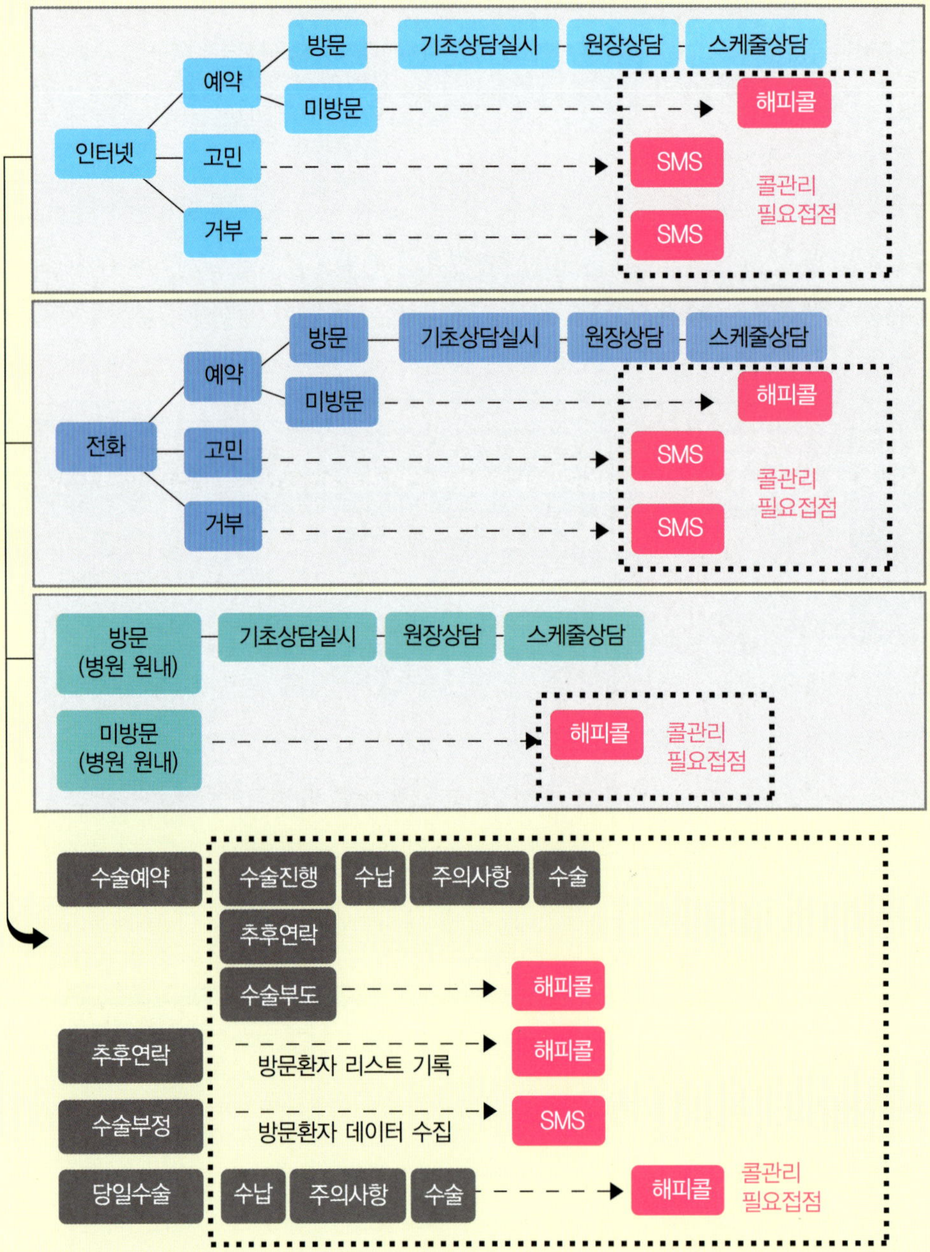
인터넷
예약
방문
기초상담실시
원장상담
스케줄상담
미방문
고민
거부
해피콜
SMS
SMS
콜관리 필요접점
전화
예약
방문
기초상담실시
원장상담
스케줄상담
미방문
고민
거부
해피콜
SMS
SMS
콜관리 필요접점
방문 (병원 원내)
기초상담실시
원장상담
스케줄상담
미방문 (병원 원내)
해피콜
콜관리 필요접점
수술예약
수술진행
수납
주의사항
수술
추후연락
수술부도
해피콜
추후연락
방문환자 리스트 기록
해피콜
수술부정
방문환자 데이터 수집
SMS
당일수술
수납
주의사항
수술
해피콜
콜관리 필요접점

## 3. 전자차트로 전환

기존 종이차트로 관리를 하셨다면 전자차트로 전환을 생각해 보실 수 있습니다. 병원에 따라 종이 차트를 일괄적으로 전부 전환하여 전자차트로 가는 방법이 있고, 기존의 종이 차트는 그대로 두고 새로운 신환만 전자차트로 이용하는 점진적인 방법도 있습니다.

전자 차트로 일괄적으로 전환하시게 되면 종이차트가 사라지고 전자차트의 장점을 그대로 활용할 수 있어 가장 좋다고 할 수 있으나 전환 작업이 만만치 않고 전자차트에 적응하는데 까지 적지 않은 시간이 걸리는 것이 단점입니다. 종이 차트와 전자차트를 일정 기간 병행하여 사용하다가 점점 종이차트를 없애는 방법은 업무에는 큰 혼선을 주지 않으나 전자차트의 기능을 활용할 수 없다는 것이 단점입니다. 혼용하는 병원에서는 종이차트가 있는 구환이 병원에 방문했을 경우 그날그날 종이차트의 내용을 전자차트로 옮기면 됩니다. 만약 전자차트로 옮기는 작업을 하지 않을 경우에는 종이차트를 없앨 수 없습니다.

개인적으로는 전자차트를 사용하신다면 종이차트를 없애고 일괄적으로 넘어가시는 것을 권해드립니다. 종이차트에는 없는 전자차트의 예진, 수납계획, 환자관리, 상담 등의 기능을 도입하여 활용하는 것이 좋기 때문입니다. 점진적인 방법으로 전자차트를 사용하다 보면 직원들은 기존의 보험청구 프로그램과 전자차트의 차이점을 느끼지 못합니다. 단순히 차팅 기능만 전자차트로 입력할 가능성이 크고, 그렇게 되면 펜으로 사용하던 기존의 종이차트가 더 편하다고 여겨 전환이 쉽지 않습니다. 또한 전자차트의 예진, 수납계획, 환자관리, 상담 등의 기능은 처음부터 사용하지 않게 되어 기존의 종이차트로 되돌아갈 가능성이 많기 때문입니다.

전자차트로 전환을 마음먹으셨다면 기존의 종이차트를 버릴 차례입니다. 기존의 종이차트를 버리는 작업도 만만치 않습니다. 이 작업의 경우에도 여러 가지 방법이 있을 수 있습니다. 가장 먼저 기존 종이 차트 양이 얼마 되지 않는다면 틈틈이 종이차트의 내용을 전자차트에 입력하는 형태로 전환할 수 있습니다.

기존 종이차트의 양이 많다면 다른 방법을 생각해 보셔야 합니다. 이 경우 기존 종이차트를 긴 기간을 거쳐 전부 전자차트에 입력하거나 종이 차트를 사진이나 이미지 형태로 전자차트 내에 업로드 한 후 폐기하는 방법이 있습니다. 후자의 방법이 현실적이며 간단하나 몇 가지 주의 하실 점이 있습니다. 예를 들어 종이 차트에 따로이 기입한 분류 기호(전신질환, 복용중인 약물, 환자 성향, 차트 종류 등)는 차트 전환시 따로이 입력하지 않으면 일일이 사진으로 된 차트를 보며 파악해야 합니다. 따라서 사진 작업 전에 미리 분류를 하여 차트 전환 작업시 구분 코드 등으로 입력해 주어야 합니다.

기존에 보험청구 프로그램을 사용하시다가 전자차트로 업그레이드를 하시는 경우가 있습니다. 이런 경우에는 기존 보험청구 프로그램에서 청구한 급여 내용은 기본적으로 자료가 들어가 있습니다. 하지만 비급여 내용의 경우 전환되지 않으므로 일일이 입력하거나 종이차트를 사진으로 찍어 등록하여 차트화하여야 합니다.

### 1) 전자차트 사용법 교육

전자차트를 도입하기 전 사용법에 대한 철저한 교육이 되어야만 전환 후 업무에 혼선을 주지 않습니다. 미리 태블릿이나 노트북 등에 전자차트 프로그램을 설치하여 연습을 할 시간이 필요하며 각 팀 별로 업무 분담을 하여야 합니다.

주요 환자에 대한 종이차트를 전자차트로 전환하여 입력해보는 것도 좋습니다. 혹은 내원한 환자에 대해 일정기간 종이차트와 전자차트를 병행하여 같이 입력해 보는 것도 좋은 방법입니다.

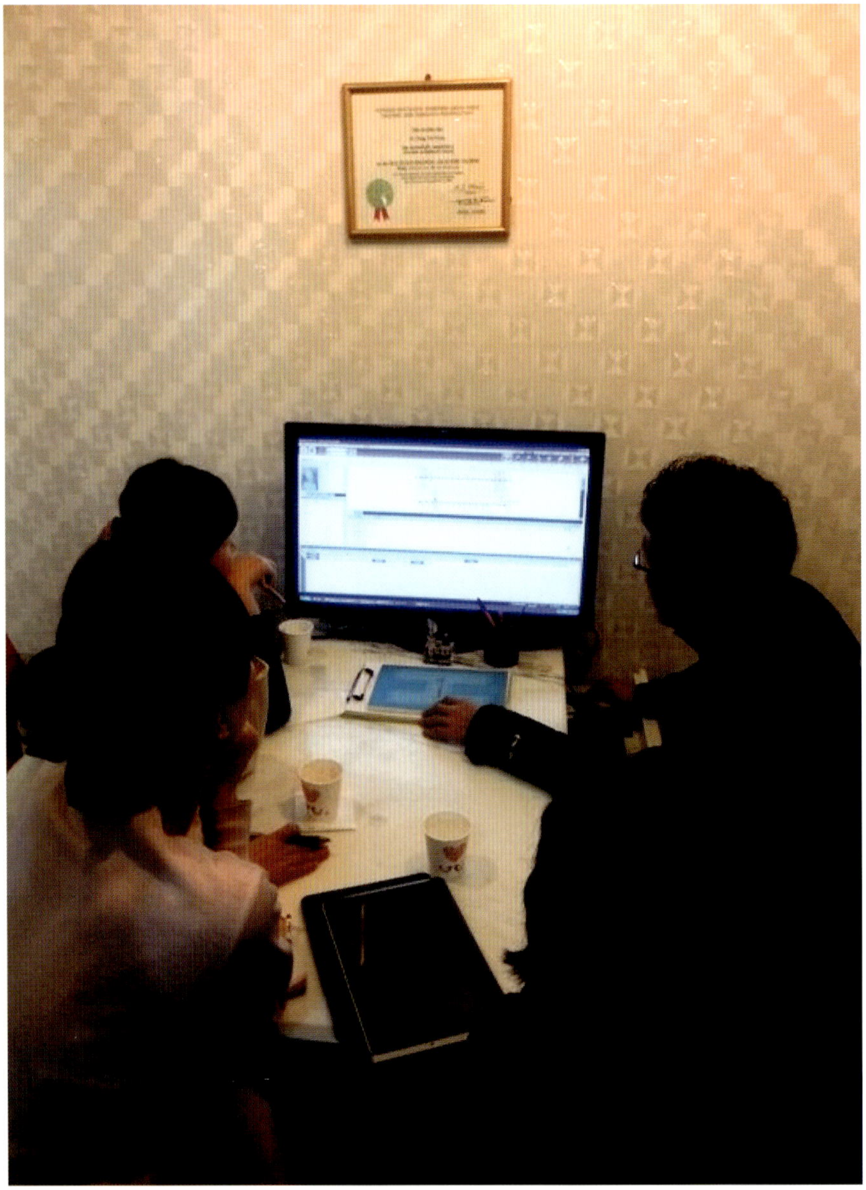

전자차트 교육 모습

## 2) 기존 차트의 분류 및 정리

차트를 일반 차트와 특이사항 차트를 분류합니다. 미납자로 따로 분류해둔 차트, VIP 환자로 따로 분류해둔 차트, 임플란트나 교정 등 비급여 진료에 대해 따로 분류해둔 차트를 정리합니다. 차트의 표지나 안에 따로이 적어둔 전신병력이나 환자 특이사항(민감함, VIP, 클레임 등) 표시는 사진을 업로드 한다고 같이 올라가지 않습니다.

이러한 정보는 전자차트 프로그램의 구분 코드나 별도의 항목에 따로이 입력해두어야 나중에 검색을 할 수 있습니다. 전자차트로 전환하기 전 차트 겉면에 따로 표시를 해 두어 스캔하거나 사진 업로드 후 이러한 정보를 따로 입력해 두어야 합니다.

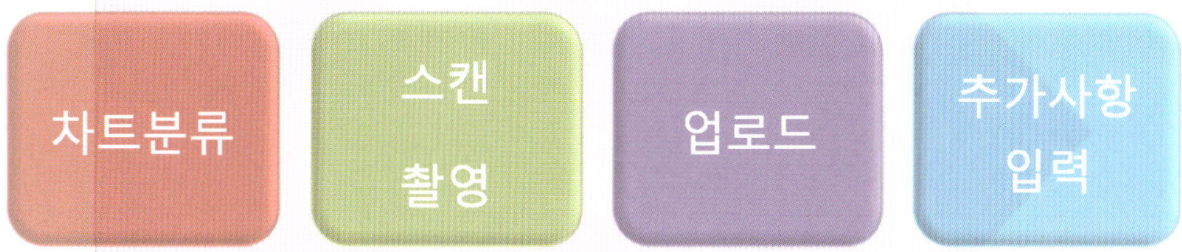


종이차트를 전자차트로 컨버팅하는 절차

## 3) 종이차트의 스캔 및 업로드

종이차트는 스캔하거나 사진으로 찍어 이미지 파일 형태로 업로드 합니다. 이미지 양식은 전자차트 프로그램에서 지원하는 이미지 파일 형식으로 만들어 등록하면 됩니다. 스캔 작업은 시간이 많이 걸리므로 카메라로 간편히 찍는 것을 추천 드리며 최근 출시되는 휴대폰의 경우 카메라 기능이 좋아 부족하지 않은 화질을 얻으실 수 있습니다. 다만 촬영을 하실 때 에는 조명을 최대한 밝게 하시어 사진이 어둡게 찍히지 않도록 하여야 합니다.

(1) 차트 순번으로 사진 촬영 – 촬영은 최대한 차트 순번으로 순차적으로 하여 사진 업로드 작업시 실수가 없도록 합니다.

(2) 촬영한 차트는 다시 차트장으로 옮겨 임시 보관 – 촬영을 했다고 차트를 바로 버리시면 차트가 등록되지 않거나 화질이 좋지 않은 경우 돌이키기 힘들므로 일정기간 임시 보관할 수 있도록 합니다.

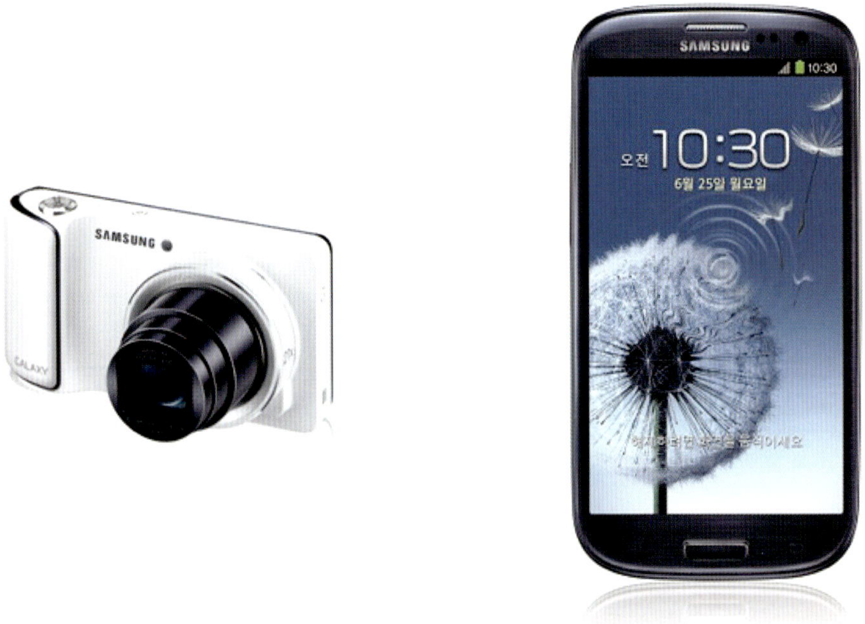


디지털 카메라도 좋지만 스마트폰도 만족 할 만한 화질을 제공한다.

### 4) 전자차트의 각종 분류 업데이트

이미지 이외의 추가로 입력해야 할 정보를 입력합니다. 임플란트, 교정 등 비급여 정보의 경우 자주 보거나 중요한 정보가 있다면 따로 입력해 주어야 합니다. 특히 수납 내역의 경우 할인율이나 미납금의 경우 손으로 입력하여 금액을 맞추어 주어야 합니다.

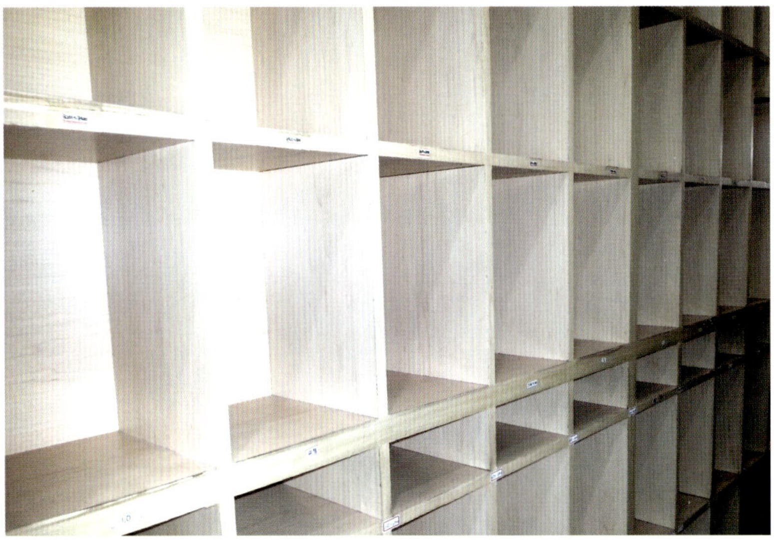

전자차트로 전환한 후 텅 빈 차트장

### ■ 전자차트로 전환 전 주의 사항

전자차트로 전환한 후 환자이름만 치면 차트가 뜨고 기존의 종이차트는 이미지 형태로 볼 수 있습니다. 변환 작업이 끝난 후 얼마 지나지 않아 그 동안 차트장을 꽉 메웠던 종이차트를 모두 버렸습니다. 몇 년간 보물처럼 간직했던 차트들을 정리하여 버리고 나니 속이 시원해졌습니다. 하지만 얼마 지나지 않아 문제가 발생했습니다.

전에는 수납을 완료하지 않은 환자들의 차트를 따로 모아서 관리했는데 전자차트로 옮기면서 따로 기록을 해두지 않았습니다. 또한 기존에는 차트 표면에 전신병력이 기록되어 있어 처방을 할 때나 진료시 주의를 했었는데 이러한 것들은 등록한 사진 차트를 찾아 일일이 찾아보아야 하여 종종 실수가 발생했습니다. 무작정 전자차트로 전환할 것이 아니라 이러한 것들을 놓치지 않고 미리 계획하여야 한다는 것을 후회하였으나 이미 종이차트는 모두 사라진 뒤였습니다.

## 전자차트 도입 후 체어의 모니터와 PC 를 전부 없애도 될까?

...Tip

태블릿을 통한 전자차트 시스템을 구축하였다면 각 체어의 모니터나 PC 가 굳이 필요 없을 꺼라 생각할 수 있습니다. 의사나 스텝들 모두 태블릿을 통해 전자차트를 기록하고 열람하며 PC 가 필요한 곳은 데스크와 상담실 정도이기 때문입니다. 신규로 오픈하는 치과의 경우 체어의 암에 태블릿을 거치할 수 있는 브라켓을 설치하고 체어의 PC 를 설치하지 않는 경우도 있습니다. 이럴 경우 의사와 스텝들은 태블릿을 소지한채 차팅을 하고 환자에게 화면을 보여주어야 할 경우 체어 암의 거치대에 태블릿을 올려두고 시각적인 보조 장비로 활용할 수 있습니다.

하지만 막상 태블릿을 통해 차팅과 보험청구를 하기는 쉽지 않습니다.(보험청구를 데스크에서 하는 경우에는 차팅만 해당됩니다.) 태블릿은 상대적으로 작은 화면을 보여주며 펜으로 입력한 차트는 가독성이 떨어지기 때문입니다. 입력작업 또한 태블릿의 작은 화면과 터치 스크린 방식을 사용하는 것보다 큰 모니터와 키보드를 통해 하는 것이 빠릅니다. 경우에 따라선 체어에 설치된 모니터를 전자차팅용으로 사용할 수 있는 곳도 있습니다. (반대로 구조상 체어의 모니터에 입력 작업 환경 구축이 힘든 곳도 있습니다.)

개인적인 경험으로는 체어단에서는 암에 설치되어 있는 일반 데스크탑 PC 를 이용하여 차팅을 하고 상담시에 태블릿을 이용하여 차팅과 예진 등을 사용하는 것이 효율적이라 생각됩니다.

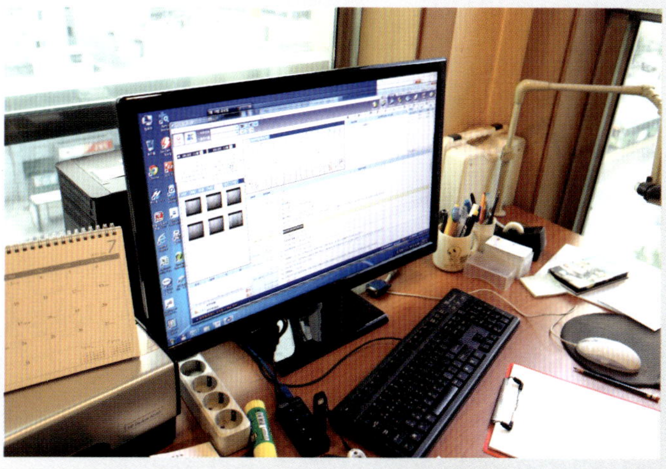

보험청구는 일반 데스크탑에서 하는 것이 빠르고 편하다.

Tip

### 차팅은 누가 해야 할까?

의료법(22조 1항)에 따르면 "의료인은 각각 진료기록부, 조산기록부, 간호기록부, 그 밖의 진료에 관한 기록(이하 "진료기록부등"이라 한다)을 갖추어 두고 그 의료행위에 관한 사항과 의견을 상세히 기록하고 서명하여야 한다." 고 되어 있습니다.

따라서 의료법상 의료인이 아닌 치위생사나 간호조무사는 원칙적으로 차팅을 할 수 없습니다.

모든 차팅을 의사가 하는 병원도 있고, 치위생사나 조무사가 차팅을 대리하고 나중에 의사의 싸인만 덧붙이는 경우도 있습니다. 병원의 구조에 따라 차팅을 누가 하던 내용이 중요한 것이니 훗날 의료분쟁시 기입하지 않아 불리한 위치가 될 수 있음을 주의하셔야 합니다.

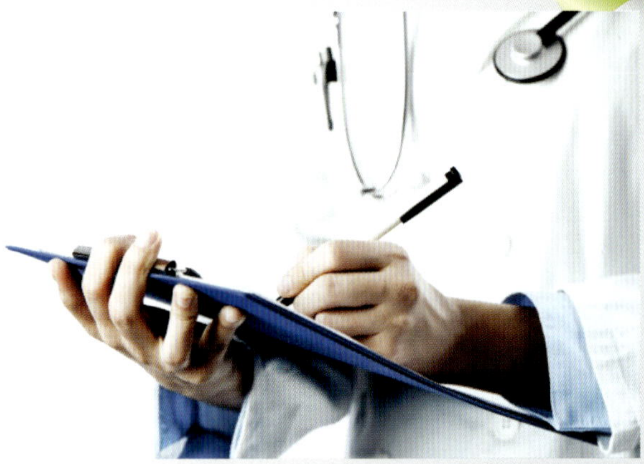

의료법상 차팅은 의료인만이 할 수 있다.

## 4. 전자차트의 기능

전자차트는 소프트웨어 회사마다 다른 기능을 가지고 있습니다. 어떠한 것은 OCS, EMR, PACS, CMR에 ERP 기능까지 모두 지원하는 것이 있고, 어떤 제품은 자사의 PACS 만을 지원한다거나 기초적인 CMR 기능만을 하는 프로그램도 있습니다. 따라서 전자차트를 사용하기 전에 기존의 장비나 앞으로 구매할 장비와의 호환성과 원하시는 기능을 염두에 두시는 것이 좋습니다.

다음은 전자차트를 구성하는 주요 기능에 대한 설명입니다.

### 1) 보험청구 시스템

국민건강보험제도에 따라 병원에 방문한 환자는 의료 보험의 혜택을 받을 수 있습니다. 보험수가의 종류와 수가 많고 수시로 수가나 정책이 변하기 때문에 보험을 청구하는 작업을 대부분의 치과에서는 보험청구 소프트웨어를 사용하여 전산으로 처리하고 있습니다.

현재 출시되어 있는 대부분의 전자차트는 보험청구 프로그램의 기본 기능에서 전자차트의 기능을 추가로 덧붙인 형태로 만들어져 있습니다.

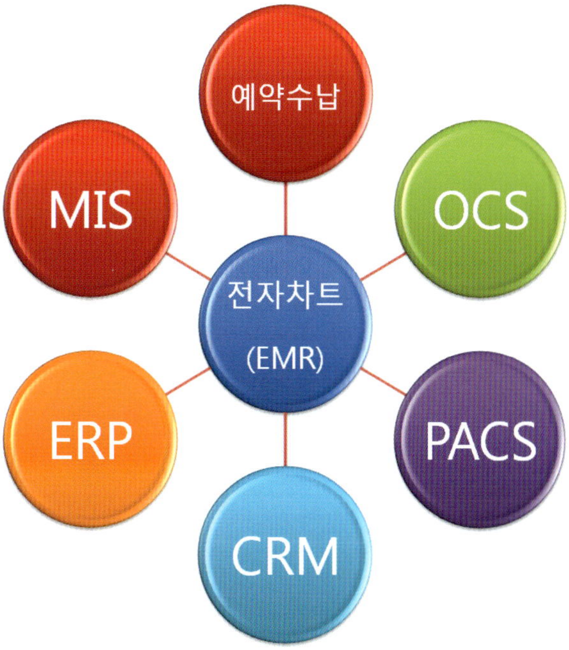


치과의 전자차트는 EMR 외에 다양한 기능을 가지고 있다.

### 2) 예약수납

치과는 다른 병원과 다르게 시간이 많이 걸리고 각 진료별로 전문화된 인력이 필요하기 때문에 예약 시스템이 일찍부터 자리잡았습니다. 예약 시스템에는 환자의 기본적인 정보를 관리하는 기능을 기본으로 하여 날짜, 시간대 별로 환자를 관리할 수 있는 기능이 필요합니다. 치과 보험청구 프로그램에는 이러한 환자의 예약에 대한 일정 관리, 스케줄링, 의사배치, 담당 스텝 관리 등에 대한 기능이 내장되어 있습니다. 또한 진료비와 미수금 관리 등의 수납관리 기능도 내장되어 있습니다.

### 3) OCS : 처방전달시스템 (order communication system)

과거에 병원에 전산시스템이 완전히 도입되기 전에는 환자가 의사에게 진료를 받으면 의사는 처방전을 적어주면서 검사나 약 처방을 치위생사가 다시 안내를 했습니다. 이 처방전을 slip이라 부르며 이 slip을 보고 치료비를 계산하고 acting도 진행 했습니다. 그런데 전산시스템이 도입이 되면서 전산으로 이 처방을 전달하게 되었습니다.

OCS는 대병병원에서 종이로 된 처방전이 없이 전산시스템으로 정보가 전달되는 시스템을 의미합니다. 치과의 보험청구 프로그램에는 이러한 처방전 발행 기능이 내장되어 있습니다.

### 4) PACS : 의료영상저장전송시스템 (Picture Archiving Communication System)

이 방식은 기존의 필름을 가지고 진단하고 판독하던 병원의 업무를 컴퓨터와 네트워크를 통하여 병원의 영상진단업무를 처리하는 방식입니다. 이를 통해 연결할 수 있는 의료기기는 기본적으로 방사선과 의료 영상 장비들인데, 컴퓨터단층촬영장치(CT) · 자기공명영상촬영장치(MRI) · 투시촬영장치 · 혈관조영장치 · 유방암검진기 등 핵의학 영상 장비들이 있으며 초음파 · 내시경 · 현미경 등의 이미지도 연동이 가능합니다. 그러나 이들 의료영상 장비가 의료영상저장시스템과 연동하기 위해서는 먼저 영상의 디지털화가 선행되어야 하며, 이 시스템으로 '필름 없는 병원 시스템' 을 구축할 수 있습니다

### 5) CRM : 고객관계관리시스템 (Customer Relationship Management)

병원도 환자와의 관계를 형성함에 있어 중요한 부분으로 부각되고 있기 때문에 최근 중요해지고 있는 시스템입니다. 요즘 이러한 환자들에 대한 관계 관리가 중요하다는 인식이 확산됨에 따라 각종 병원에서는 앞다투어 CRM 프로그램을 도입하고 있습니다. 하지만 치과의 경우 보험청구와 전자차트 프로그램에 품질 좋은 CRM 모듈이 기본적으로 탑재되어 있습니다. 이러한 기능을 활용하시면 단순히 예약 환자에 대한 SMS 등의 문자 메시지를 보내는 서비스를 넘어 소개자를 체계적으로 관리하거나, VIP 환자에 대한 관리, 이탈 고객 혹은 관심 고객에 대한 타겟 마케팅 등을 진행 할 수 있습니다.

### 6) ERP : 전사적자원관리시스템(Enterprise Resource Planning)

기업 전체를 경영자원의 효과적 이용이라는 관점에서 통합적으로 관리하고 경영의 효율화를 기하기 위한 수단입니다. 쉽게 말해 정보의 통합을 위해 기업의 모든 자원을 통합하여 전산화 한다고 생각하시면 됩니다.

ERP는 좁은 의미에서는 통합적인 시스템을 구축해 회사의 자금, 회계, 구매, 생산, 판매 등 모든 업무의 흐름을 효율적으로 자동 조절해주는 전산 시스템을 뜻하기도 합니다. 병원을 예를 들면 환자관리, 예약, 수납, 재고 등 기초 업무를 전산화 하고, 최종적으로 경영 관리나 통계를 내는 시스템이라고 생각하시면 됩니다.

### 7) MIS : 경영자정보시스템(Management Information System)

MSI 란 경영정보시스템을 말하는 것으로 기업의 경영진이나 조직의 관리진에게 투자, 생산, 판매, 경리, 인사 등 경영관리에 필요한 각종 정보를 신속하고 정확하게 제공하여 생산성과 수익성을 높이고자 하는 전략 시스템을 의미합니다. 병원에서 꼭 필요한 경영자 정보는 환자의 추이, 매출의 변화, 진료별 분석, 의사별 생산성 등

과 같은 정보입니다.

### 8) EMR : 전자의무기록 (Electnonic Medical Record)

병원에 가서 진료를 받으면 의사는 진료기록부(chart)에 기록을 하면서 환자진료를 합니다. 의료법에 따라 진료기록부를 기록하고 관리하는 것은 매우 중요한 일로 병원관리에 큰 부분을 차지한다고 볼 수 있습니다. 전자차트는 이름 그대로 이러한 차트를 전산화한 것입니다. 전산으로 입력을 하면 모든 입력내용이 온라인으로 조회를 할 수 있도록 하여 신속한 환자진료를 도와줍니다. 과거에는 접수를 마치고 진료실 앞에 차트가 올 때까지 한참을 기다렸는데 요즘은 대기환자가 없으면 바로 진료실로 들어갑니다. 종이 차트가 사라지고 키보드로 정보입력이 이루어지고 진료기록도 챠트보관장이 아니라 전산실 메인컴퓨터에 모든 기록이 저장되는 것입니다.

### 9) 디지털 장비 연동

전자차트에는 치과에서 사용하는 다양한 디지털 장비와의 연결을 지원하고 있습니다. 디지털 CT나 X-ray 장비는 물론이고 구강카메라, 디지털 카메라 등과 연결하시면 촬영한 사진을 찍자마자 즉시 전자차트에 삽입할 수 있습니다. 기존에는 환자별로 사진을 촬영하면 파일을 분류하고 정리하는 일이 만만치 않았는데 이러한 작업들이 자동화되어 각 장비의 활용도를 높일 수 있습니다.

## 5. 전자차트 장비

전자차트를 사용하기 위해선 기존의 종이를 대신할 수 있는 컴퓨터 입력 장치가 필요합니다. 이러한 컴퓨터 입력 장비로는 주로 태블릿을 사용하고 있습니다. 태블릿은 기존의 영상 출력을 위한 모니터에 펜이나 손가락으로 터치하여 입력을 할 수 있는 화면 입력 장치의 기능을 더한 터치스크린을 탑재한 제품입니다. 터치스크린은 입력 방식에 따라 감압식과 정전식의 기술이 사용됩니다. 이 두개의 다른 터치스크린을 구분하는 가장 쉬운 방법은 볼펜이나 긴 막대로 화면을 터치를 해보는 것입니다. 정전식은 손가락과 같은 전도성을 띄는 물체에만 입력이 가능하기 때문에 비전도성 물질로 화면을 터치하면 반응을 보이지 않습니다. 요즘에는 선명도와 투과율이 높은 정전식 방식을 많이 사용하고 있는 추세입니다.

감압식 : 투명전극층이 코팅돼 있는 두 장의 기판을 서로 마주 보도록 합착 시킨 원리입니다. 따라서 압력을 가하면 두 판이 붙으면서 떨어져있을 때와 다른 전기적인 흐름의 변화를 감지합니다. 감압식으로 제작된 터치스크린은 손가락이 아닌 일반 펜이나 막대로 입력할 수 있습니다.

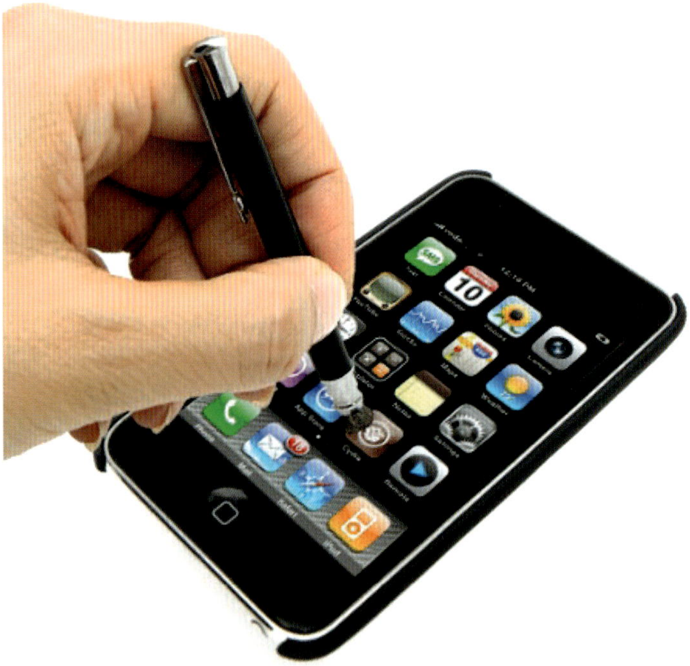

감압식과 정전식을 구분하는 방법은 볼펜이나 막대(비전도체)로 눌러보는 것이다.

정전식 : 화면 전체에 전기가 지속적으로 흐르도록 하여 전도성을 띄고 있는 사람의 신체를 접촉하게 되면 전자의 흐름 변화를 감지하는 방식입니다. 감압식에 비해 반응 속도가 빠르고 인체의 일부나 전도선을 띄는 물건에만 반응하여 불필요한 터치를 막아준다는 장점이 있습니다.

## 스타일러스펜

태블릿 PC 용 입력펜은 종이에 글자를 쓰듯 펜을 이용하여 터치스크린을 통해 입력작업을 용이하게 하는 도구입니다. 감압식 방식은 모니터의 압력에 따라 인식하기 때문에 손톱이나 길다란 막대면 무엇이든 입력이 가능합니다. 하지만 정전식 터치펜은 일정한 면적 이상의 정전기가 센서에 감지되어야 비로소 터치로 인식하기 때문에 펜의 끝부분이 둥그런 형태로 제작되어 있습니다. 스타일러스펜은 성능에 따라 다양한 제품이 판매되고 있으며 전문가용으로는 와콤 등에서 생산하는 제품이 유명합니다.

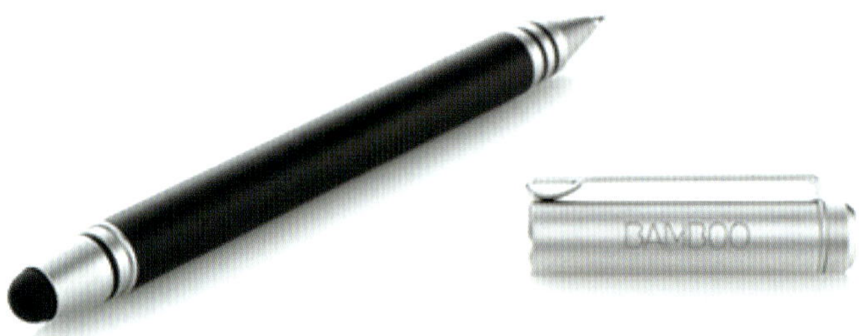

스타일러스펜과 볼펜 두 가지 기능을 합친 펜(출처 와콤)

## 전자 차트의 입력 방법

가장 일반적인 것은 기존에 펜으로 입력하듯이 스타일러스펜을 이용하여 태블릿에 입력하는 것입니다. 터치스크린을 통해 글씨를 쓰듯이 입력하는 방식으로 기존 종이차트에 적는 것이 태블릿으로 입력하는 것으로 방법만 바뀌는 것입니다. 처음 태블릿을 사용하다 보면 입력 방법이 생소하지만 사용하다 보면 적응이 됩니다.

반면 키보드를 사용하여 입력하는 방법도 있습니다. 이 경우 별도의 펜이 필요하지 않으며 태블릿의 화면 키보드나 외장형 키보드를 추가적으로 연결하여 입력합니다. 모든 차트의 내용이 워드를 치듯이 키보드로 입력되기 때문에 읽기 쉽고 폰트에 크기나 색상을 변화 시킬 수 있기 때문에 주의사항 등을 입력하기가 매우 좋습니다. 하지만 이 경우 훗날 전자차트의 법적 효력에 역할을 상실 할 수 있기 때문에 의사의 서명을 추가로 입력해 두는 것이 좋습니다.

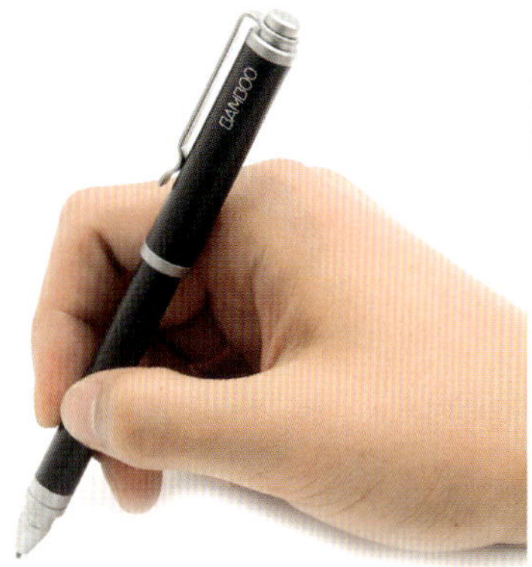

스타일러스펜으로 필기하듯이 입력할 수 있다.(출처 와콤)

## 전자차트 장비의 선택

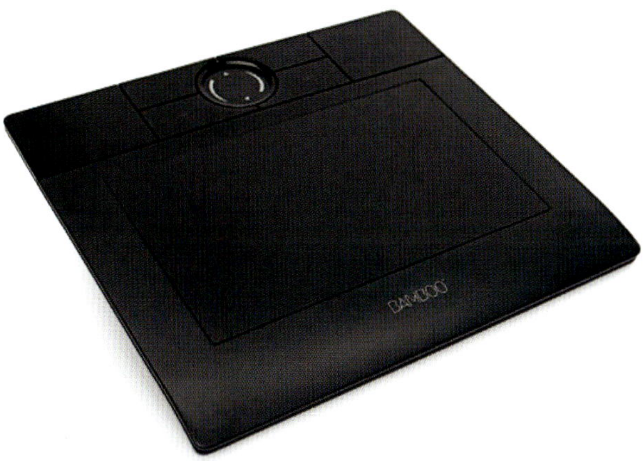

체어의 데스크탑에 타블렛만 연결하면 펜인식이 가능하다.

전자차트를 운용할 수 있는 장비는 앞장에서 설명 드렸듯이 다양한 제품이 있습니다. 전자차트 소프트웨어 회사에서 지원하는 운영체제에 따라 일반 태블릿(윈도우), 아이패드(iOS), 갤럭시 노트(안드로이드) 제품을 선택하시면 됩니다. 전자차트를 펜을 이용하여 사용하기로 결정하셨다면 일반 태블릿을 사용하시면 됩니다. 반면에 키보드를 이용하여 사용하기로 결정하셨다면 태블릿에 키보드를 별도로 부착하여 사용하시거나 컨버터블 제품(태블릿과 노트북의 용도로 동시에 쓸 수 있는 제품) 등을 사용하시면 됩니다.

체어의 PC 에서 전자차트를 사용하기 위해 펜인식 장비를 따로이 부착하여 사용하는 것도 한 방법일 수 있습니다. 하지만 이 경우 모니터와 펜인식 장비간에 거리가 있을 경우 입력 작업이 쉽지 않으며 차트의 가독성이 떨어질 수 있으니 주의하시기 바랍니다.

# 6.전자차트와 경영 정보

치과를 운영하면서 경영성과에 관심이 없는 원장님은 아무도 없을 것입니다. 간단하게는 매출에서부터 환자의 추이 등 경영에 필요한 정보는 매우 많습니다. 전자차트를 사용하게 되면 모든 자료가 전산화되기 때문에 기본적인 경영 정보는 대부분 자동으로 산출됩니다.

물론 기존 보험청구 프로그램만을 사용하셔도 대략적인 경영 정보는 쉽게 얻으실 수 있습니다. 하지만 전자차트에는 차트의 내용까지 모두 데이터로 입력되기 때문에 각 시술 항목별 자료까지 산출할 수 있습니다.

**A** 치과의 원장님은 몇 달 전 기존 임플란트 수가가 고가/중가로 구성되어있던 것을 저가 상품을 추가하여 고가/중가/저가로 바꾸었습니다. 이후 임플란트 수술횟수는 확실히 늘어났는데 어찌된 일인지 매출은 별 변화가 없어 보였습니다. 저가 임플란트를 도입하여 기존 고가/중가로 구분되어 있던 총매출보다 변화 후 매출에 변화가 있는지 추이가 궁금했습니다. 전자차트의 통계자료를 사용하여 확인해본 결과 임플란트 수술 횟수와 총 임플란트 수술비용이 올라간 것을 확인 할 수 있었습니다. 그렇다면 전체 매출은 왜 낮아진걸까? 고민하던 원장님은 진료 항목별로 매출을 살펴본 결과 교정환자가 줄어든 것이 원인이라는 것을 알게 되었습니다.

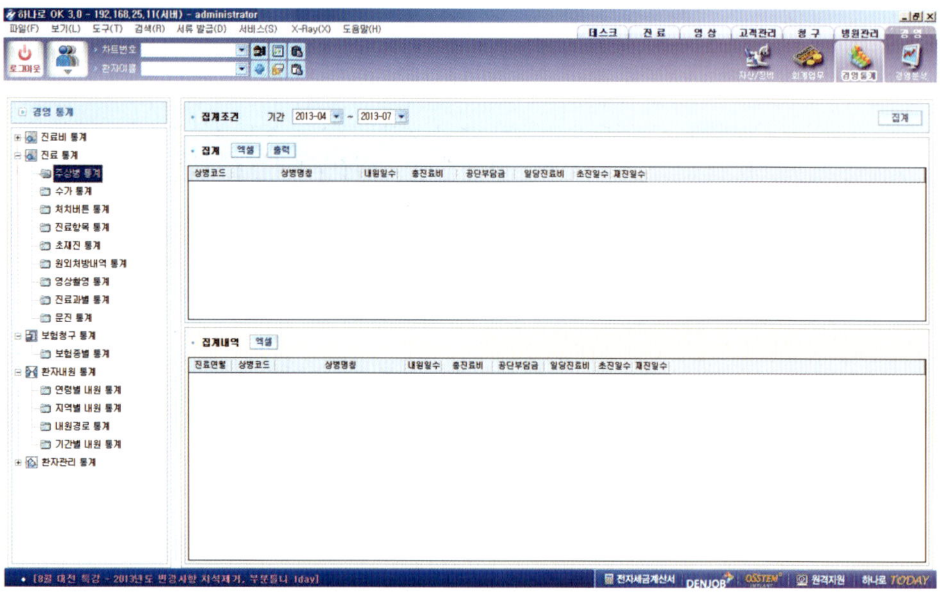

진료, 보험청구 별 상세 검색을 할 수 있는 화면

이러한 각종 경영 자료와 통계 자료는 프로그램에서 간편하게 클릭 몇 번 만으로 그래프와 도표로 산출된 경영 분석 자료를 뽑아보실 수 있습니다. 다음에 설명 드리는 내용 중 일부는 보험청구프로그램에서도 지원하고 있습니다.

## 1) 매출 분석

기간별, 요일별 통계를 분석할 수 있습니다.

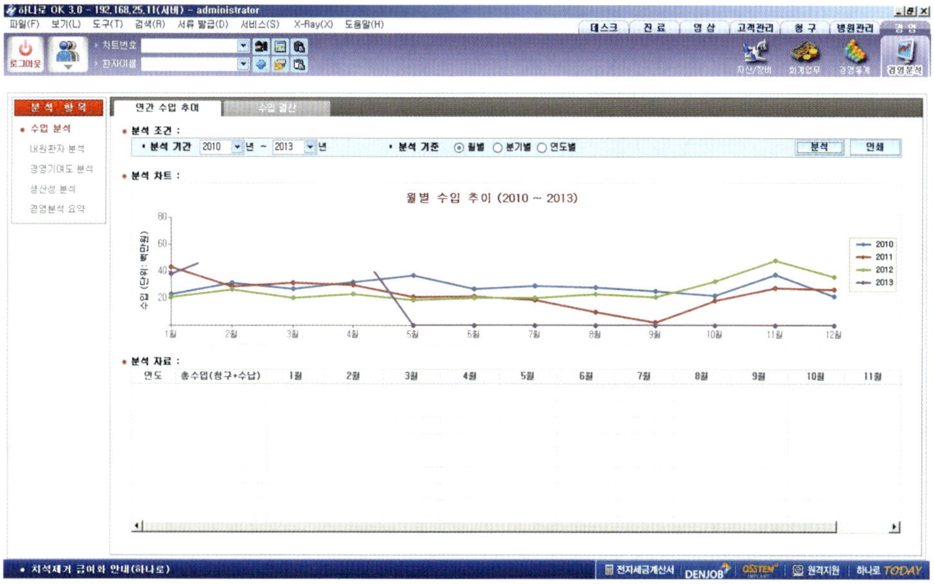

매출 분석을 통해 경영상태를 알 수 있다.

## 2) 환자 분석

신/구환자별, 연령별, 지역별 등으로 통계를 분석할 수 있습니다.

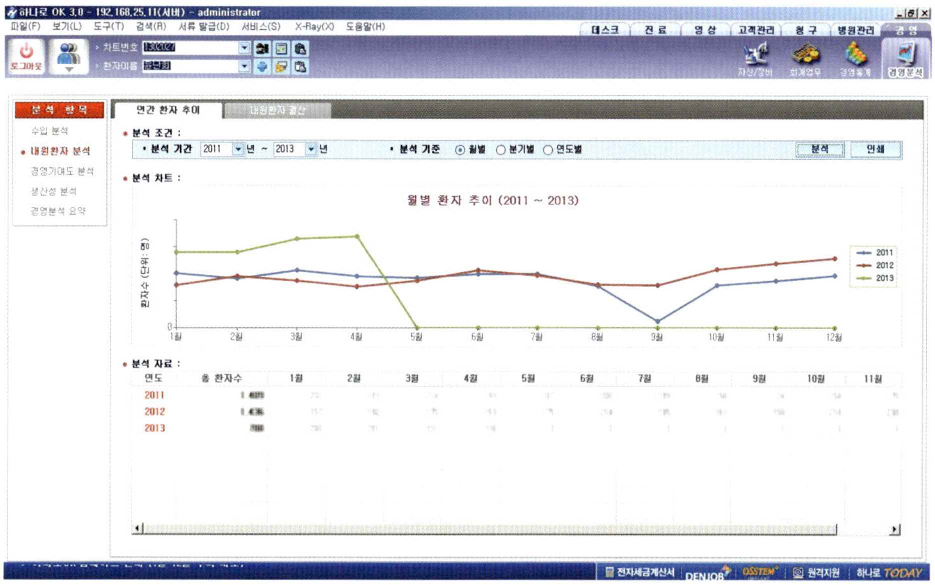

월별 환자 추이와 다양한 통계를 볼 수 있다.

## 3) 진료 분석

진료항목별, 보험청구별, 상병별 등으로 통계를 분석할 수 있습니다.

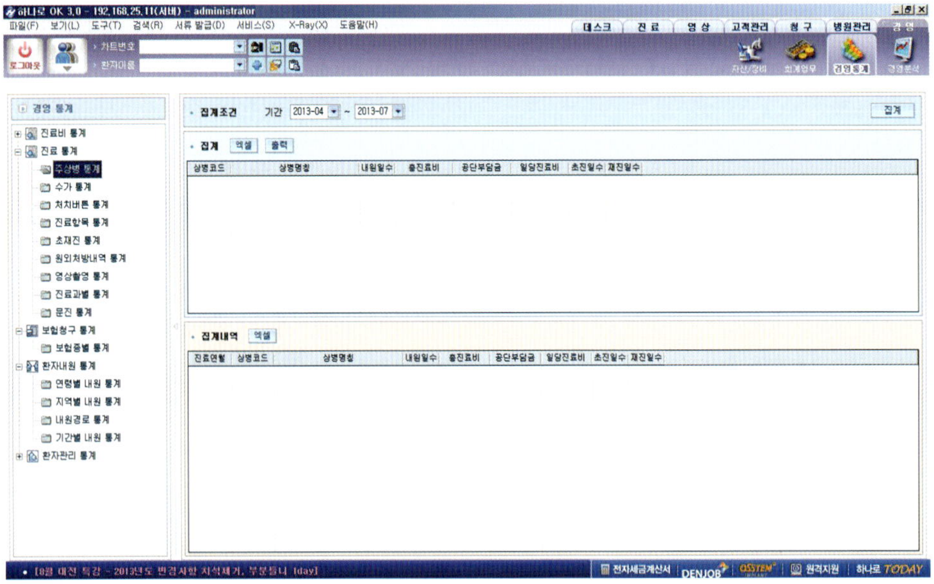

진료, 보험청구 별 상세 검색을 할 수 있는 화면

## 4) 생산성 분석

의사별, 직원별로 기간별 통계를 분석할 수 있습니다.

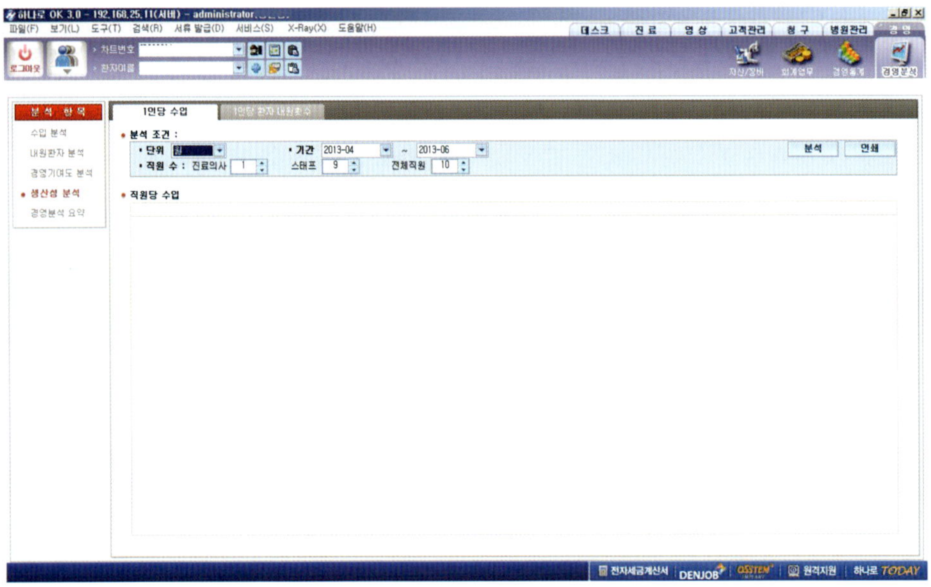

의사, 스텝별 생산성을 볼 수 있는 화면

**기본적인 치과 경영 분석**

| | |
|---|---|
| **기간별 총 매출** | 일별, 요일별, 월별, 분기별, 년도별 등 기간별로 매출 추이 분석이 가능합니다. |
| **항목별 매출** | 임플란트, 심미, 일반보철, 보험청구, 인레이 개수 등 주요 항목별 매출 구성을 분석할 수 있습니다. |
| **총비용** | 인건비, 기공료, 관리비, 임대비, 교육, 복리후생비 등으로 구성하여 비용을 관리할 수 있습니다. |
| **총 환자수(신환)** | 요일별, 오전, 오후, 야간, 연령대, 성별 분류된 환자수를 집계할 수 있습니다. |
| **대차대조표** | 세무사에 기장을 의뢰하시면 매년 대차대조표를 만들어 줍니다. 대차대조표에는 치과의 재무상태를 알 수 있는 재무상태표, 손익계산서, 현금흐름표 등이 포함되며 전반적인 경영 상태에 대한 년도별 총 합을 산출해 볼 수 있습니다. |
| **순이익 산출** | 매출은 '벌은 돈'이 아닙니다. 총 매출에서 직원 급여와 각종 비용 등을 제하여야 비로소 순이익을 산출 할 수 있습니다. 이러한 비용에는 이자, 세금 등 금융 비용과 장비에 대한 감가상각비도 포함됩니다. |

## 7. 전자차트 소프트웨어

치과용 전자차트 프로그램은 예전 여러 업체들이 난립하다 이제는 보험청구 프로그램을 기반으로 모든 기능을 통합한 전자차트가 경쟁력을 갖는 형국이 되었습니다. 현재 보험청구와 다양한 전자차트 프로그램이 개발되어 있지만 그 중 보험청구 프로그램을 통합한 전자차트 소프트웨어를 소개해 드립니다.

### 1) 하나로, 두번에 – 오스템 (http://www.osstem.com)

국내 임플란트 점유율 1위의 회사에 걸맞게 다양한 치과 소프트웨어를 개발하고 있습니다. 보험청구 프로그램으로 유명한 '두번에'와 이에 전자차트 기능을 업그레이드한 '하나로' 소프트웨어가 있습니다. 오스템의 하나로 전자차트는 치과에서 가장 많이 사용되고 있는 보험 청구 소프트웨어인 두번에의 인터페이스를 그대로 확장한 편리한 환경을 제공하고 있습니다.

오스템에서는 일반 PC 용 하나로 전자차트와 아이패드 버전인 스마트 하나로 제품이 출시되어 있습니다.

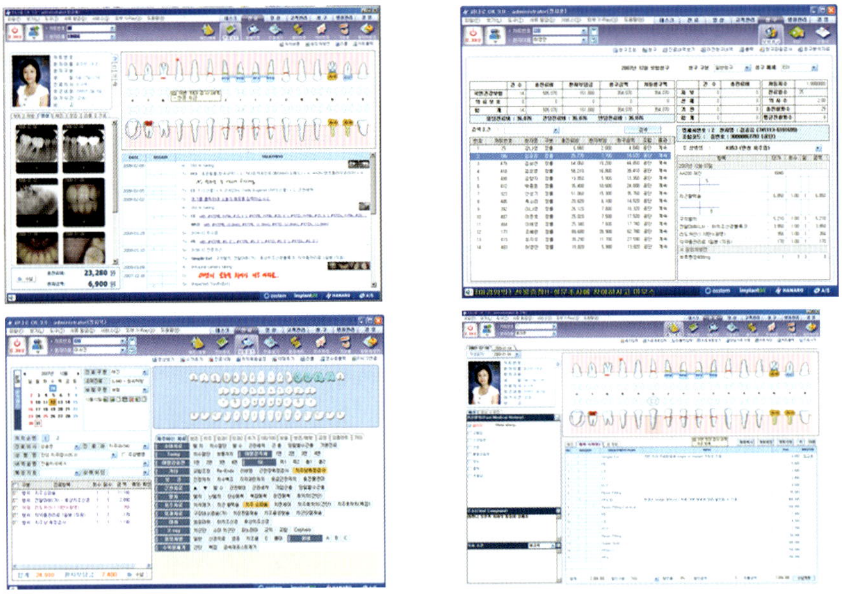

두번에와 비슷한 화면의 하나로 전자차트(오스템)

## 2) 앤드윈플러스 - 앤드컴 (http://www.andwin.co.kr)

치과 보험청구 프로그램 중 가장 오래된 회사이며 많은 수의 유저를 보유하고 있는 '앤드윈'을 개발한 회사로 자사 치과 보험청구 프로그램에 전자차트기능을 업그레이드한 '앤드윈플러스' 제품이 출시되어 있습니다. 보험청구 프로그램을 개발한 명성에 걸맞게 전체적인 프로그램이 오류가 적고 안정화 되어 있습니다. 특히 경영 분석 등의 기능은 뛰어나다는 평가를 받고 있습니다.

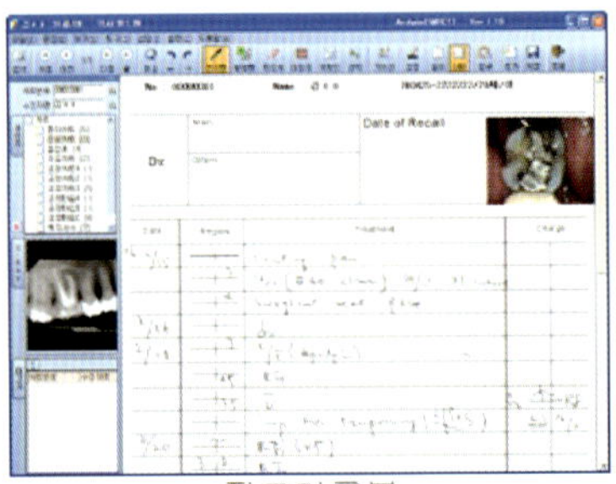

진료기록부

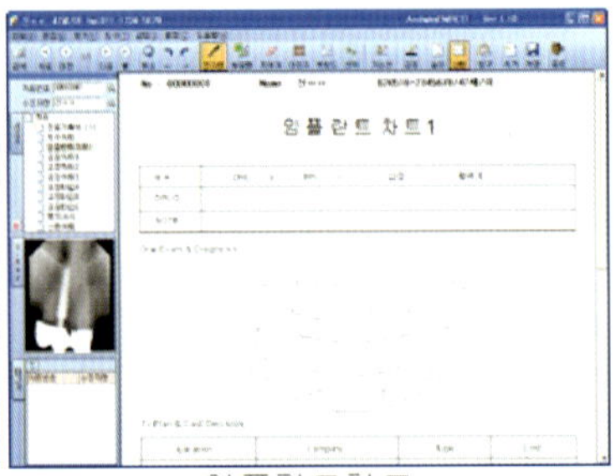

임플란트차트

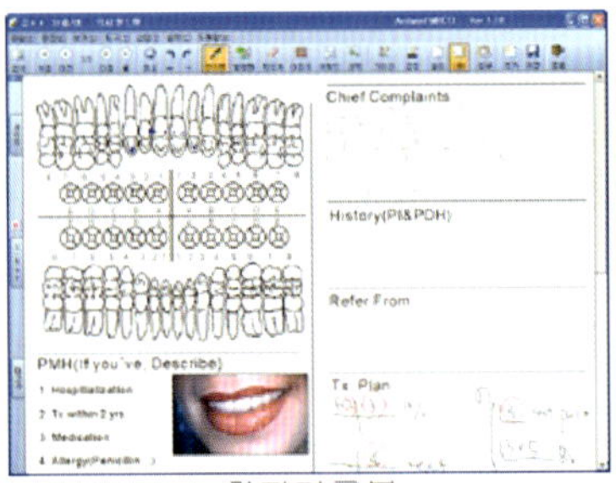

환자기록부

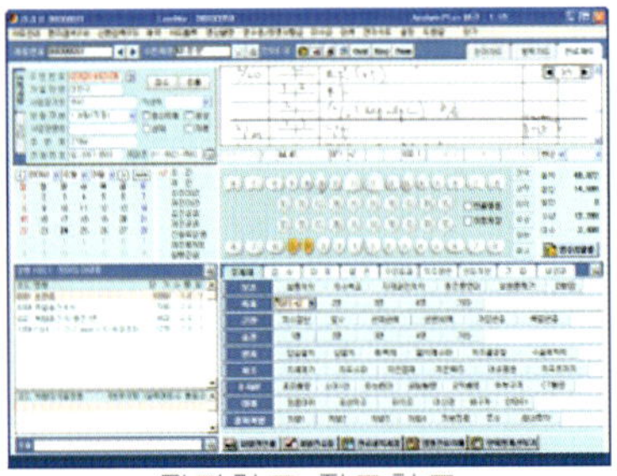

전자차트+진료차트

앤드윈 전자차트

### 3) Chart - 덴탑정보기술 - (http://www.dentop.co.kr)

치과 기자재 회사로 유명한 신흥에서 판매하는 제품입니다. 보험청구 프로그램인 i-pro가 출시되어 있으며 이와 연동하여 전자차트 프로그램을 사용하실 수 있습니다. 전자차트 프로그램과 함께 모바일 등 안드로이드계열에서도 사용할 수 있는 'i-pro note' 제품이 출시되어 있습니다.

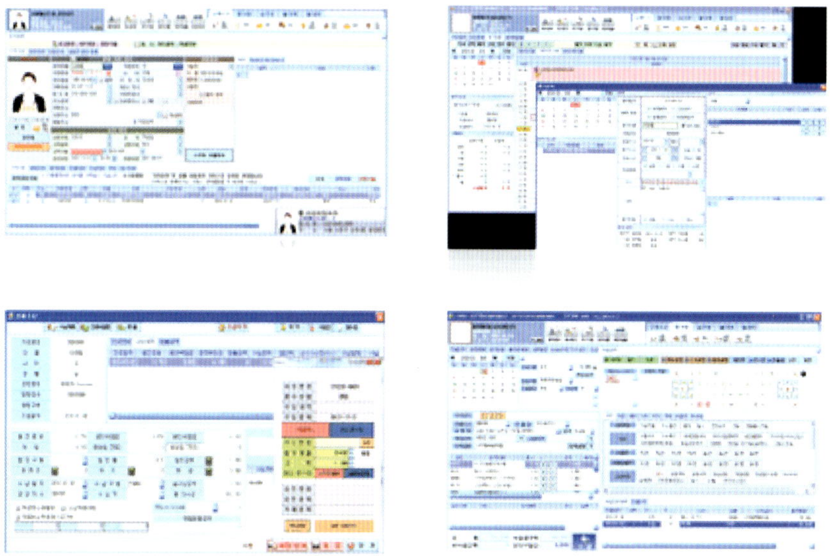

i-pro 전자차트(덴탑정보기술)

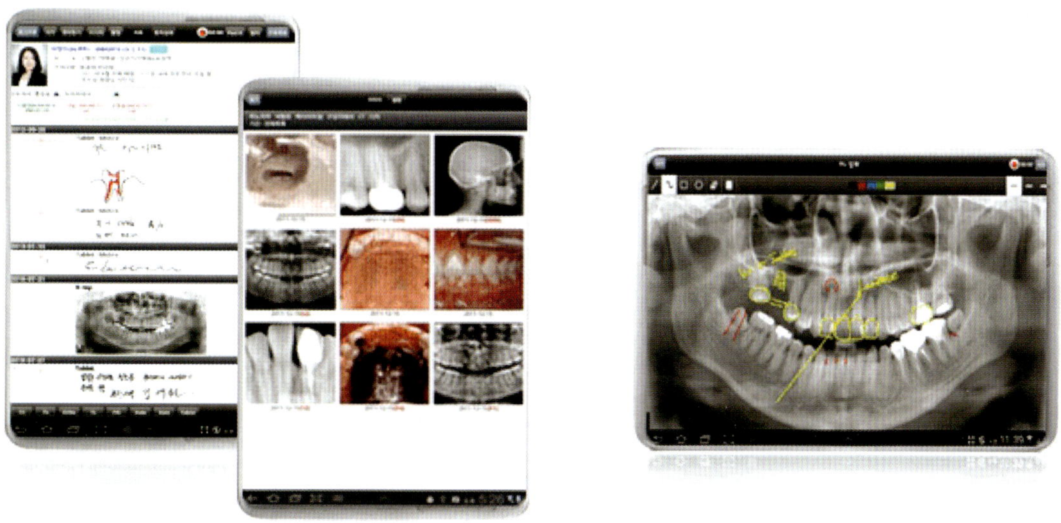

안드로이드용 i-pro Note(덴탑정보기술)

### 4) OK Pen 전자차트 - 포인트닉스 (http://www.pointnix.com)

자사 치과 보험청구 프로그램인 마이다스와 호환하여 전차차트기능이 있는 'OK Pen 전자차트' 제품과 갤럭시 노트용 'OK Pen Note'가 출시되어 있습니다. 포인트닉스에서는 종이차트와 비슷하게 전자펜을 이용하여 태블릿 차팅이 가능한 솔루션을 제공하고 있습니다.

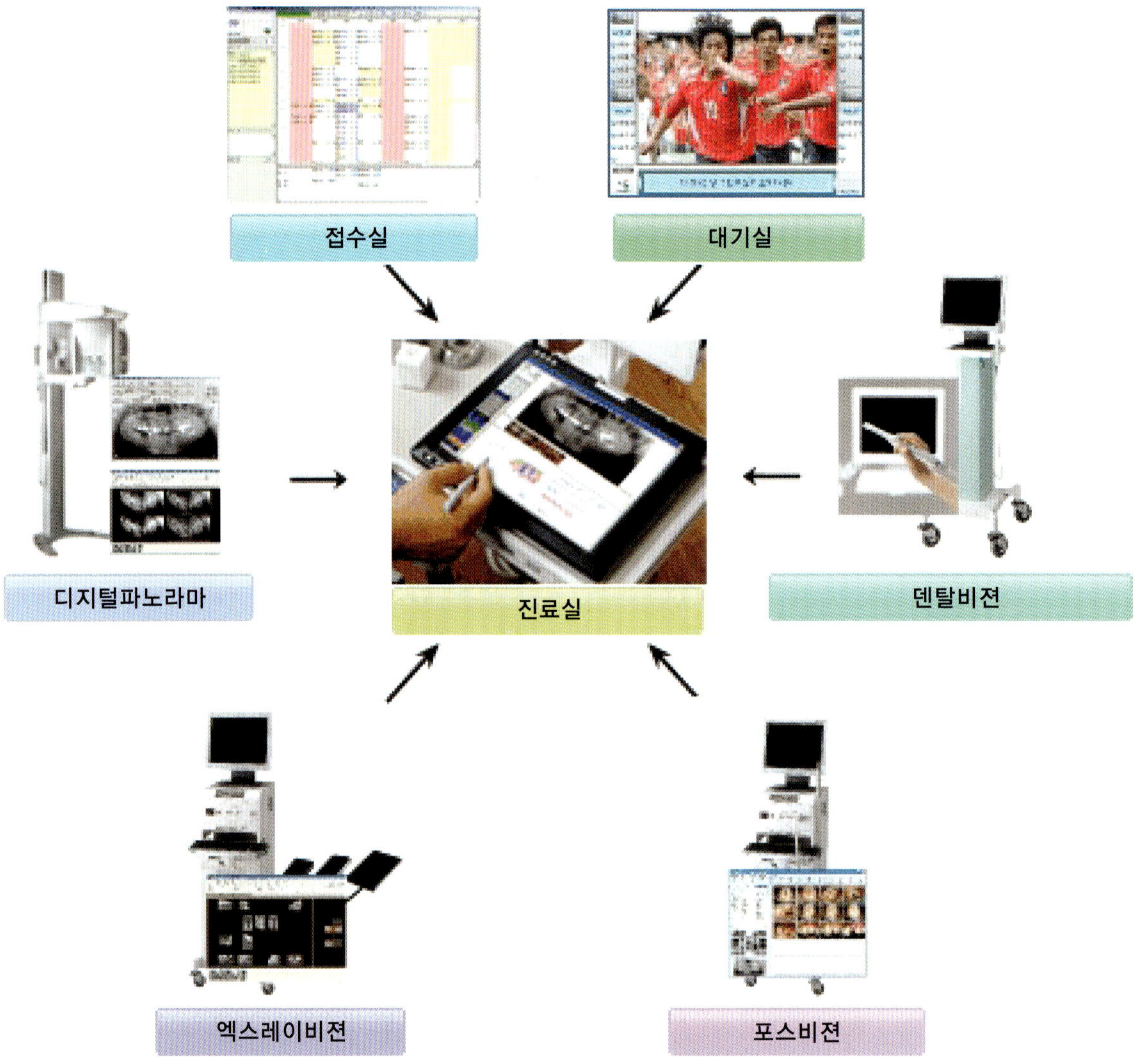


OK Pen 전자차트(포인트닉스)

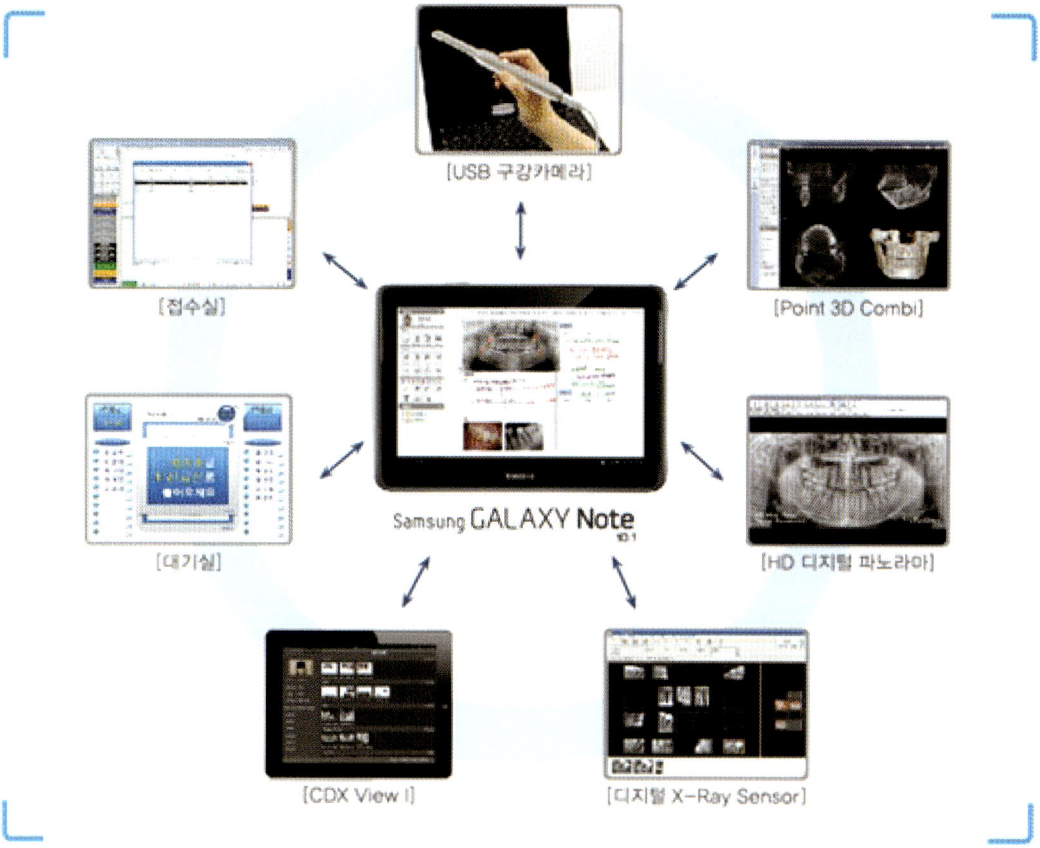


**O.K Pen Note 흐름도**

갤럭시 노트용 OK Pen Note(포인트닉스)

## 전자차트 소프트웨어를 선택하는 팁

...Tip

1) 제품의 특징과 기능을 살펴 병원에서 반드시 필요한 기능이 지원되는지 확인합니다.

2) 각 회사에 시연 요청을 하여 데모를 받고 테스트용으로 프로그램을 설치하여 살펴봅니다.

3) 사전에 미리 태블릿을 구매하여 프로그램을 설치해 테스트해봅니다.

4) 유저가 적고 덜 알려진 제품은 치과의 인력이 교체될 때 마다 매번 교육을 해야 하고, 버그가 많아 사용하기 힘들기 때문에 피합니다.

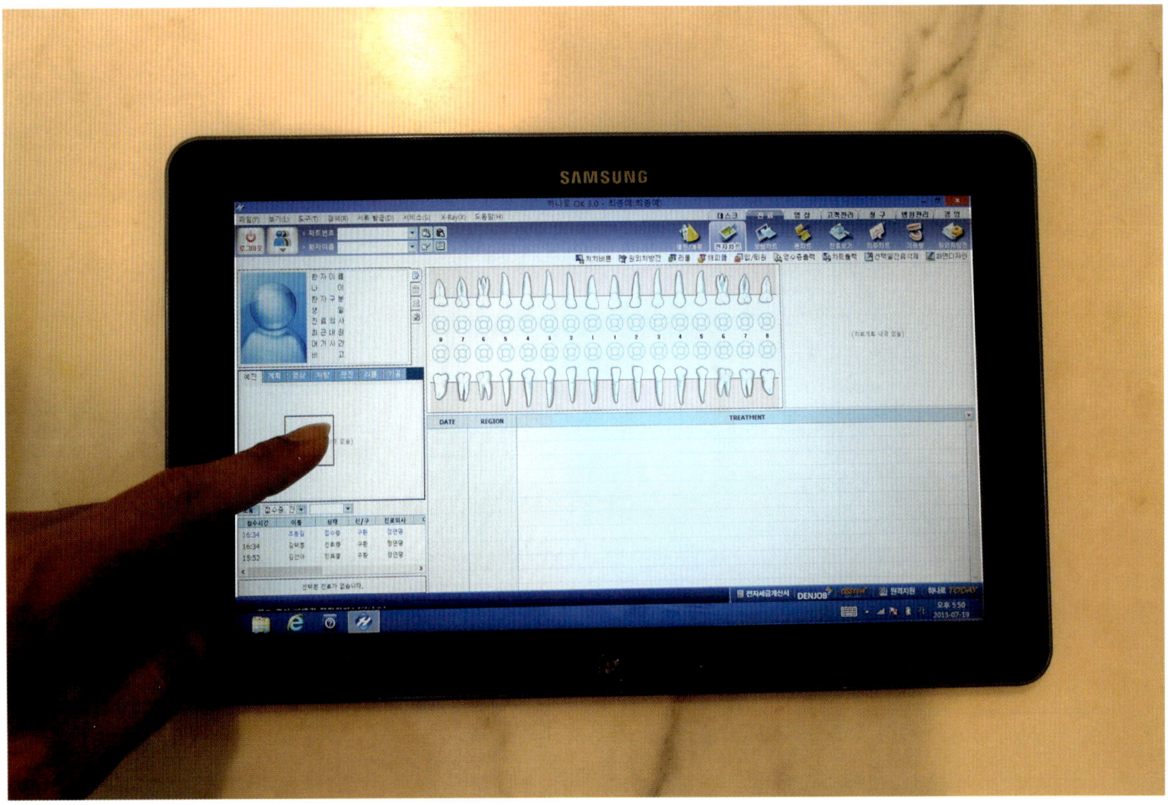


처음 태블릿으로 전자차트를 사용해보면 무척 생소하다.

## 8. 전자차트의 단점

이러한 전자차트 수많은 장점에도 불구하고 아래와 같은 단점이 있습니다.

### 1) 컴퓨터 자료가 날아가면 모든 진료내역이 사라집니다.

전자차트는 종이를 대신하여 모든 자료를 컴퓨터에 저장하는 방식입니다. 따라서 저장해놓은 자료가 삭제되거나 이상이 있게 되면 모든 진료 내역이 사라집니다. 실제로 전자차트로 전환하였다가 작업자의 실수로 모든 자료를 날려버려 차트가 사라져버린 경우도 있습니다. 이후 해당 병원은 차트를 모두 새로 만들어야 했고 큰 손해가 났음은 자명한 일입니다.

전자차트의 자료 백업은 필수이며 주기적으로 백업이 정상적으로 되고 있는지 확인해야 합니다. 백업PC 는 별도로 분리하여 만드는 것이 가장 좋고 최소한 전자차트 서버의 하드디스크와 별도로 구성하여야 합니다. 백업을 받아두었다 하더라도 백업PC 나 하드디스크에 이상이 생겨 자료가 몽땅 날아가는 경우도 있기 때문입니다.

만약 지진이나 화재, 수해 등으로 서버 컴퓨터의 자료가 몽땅 날아간다면 어떻게 될까요? 발생할 확률은 적지만 이런 이유로 자료를 복구 할 수 없다면 결과는 같습니다. 따라서 주기적으로 CD 백업과 원격지의 컴퓨터를 이용해 자료를 저장하는 것이 좋습니다.

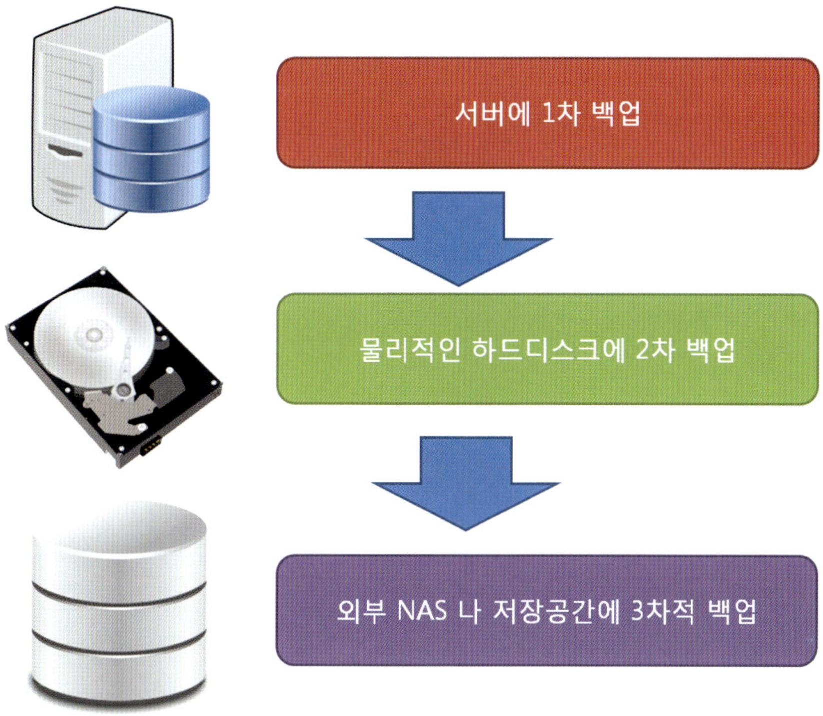


3중구조로 된 백업 시스템

## 2) 네트워크에 문제가 생기면 진료 중단

대부분의 전자차트 시스템은 자료를 저장하는 메인서버와 이를 사용하는 클라이언트 PC 로 구성되어 있습니다. 이 메인서버와 클라이언트를 연결해주는 네트워크에 문제가 생기면 자료를 불러오거나 저장할 수 없는 상황이 발생합니다. 통신에 문제가 생기면 차트를 볼 수 없고, 보험청구나 고객 정보를 확인하는 기능까지 같이 마비되기 때문에 진료에 차질이 생길 수 있습니다. 기존에는 PC 하나에 문제가 생겨도 다른 PC 를 대신 사용하면 되지만 네트워크가 중단되면 연결된 모든 PC 가 무용지물이 되어 버립니다.

따라서 평소 네트워크에 문제가 생기지 않게 전문업체를 통해 관리하거나 문제가 생겨도 이를 대체할 수 있는 추가의 네트워크 장비와 백업 시스템을 구축해 두는 것이 좋습니다.

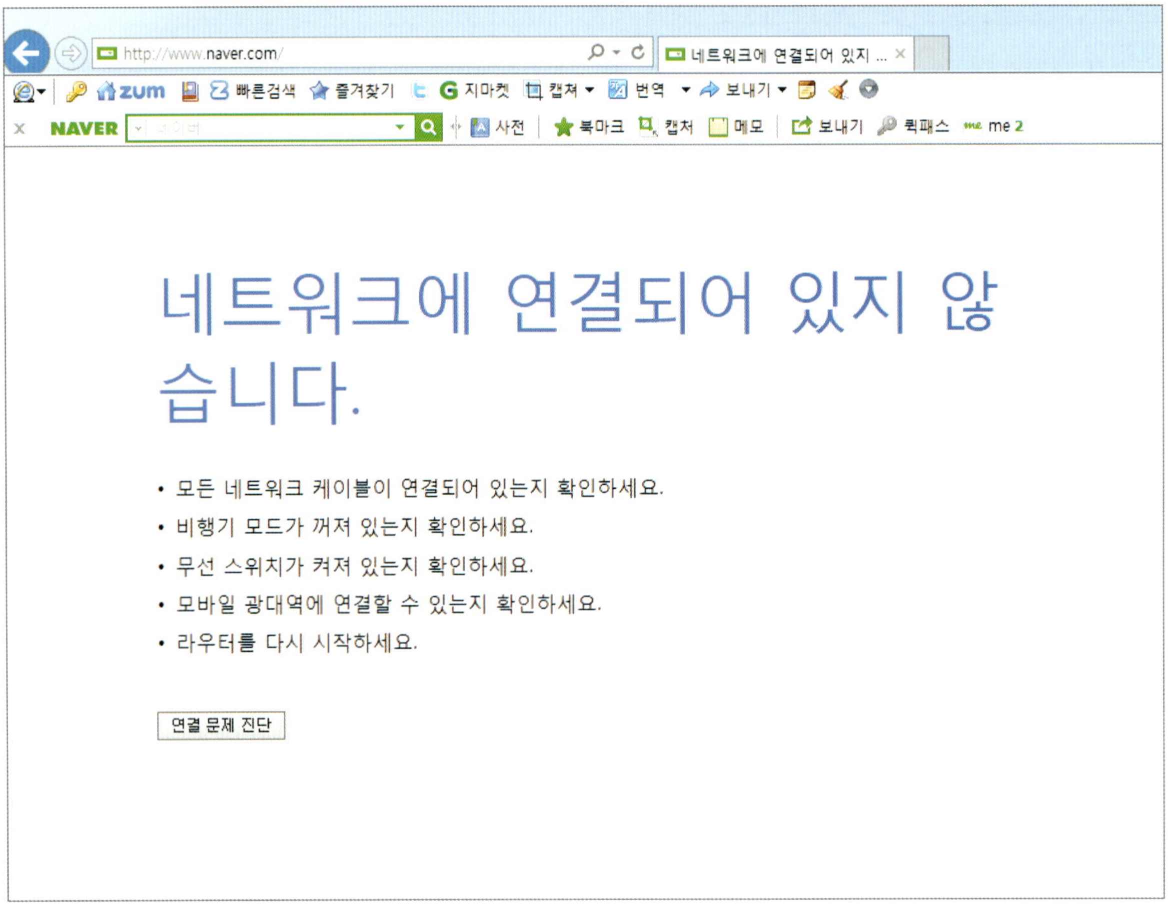


서버나 컴퓨터에 이상이 없더라도 네트워크에 이상이 생기면 치명적이다.

### 3) 사용하기까지 적응시간이 필요

전자차트를 사용하지 않았던 의사나 스텝들은 학습기간과 적응기간이 필요합니다. 전자차트를 처음 사용하는 사람들에게는 메뉴와 입력 방법 등이 매우 생소하게 느껴질 수 있기 때문입니다. 이에 반해 종이차트는 필기구를 이용하여 입력하면 그만이기 때문에 처음에는 전자차트 사용에 대한 반감이 있을 수 있습니다. 하지만 필체가 난해하거나 의사마다 통일되지 않은 차트 기입 방식을 사용하고 있던 병원의 경우 종이차트보다 오히려 적응시간이 줄어드는 경우도 있습니다.

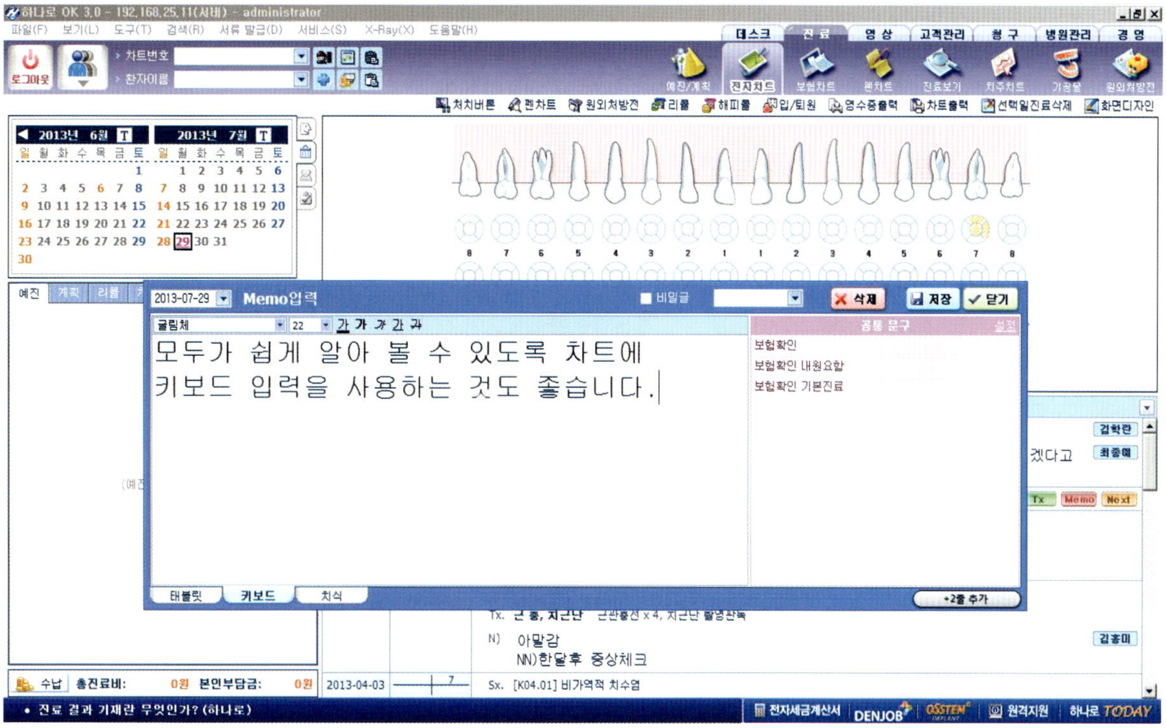


키보드 입력을 지원하는 전자차트는 가독성을 높여준다.

### 4) 전자차트의 법적 효력

전자차트는 자료가 모두 컴퓨터에 저장되기 때문에 자료의 수정이나 삭제가 용이합니다. 자료입력이 부족하다면 언제든 추가나 수정할 수 있습니다. 하지만 이러한 점이 법적 효력을 무력하게 하는 이유가 됩니다. 법적 효력을 갖기 위해서는 자료가 입력된 시점과 내용을 보장할 수 있어야 하는데 전자차트는 그렇지 않기 때문입니다. 의료 사고 등으로 차트가 증거자료로 필요할 때 전자차트의 내용이 임의로 수정되지 않았다는 신빙성을 갖추어야 합니다.

이러한 문제로 전자서명 기능이 있는 전자차트의 사용을 고려해볼 수 있습니다. 전자서명 기능이 있는 전자차트는 차트의 기록이 인증된 시각과 함께 저장되며 자료의 수정이나 삭제 기록 또한 모두 로그에 저장됩니다. 하지만 현재 치과에 주로 사용되고 있는 전자차트는 대부분 이러한 기능이 없습니다. 즉 법적으로는 전자차트가 종이차트를 완벽히 대체하지 못한다는 점입니다.

이러한 점을 유념하시어 다음의 경우에 주의하셔야 합니다. 우선 환자가 차트를 복사해 달라고 하면, 전자차트에 있는 내용을 출력하여 그 인쇄물에 서명 또는 날인을 하여 그대로 주는 것이 아니라, 인쇄물에 서명이나 날인을 하여 종이차트로 만든 후(이것이 원본 차트) 이를 복사하여 사본으로 만들어 주어야 합니다. 의료법상 진료기록원본보관의 의무와 사본교부의무가 있기 때문입니다. 판례에 따르면 환자에게 교부하기 이전에 일상적으로 설명을 하거나 검사를 하였음에도 불구하고 그 내용이 기록되어 있지 않다면 교부 전 이를 기입한다고 해도 법적으로 위조나 변조 또는 허위작성이라고 볼 수 없다고 합니다.

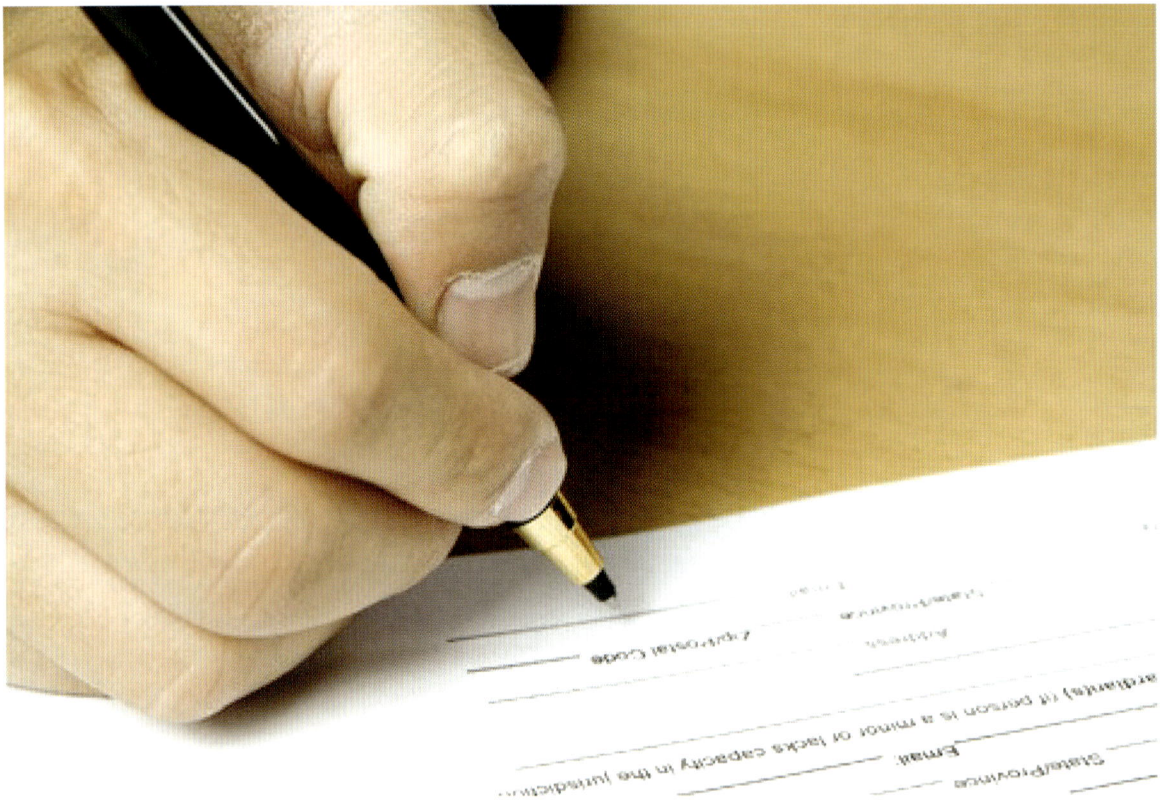

종이차트도 수정의 여지가 있는 이상 완벽한 법적 효력을 갖기 힘들다.

# Chapter 06
# 소프트웨어

Chapter 06

# 소프트웨어

치과에는 다양한 장비만큼이나 다양한 프로그램을 사용할 수 있습니다. 기본적인 보험청구나 전자차트 프로그램 외 에도 오피스와 같은 문서 작성 프로그램이나 백신 프로그램 등은 대부분 사용하고 있습니다. 이장에서는 이러한 기본적인 프로그램과 치과에서 사용하면 유용한 소프트웨어를 소개합니다.

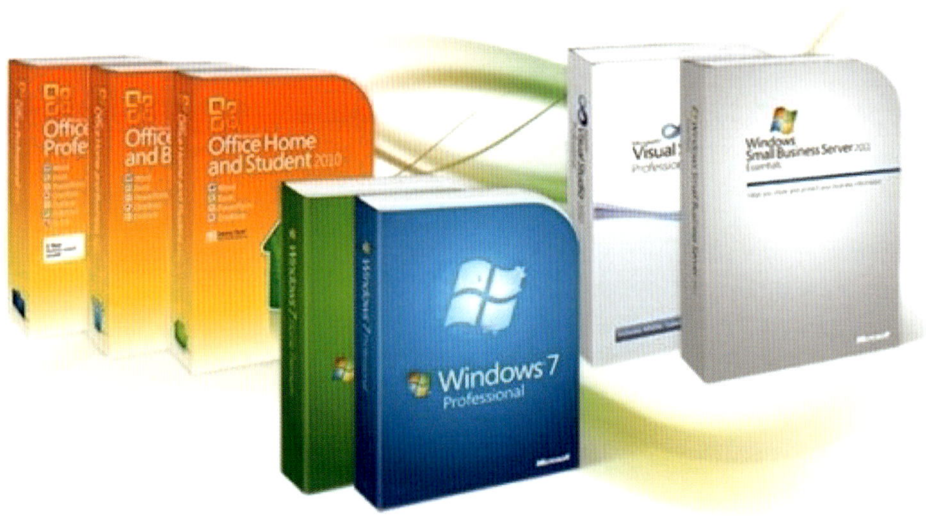


MS 에서 출시되는 다양한 패키지 소프트웨어(출처 MS 홈페이지)

# 1. 기본적인 프로그램

## 1) 운영체제

전통적으로 가장 많이 사용하던 윈도우 XP 버전과 최근에는 윈도우 7, 윈도우 8을 사용합니다. 윈도우 XP 버전의 경우 저 사양에서도 충분히 구동이 가능하며 상대적으로 저렴한 장점을 가지고 있어 아직까지 많은 수의 유저가 사용하고 있습니다. 현재 XP는 국내에서 30% 넘는 사용자를 가지고 있지만 마이크로소프트사에서 2014년 4월 8일 부로 모든 지원 및 업데이트 종료 예정으로 있습니다. 게다가 보안상의 취약성과 4G 이상의 메모리나 2 테라 이상의 하드를 인식 하지 못하는 등의 제약으로 하드웨어의 성능을 충분히 낼 수 없다는 것이 단점입니다. 이러한 점 때문에 새로이 치과를 개원하시거나 서버 컴퓨터를 셋팅 하신다면 보안에 취약한 XP 보다는 최근에 출시된 윈도우 버전을 사용하시는 것을 추천 드립니다. 또한 비스타 버전의 경우 실패한 버전으로 유저수가 거의 없기 때문에 비스타 보다는 윈도우 7을 추천 드립니다.

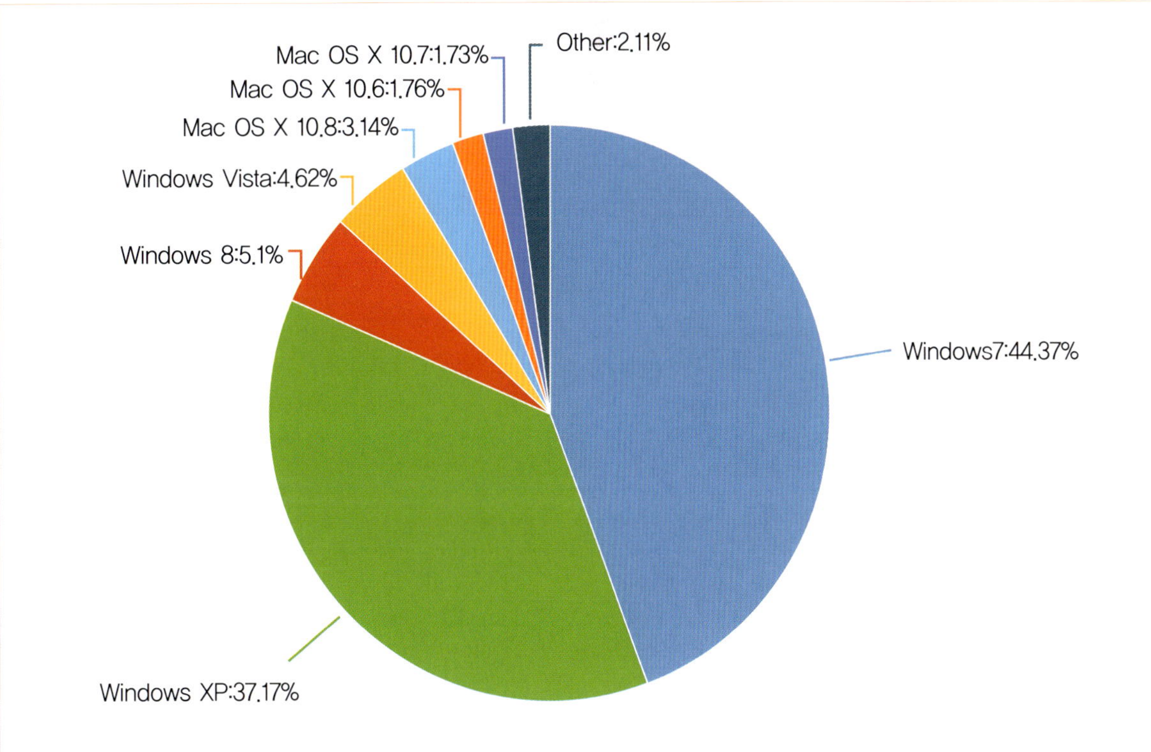


운영체제 버전별 사용자 (출처 : netmarketshare.com)

| 종류 | 복구 기능 | 적정 시스템 성능 | 특징 |
|---|---|---|---|
| 윈도우 XP | CD를 통한 복구 지원 | 메모리 1G 이상 | |
| 윈도우 7 | 자동 복원지점 제공<br>이미지 백업 제공 | 메모리 2G 이상 | 향상된 보안과 성능 |
| 윈도우 8 | 자동 복원지점 제공<br>이미지 백업 제공 | 메모리 2G 이상 | 윈도우 7 구조와 거의 동일 |

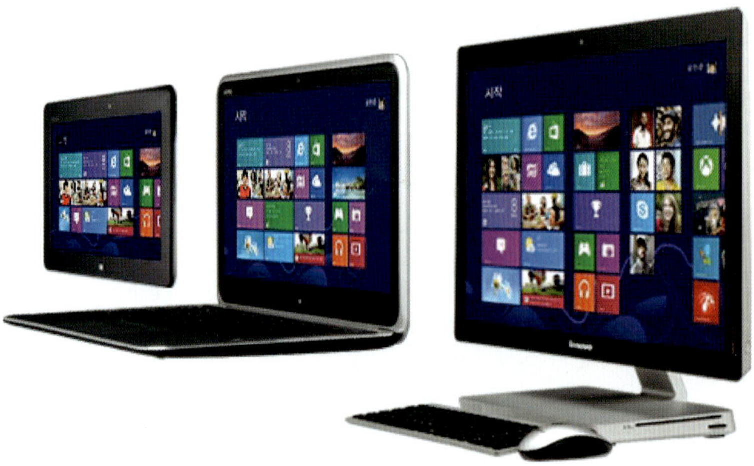

다양한 기기에서 사용할 수 있는 윈도우 8 운영체제의 화면 (출처 : MS 홈페이지)

## 2) 윈도우 복원 기능

윈도우 vista 이후의 버전에서는 운영체제가 지원하는 백업기능과 이미지 복구 기능을 사용할 수 있습니다. 윈도우에서 지원하는 백업 기능은 미리 셋팅하여 스케줄 해 놓으면 기간마다 자동으로 컴퓨터의 자료를 백업하기 때문에 매우 편리합니다.

윈도우의 자동 백업 기능은 기간을 정기적으로 셋팅 할 수 있고 별도의 드라이브를 지정할 수 있습니다.

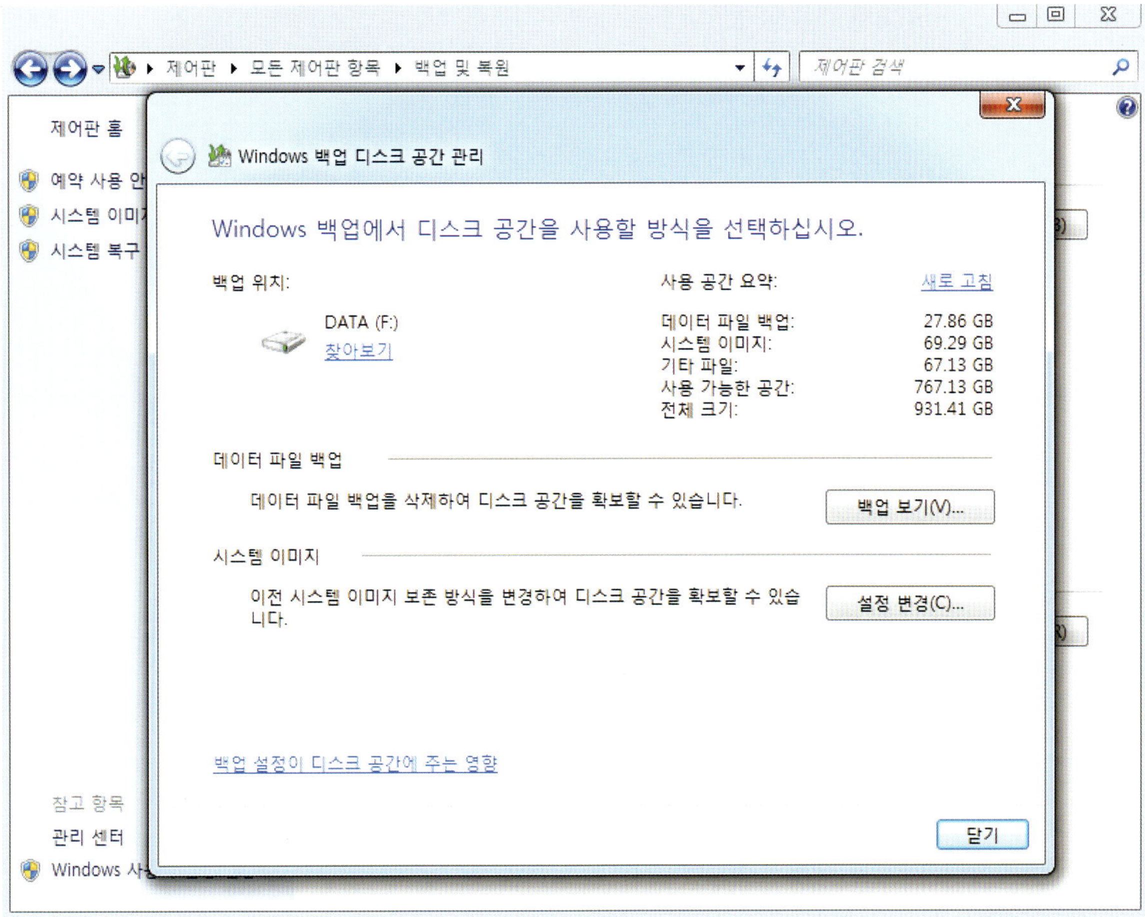


윈도우에서는 백업을 위한 다양한 옵션을 지원한다.

## 윈도우 32비트 vs 64비트

윈도우를 설치하실 때 32비트 버전과 64비트 버전이 나뉘어져 있는 것을 보셨을 것입니다. 여기서 32비트와 64비트는 운영체제의 구조를 뜻하는 것으로 32비트는 2의 32제곱, 64비트는 2의 62제곱의 데이터를 전송하는 차이입니다. 쉽게 말해서 조그만 트럭이 물건을 운반하는 것과 커다란 트럭이 운반하는 것이라 할 수 있습니다. 당연히 처리속도나 구동속도는 64비트가 32비트보다 빠릅니다.

윈도우 32비트 버전은 최대 인식하는 메모리의 크기가 4G 로 제한되어 있습니다. 이에 반해 64비트 윈도우는 192G 까지 인식이 가능합니다. 따라서 64비트 운영체제를 사용하시면 성능향상과 동시에 이러한 메모리 한계에서 벗어날 수 있습니다.

하지만 예전에 개발된 프로그램들은 64비트 운영체제를 사용하고 있다고 하여도 내부적으로는 32비트로 동

### 윈도우7 32비트 64비트 메모리인식

64 비트 운영체제를 사용하고 4기가 이상 메모리 인식이 됐다고 하더라도

응용프로그램이 32비트이면 결국 32 비트로 동작하게 됩니다.

아래와 같이 64비트 운영체제 4기가 메모리 64비트 게임이나 프로그램이

모든게 맞어야 64비트 효과를 볼 수 있는 것입니다.

다행히도 요즘 게임이나 프로그램들이 64비트 체제를 갖추고 나오니

64비트 운영체제가 빛을 발하고 있습니다.

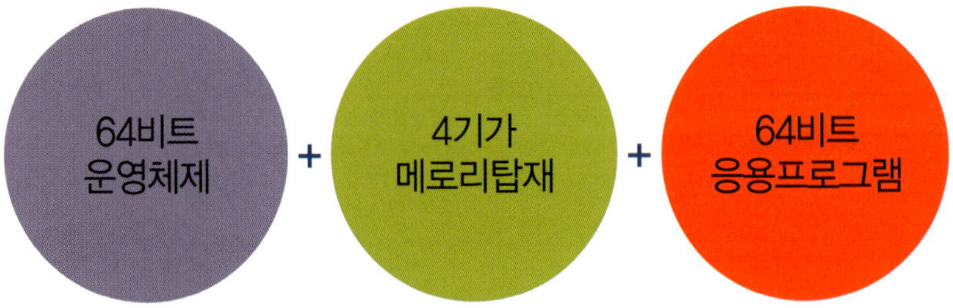
64비트
운영체제
+
4기가
메로리탑재
+
64비트
응용프로그램

작합니다. 이 경우 64비트 운영체제를 사용한다고 해서 성능 향상이 이루어지지 않습니다. 일부 인터넷 뱅킹 등의 보안 프로그램은 64비트에서 작동하지 않기 때문에 이 경우 프로그램 구동시 강제적으로 32비트로 실행을 시켜주어야 합니다.

### 3) 복구 솔루션

PC 방이나 관공서 등의 공용 PC 를 사용하다 보면 컴퓨터를 재부팅하면 저장해두었던 모든 자료가 날아가는 것을 보실 수 있을 것입니다. 이것은 복구 소프트웨어를 사용하여 컴퓨터가 재부팅 될 때 마다 미리 저장해 두었던 시점으로 초기화 하는 기능을 사용한 것입니다. 이처럼 프로그램이 복구되면 미리 저장해 놓은 시점으로 컴퓨터가 백업되기 때문에 바이러스나 악성코드로 시스템이 손상되어도 복구 후 원상 회복이 가능합니다.

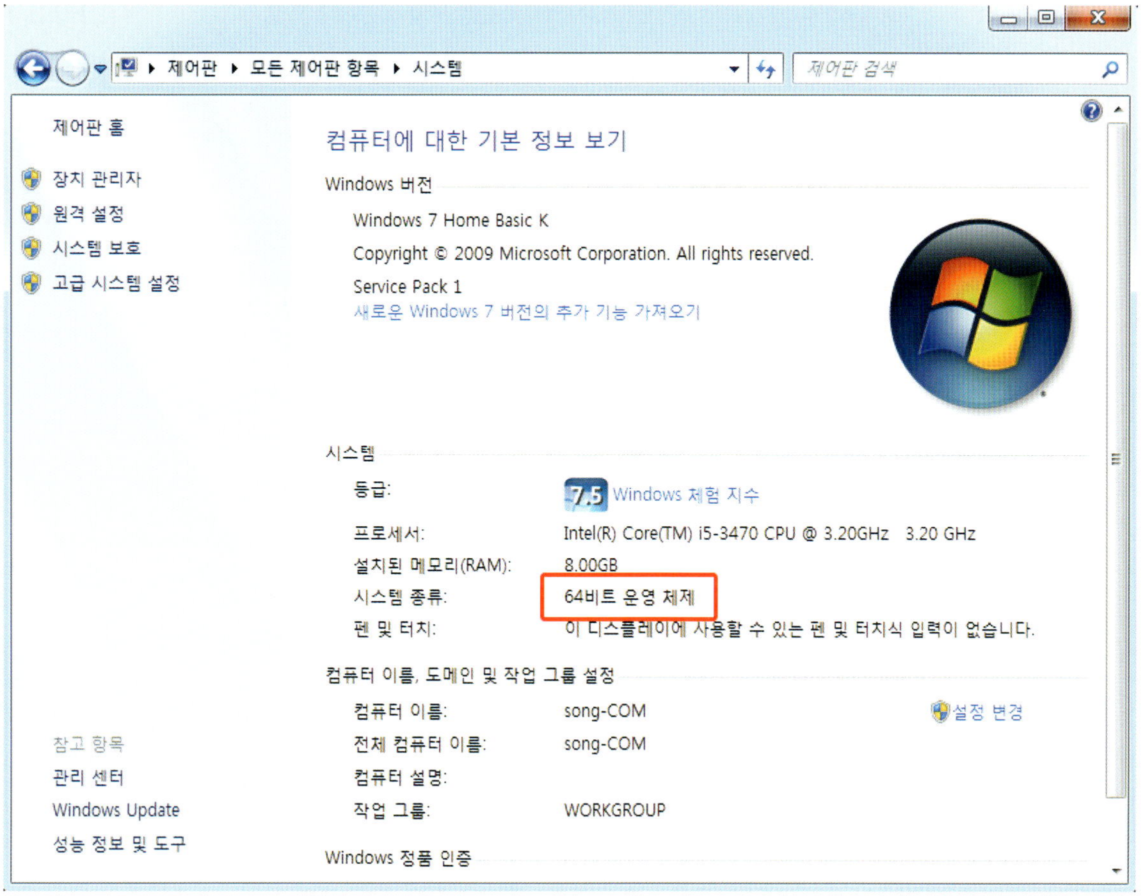


시스템 항목에서 사용하는 윈도우가 32비트인지 64비트인지 확인할 수 있다.

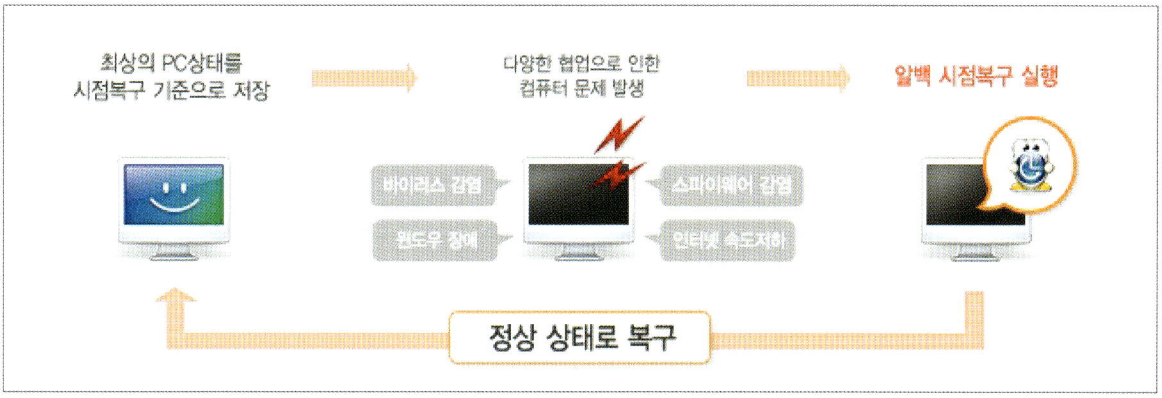
최상의 PC상태를
시점복구 기준으로 저장
다양한 협업으로 인한
컴퓨터 문제 발생
알백 시점복구 실행
바이러스 감염
윈도우 장애
스파이웨어 감염
인터넷 속도저하
정상 상태로 복구

복구 프로그램으로 각종 컴퓨터 문제를 쉽게 해결할 수 있다.(출처 : 알백 홈페이지)

이러한 복구 솔루션은 하드디스크에 버퍼 영역을 미리 할당하여 저장하여두고 컴퓨터 파일이 추가로 입력되면 버퍼 영역에 임시 저장하는 원리로 작동됩니다. 복원시에는 버퍼를 삭제함으로써 언제든 복구가 가능하며 복구되는 시간도 매우 빠릅니다. 프로그램의 셋팅에 따라 '컴퓨터를 부팅할 때마다 복구' 가 아닌 임의로 복원도 가능합니다. 또한 복구 후 프로그램의 변경시 업데이트나 추가 설치를 진행하고 버퍼를 재저장하는 기능도 제공하고 있습니다.

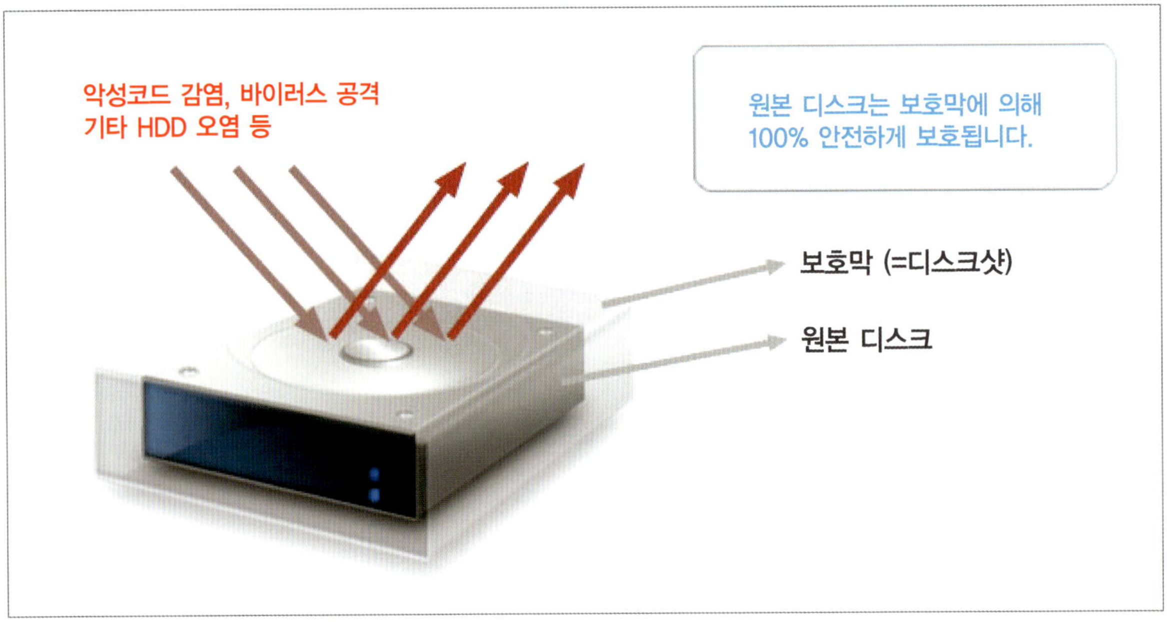


복구 프로그램은 가상의 보호막을 만들어 컴퓨터를 보호한다.(출처 디스크샷 홈페이지)

치과 병원에서는 대기실의 환자비치용 컴퓨터, 상담실, 체어의 컴퓨터 등과 같은 곳에 설치해 두시면 바이러스, 운영체제 이상 등으로 인한 컴퓨터 오작동을 사전에 방비할 수 있어 좋습니다.

## 복구 솔루션 제품

**디스크샷** 버퍼를 사용하지 않는 신기술 사용, 내장 OS 탑재, 시스템 관리 및 원격 실행 등 추가 기능 제공

**컴백** 멀티 포인트 저장, 사용자 중요 데이터 저장 등 추가 기능 제공

**마에스트로** 빠른 복구(1초 복구), PC 제어 및 원격 실행 등 추가 기능 제공

**하드보안관** 다른 제품들이 SW 만으로 작동하는 방식이라면 '하드보안관'은 PCI 나 USB 타입으로 제작되어 하드웨어를 장착하는 방식입니다. 하드웨어가 없다면 부팅시 에러가 나며 SW 방식에서는 불가능한 '로우레벨 포맷 방지', '무조건 하드 부팅' 같은 강력한 기능을 제공합니다.

**알백** 알집, 알약 등으로 유명한 이스트소프트에서 출시한 제품입니다. 다른 제품과 같이 패키지 소프트웨어를 구매하여 사용하는 방식이 아닌 복구가 필요할 때 과금하는 방식입니다.

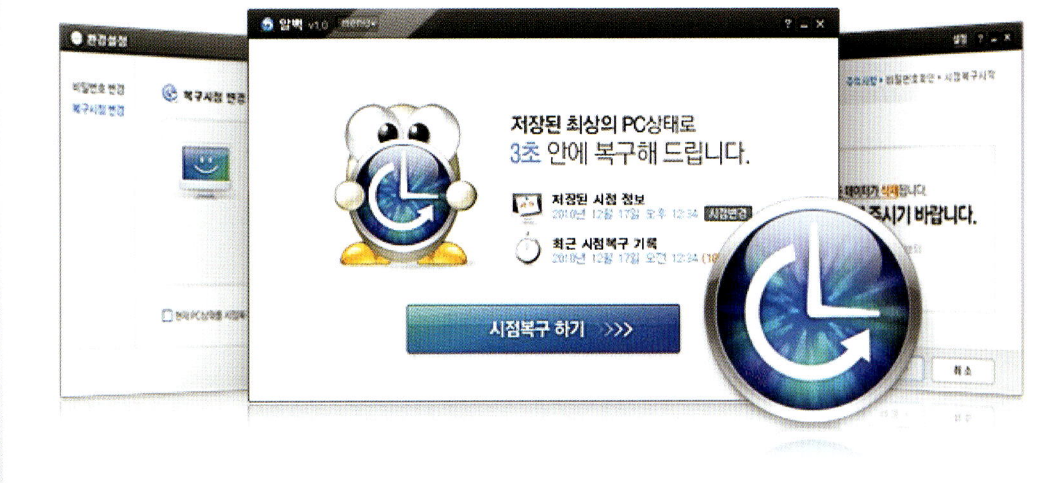


복구 프로그램을 사용하면 컴퓨터를 쉽게 관리할 수 있다.(출처 알백 홈페이지)

## 복구 프로그램을 선택시 주의 사항

...Tip

소프트웨어마다 기능의 차이로 인해 복구 프로그램이 정상 작동하지 않을 수 있습니다. 구매전 소프트웨어가 설치된 환경에서 복구를 지원하는지 아래의 사항을 사전에 체크하시기 바랍니다.

- 운영체제를 여러 개 사용하는 멀티 부팅 환경
- C 드라이브에 운영체제가 설치되어 있지 않은 경우
- Windows XP, Windows 7, Windows 8 (32/64 bit) 지원여부
- SSD 드라이브 지원 여부

### 4) 오피스 문서작성

병원 내부의 문서 작성용도나 각종 통계, 회계자료 작성, 상담 자료 등의 용도로 오피스 프로그램을 많이들 사용하고 있습니다. 국내 오피스 프로그램은 마이크로소프트사의 'MS Office' 와 한글과 컴퓨터사의 '한글' 이 가장 유명합니다.

기본적으로 사용하는 소프트웨어지만 정품 구매 비율이 낮아 단속시 가장 많이 적발되는 소프트웨어이기도 합니다. 정품 패키지 가격은 20~30만원대로 병원에서 꼭 필요한 PC 에만 구매, 설치하는 것이 좋습니다. 따라서 문서를 편집하지 않고 보는 용도로만 사용 하는 체어나 상담실에는 무료로 제공되는 뷰어 프로그램을 이용하면 비용을 절약할 수 있습니다.

최근에는 구글이나 네이버 등 각종 포털에서 제공하는 무료 오피스 프로그램도 있으니 참고하시기 바랍니다.

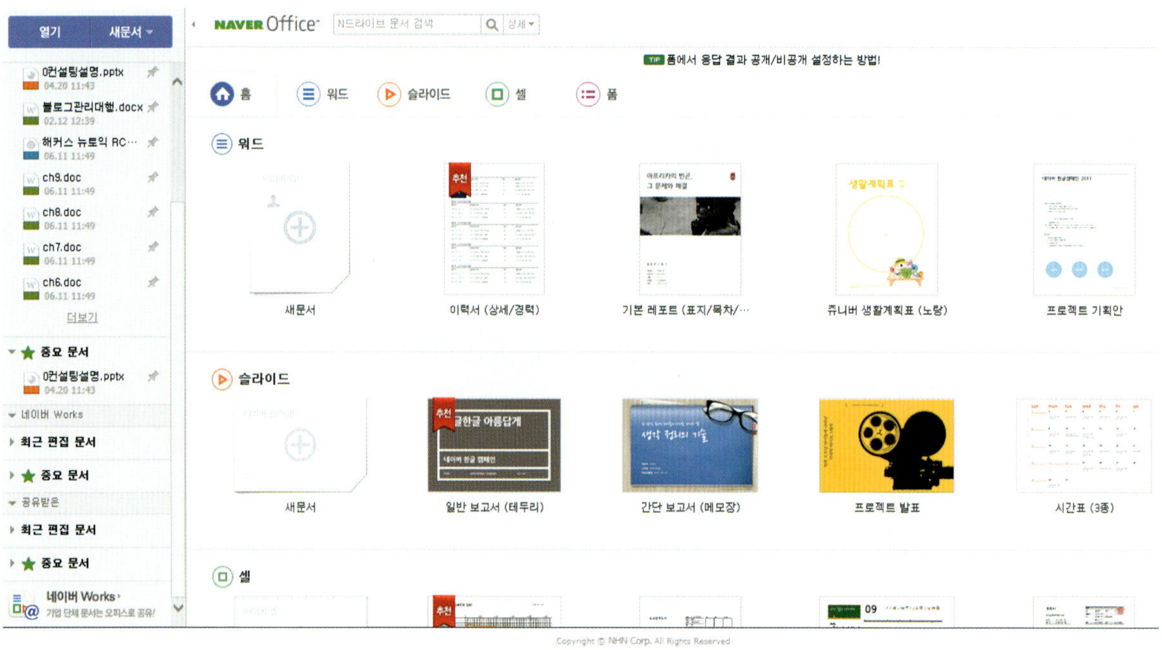


네이버에서 무료로 제공하는 네이버 오피스(출처 : 네이버 오피스)

### 5) 바이러스 백신

최근 바이러스 및 악성코드 등으로 기업의 보안 문제는 중요성을 더해가고 있습니다. 몇 해전 발생한 전산 대란은 악성코드로 감염된 일부 PC 에 의해 전체 네트워크를 마비시키는 위력을 보여주었습니다. 일부 바이러스나 악성코드는 컴퓨터의 자료를 파기하고 동일 네트워크상에 있는 컴퓨터를 감염시켜 전체 PC 의 동작을 무력화하는 등 날로 강력해지고 있습니다. 이러한 바이러스와 악성코드에 대처하기 위한 백신 소프트웨어의 사용은 필수라 하겠습니다.

국내에 출시되어 있는 백신은 V3, 알약, 네이버백신, 노턴시큐리티 등 많은 종류가 출시되어 있습니다. 각 백신마다 무료용 버전과 유료 버전을 제공하고 있지만 대부분 개인적인 용도로만 무료백신을 제공하고 있음으로 주의하셔야 합니다.

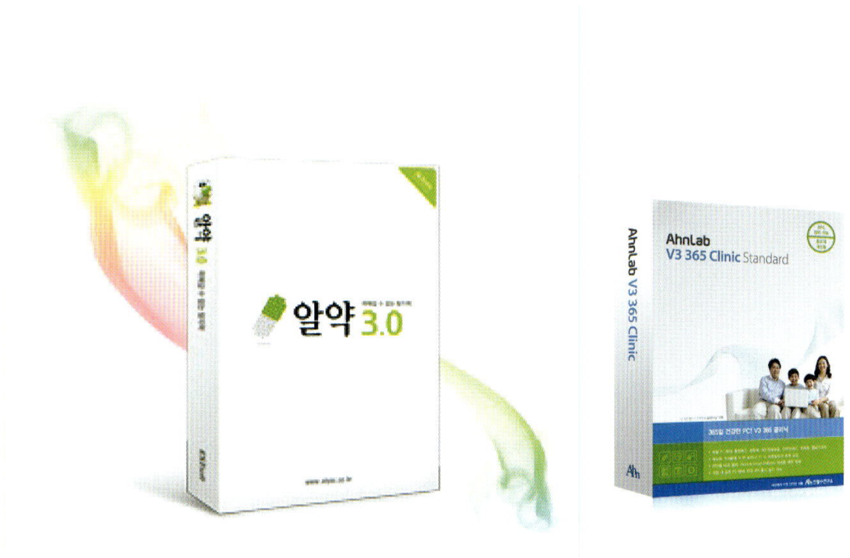


많이 사용하는 알약이나 v3는 개인적인 용도로만 무료임을 주의하자.

## 6) 정품 소프트웨어

한미 FTA 체결로 인해 지적재산권이 강화됨으로써 학원이나 소규모 회사, 병의원도 소프트웨어 단속의 대상이 되고 있습니다. 우스개 소리로 건물에 소프트웨어 단속이 뜨면 조그만 회사는 당일 문을 닫아버리는 것이 이익이라는 말도 있지만 쉬지않고 진료를 해야하는 병원의 경우는 단속을 피할 수 없습니다.

단속을 피할 수는 없고, 정품소프트웨어를 구매하시던지 아니면 소프트웨어를 사용하지 않으셔야 합니다. 불법 사용자로 적발되면 정품 소프트웨어를 구매함과 동시에 추가적으로 합의금까지 지불 해야 하므로 정품 소프트웨어는 단속에 걸리기 전에 미리 구매하는 것이 좋습니다. 미리 치과에 필요한 소프트웨어를 구매하시면 각종 할인과 혜택을 받을 수 있습니다.

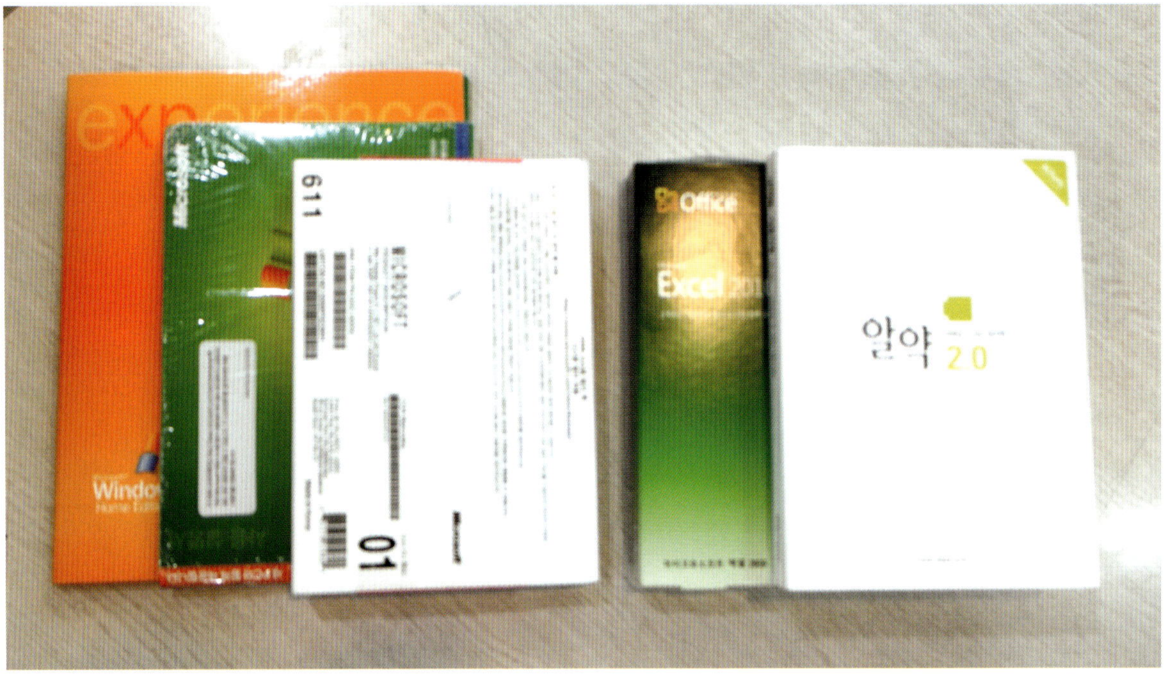


병원에서도 정품 소프트웨어를 구매하여 사용하여야 한다.

...Tip

## 불법 소프트웨어 단속은 어떻게 이루어지나요?

단속은 사복경찰이 주로 하며 영장을 제시하고 단속이 진행되며, 단속에 협조하지 않으면 공무집행 방해죄가 적용됩니다. 단속반은 책임자 1명만 남기고 직원들을 모두 밖으로 나가게 하므로 복제품을 삭제하거나 컴퓨터를 치울 여유는 없습니다. 또한 단속을 나오기 전 복제품이 설치된 정보를 미리 알고 찾아오는 경우가 많습니다.

단속에 적발되시면 대표이사나 위임인이 검찰에 출두하여 심문을 받고 해당 소프트웨어 저작권자와 합의 과정을 거쳐야 합니다. 이때 설치하여 사용하던 불법 소프트웨어는 할인되지 않은 단가로 강제 구입하셔야 하며 별도의 합의금(정품 가격의 약 75% 정도)을 추가로 지불하셔야 합니다.

이러한 소프트웨어 불법 단속은 대도시의 오피스 단지의 경우 굉장히 빈번하게 나오며, 최근에는 지방까지도 대대적인 단속이 확산되고 있는 추세입니다. 개인적인 용도로 사용하는 노트북 컴퓨터의 경우라도 단속에 나와 적발되면 데스크탑과 같이 불법 사용으로 간주됩니다.

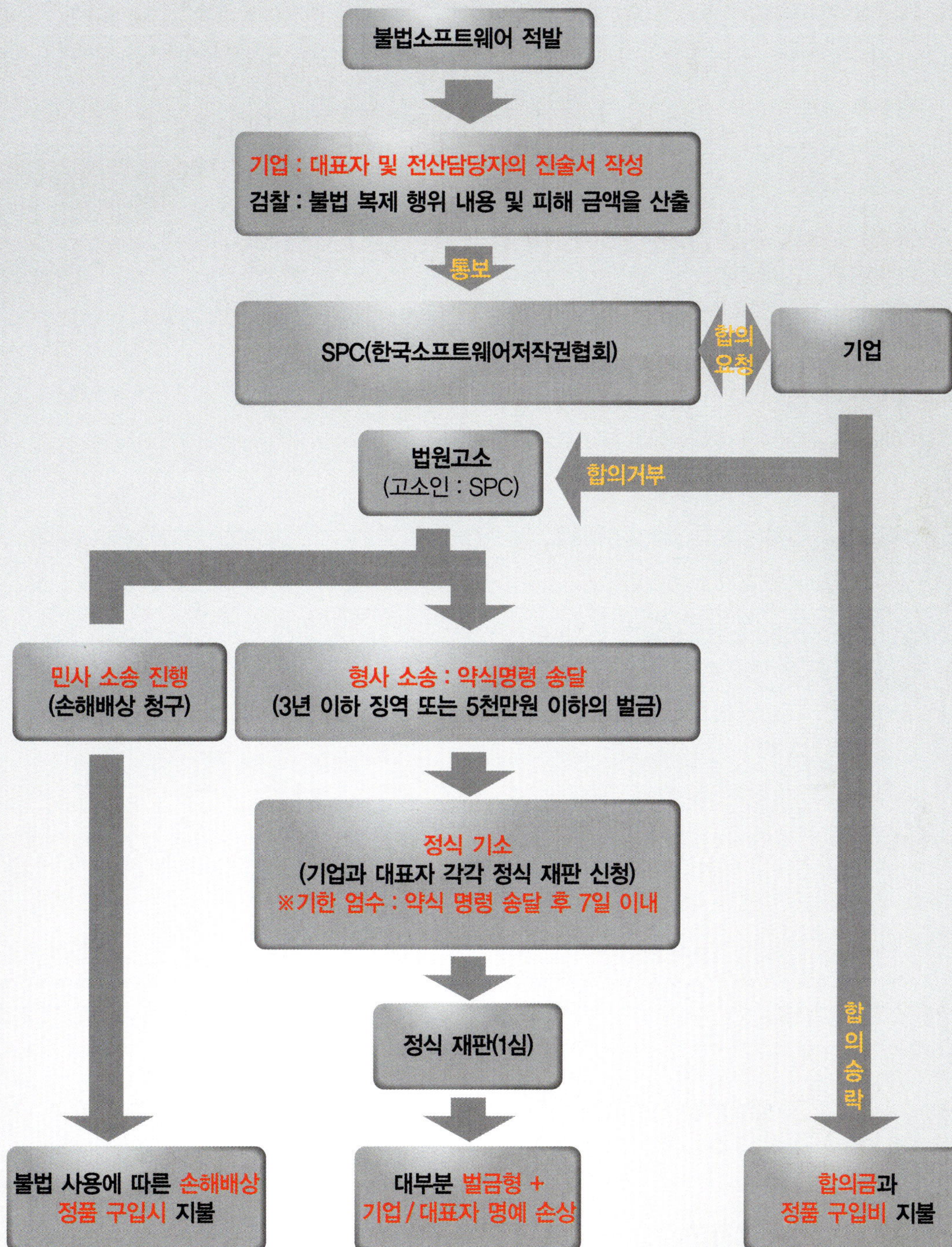


불법 소프트웨어 단속 절차

...Tip

다음은 특히 단속시 자주 적발되는 소프트웨어 입니다. 특히 운영체제나 오피스 관련 프로그램은 필수로 구매하시는 것이 좋습니다. 그 외 프로그램은 평소 거의 사용하지 않는다면 삭제하는 것이 좋고, 필요로 하다면 단속에 걸리기 전 구매하시는 것이 좋습니다. 직원들에게 평소 소프트웨어 라이선스에 대한 지식을 설명하여 라이선스가 없는 유료 소프트웨어는 되도록 설치하지 않도록 하는 것이 좋습니다.

...Tip

## 단속시 자주 적발되는 소프트웨어

Microsoft(Windows 운영체제, Office 시리즈)
한글과 컴퓨터(한글)
Adobe (포토샵, 일러스트레이터 단, Reader 는 기업도 무료)
안철수 연구소 (V3)
ESTSoft(알약, 알집, 알씨 등)

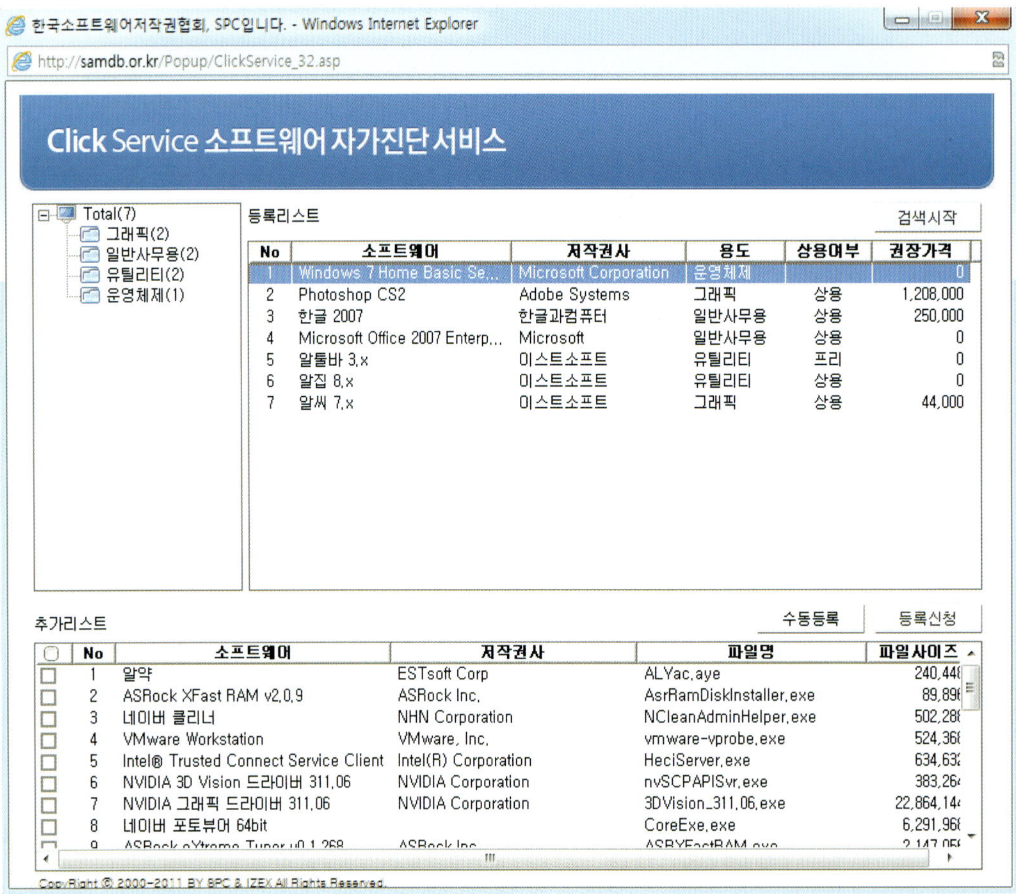
한국소프트웨어저작권협회, SPC입니다. - Windows Internet Explorer
http://samdb.or.kr/Popup/ClickService_32.asp
Click Service 소프트웨어 자가진단 서비스
Total(7)
그래픽(2)
일반사무용(2)
유틸리티(2)
운영체제(1)
등록리스트
검색시작
No 소프트웨어 저작권사 용도 상용여부 권장가격
1 Windows 7 Home Basic Se... Microsoft Corporation 운영체제 0
2 Photoshop CS2 Adobe Systems 그래픽 상용 1,208,000
3 한글 2007 한글과컴퓨터 일반사무용 상용 250,000
4 Microsoft Office 2007 Enterp... Microsoft 일반사무용 상용 0
5 알툴바 3.x 이스트소프트 유틸리티 프리 0
6 알집 8.x 이스트소프트 유틸리티 상용 0
7 알씨 7.x 이스트소프트 그래픽 상용 44,000
추가리스트
수동등록
등록신청
No 소프트웨어 저작권사 파일명 파일사이즈
1 알약 ESTsoft Corp ALYac.aye
2 ASRock XFast RAM v2.0.9 ASRock Inc. AsrRamDiskInstaller.exe
3 네이버 클리너 NHN Corporation NCleanAdminHelper.exe
4 VMware Workstation VMware, Inc. vmware-vprobe.exe
5 Intel® Trusted Connect Service Client Intel(R) Corporation HeciServer.exe
6 NVIDIA 3D Vision 드라이버 311.06 NVIDIA Corporation nvSCPAPISvr.exe
7 NVIDIA 그래픽 드라이버 311.06 NVIDIA Corporation 3DVision_311.06.exe
8 네이버 포토뷰어 64bit CoreExe.exe
CopyRight © 2000-2011 BY SPC & IZEX All Rights Reserved.

한국소프트웨어 저작권 협회에서 제공하는 소프트웨어 자가진단 서비스를 사용하면 현재 내 컴퓨터에 설치되어 있는 유료 소프트웨어 목록을 확인할 수 있다.(출처 : 한국소프트웨어 저작권 협회)

### 7) 소프트웨어 라이선스와 관리

업무용으로 한글이나 오피스와 같은 각종 OS 프로그램을 사용하기 위해서는 가정용이 아닌 기업용 라이선스 제품을 사용하셔야 합니다. 각 제품에 따라 1대만 라이선스가 있는 패키지 제품이 있고, 여러대의 라이선스를 주는 방식이 있으며 패키지로 구매하는 방식과 일정 기간 리스 후 리스 기간이 끝나면 구매할 수 있는 권한을 주는 등의 다양한 판매 방식을 제공하고 있습니다.

소프트웨어 라이선스는 구매 영수증과 라이선스를 꼼꼼히 챙겨두어야 합니다. 정품 CD 가 중요한 것이 아니라 홀로그램이 부착되어 있는 라이선스 증서가 중요합니다. 훗날 정품 CD 박스나 CD 만으로는 정품으로 인정받기 어려운 경우도 있습니다.

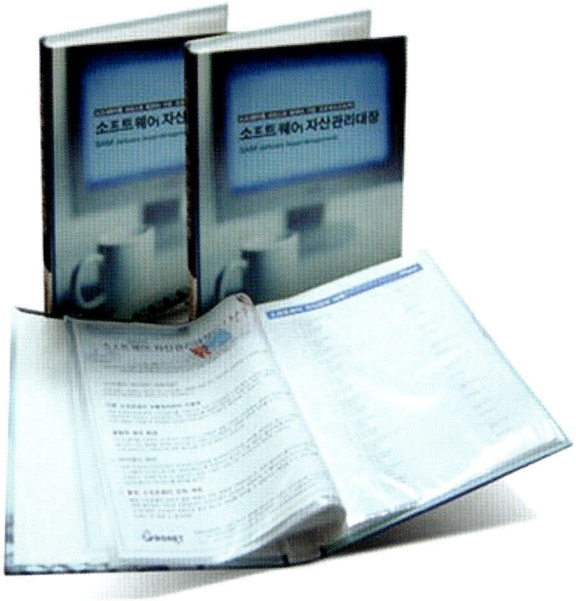


대기업에서는 소프트웨어 자산관리 대장으로 수많은 소프트웨어를 관리한다.

| 분류 | 설치 소프트웨어 | 대수(카피수) |
|---|---|---|
| 데스크 | 윈도우 7 home(유료)<br>MS 오피스 2010 (유료)<br>한컴 오피스 2010 (유료)<br>알약 3.0 (유료) | 1 |
| 상담실 | 윈도우 7 home(유료)<br>MS 오피스 뷰어 2010<br>한컴 오피스 뷰어 2010<br>무료 이미지 뷰어 프로그램 | 1 |
| 대기실 | 윈도우 XP (유료)<br>MS 오피스 뷰어 2010<br>한컴 오피스 뷰어 2010 | 1 |
| 체어 | 윈도우 XP (유료)<br>MS 오피스 뷰어 2010<br>한컴 오피스 뷰어 2010 | 3 |

| 분류 | 설치 소프트웨어 | 대수(카피수) |
|---|---|---|
| 원장실 | 윈도우 7 home(유료)<br>MS 오피스 2010 (유료)<br>한컴 오피스 2010 (유료)<br>알약 3.0 (유료) | 1 |
| 서버 | 윈도우 7 home(유료)<br>MS 오피스 뷰어 2010<br>한컴 오피스 뷰어 2010<br>알약 3.0 (유료) | 2 |

예시 ) 치과의 소프트웨어 목록표

## 무료로 오해하기 쉬운 소프트웨어

다음의 소프트웨어들은 개인에게는 무료로 제공되나 기업용도로는 유료인 소프트웨어 입니다. 치과 병원에서 사용시 불법 사용자로 간주되며 정품을 구매하셔야 사용 가능합니다.

네이버 백신/ 다음 백신 / V3 / 알툴즈 (알약, 알씨, 알집 등)

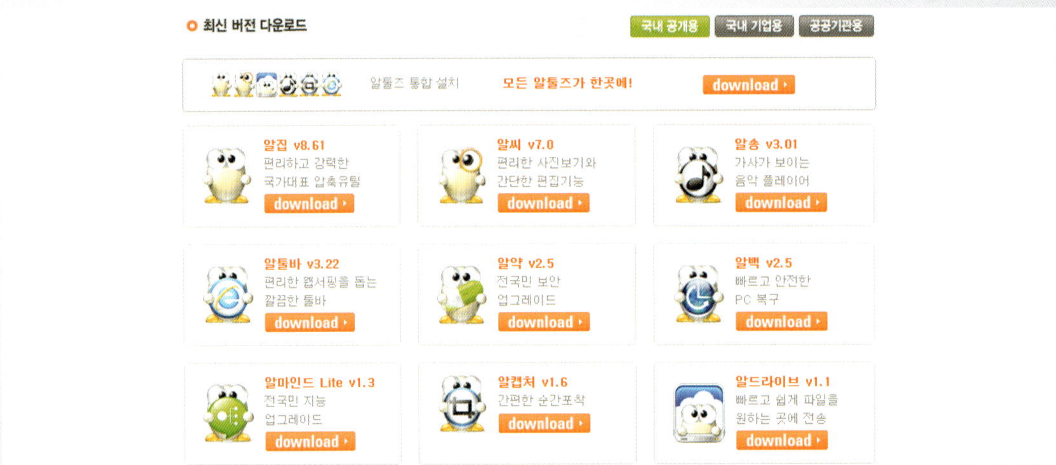


개인에게만 무료로 제공되는 알시리즈 (출처 : 알툴즈)

대체 가능한 무료 소프트웨어 (기업에서도 무료로 사용가능)

빵집, 반디집 – 압축 유틸리티 프로그램

코모도, MS Security Essentials – 백신 프로그램

꿀뷰, 다씨 – 이미지 뷰어 프로그램

포토웨어 상추 – 포토샵기능의 프로그램

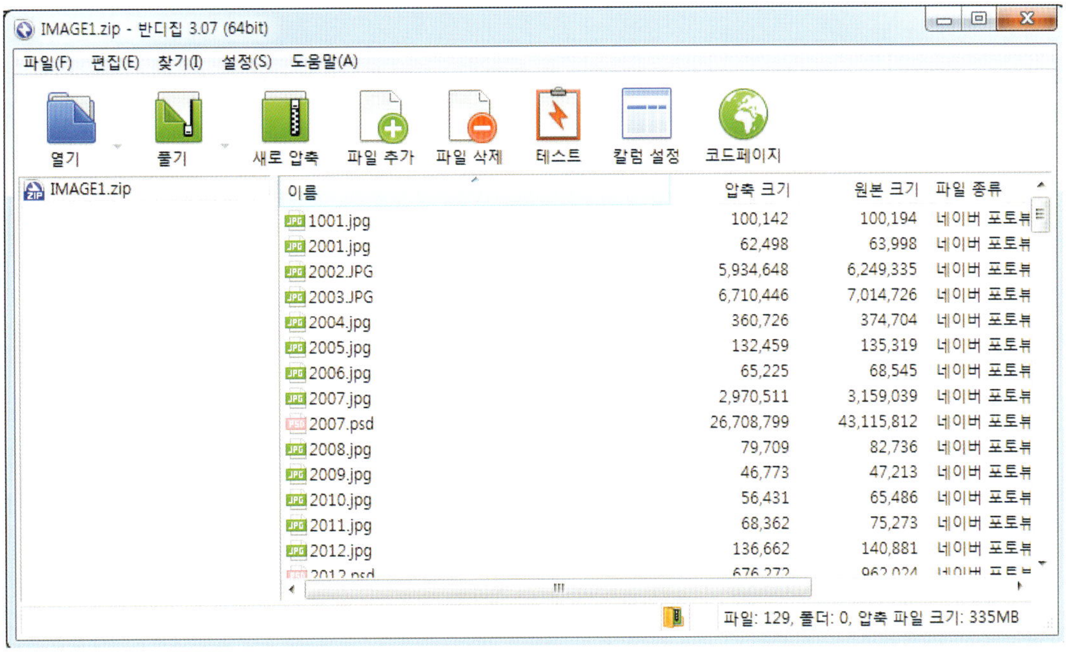


찾아보면 기업에서도 무료로 사용할 수 있는 프로그램이 있다.(사진은 무료 압축 프로그램 반디집)

## 2. 진료용 프로그램

### 1) 교정 진단 프로그램

치과용 교정 진단 프로그램은 X-ray 필름을 베이스로 한 2차원적인 프로그램을 거쳐 최근에는 3D CT 장비를 연결한 3D 입체 교정 진단 프로그램이 인기를 끌고 있습니다. 과거에는 교정 진단을 위해 종이에 점과 각도를 이용하여 표기했던 것을 입체의 화면을 보면서 보다 정확하게 예측과 진단을 할 수 있게 되었습니다. 이러한 교정 진단 프로그램은 해외 제품이 먼저 출시되어 교정 전문 치과에서 사용되었으나 최근에는 우리나라에서도 오스템, 바텍 등에서 출시되여 널리 확산되고 있습니다.

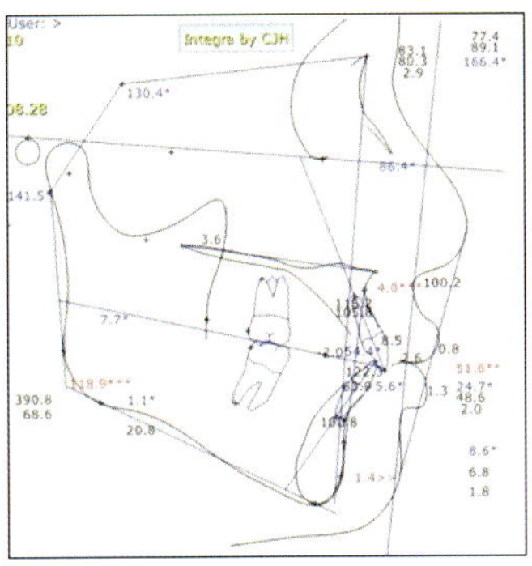


그림을 그려 표기하던 전통방식

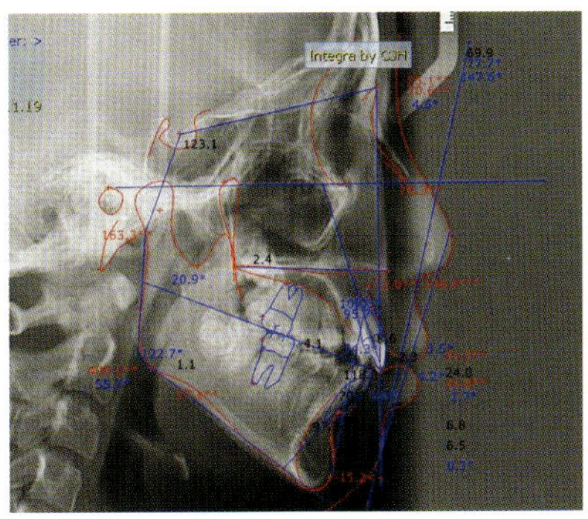


X-ray 화면에 프로그램을 이용하여 표기하는 화면

오스템 V-ceph : V-ceph 은 오스템에서 판매하고 있는 교정 전문의 및 구강악안면외과 전문의, 성형외과 전문의를 위한 교정치료 및 악교정 수술 지원 프로그램입니다. X-ray 로 촬영된 영상으로 교정 진단 등의 각종 분석을 할 수 있고 환자에 대한 상담과 의료 보험 프로그램과의 연동으로 예약 및 SMS 등의 기능을 사용하실 수 있습니다. V-ceph 프로그램을 사용하면 진단 및 치료 계획을 수립하고 치료 결과를 평가, 성장예측, 악교정 수술 등 다양한 임상 상황에서 활용하실 수 있습니다.

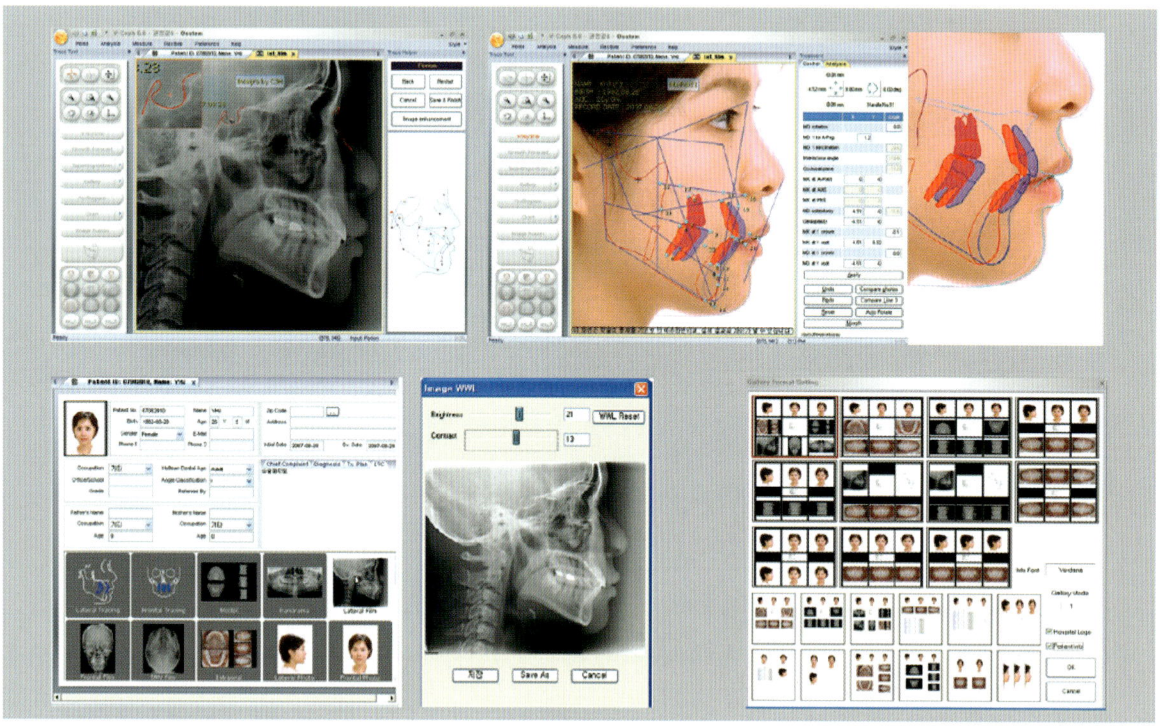

국내에서 출시되어 인기를 끌고있는 오스템의 V-ceph 프로그램

바텍 EzCeph, OrthoVision : 치과 장비 업체로 유명한 바텍에서 개발한 교정 상담 분석 프로그램입니다. 마찬가지로 편리한 Tracing 방법과 편집 가능한 분석법을 지원하여 보다 빠르고 정확한 교정 진단을 가능하게 해줍니다.

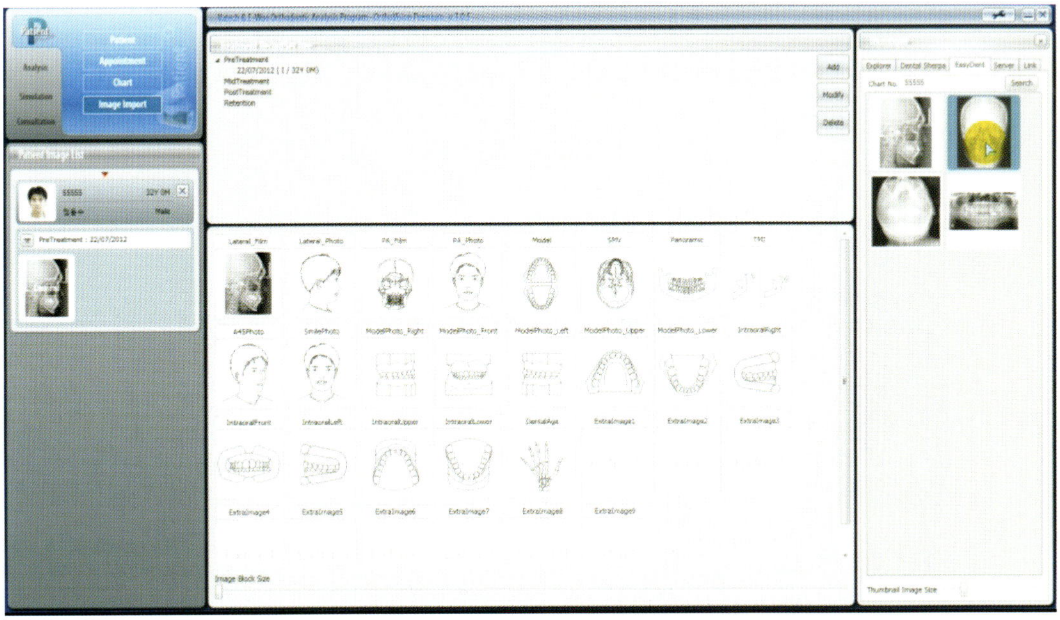

바텍에서 개발한 OrthoVision 프로그램

퀵셉 스튜디오 – 미국에서 출시된 제품으로 교정 진단 기능외에 치료 후 모습을 미리 볼 수 있는 기능으로 유명합니다. 해외에서 만든 제품이라도 디지털 CT 기기의 DICOM 형태의 파일을 지원하기 때문에 국내에서 사용하는데 지장은 없습니다.

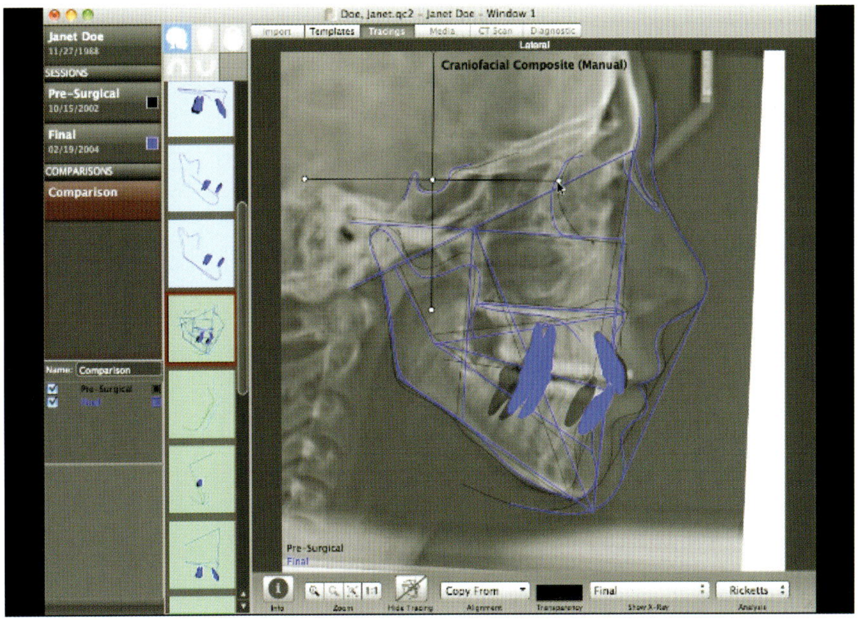

Quick Ceph Systems 의 교정 프로그램

돌핀 – 마찬가지로 해외에서 유명한 돌핀 프로그램은 X-ray 필름을 스캔받거나 디지털 기기와 연동하여 교정 진단을 할 수 있는 2D 버전의 돌핀 이미지 프로그램과 이후 출시된 돌핀 3D 프로그램으로 구성되어 있습니다.

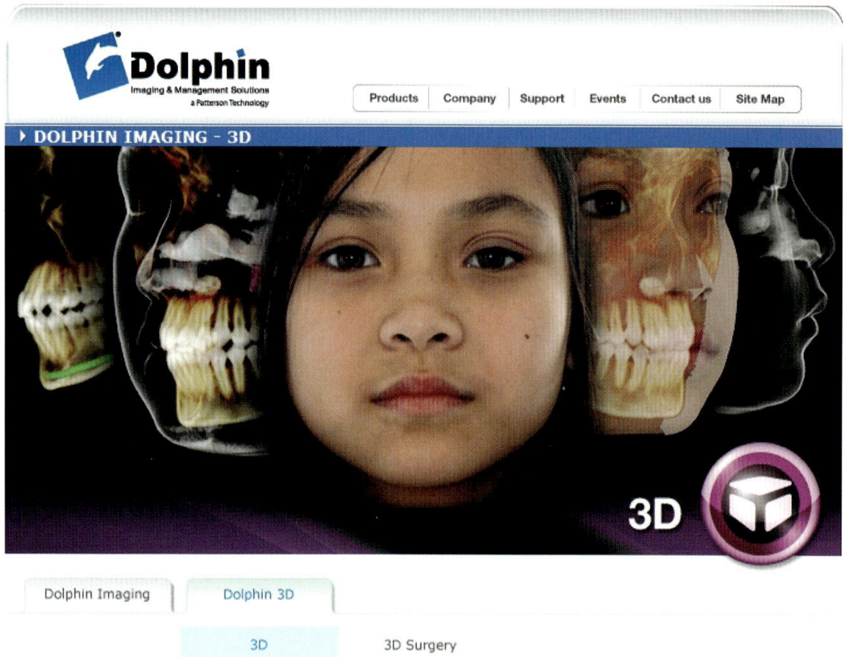


돌핀 3D 교정 프로그램

## 2) 3D 성형시뮬레이션 프로그램

교정 치료 후 변화된 치아의 모습이나 얼굴라인의 변화는 환자 입장에서 주된 관심사입니다. 최근 출시되고 있는 3D 성형시뮬레이션 프로그램을 사용하면 치료 후의 모습을 시각화하여 예측할 수 있습니다. 3D 성형시뮬레이션 프로그램은 분석을 위해 얼굴을 다각도에서 촬영한 후 컴퓨터가 이를 3D 로 입체화하는 원리로 작동합니다. 물론 실제와 100% 가까운 예측을 보이지는 않지만 가상으로 변화되는 모습을 확인할 수 있다는 점에서 큰 호응을 얻고 있습니다.

이러한 3D 성형시뮬레이션 프로그램은 성형치료나 교정치료, 양악치료 등 다양한 의료분야에서 치료 전 후의 변화 과정을 예측, 진단하는 목적으로 활용되고 있으며 많은 치과에서도 '3D 교정' 이나 '3D 입체교정 진단' 등의 이름으로 사용되고 있습니다.

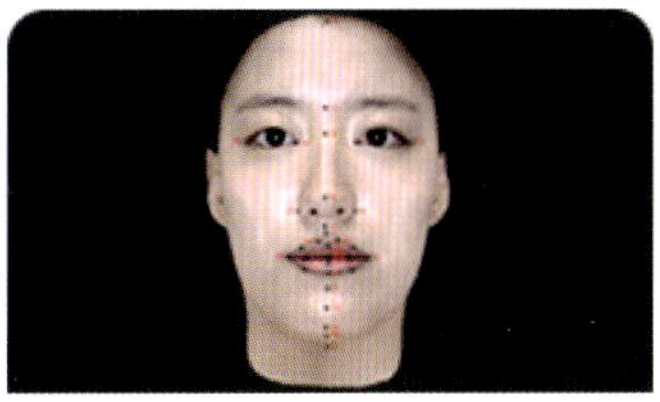

Landmark Auto Detection

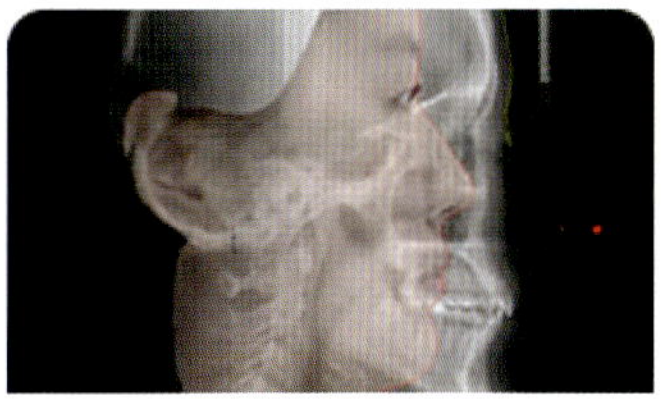

Alignment

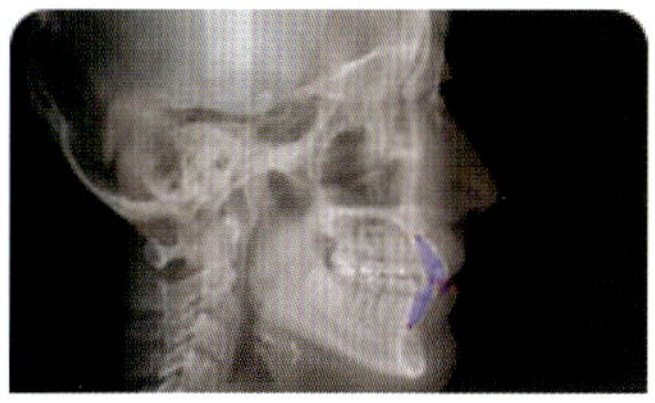

Orthodontic Treatment

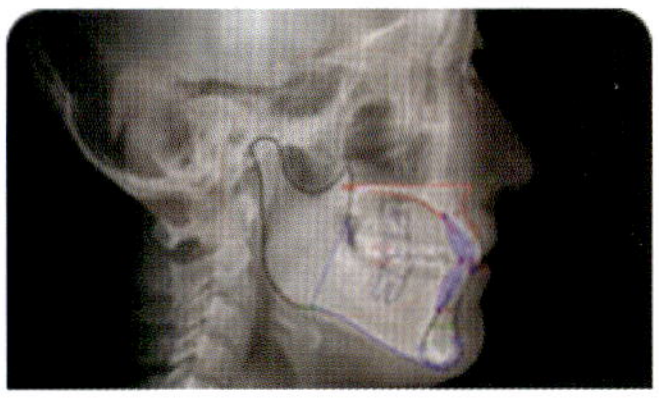

Surgical Treatment

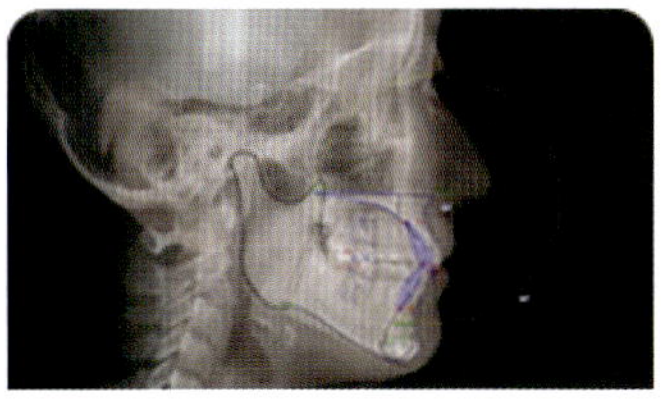

Jaw Rotation

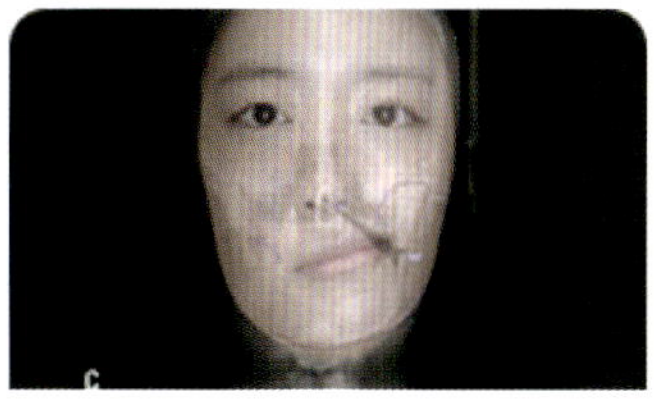

PA Treatment

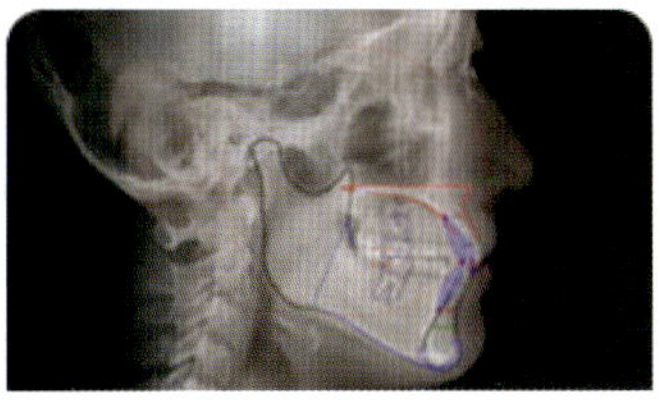

Surgical Treatment

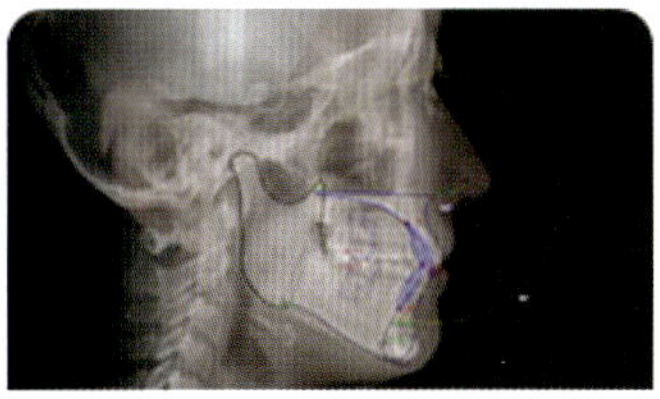

Jaw Rotation

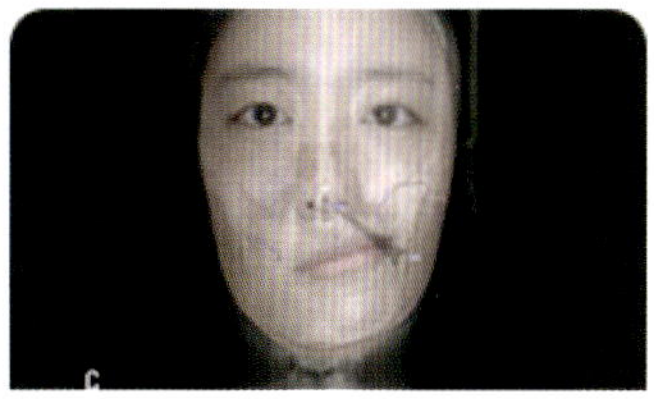

PA Treatment

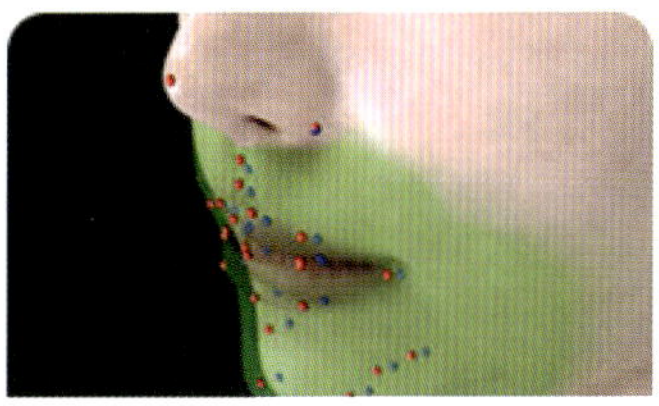

Extra 3D Landmark

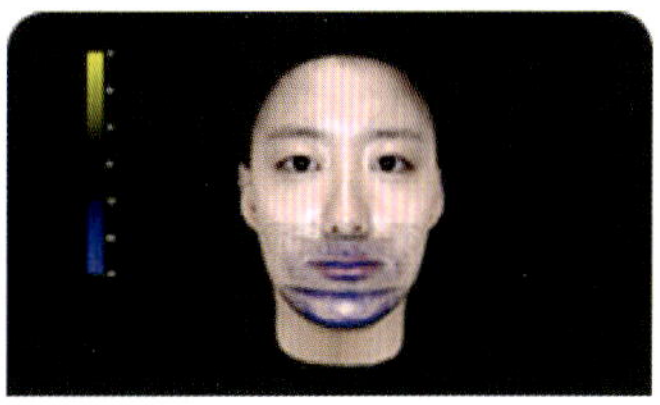

Superimposition(Contour

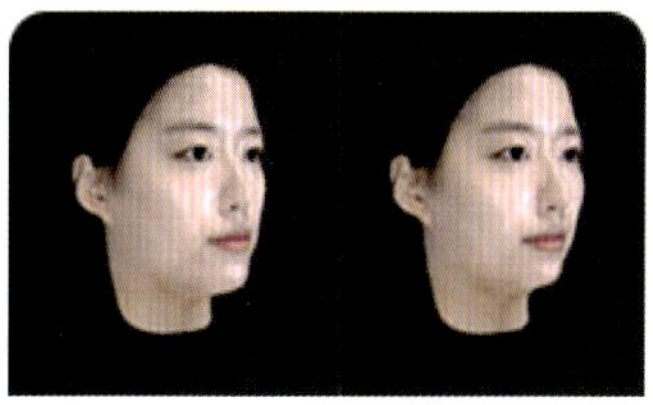

Before & After

3D 성형 시뮬레이션 모르페우스

업체 관계자에 따르면 성형시뮬레이션 프로그램을 사용하여 변화하는 모습을 환자에게 보여주었다가 오히려 기대에 못미쳐 역효과를 낼까 우려하는 분들이 많다고 합니다. 하지만 이러한 시뮬레이션 프로그램은 미용실이나 성형외과 등에서 널리 쓰이고 있으며 도입 후 환자의 상담 만족도 상승과 함께 까다로운 환자들의 클레임이 오히려 많이 줄어들었다는 평가를 얻고 있습니다.

상담 과정에서 '교정 치료만 하면 아랫턱이 갸름해진다'는 등 의 말로 기대심리를 자극하는 것과 3D 프로그램을 이용하여 변화된 모습을 직접 보여주는 것 중 어느 것이 오해의 여지가 큰 지는 뻔할 것입니다. 반대로 3D 프로그램을 이용하여 치료후의 모습을 과도하게 변화시켜 상담에 활용한다면 환자의 클레임을 피하기 힘들 것입니다.

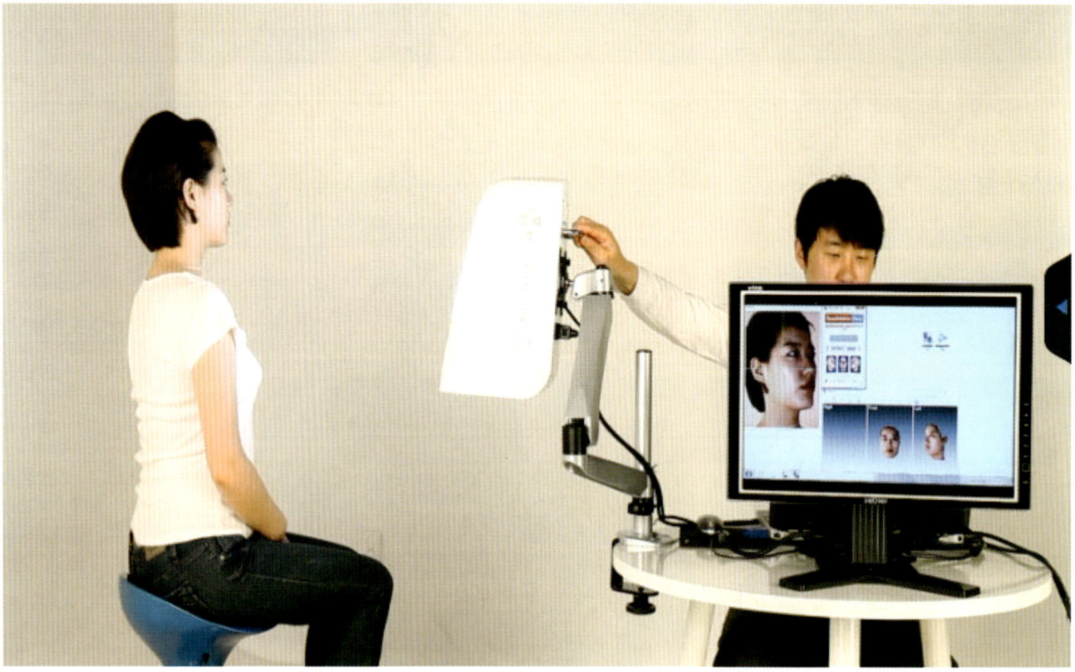

3D 분석을 위해 촬영을 하는 모습 (출처 : 모르페우스)

### 3) 운영 보조 프로그램

발전하는 IT 산업의 영향으로 최근 치과에는 다양한 운영 보조 프로그램들이 출시되고 있습니다. 이러한 보조 프로그램들은 임상 관련 정보를 재생해주는 영상 솔루션, 상담을 위한 상담 보조 프로그램, 대기실의 대기환자들을 위한 관리하기 위한 대기시스템 등이 있습니다.

**치클** - 치클은 대기하는 환자들에게 진료 정보 및 상식을 제공하는 프로그램입니다. 이외에도 대기 환자의 관리를 위한 대기현황 안내, 병원내 의사소통을 위한 쪽지전달기능, 문서박스, 공지사항, 음악방송 등의 다양한 부가 기능을 제공합니다.

**닥터패드** - 아이패드를 이용한 상담 보조 프로그램으로 체어사이드에서 촬영한 사진을 곧바로 아이패드에서 불러들여 사진을 보며 환자와 상담을 할 수 있는 프로그램입니다. 닥터패드는 태블릿의 특징을 잘 활용한 프로그램으로 DSLR 카메라와 연동하여 촬영한 사진을 자동으로 무선저장함으로써 환자와의 상담 효과를 높여줍니다.

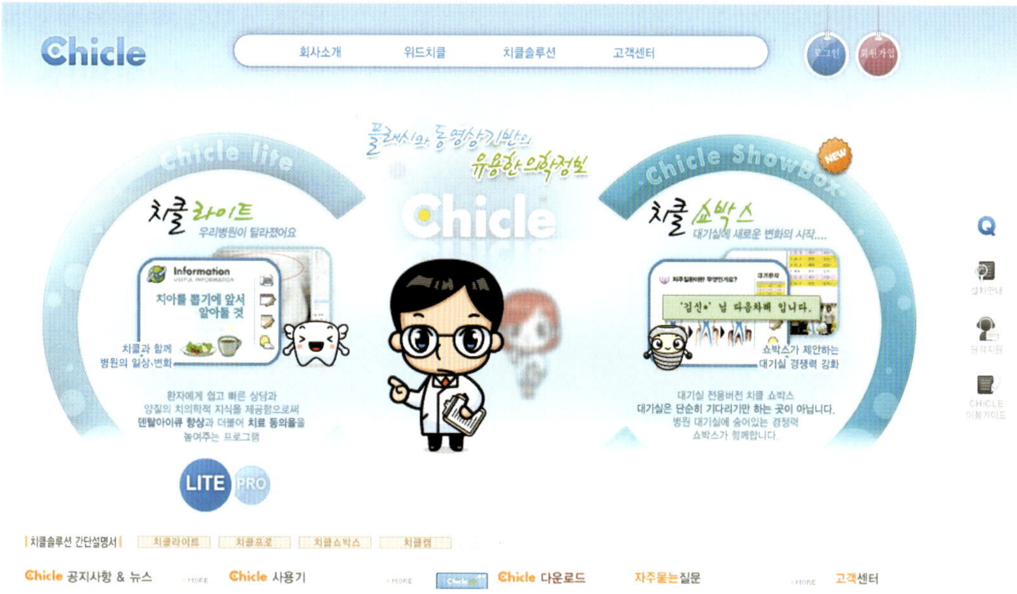
Chicle
회사소개
위드치클
치클솔루션
고객센터
치클 라이트
우리병원이 달라졌어요
Information
치아를 뽑기에 앞서 알아둘 것
치클과 함께 병원의 일상.변화
환자에게 쉽고 빠른 상담과 양질의 치의학적 지식을 제공함으로써 덴탈아이큐 향상과 더불어 치료 동의율을 높여주는 프로그램
Chicle
치클 쇼박스
대기실에 새로운 변화의 시작....
쇼박스가 제안하는 대기실 경쟁력 강화
대기실 전용버전 치클 쇼박스
대기실은 단순히 기다리기만 하는 곳이 아닙니다.
병원 대기실에 숨어있는 경쟁력
쇼박스가 함께합니다.
LITE
PRO
치클솔루션 간단설명서
Chicle 공지사항 & 뉴스
Chicle 사용기
Chicle 다운로드
자주묻는질문
고객센터

치과에 유용한 프로그램 치클

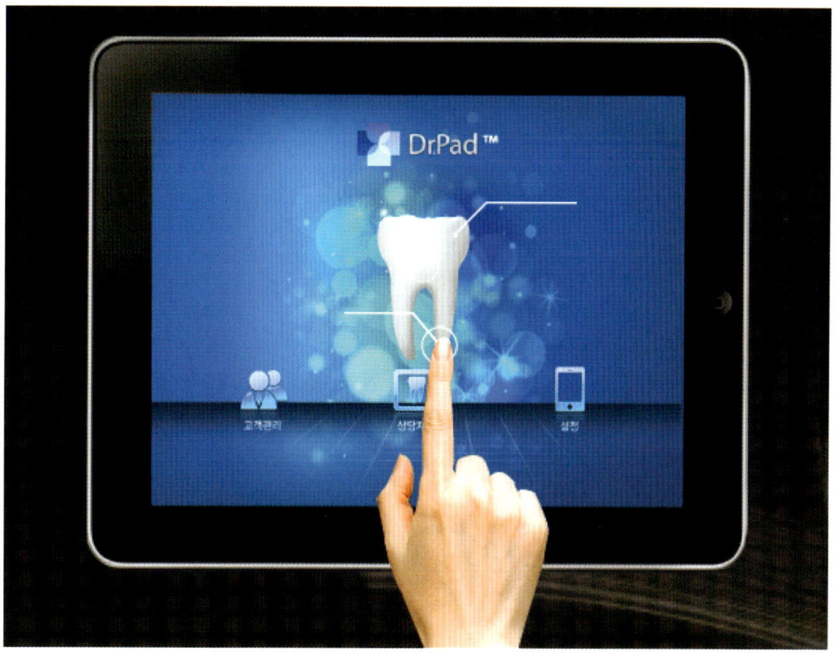


아이패드를 통해 사진을 보며 상담을 할 수 있는 닥터패드 프로그램

대기현황 안내 – 환자들에게 있어 의원급 병원에서 커다란 종합병원에 이르기까지 대기실에서 기다리는 것만큼 지루한 것은 없습니다. 대기자 관리 시스템을 사용하면 예약자나 먼저 온 환자의 순서대로 대기인원을 효

율적으로 관리할 수 있습니다. 이러한 대기시스템은 모니터 1개를 사용하여 소규모 업장에서 사용할 수 있는 형태부터 수십개의 모니터와 중앙 관리 시스템을 갖춘 복잡한 형태까지 그 종류가 다양합니다. 시스템의 종류에 따라 대기 화면에 영상이나 공중파 방송을 출력할 수 있는 제품도 있습니다.

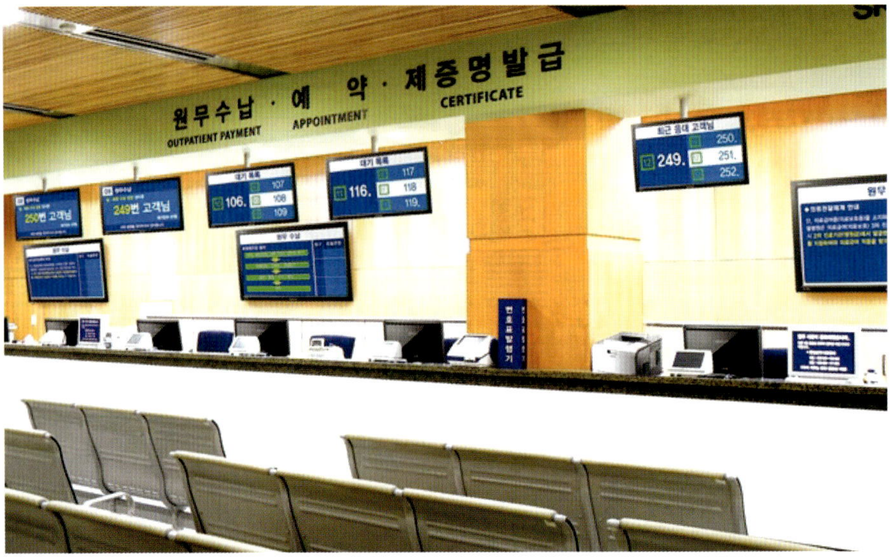


병원 대기자들을 위한 대기시스템과 영상 솔루션

## 3. 병원을 스마트하게 만들자

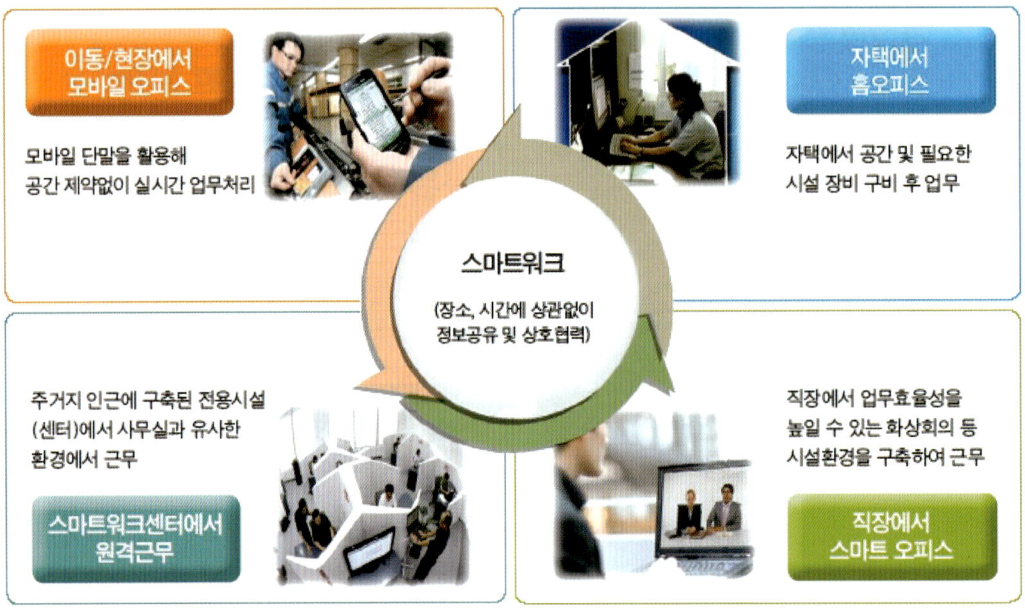


공간과 시간 제약에서 벗어나는 스마트워크 시스템 개요(출처 방송통신위원회)

요즘 IT 기술의 발달로 인해 '사무실 없는 오피스' 나 '원격 근무' 와 같은 단어를 많이 들어보셨을 것입니다. 의료계에도 '원격 진료' 나 '수술 로봇' 등의 단어가 나온지 오래되었으나 규모가 작은 병원의 경우 실제 활용도는 굉장히 낮은 수준입니다.

병원에서 스마트 워크 시스템을 적극 활용하게 되면 편리하고 생산성 있는 작업 환경과 사람의 손에 의한 실수나 오류를 줄일 수 있습니다. 또한 상담시 동영상과 태블릿 환경으로 구축된 상담 시스템은 환자에게 있어 병원에 대한 만족도를 높여주고 있습니다.

최근 스마트폰의 등장으로 모바일 환경이 네트워크 환경과 결합하면서 여러 가지 편리한 소프트웨어가 많이 활용되고 있습니다. 치과를 대상으로 한 다양한 프로그램이 출시되었고 개발되고 있는 상황에서 원장님을 비롯하여 병원의 구성원들이 이러한 스마트 시스템을 적극 활용하면 좋겠습니다.

## 1) 듀얼모니터

일반적으로 한대의 컴퓨터에 하나의 모니터를 연결하여 사용하는 것이 아니라 두대의 모니터를 연결하여 사용하는 것을 듀얼 모니터라고 합니다. 데스크에서 듀얼 모니터를 사용하면 업무의 속도를 높일 수 있습니다. 또한 상담실에서 듀얼모니터를 활용하면 의료진은 더욱 편하고 빠르게 많은 진료 결과에 대한 판단이 가능하며 환자의 경우에도 더 많은 정보를 보며 상담에 임할 수 있습니다. 요즘은 그래픽 카드의 성능이 좋아지면서 별도의 장비 없이도 세대이상의 모니터를 연결하여 사용할 수도 있습니다.

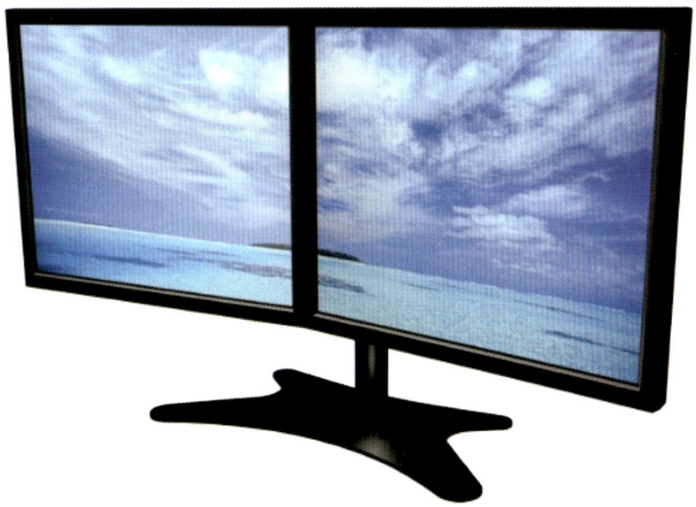

모니터 두개를 나란히 연결하여 듀얼모니터로 사용할 수 있다.

**이렇게 활용합니다**

A 병원은 데스크와 상담실의 모니터를 모두 듀얼 모니터로 교체하였습니다. 데스크에서는 모니터 한쪽에 보험청구 프로그램을 띄워놓고 다른 한쪽은 오피스나 필요한 작업이 있을시 추가적인 프로그램을 작업하는 용도로 사용합니다. 상담실에는 한쪽 모니터에는 CT 촬영 영상을 다른 모니터에는 환자 설명을 위한 보조 자료를 띄워 사용합니다. 넓어진 모니터에 화면을 내리지 않고 사진을 보며 작업이 가능해진 덕분에 작업과 상담이 모두 쉬워졌습니다.

## 2) 노트북을 데스크탑처럼

노트북이나 태블릿을 사용하면 휴대성은 좋지만 장시간 작업시 키보드와 작은 모니터 화면 때문에 불편한 경우가 많습니다. 이런 경우 노트북에 모니터와 키보드, 마우스를 추가로 연결하면 마치 데스크탑을 사용하는 것과 같은 효과를 얻을 수 있습니다.

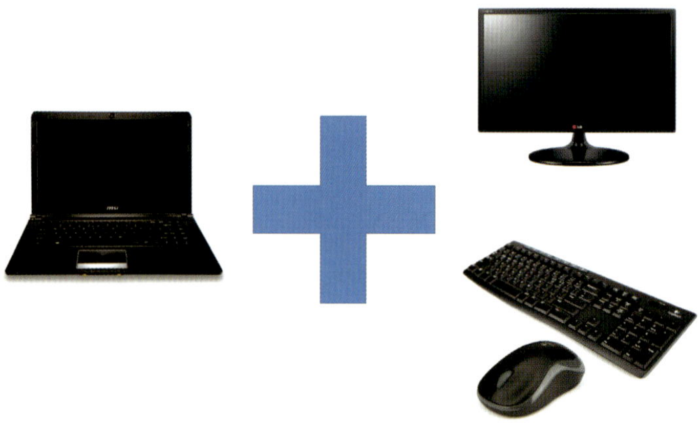

노트북에 모니터와 키보드, 마우스를 연결하면 데스크탑과 같은 환경을 만들 수 있다.

**이렇게 활용합니다**

A치과의 원장님은 치과에서 사용하던 데스크탑을 태블릿 PC 로 교체하였습니다. 평소 대중교통을 이용하기 때문에 태블릿으로 무료한 시간을 달래기도 하고, 치과에서는 이를 전자차트로도 사용하고 있습니다. 원장실에는 문서작업등을 위한 모니터와 키보드를 추가로 비치하여 병원에서 작업을 할 때에는 이를 연결하여 데스크탑처럼 사용하고 있습니다.

### 3) 온라인 캘린더

병원의 벽면에 월간 계획표를 붙여두고 여러 일정을 공유하고 계시다면 온라인 캘린더의 사용을 추천해 드립니다. 온라인 캘린더는 네이버나 구글 등 다양한 회사에서 무료로 제공하고 있습니다. 병원에서는 임플란트 환자 수술 일정, 각종 직원들의 경조사, 스텝들의 오프 및 당직 정보 등을 공유함으로써 쉽게 일정을 공유할 수 있습니다. 이러한 온라인 캘린더는 스마트폰과 연계하여 더욱 편리하게 사용할 수 있습니다.

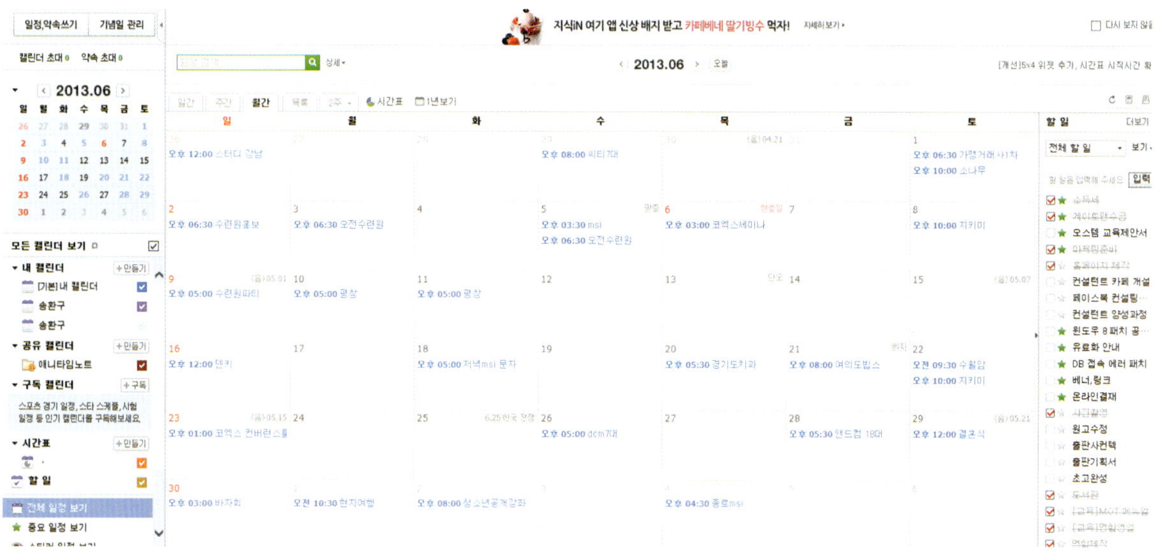


컴퓨터, 스마트폰에서 언제나 확인가능한 온라인 캘린더

**이렇게 활용합니다**

A 치과에서는 기존 사용하던 월간 계획표 보드를 떼어버렸습니다. 대신 온라인 캘린더를 사용하여 어떤 컴퓨터에서든 접속만 하면 쉽게 확인 할 수 있게 되었습니다. 이러한 온라인 캘린더는 스마트폰으로도 바로 확인이 가능하여 일정관리가 매우 편해졌습니다. 병원에 나오지 않는 주말에도 일정을 확인 할 수 있고 직원들의 오프 관리나 회식 등 단체 일정 공유를 쉽게 할 수 있게 되었습니다.

### 4) 온라인 메모장

평상시 떠오르는 아이디어나 메모거리를 기록해 두기 위해 항상 메모지와 펜을 찾고 있으시다면 온라인 메모장을 추천해 드립니다. 온라인 메모장은 컴퓨터, 노트북, 스마트 폰 등과 자유롭게 연동이 가능하며 언제든 간편하게 메모를 작성할 수 있습니다. 온라인 메모장은 네이버 메모, 에버노트 등의 회사에서 무료로 제공되어 큰 인기를 끌고 있습니다.

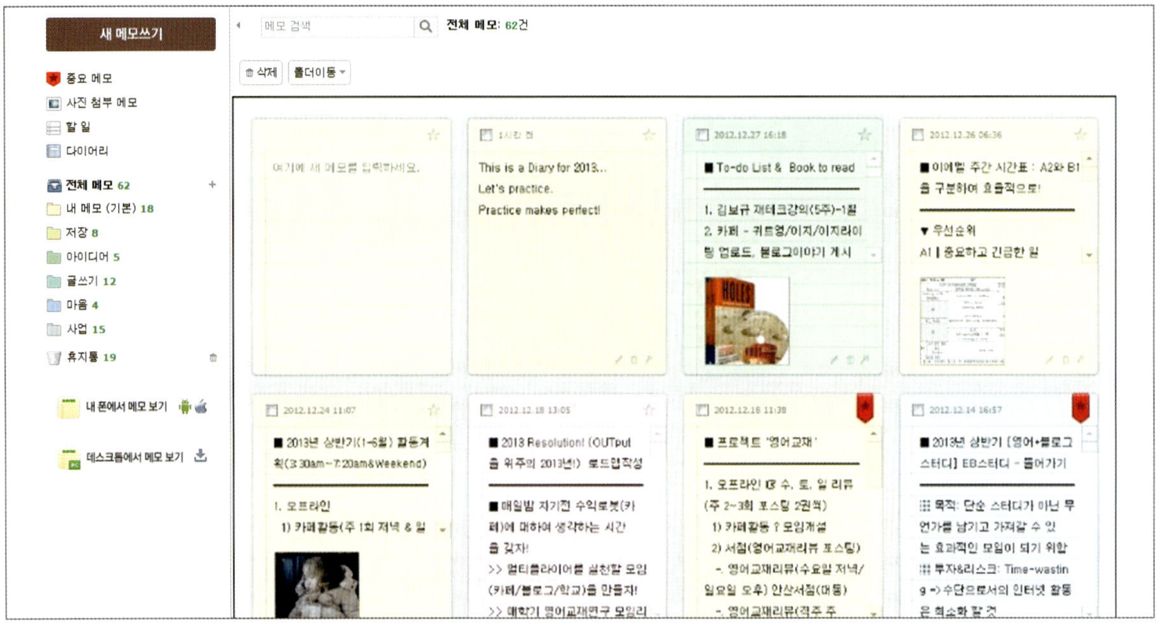


컴퓨터만 있으면 언제든 메모를 관리할 수 있다.

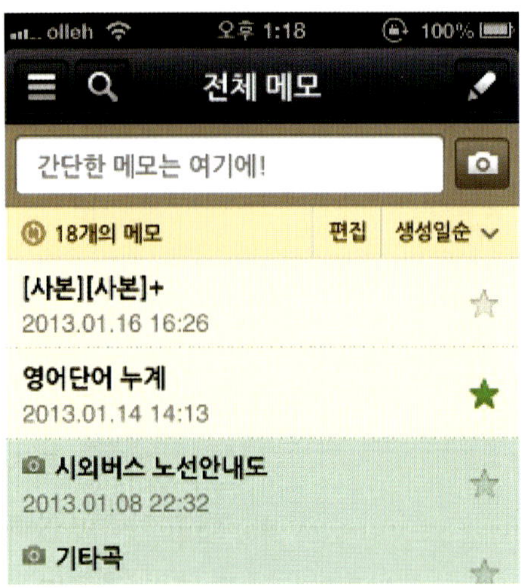


스마트폰에서도 언제든 메모를 관리할 수 있다.
(출처 네이버메모)

**이렇게 활용합니다**

월요일 아침 A치과의 원장님은 출근 후 스마트폰을 꺼내 각 부서별 체크 사항을 점검합니다. 지난주에 지시했던 상황에 대한 메모를 해두었기 때문입니다. 또한 출근하면서 정리해둔 메모를 꺼내어 보며 오전 미팅을 진행합니다. 기존에는 펜과 노트로 일일이 기록해두어도 금방 잃어버리거나 활용하지 않았는데 온라인 메모장 프로그램 '작업의 완료' '작업 기일' 등을 추가로 기입할 수 있는 기능이 있기 때문입니다.

## 5) 화상통화, 원격회의

구글에서 나온 행아웃이나 페이스북의 우부 서비스를 이용하면 무료로 여러 명이 동시에 화상통화를 할 수 있습니다.

병원에서 이러한 화상통화 솔루션을 활용하면 멀리 떨어진 곳에서도 원격 회의, 원격 협진 등 다양한 부분에서 활용이 가능합니다. 화상통화 솔루션은 노트북, 데스크탑 및 스마트폰등의 다양한 장비를 통해 접속이 가능하며 최대 10명 이상의 동시 통화가 가능합니다.

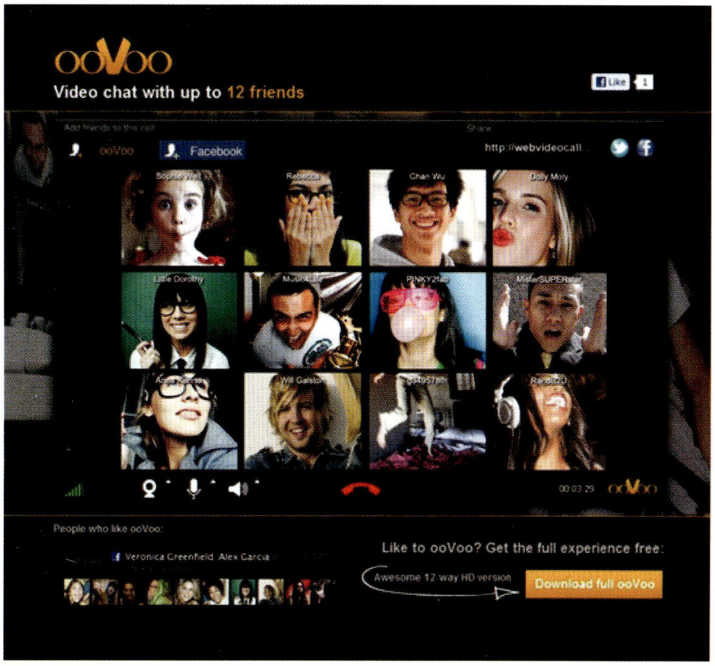


최대 12명의 동시 화상 통화를 지원하는 페이스북의 우부 서비스

**이렇게 활용합니다**

매주 수요일 저녁이면 본점을 비롯한 지점의 모든 의사들이 미팅을 진행합니다. 얼굴을 마주보고 하는 미팅이 효과적이지만 지역적으로 다소 거리가 있어 오프 모임은 한 달에 한번, 그 외의 모임은 온라인으로 변경하였습니다. 이날 병원에 근무하는 의사들은 노트북이나 컴퓨터를 통해 접속했고 오프인 의사들은 스마트폰을 통해 접속하였습니다.

### 6) 클라우드 서비스

클라우드 서비스란 전에는 각각의 PC에 저장되어 있던 자료들을 저장하여 필요할 때 불러와 사용했다면 이제는 웹서버에 올려두고 언제 어디서든 필요할 때 접속을 통하여 사용하는 것을 의미합니다. 클라우드 서비스를 사용하면 폴더 공유나 외장하드, USB 를 사용하여 자료를 이리 저리 복사할 필요 없이 PC나 단말기를 통해 간편하게 자료를 공유할 수 있습니다. 이런 클라우드 서비스의 가장 큰 장점은 웹에 접속 가능한 환경만 구비되면 언제든 꺼내 쓸 수 있다는 것입니다. 스마트폰의 발달로 인해 클라우드 서비스는 이제 스마트폰의 영역에 까지 확장되었습니다.

치과병원에서는 상담자료나 내부 문서, 자료 등을 공유하여 사용하는 일이 많은데 클라우드 서비스를 이용하면 작업이 많이 간편해 집니다. 상담자료를 클라우스 서비스에 올려두면 어떠한 컴퓨터에서든(노트북, 태블릿, 스마트폰 등) 접속만 하면 바로 꺼내어 볼 수 있습니다. 병원 밖에서 체크할 서류가 있다면 스마트폰으로 간편하게 열어 확인 할 수도 있습니다. 이렇게 클라우드 서비스를 이용하면 출력할 서류 또한 줄일 수 있습니다.

클라우드 서비스는 네이버 N드라이브, 다음 클라우드, 구글 드라이브, 드랍박스 등 많은 회사에서 일정 크기까지의 용량을 무료로 서비스 하고 있습니다. 클라우드 서비스를 지원하는 회사 중에는 무료로 사용할 수 있는 웹오피스 프로그램을 지원하는 것도 있습니다. 회사나 단체를 위해 이메일이나 일정 등의 서비스와 자료 보안을 위해 그룹별로 권한을 지정할 수 있는 기능을 지원하기도 하니 참고하시기 바랍니다.

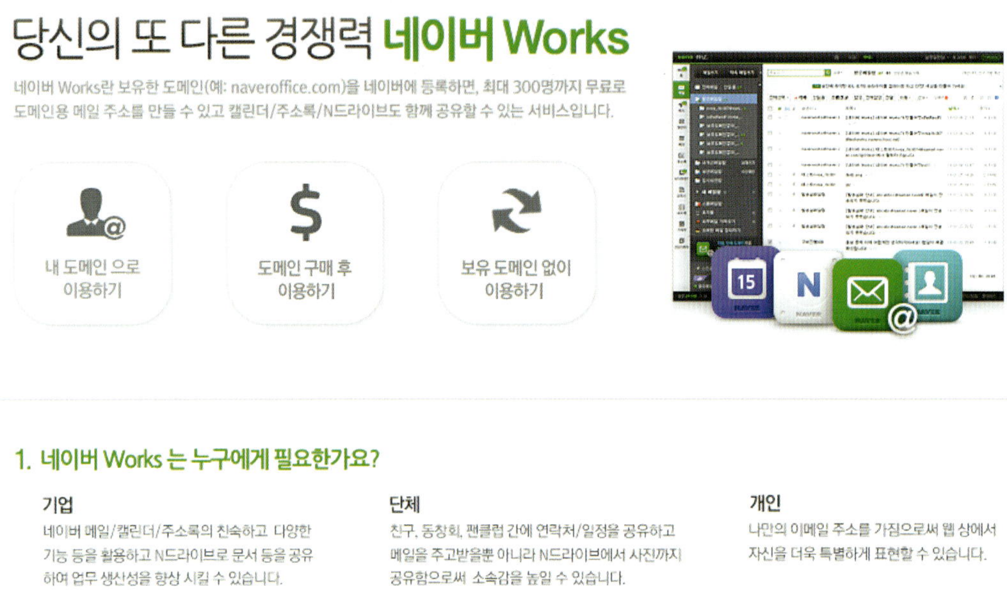


기업을 위한 클라우드 서비스

**이렇게 활용합니다**

A치과에서는 클라우드 서비스를 사용하고 있습니다. 치과병원 이름으로 그룹서비스로 가입하여 각 팀 별로 폴더를 생성하여 작업을 공유하고 있습니다. 상담자료나 공유문서들은 모든 스텝들이 볼 수 있도록 열어두었고 경영자료 같은 민감한 자료는 관리자 그룹에 넣어두고 있습니다. 이러한 클라우드 서비스를 사용하게 되자 USB를 들고 이리저리 뛰어다니는 일도 메일을 보내는 일도 없어졌습니다. 기존에는 컴퓨터에 이상이 생겨 자료가 싹 날아가버린 일이 있었는데 클라우드 서비스를 사용하고 난 후에는 이러한 걱정도 사라졌습니다.

### 7) SNS (소셜 네트워크 서비스)

스마트폰을 사용하신다면 페이스북, 카카오톡을 한번쯤은 들어보셨을 것입니다. 이러한 SNS 프로그램은 개인과 개인을 빠르게 연결해주는 역할을 하며 친목도모와 함께 커뮤니케이션을 확장시킵니다. 가족과 병원을 원하신다면 전직원을 위한 카톡방이나 페이스북 그룹을 오픈하여 활용할 수 있습니다. 아울러 네이버 밴드 등의 서비스는 그룹화를 위한 추가적인 서비스를 지원하고 있습니다.

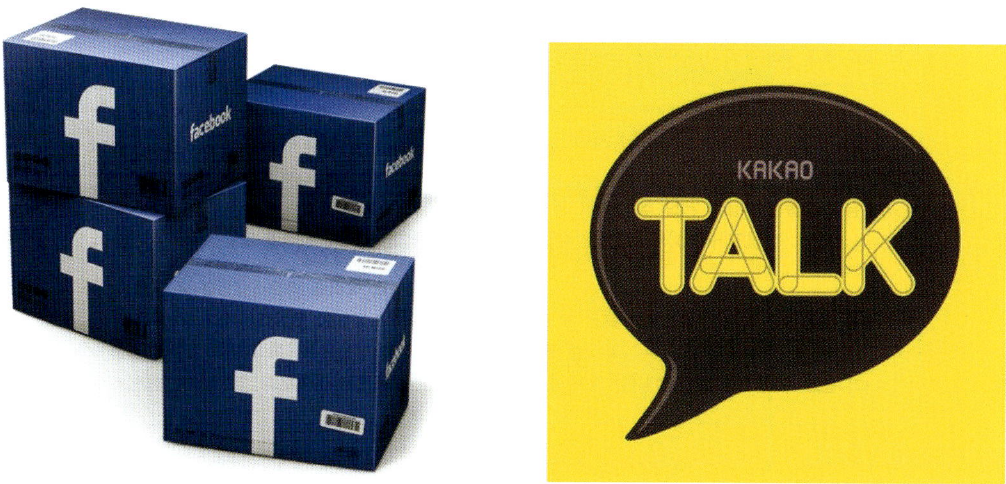


대표적인 SNS 페이스북, 카카오톡

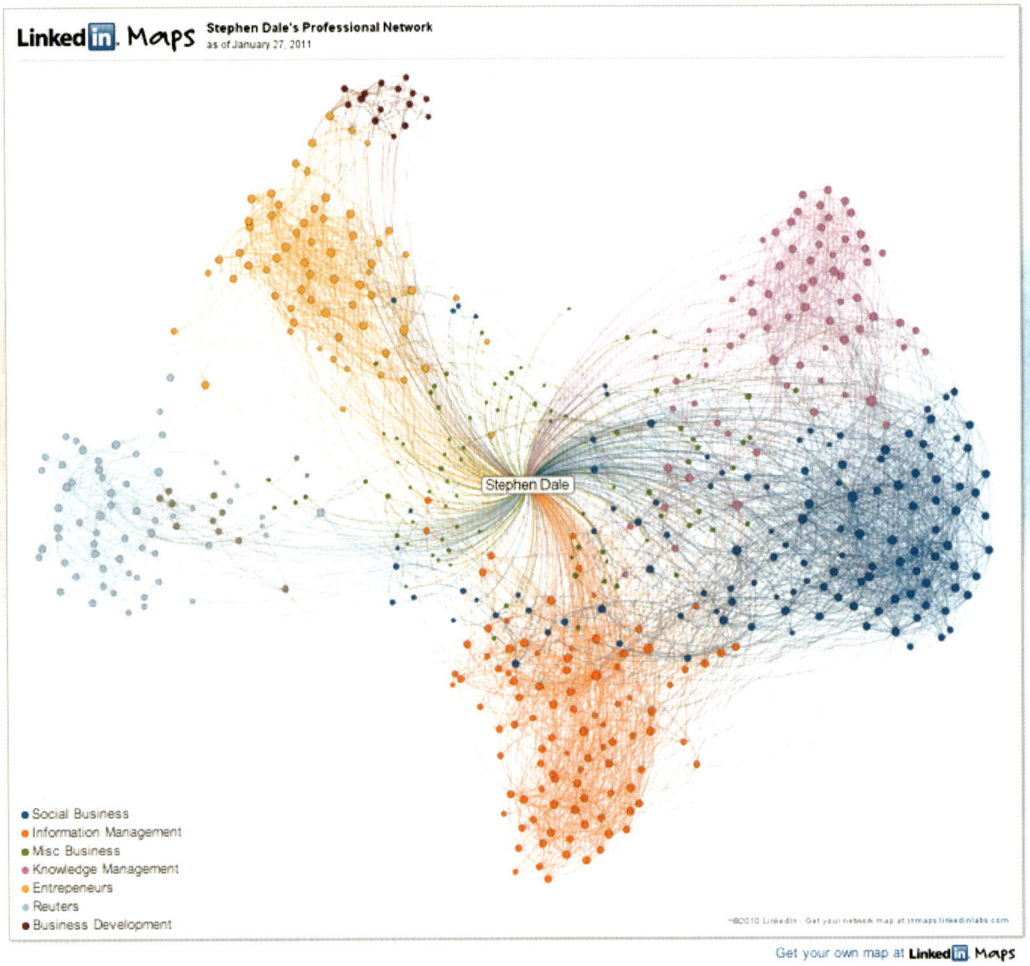


복잡한 SNS 상의 관계를 나타내는 맵(출처 Linked in Maps)

**이렇게 활용합니다**

A치과에서는 최근 병원이름으로 SNS를 개설하였습니다. 이를 이용하자 직원들은 주말에도 서로 안부를 묻고 사진을 올리는 등 친밀함이 상승하였습니다. 게시판에는 다음달에 있을 회식 날짜를 묻는 투표가 진행되고 있습니다. 좋은 분위기이긴 하지만 실장은 원장님께 항상 경고에 눈초리를 보냅니다. "원장님 제발 여기서까지 병원이야기는 자제해주세요~"

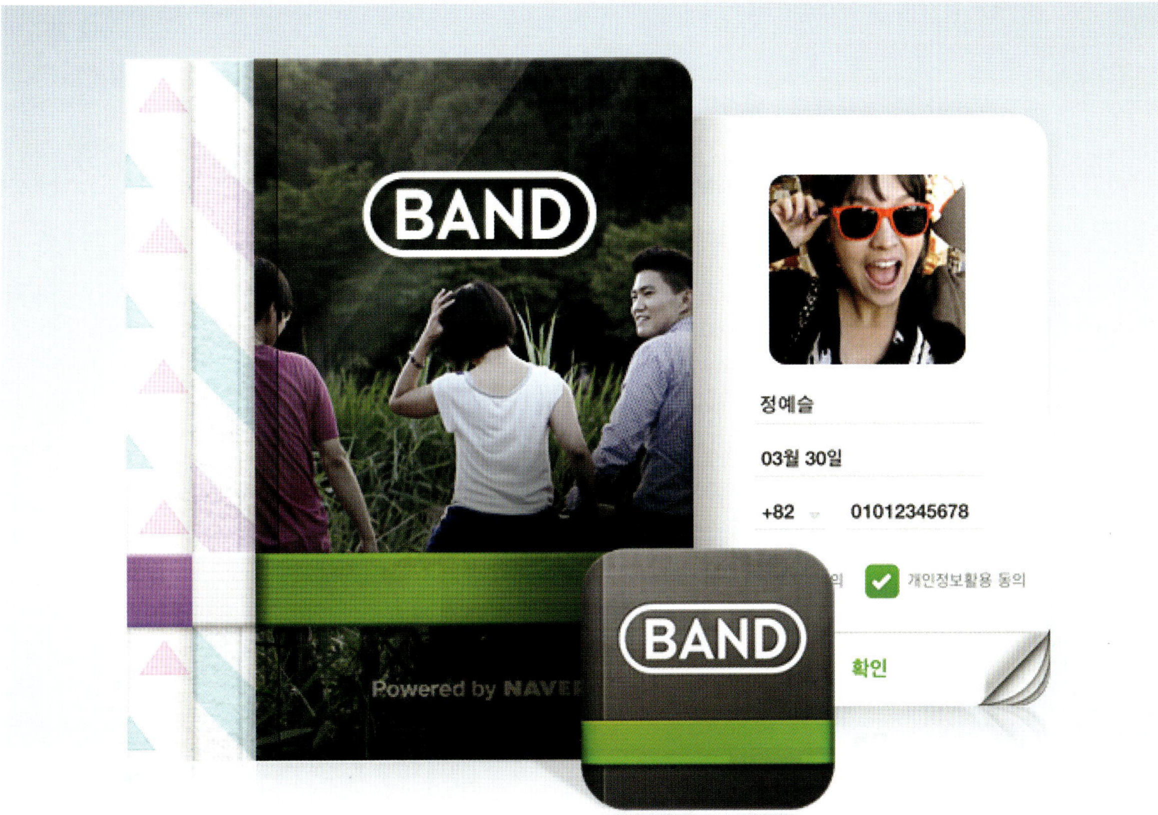


네이버 밴드에서는 그룹 채팅, 사진첩, 일정 공유, 온라인 투표 등의 다양한 기능을 제공한다.

# Chapter 07
# 백업과 보안

Chapter 07

# 백업과 보안

## 1. 자료의 백업

### 1) 백업의 중요성

컴퓨터를 사용하다가 중요한 자료가 날아간 경험은 누구나 한번씩은 가지고 있습니다. 백업의 중요성은 아무리 강조해도 지나치지 않습니다. 컴퓨터의 활용도가 높아지면서 이러한 물리적인 컴퓨터 장비에 비해 데이터의 중요성은 날로 더해가고 있습니다. 만약 현재 병원에서 사용하고 있는 보험청구나 전자차트의 자료가 어느 날 싹 날아가버렸다고 생각하면 이는 금전적으로 계산하기 어려운 피해일 것입니다.

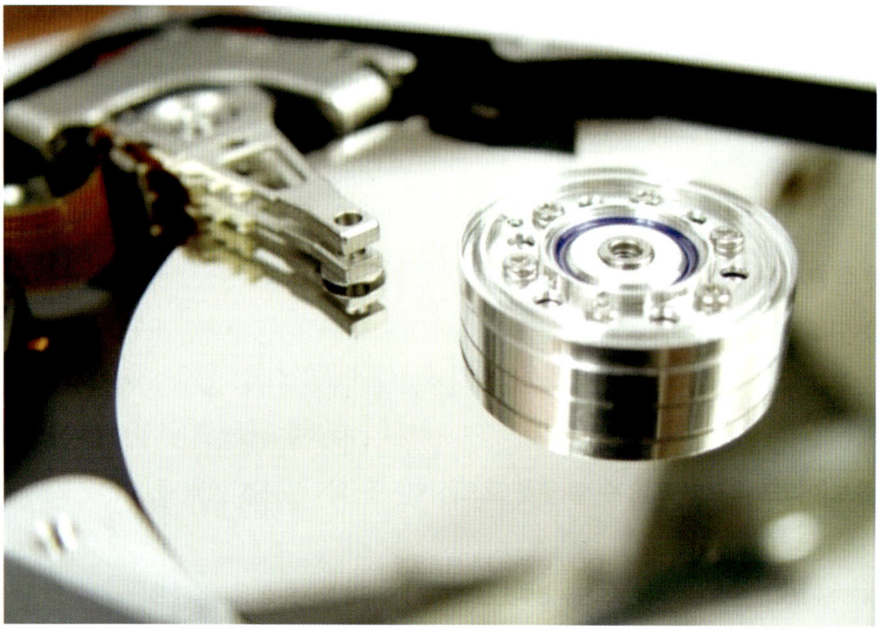

백업은 소중한 자료를 지키는 유일한 방법이다.

실제로 용산에 있는 데이터 복구 업체에 가보면 안타까운 사연들이 즐비합니다. 졸업 논문을 저장해둔 하드디스크가 고장 난 학생, 업체 관계자료를 잃어버려 업무에 문제가 생긴 회사, 몇 년간 개발한 프로그램 소스를 날려먹은 프로그래머 등 이중 상당수는 복구가 가능하지만 그렇지 않은 사람들도 있습니다. 그래도 이런 경우들은 노트북을 잃어 버리거나 컴퓨터를 도난 당한 케이스 보다는 낫습니다. 휴대하기 간편한 외장하드에 모든 자료를 담아두었다가 이를 분실한 사람도 있습니다. USB 나 다른 컴퓨터에 한번이라도 복사본을 복사해두었더라면 하고 땅을 치지만 잃어버린 데이터는 찾을 길이 없습니다.

데이터는 사용자의 실수로 혹은 정전이나 정전기 등의 원인이나 하드디스크의 물리적 고장, 바이러스, 해킹 등에 인해 언제든 날아갈 수 있습니다. 하드디스크가 깨지는 현상은 좀처럼 발생하지 않지만 구입한지 몇 달이 안된 새 컴퓨터라도 하드에 문제가 발생할 확률이 제로가 아닌 이상 위험은 존재합니다.

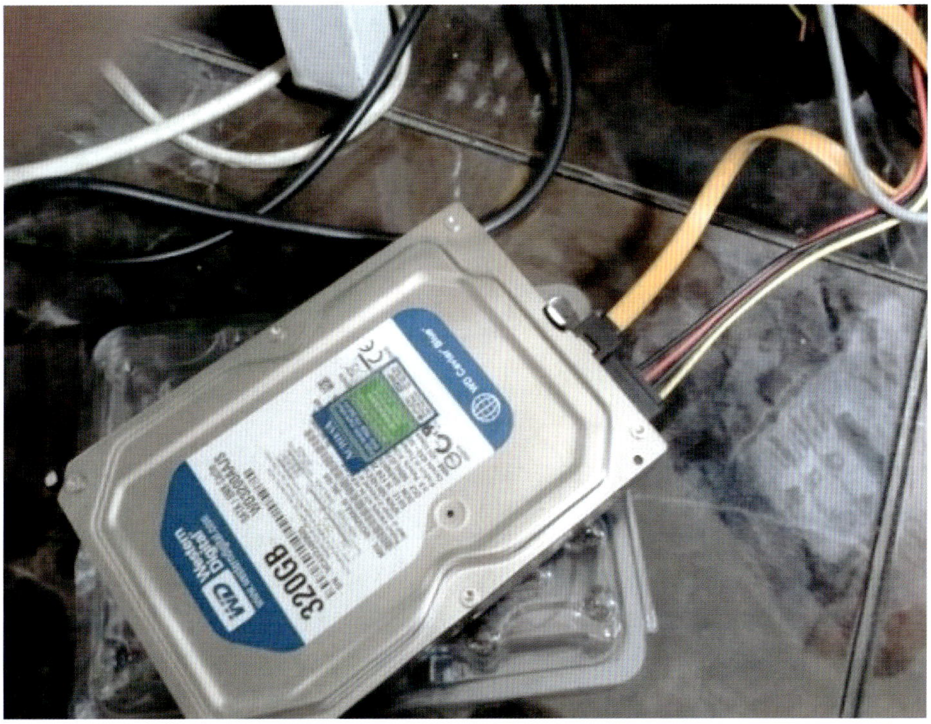


데스크탑에 하드디스크를 연결하여 백업을 받는 모습

이렇게 한번 날아간 자료는 복구하는데 많은 시간과 비용을 필요로 합니다. 기가바이트 단위를 훌쩍 넘는 고용량의 하드디스크를 복구업체에 의뢰하면 수십 만원의 비용을 요구합니다. 용량에 비례하여 비용과 복구 시간이 증가하는 것은 물론입니다.

### 2) 백업은 필수

백업은 가끔 생각이 날 때마다 하는 작업이 아닙니다. 물론 장애상황이 발생하지 않는다면 백업은 불필요한 작업으로 인식될 수 있습니다. 하지만 자료의 중요성을 생각하면 평소 백업에 소요되는 시간과 비용은 너무나 싸다고 할 수 있습니다. 더군다나 보험청구 등의 업체에서 제공하는 프로그램에는 자동 백업기능이 내장되어 있기 때문에 초반에 신경 써서 설정만 잘 해두면 됩니다. 병원에서 매일 청소를 하듯 백업은 필수적인 작업이라고 생각하고 따라 매일 혹은 매주 등으로 계획을 세워 정기적인 백업스케줄링을 해두면 됩니다.

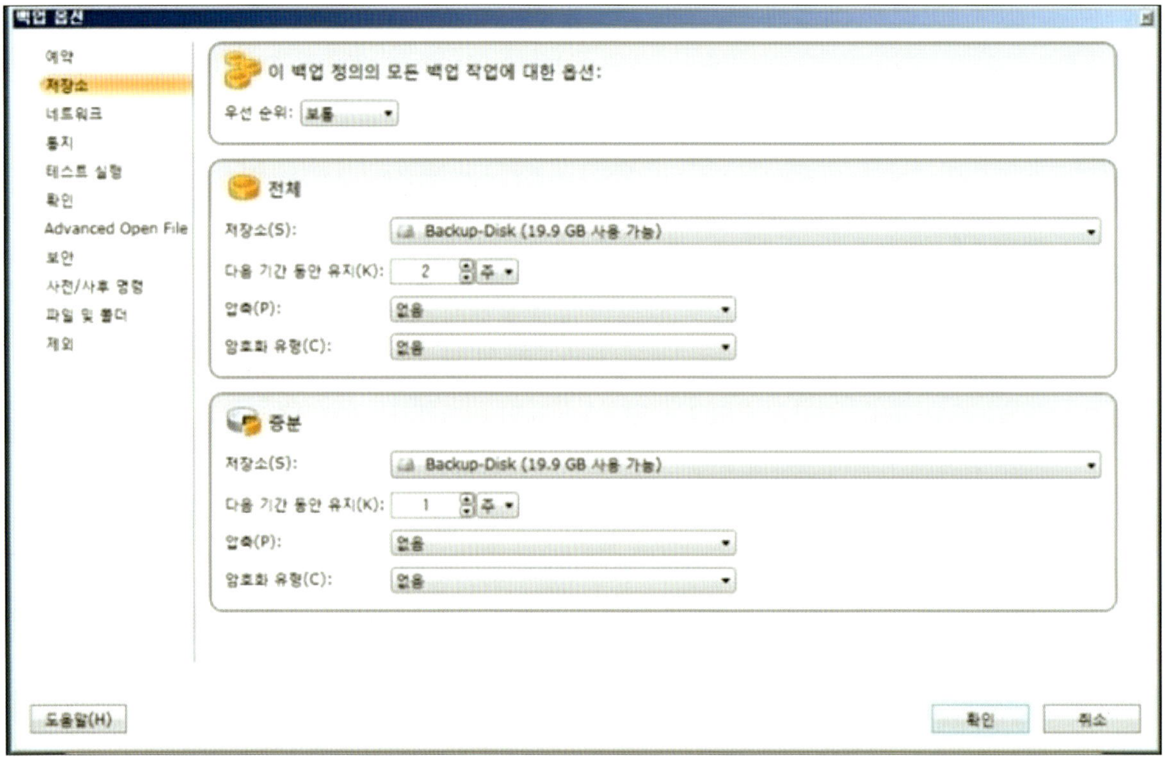


다양한 백업 프로그램을 사용하여 주기적으로 백업을 할 수 있다.(출처 시만텍 백업 솔루션)

### 3) 2개 이상의 하드디스크를 사용하라

서버라면 물리적으로 2개 이상의 하드디스크를 사용하는 것이 안전합니다. 통상적으로 자료가 날아가는 경우 하드디스크에 베드 섹터 등 오류가 생기는 상황이 대부분입니다. 하드디스크를 논리적으로 2개 이상으로 나누어 사용하더라도 사용하는 하드디스크에 문제가 생기면 모든 드라이브가 통째로 날아가기 때문입니다. 요즘은 대용량의 하드디스크라도 낮은 가격에 구매할 수 있어 서버마다 백업용으로 별도의 추가적인 하드디스크를 장착하는 것이 좋습니다.

### 4) 백업용 컴퓨터, NAS 서버

백업용 컴퓨터는 이름 그대로 백업을 위한 용도로 사용되는 컴퓨터 입니다. 실시간 백업을 지원하는 소프트웨어 라면 서버와 병행하여 운용을 하면 좋습니다. NAS 서버를 백업을 위한 용도로 사용하는 것도 좋습니다. 사용하는 모든 서버에 NAS 에 백업 파일을 저장하도록 셋팅을 해두면 NAS 는 훌륭한 통합 백업 서버의 역할을 할 수 있습니다.

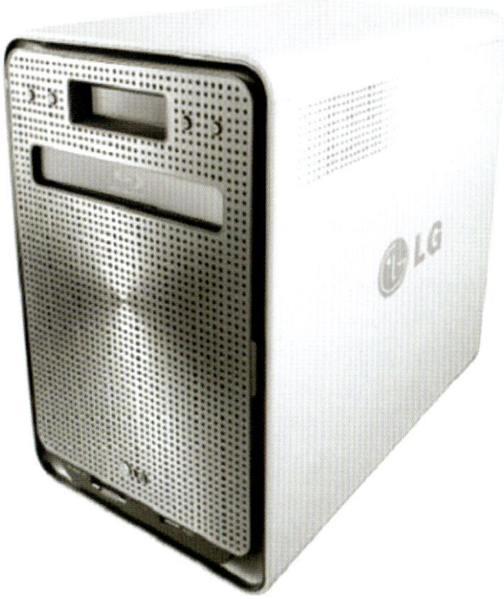


NAS 서버를 사용하여 공유기능과 함께 백업 환경을 구축하자

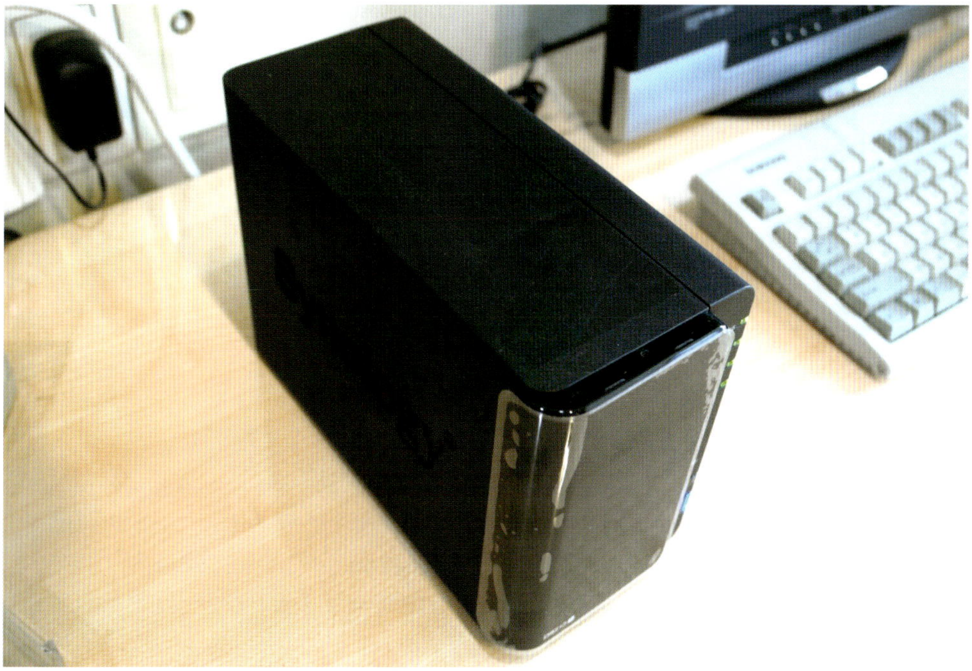

NAS 장비를 구축하여 백업, 공유 환경을 구축한 예

### 5) 별도의 보관 장소

추가의 하드디스크를 설치하고, 별도의 백업 컴퓨터를 통해 백업을 받더라도 문제가 되는 경우가 있습니다. 발생할 확률은 극히 적지만 지진, 화재, 도난 등의 이유로 자료를 저장한 디스크가 파괴될 가능성도 있기 때문입니다. 이러한 문제를 예방하기 가장 좋은 방법은 백업 파일을 해당 건물이나 사무실이 아닌 다른 원격지에 보관하는 것입니다. 예전에는 CD 나 자기테이프 등을 이용하여 수작업으로 파일을 복사하여 복사본을 외부에 보관하기도 하였습니다만 요즘은 특수한 경우가 아닌 이상 원격 백업 장치로 대부분 대체되었습니다.

이러한 용도로 백업을 하는데 USB 나 CD 로 백업 파일을 저장하는 방법 보다는 각종 포탈에서 제공하는 클라우드 서버를 이용하시면 편리하게 대용량 저장 공간을 확보하실 수 있습니다. 백업한 자료의 양이 많지 않다면 기본적으로 제공되는 용량으로도 백업용도로 사용하는데 충분할 것입니다.

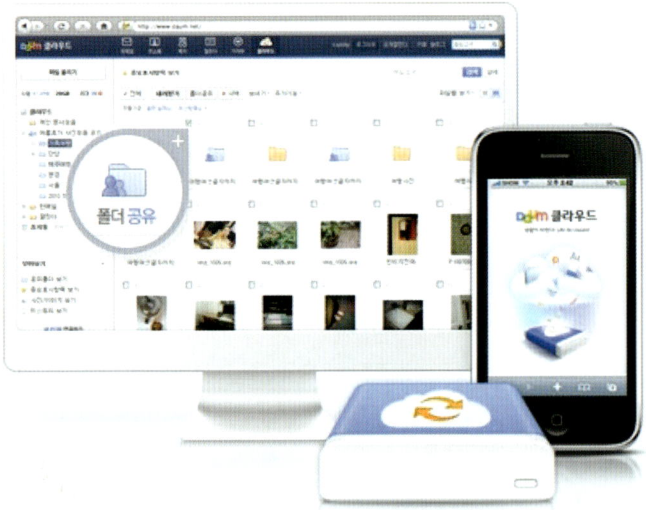


클라우드 서비스를 이용하여 원격의 장소에 자료를 보관할 수 있다.

## 전자차트가 날아갔어요

...Tip

A 치과는 얼마전 사용하던 전자차트 서버의 하드디스크가 망가지면서 큰 낭패를 보았습니다. 처음 전자차트 회사 직원이 서버를 셋팅하고 난 후 별다른 이상이 없이 잘 사용하였는데 나중에 안 사실이지만 별도의 하드디스크를 장착하여 백업을 받은 것도 아니었습니다. 다행히 전자차트를 도입한 6개월전 기존 전자차트 DB가 USB에 남아있어 복구하였지만 6개월 동안의 진료 기록은 모두 사라져 버렸습니다. 사건이 발생한 후 원장님은 몇 달간 많은 고생을 하였고 백업에 중요성에 대해 크게 느끼게 되었습니다.

(2012년에 발생했던 A 치과의 실제 사례입니다.)

지난번 발생한 3.20 사이버테러로 국내 주요 방송사와 금융사와 관계된 데이터 복구 업체들은 밀려 들어오는 복구 요청에 비상 근무에 들어갔다. 이번 대규모 해킹 사고로 MBC, KBS, YTN 등 방송사와 농협, 신한은행 등 금융권의 전산망이 공격을 당해 마비 되었다. 특히 이번 공격은 트로이목마 악성코드를 사전에 백신업데이트 서버를 통해 유포해 특정 시간에 작동하게 했고, 하드디스크의 마스트 부트레코드(MBR) 뿐 아니라 데이터 영역도 파괴해 백신으로는 복구가 거의 불가능한 상황이다. 업계에서는 이번 사태로 직접적인 피해를 입은 PC 가 약 3만 2000대 정도로 추산하고 있다.

- 출처 : 2013년 3월 25일 인터넷 뉴스

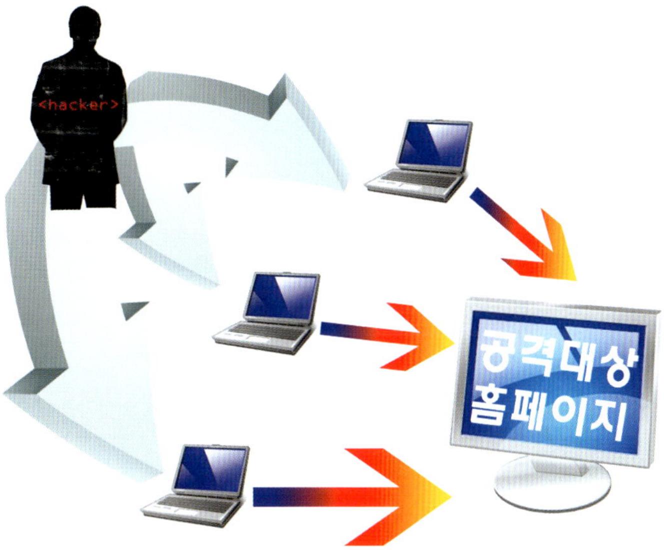


사이버 테러 개요도

...Tip

백업과 복구 부분에 대한 체계적인 절차와 보안 정책을 가지고 있는 것이 좋습니다. 이렇게 하면 혹시나 매일 백업 받은 자료가 복구 불가능 하더라도 가장 최신의 다른 백업 자료를 통해 복구를 시도함으로써 피해를 최소화 할 수 있습니다. 예를 들어 서버에 자료가 날아가면 일일 백업 받은 자료를 통해 복구를 시도하고, 만에 하나 이것이 불가능하다면 주간 백업 자료로, 혹시나 이것마저 문제가 생겼다면 월간 백업 자료를 사용하는 것입니다.

| 기간 | 백업 방법 | 백업 폴더 |
|---|---|---|
| 매일 | 점심시간 중 1시 20분에 부분백업으로 자동 실행 | 서버의 추가 하드디스크 D 드라이브 |
| 일주일 | 매주 토요일 1시에 전체백업으로 자동실행 | 네트워크에 연결되어 있는 NAS 서버 |
| 한달 | 매달 말일 업무 종료 후 수동 백업 | 인터넷의 클라우드 폴더로 백업 |

매일/일주일/한달로 계획된 3중 백업

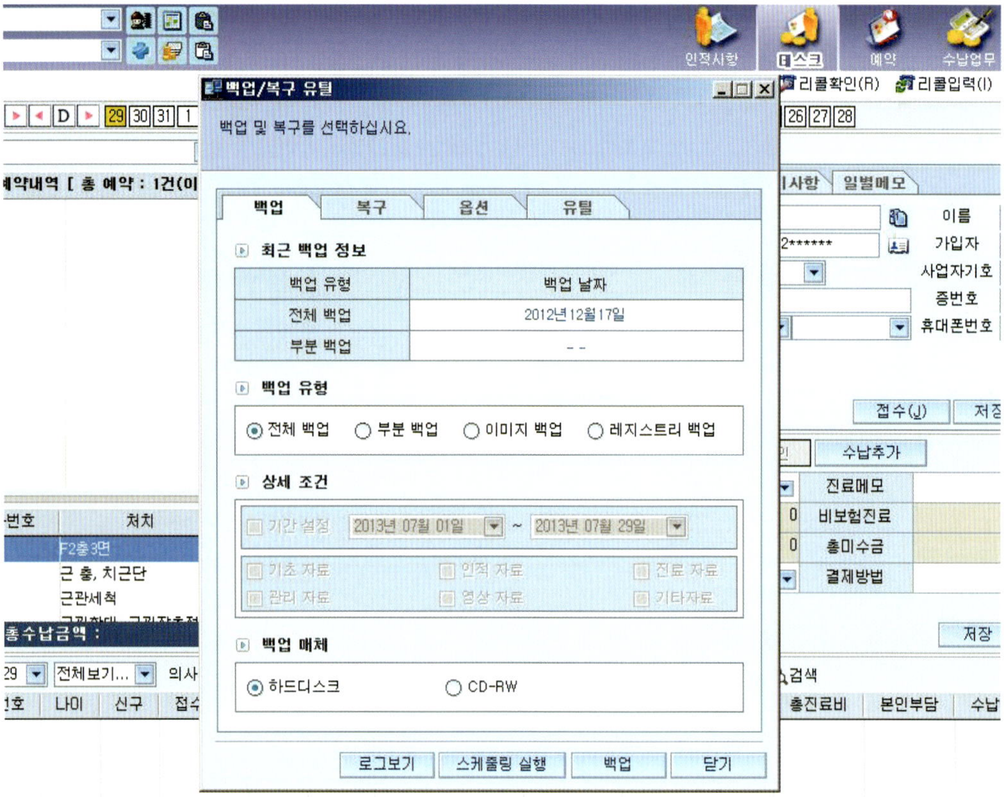


하나로 백업 셋팅 화면

## 2. 백업과 복구 정책

**차트에러**

여느 때와 다름없는 평일 A 치과는 출근 후 컴퓨터를 켰지만 웬일인지 전자차트 프로그램이 작동하지 않았습니다. 스텝들과 원장님은 무엇이 잘못된지 몰라 곤란에 빠졌습니다. 환자는 밀려오고 그나마 컴퓨터에 대해서 아시는 원장님은 진료를 보러 들어갔습니다. 병원은 순식간에 엉망이 되었습니다. 환자에 대한 예약 상황도 확인 할 수 없고 차트도 볼 수 없었기 때문입니다. 업체에 원격 지원을 통해 확인 결과 서버의 하드디스크가 문제를 일으킨 것으로 확인되었습니다. 상당한 시간이 흘러 전자차트 업체의 담당자가 도착하였습니다. 담당자의 확인 결과 서버 컴퓨터에 바이러스가 감염되어 컴퓨터가 부팅되지 않는 사항으로 확인되었고 저녁이 되어서야 복구 작업은 끝이 났습니다.

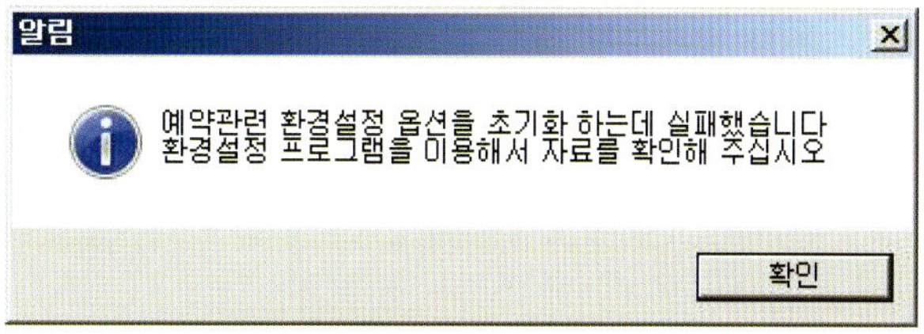


전자차트 에러로 예약목록을 확인할 수 없다면 데스크가 엉망이 될 것이다.

장애는 예고 없이 발생할 수 있습니다. 따라서 평소 서버나 네트워크에 장애가 발생할 경우를 대비하여 프로세스와 매뉴얼을 만들어 놓는 것이 좋습니다.

### 1) 장애 발생시 프로세스 만들어라

혹시 모를 장애에 대비하여 프로세스를 만들어 놓는 것이 좋습니다. 이러한 프로세스는 컴퓨터에 잘 모르는 스텝이라도 알기 쉽게 즉각적인 조치를 취할 수 있게 하는 것입니다. 이렇게 하면 원장님이나 컴퓨터 담당자가 부재중인 상황이라도 응급 조치가 가능합니다.

이를 위해선 평소에 자료의 백업과 복구, 조치사항은 어떻게 되는지 등을 스텝들과 함께 공유하는 것이 중요합니다. 화재가 나면 누구라도 먼저 발견한 사람이 조치를 취하듯 전산 장애도 이를 함께 해결하려는 노력이 필요합니다. 물론 기술적으로 어려운 문제는 해결하기 어렵지만 전원 확인이나 랜선이 꼽혀있는 등으로 발생한 문제는 관심만 가지면 누구나 할 수 있는 일이기 때문입니다.

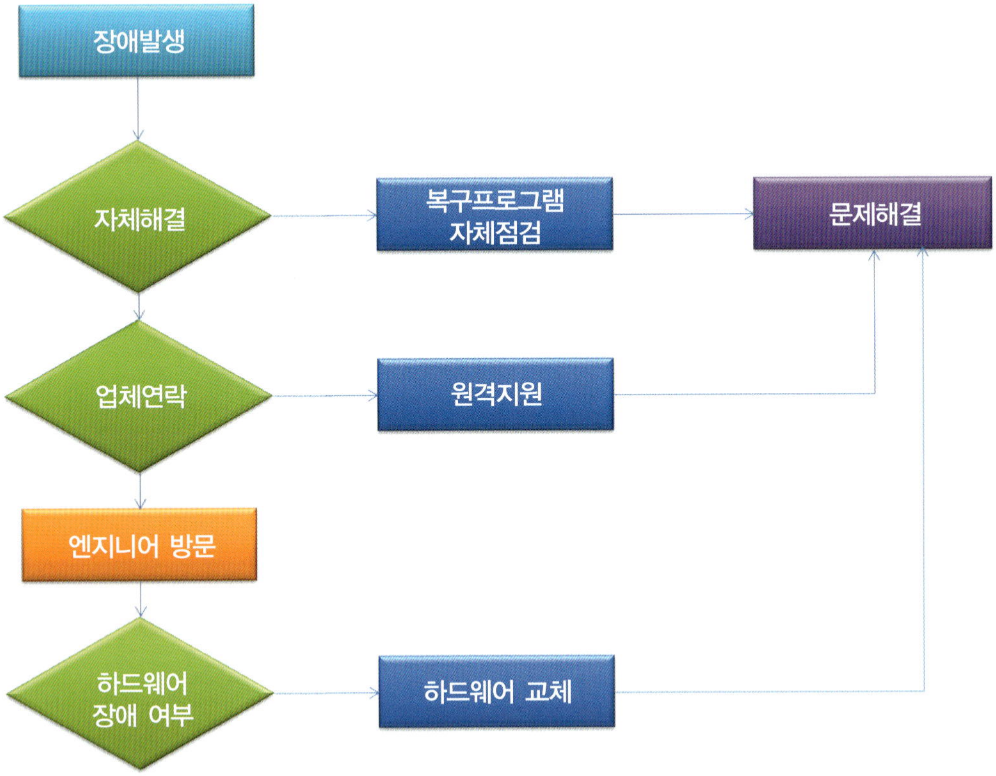


문제가 발생하면 우선 자체해결을 시도하는 프로세스를 구축하자.

| 증세 | 조치 사항 |
| --- | --- |
| 보험청구 프로그램이 구동되지 않아요 | 1) 서버 컴퓨터가 켜져 있는가?<br>2) 서버 컴퓨터의 네트워크에 이상이 없는가?<br>(인터넷 창이 열리는가?)<br>3) 모든 컴퓨터에 인터넷이 안되는 것인가?<br>(그렇다면 네트워크 문제) |
| 서버 컴퓨터가 부팅되지 않아요 | 1) CD 드라이브에 잘못된 CD 를 삽입하거나 하지 않았는가?<br>2) 부팅시 F8 번 키를 눌러 안전모드로 부팅이 되는가?<br>3) 최근에 설치한 드라이버나 프로그램의 문제인가? |
| 서버도 켜졌고 네트워크도 이상이 없는데 프로그램이 구동되지 않아요 | 1) 서버에서도 프로그램 구동이 불가능한가?<br>2) 인터넷 연결이 가능하다면 원격지원을 받을 수 있는가?<br>3) 운영체제의 복구 작업이 가능한가? |
| 서버의 하드에 문제가 생긴 것 같아요 | 1) 별도의 예비용, 혹은 교체용 하드디스크가 있는가?<br>2) 백업 받은 자료를 이용하여 서버를 원상 복구 할 수 있는가? |

### 2) 관리자 매뉴얼을 만들라

병원에 컴퓨터와 서버가 많아지면 구매하거나 설치 당시에는 알고 있었던 사항을 시간이 지나면서 잊어먹게 되는 경우가 많습니다. 특히 서버 IP 에 대한 정보나 운영체제, 네트워크 연결 사항 같은 것들은 장애시 발생문제를 해결하는데 굉장히 유용한 경우가 많습니다. 특히 원장님이 이러한 문제를 대부분 담당하는 병원의 경우 기술자가 와도 진료에 바쁜 원장님에게 도움을 받지 못하는 경우가 많습니다. 이러한 경우를 대비하여 평소 관리자를 위한 매뉴얼을 만들어 두시면 도움이 됩니다.

매뉴얼에는 각종 네트워크와 컴퓨터에 대한 사항을 기록해 두고 백업이나 복구 시 수행해야 할 작업을 알기 쉽게 나열하는 것이 좋습니다.

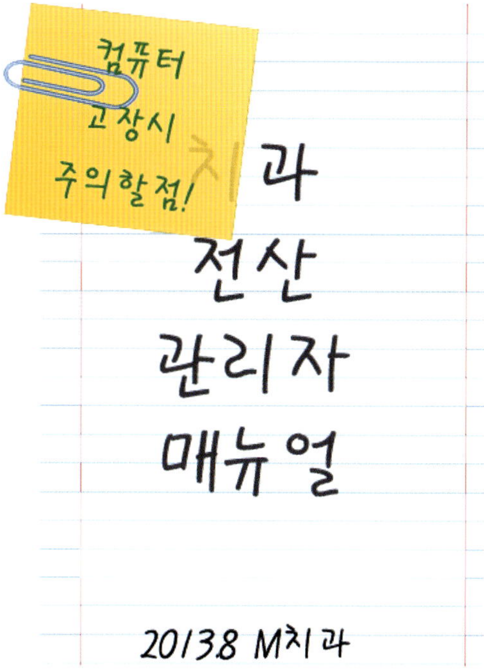


| 컴퓨터 종류 | 사용 IP | 운영체제 |
|---|---|---|
| 보험청구 서버 | 192.168.0.200 포트:1433 | 윈도우7 |
| 3D CT 서버 | 192.168.0.100 | 윈도우7 |
| NAS 서버 | 192.168.0.150 | 없음 |
| 데스크 | 자동 할당 | 윈도우7 |
| 체어 1~3번 | 자동 할당 | 윈도우 xp |
| 상담실 | 자동 할당 | 윈도우7 |
| 대기실 | 자동 할당 (무선) | 윈도우 xp |

예) 컴퓨터별 IP 및 운영체제 정보

| 컴퓨터 | 1차 백업 파일 경로<br>(매일 백업) | 2차 백업 파일 경로<br>(매일 백업/주간 백업) | 3차 백업 파일 경로<br>(월간 백업) |
|---|---|---|---|
| 진료실 | 내컴퓨터 D:\backup | NAS 폴더의 backd\Jin<br>NAS 폴더의 backw\Jin | 클라우드의 Backup\Jin |
| 대기실 | 내컴퓨터 D:\backup | NAS 폴더의 backd\Dae<br>NAS 폴더의 backw\Dae | 클라우드의 Backup\Dae |
| 상담실 | 내컴퓨터 D:\backup | NAS 폴더의 backd\Sang<br>NAS 폴더의 backw\Sang | 클라우드의 Backup\Sang |
| 데스크 | 내컴퓨터 D:\backup | NAS 폴더의 backd\Desk<br>NAS 폴더의 backw\Desk | 클라우드의 Backup\Desk |

예) 백업 파일 경로

### 3) 장애대비 훈련을 하자

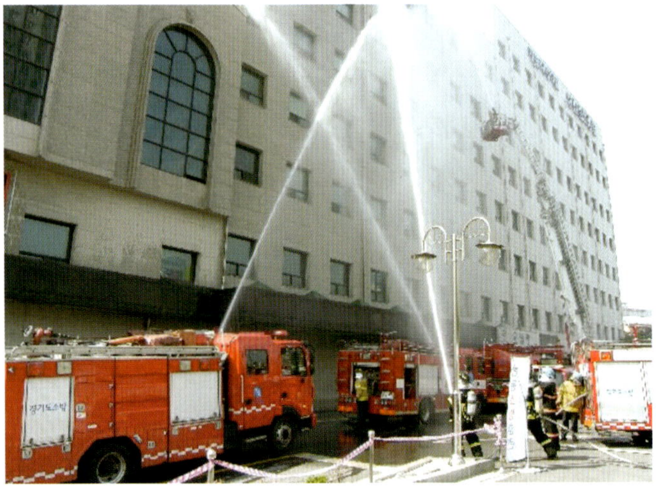

화재에 대비해 훈련을 하듯 컴퓨터 장애에도 대비할 필요가 있다.

컴퓨터 장애는 예고를 하고 오는 것이 아니기 때문에 평소 이에 대비한 훈련을 하는 것이 중요합니다. 막상 장애가 발생하면 매뉴얼이 있더라도 생전 처음 해보는 DB 복구 등의 작업을 해야 하기 때문입니다. '장애가 발생하면 업체의 담당자가 와서 해결해주겠지' 하는 안일한 태도보다는 "조금이라도 빨리 직접 해결"하는 자세가 중요합니다. 백업이나 복구 작업은 각 프로그램의 업체 담당자를 통해 배우실 수 있으며 원격 지원 등을 통해서도 간단히 배울 수 있습니다. 따라서 1년에 한번씩은 이러한 장애를 대비한 훈련을 병원 직원들과 함께 가상으로 해보는 것도 좋은 대비책이 됩니다.

### 4) 컴퓨터 마다 사양표를 만들어 부착하자

병원에 컴퓨터가 많아지게 되면 언제 구매했는지 CPU등 구성 부품이 어떤 것이었는지 잊어버리고 헤깔리기 일쑤입니다. 컴퓨터 마다 사양표를 부착해 두면 필요시 케이스를 뜯지 않아도 쉽게 부품들을 확인할 수 있어 매우 유용합니다.

| |
|---|
| No : 체어 1번 PC |
| OS : 윈도우 XP |
| CPU : 인텔 i3-3220 3.30GHz |
| VGA : 내장 HD2500 |
| RAM : 4G |
| HDD : 500G |
| POWER : 400W |

예) 사양표

### 5) 복구 CD, 예비서버를 만들라

윈도우 비스타 버전 이후부터는 자체적으로 복구 기능이 내장되어 있습니다. 이러한 복구 기능을 사용하면 시간별로 컴퓨터의 변경사항에 따라 복원지점을 자동으로 생성하여 관리하기 때문에 매우 간편하게 컴퓨터를 복구 할 수 있습니다. 또한 강제적으로 복구 파일을 생성하여 CD 이미지 형태로 보관할 수 있습니다. 이렇게 하면 컴퓨터에 장애가 발생하여 자동 복구가 되지 않더라도 미리 생성해 놓은 복구 이미지파일을 이용하여 복구가 가능합니다.

장애를 대비하여 서버에는 예비 서버나 서버의 내용을 그대로 복사한 예비 하드디스크를 준비해두는 것이 좋습니다. 일반 PC 용으로도 장애시 이를 대체할 수 있는 추가적인 예비 컴퓨터를 준비해두는 것이 좋습니다.

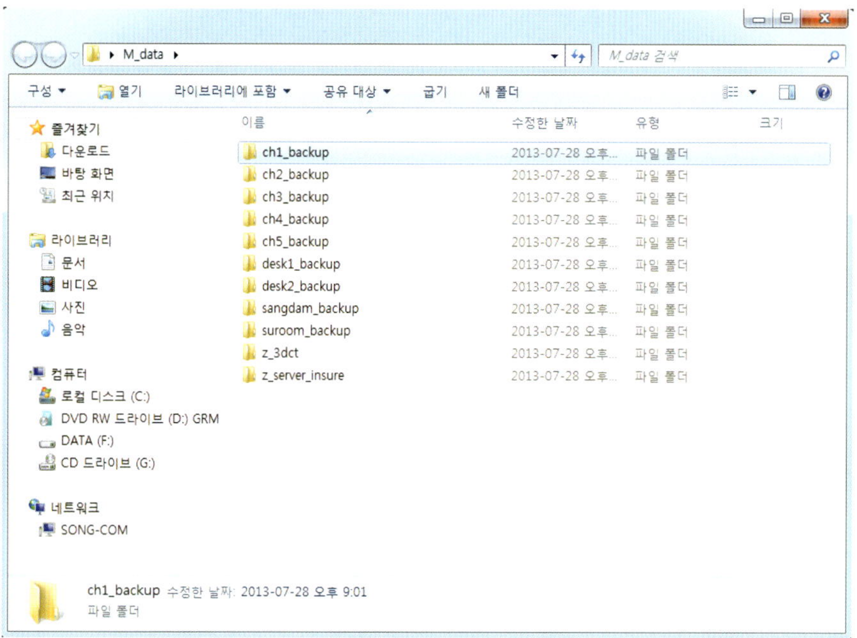


컴퓨터 별로 백업을 잘 받아두면 장애시 복구하기 쉽다.

### 예비컴퓨터

컴퓨터가 고장 나면 다시 정상화되는데 적지 않은 시간을 필요로 합니다. 운영체제를 다시 설치해야 할 경우도 있고, 하드웨어의 장애로 부품을 교환해야 할 경우도 있습니다. 컴퓨터를 고치는 시간은 짧게는 반나절 길게는 일주일 정도가 소요되기도 합니다. 이럴 경우를 대비하여 별도의 예비컴퓨터를 셋팅 해 두는 것은 어떨까요? 추가로 컴퓨터를 구매해두거나 업그레이드 후 남는 컴퓨터를 활용하여 운영체제와 치과에서 사용하는 각종 프로그램들을 미리 설치해 두면 장애 대비에 매우 효과적입니다.

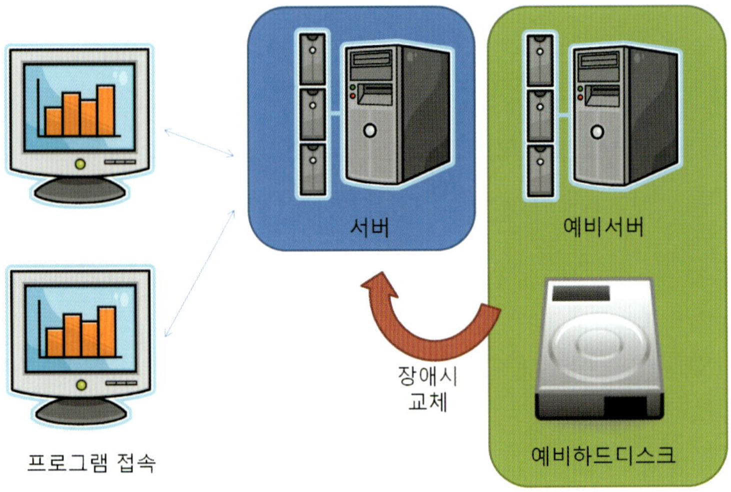


서버와 똑같은 예비서버나 예비하드디스크를 만들어 두면 복구시간을 단축할 수 있다.

## 백업을 하고 있었는데도 복구가 안된다구요?

...Tip

평소 자동 백업 기능을 통해 데이타를 저장해오던 A 병원은 최근 황당한 경험을 했습니다. 서버에 이상이 생겨 백업된 자료를 복구하려고 했는데 백업이 불가능 했기 때문 입니다. 기술자의 말로는 데이타베이스 파일에 이상이 생겨 애초에 백업이 제대로 되고 있지 않았다고 합니다. 이 말을 들은 원장님은 일전에 서버 컴퓨터에 "백업이 정상적으로 완료되지 않았습니다" 라는 메시지가 떴다는 것을 얼핏 보고 그냥 지나친 것을 후회했습니다.

컴퓨터의 스케줄 백업은 정기적으로 백업을 하라는 명령에 불과합니다. 백업이 제대로 되려면 정상적인 백업 파일을 생성하였는지가 중요합니다. 백업 파일을 저장하는 하드디스크의 용량이 꽉 차버렸다던가 파일이 오류가 생기면 이후부터는 백업이 정상적으로 되지 않습니다. 또한 자료의 저장을 담당하는 DB 서버도 가끔 테이블이 깨지는 등 오류가 발생합니다. 외관상 프로그램은 정상적으로 작동 되는 것 처럼 보이지만 원래의 DB 파일 자체가 깨져있어 백업을 해도 의미가 없는 경우입니다.

이를 방지하기 위해선 평소에 백업이 잘되고 있는지 로그를 통해서 확인해야 하며 정기적으로 백업 데이타를 이용하여 테스트로 복구작업을 함으로써 방지할 수 있습니다.

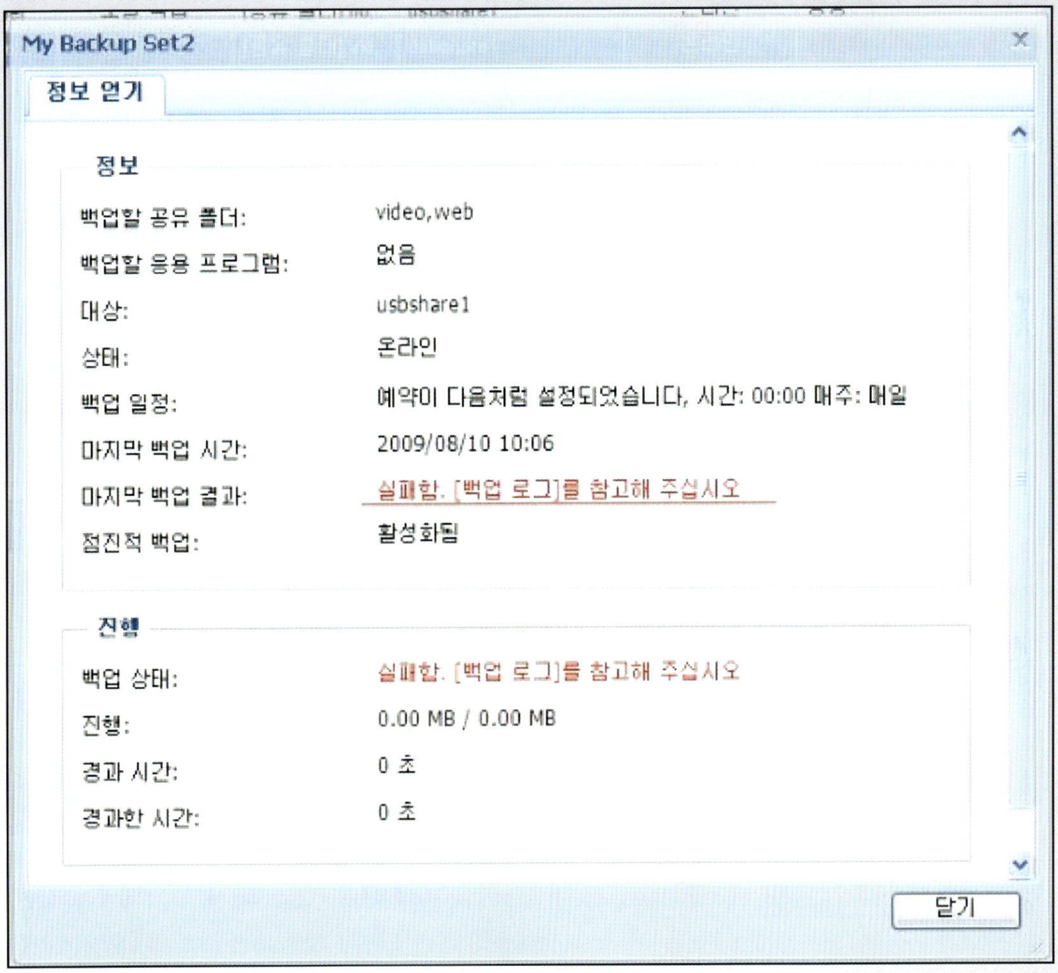


백업이 실패한 경우 로그를 반드시 확인하여 조치하여야 한다.

...Tip

## 컴퓨터 장애

컴퓨터 장애가 가장 많이 발생하는 것은 전원을 켰을 때 이상이 생기며 부팅이 되지 않는 경우입니다. 컴퓨터가 부팅되지 않는 장애가 사용중 장애를 일으키는 경우보다 월등히 많습니다.

컴퓨터 장애는 갑자기 발생하는 경우도 있지만 서서히 부팅 속도가 느려지거나 소음이 발생하고, 부팅 후 에러를 발생하는 등 사전에 이상 증세를 보이는 것이 일반적입니다. 따라서 컴퓨터에 이상 증세가 나타나면 증세를 확인하고 미리 바이러스나 악성코드가 있는지 점검하는 것이 중요합니다.

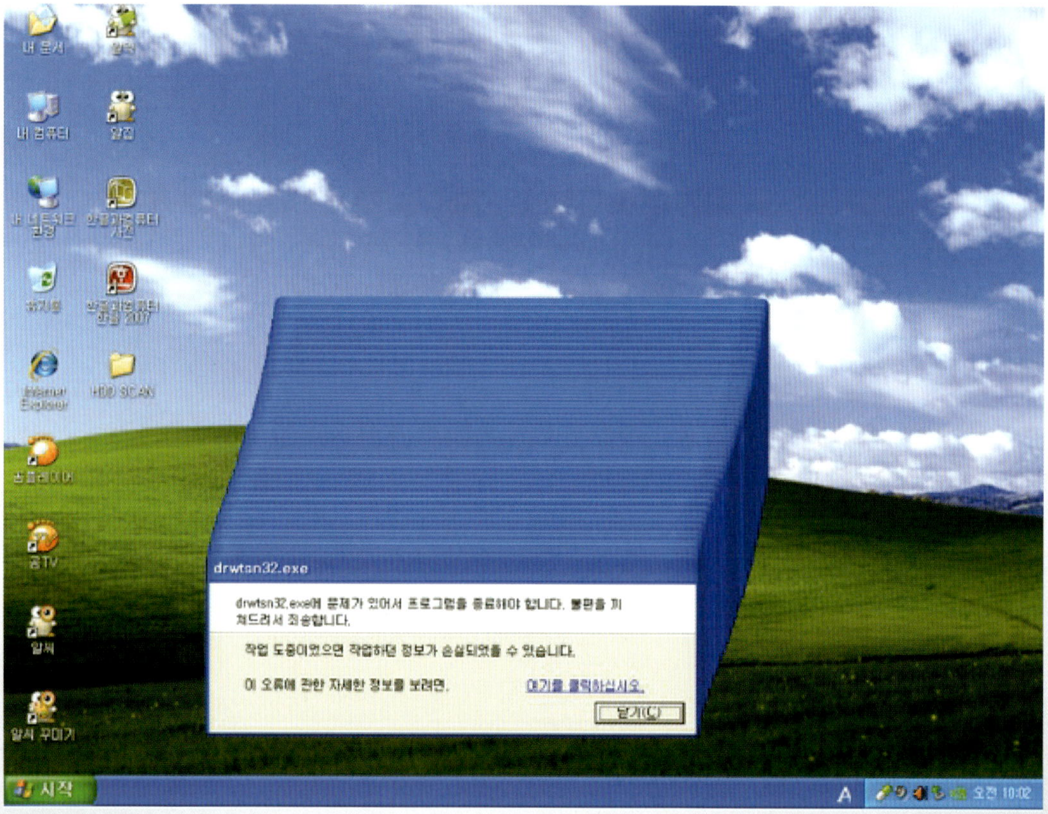


사용하던 PC에 이상이 생기면 늦기 전에 먼저 조치를 취해야 한다.

### 좀비 PC 예방 10계명

1. 윈도우 운영체제, 인터넷 익스플로러, 오피스 제품의 최신 보안 패치를 모두 적용한다.
   (보안 패치는 개발사에서 제공하는 공식 업데이트 프로그램을 통해서 해야 안전하다.)
2. 신뢰할 수 없거나, 평소에 자주 들리지 않는 사이트, 사용자 수가 적은 웹사이트 접속을 자제한다.
   (보안에 취약한 웹사이트 접속 시 악성코드에 감염될 가능성이 높기 때문이다.)
3. 웹하드 또는 P2P 프로그램 설치 및 업데이트 시 반드시 보안 제품으로 검사한 후 사용한다.
4. 이메일 확인 시 발신인이 모르는 사람이거나 불분명한 경우 유의한다.
   (특히 제목이나 첨부 파일명이 선정적이거나 관심을 유발한 만한 내용인 경우 함부로 첨부 파일을 실행하거나 링크 주소를 클릭하지 않는다. 최근 페이스북, 트위터 등 소셜 네트워크 서비스(SNS)를 사칭한 이메일이 많으니 특히 유의한다.)
5. 페이스북, 트위터 등 SNS(소셜 네트워크 서비스)를 이용할 때 잘 모르는 사람의 SNS 페이지에서 함부로 단축 URL을 클릭하지 않는다.
6. SNS나 온라인 게임, 이메일의 비밀번호를 영문/숫자/특수문자 조합으로 8자리 이상으로 설정하고 최소 3개월 주기로 변경한다. 또한 로그인 ID와 비밀번호를 동일하게 설정하지 않는다.
7. 메신저로 URL이나 파일이 첨부되어 올 경우 함부로 클릭하거나 실행하지 않는다. 메시지를 보낸 이가 직접 보낸 것이 맞는지를 먼저 확인해본다.
8. 웹서핑 시 신뢰할 수 없는 프로그램이나 잘 모르는 프로그램을 설치하겠다는 경고가 나오면 '예' '아니오' 중 어느 것도 선택하지 말고 창을 닫는다.
9. 정품 소프트웨어를 사용한다. 인터넷에서 불법 소프트웨어를 다운로드 하는 경우 악성코드가 함께 설치될 가능성이 높다.
10. 보안 소프트웨어를 하나 정도는 설치해둔다. 설치 후 항상 최신 버전의 엔진으로 유지되도록 부팅 후 자동 업데이트되게 하고, 시스템 감시 기능이 항상 작동하도록 설정한다. 보안 제품에서 나타나는 경고 메시지를 늘 주의 깊게 살펴본다.

– 출처 : 안랩

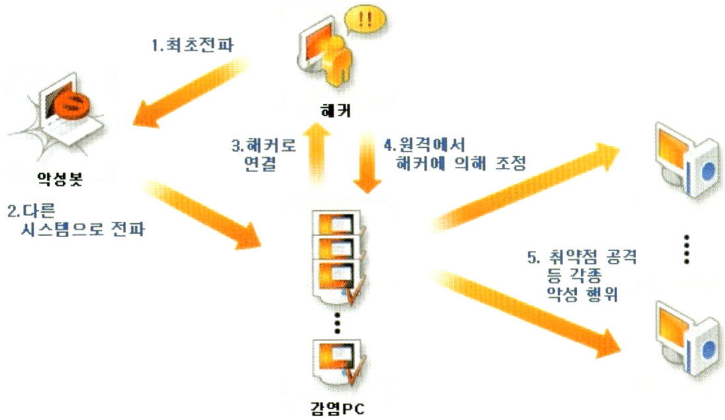


악성코드는 PC를 감염시켜 공격에 사용한다.

# 3. 백업 환경 구성

## 1) 서버의 이중화

오전에 서버의 전원 스위치를 올렸는데 보험청구 서버나 전자차트 서버가 켜지지 않는다면 어떻게 될까요? 서버의 이중화란 물리적으로 서버를 2대 이상으로 만들어 장애에 대비하는 방법입니다. 원칙적으로 서버를 이중화하면 두 대의 서버가 항상 작동하며 서버 하나에 이상이 있을 시 다른 대체 서버가 이를 감지하여 역할을 수행하게 됩니다. 하지만 이런 이중화된 서버는 24시간 장애 없는 환경을 제공해야 하는 환경에서 주로 사용하고 있고 비용이 매우 비싸다는 단점이 있습니다.

서버의 장애를 대비하여 치과에 간편하게 여분의 대체 서버를 미리 셋팅 해 놓는 것을 추천해 드립니다. 이렇게 여분의 서버를 준비해두고 데이터의 저장공간을 별도로 구축하면 서버에 장애가 발생하면 대체 서버를 사용하여 이를 즉각 대처할 수 있는 장점이 있습니다.

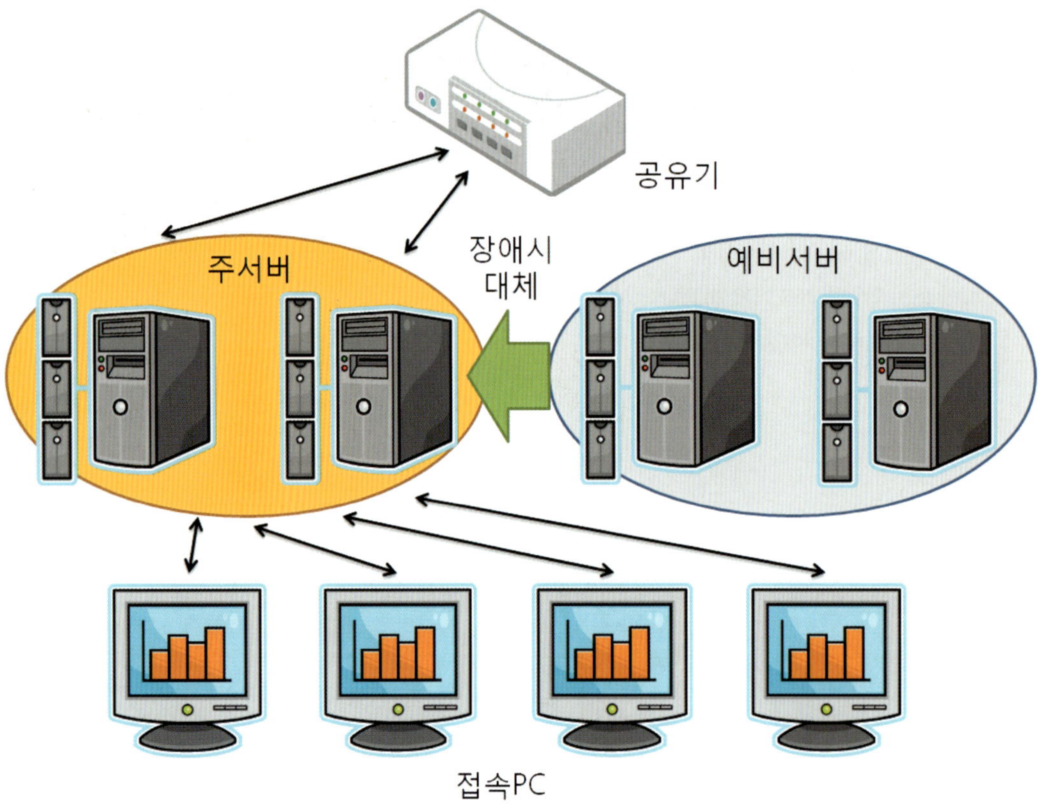


주서버의 비상 상황을 대비하여 예비서버를 구축하여 이중화한 상황

### 2) 네트워크의 이중화

네트워크의 이중화란 모든 PC 에 랜선을 하나가 아닌 두 개 이상씩을 물리는 것을 의미합니다. 하나가 아닌 두개의 공유기를 사용하고 랜선과 PC 의 네트워크 카드도 두개를 사용합니다. 이렇게 하면 각 컴퓨터의 랜카드나 네트워크 장비에 이상이 생겨도 즉각적으로 다른 네트워크를 이용하여 업무를 지속할 수 있습니다.

이러한 이중화 구조는 네트워크 작업이 매우 중요한 곳에서 주로 사용합니다. 일례로 주식이나 펀드 관련 일을 하는 분들을 꼽을 수 있습니다. 이러한 직종에서는 매매 타이밍이 매우 중요하기 때문에 혹시라도 인터넷 장애가 발생하면 피해가 막심하기 때문입니다. 각기 다른 인터넷 회사를 통해 외부 인터넷 망을 2개로 설치하여 혹시라도 인터넷 회선 불량이나 모뎀 고장 같은 회선 망의 장애에도 작업을 계속 할 수 있도록 네트워크를 중복으로 셋팅 합니다.

이렇게 하면 랜선과 함께 네트워크 장비도 그에 비례하여 이중으로 설치하여야 하기 때문에 비용이 추가 됩니다. 하지만 소요되는 비용 대비 효과를 따져보면 그렇게 많은 비용은 아니라 할 수 있습니다.

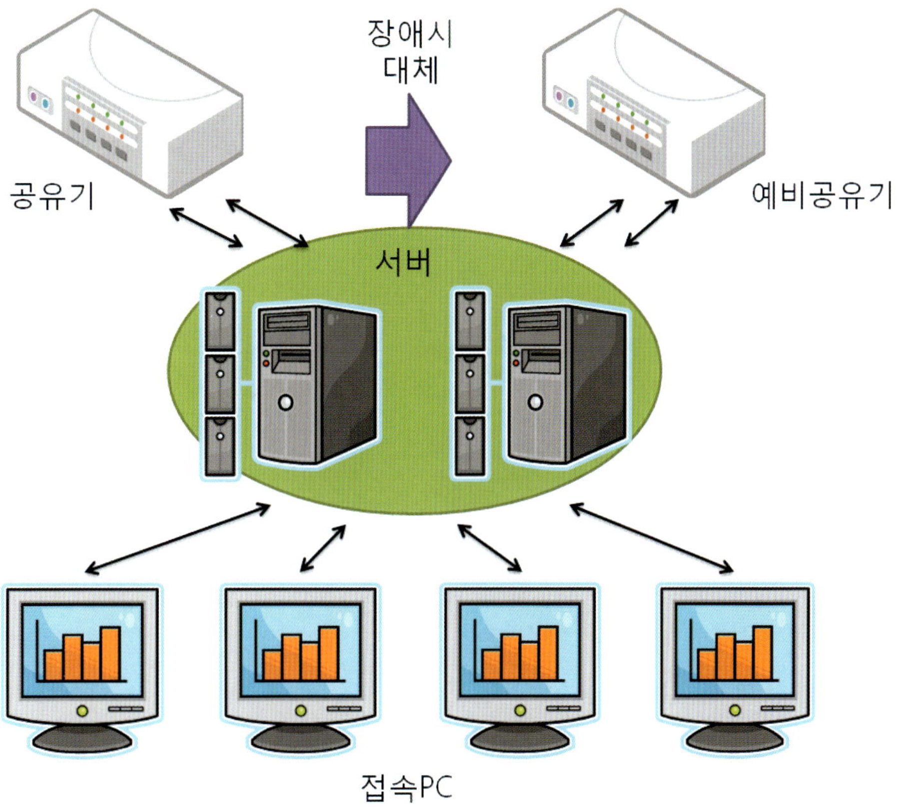


주공유기의 비상 상황을 대비하여 예비공유기를 구축하여 이중화한 상황

## 병원의 네트워크 이중화

병원에서 네트워크를 이중화하는 가장 좋은 방법은 병원에 인테리어 공사를 할 때 각 체어나 방으로 연결되는 랜선을 처음부터 2개씩 설치 하는 것입니다. 이후 각각의 랜선을 공유기나 허브에 연결해두고 외부 망을 각기 다른 회사의 회선으로 연결하면 됩니다. 이렇게 하면 의료보험 청구와 인터넷을 통한 외부 연결 까지 이중화 하여 운영되는 네트워크가 구성 됩니다. 굳이 외부 회선까지 이중화가 필요 없을 때에는 공유기까지만 연결을 해두고 하나만 외부 인터넷 망을 사용하면 됩니다. 이렇게 하면 공유기가 고장나더라도 다른 공유기로 대체하여 내부망을 사용할 수 있기 때문에 전자차트 사용 등에 있어 비상시 대체할 수 있는 수단이 됩니다. 또한 간혹 랜선이 끊어지거나 불량이 나더라도 두개의 랜선 중 다른 하나로 이를 대체할 수 있는 용도로도 사용할 수 있습니다.

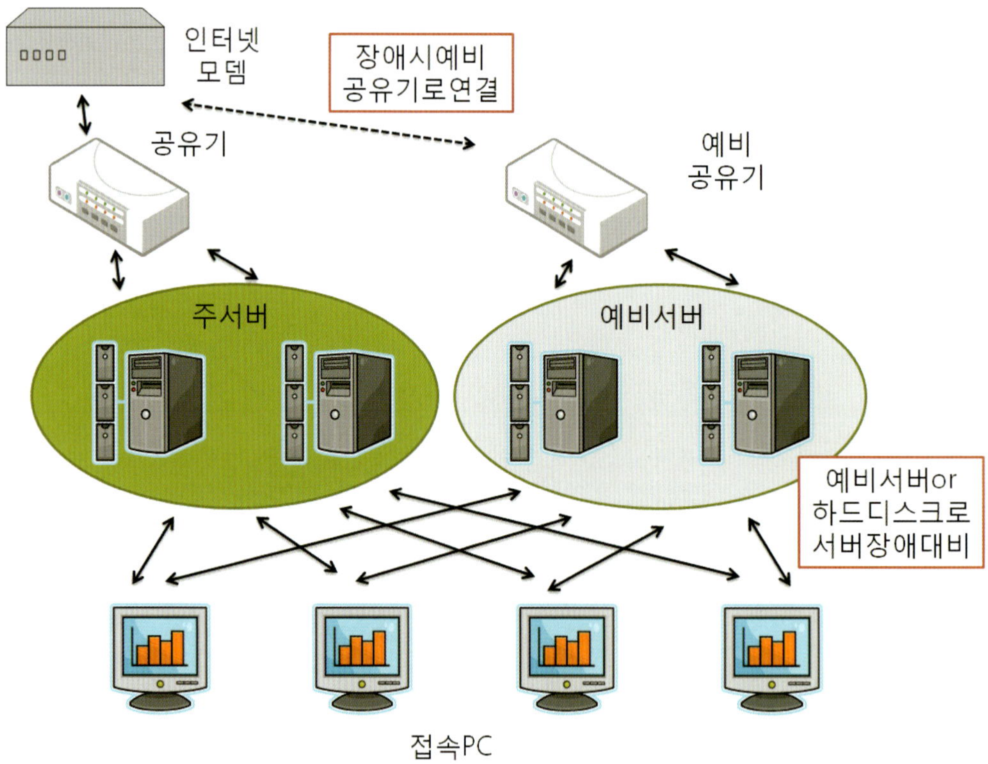


장애를 대비하여 네트워크와 서버를 이중화한 복합 모델

### 3) NAS 사용

NAS 란 Network Attached Storage 의 약자로서 네트워크에 독립된 파일 서버를 의미합니다. NAS 는 마치 독립된 컴퓨터의 저장 장치처럼 작동하기 때문에 안정적이고도 편리한 자료 공유 기능을 사용할 수 있습니다. NAS 를 보다 쉽게 설명하면 컴퓨터의 공유 기능을 사용해 본적이 있으실 겁니다. 메인 컴퓨터의 폴더나 드라이브를 공유로 설정해 놓으면 다른 컴퓨터에서 이 공유 폴더에 접근하여 각종 파일을 저장하고 사용할 수 있습니다. 하지만 이러한 컴퓨터의 공유기능은 메인 컴퓨터가 반드시 전원이 켜져 있어야 가능하다는 단점이 있습니다. 또한 공간이 다른 집이나 외부에서 이러한 공유 폴더에 접근하기도 쉽지 않습니다.

NAS 란 공유기능만을 하는 작은 컴퓨터와 같습니다. 공유기처럼 항시 켜져 있으며(설정을 통해 자동으로 On/Off 도 가능합니다.) 파일과 폴더별로 사용자를 설정하여 접근권한을 다양화 할 수도 있습니다. NAS는 네트워크에 연결하여 운영체제의 네트워크 공유 기능으로 연결하면 마치 각각의 컴퓨터에 별도의 내장된 드라이브처럼 사용할 수 있습니다. 더 이상 USB와 외장하드를 들고 이리저리 왔다갔다할 필요가 없는 것이지요. 외부에서 인터넷 주소를 입력하듯이 접근하여 어디서나 간편하게 파일을 이용할 수도 있습니다.

태블릿과 스마트 폰 용 프로그램을 지원하는 NAS 제품도 있습니다. 이를 이용하면 병원에 설치한 NAS 서버에 업로드 해둔 문서를 휴일 날 집에서 스마트폰으로 열어볼 수 있습니다. NAS는 자료의 통합과 공유를 쉽게 만들어 주는 장비입니다.

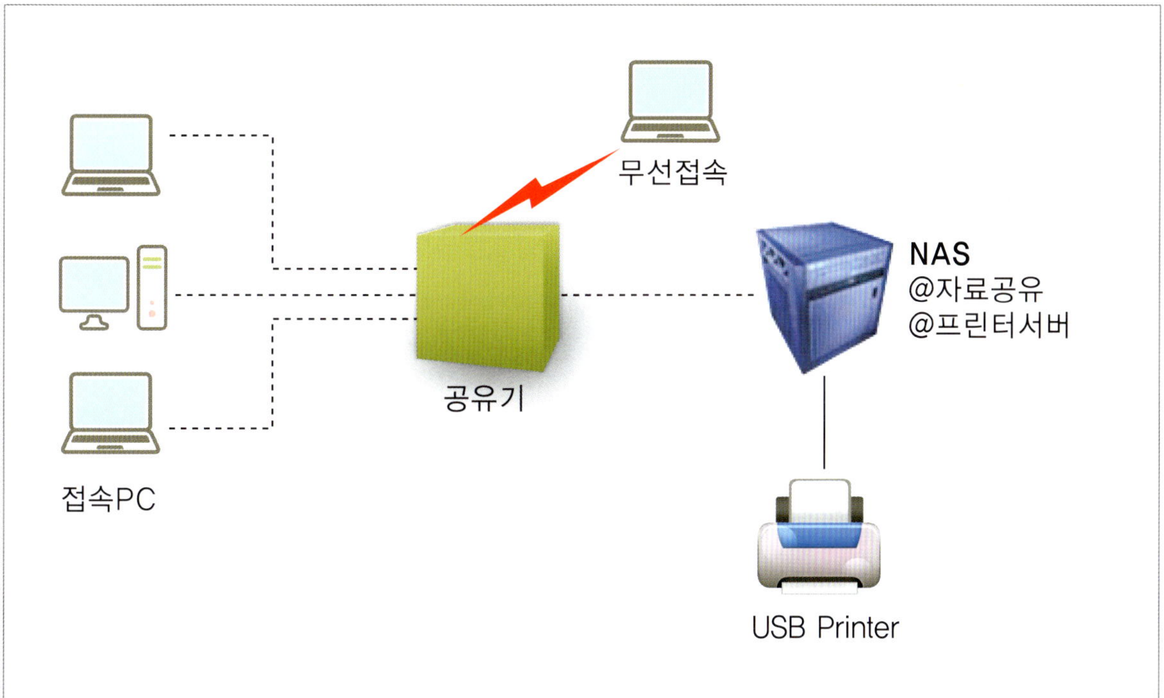


NAS의 설치 구상도

## NAS 활용

1) 우선 공유기나 서버 컴퓨터가 위치한 곳에 NAS 서버를 연결합니다.
2) NAS 에서 관리자 / 병원자료 / 상담 / 기타 등으로 용도에 맞게 폴더를 구성합니다.
3) NAS 에서 유저를 생성하고 용도별 폴더의 접근 권한을 설정합니다.
4) 기존 각 컴퓨터나 USB, 외장 하드 등에 들어가 있는 자료를 업로드 합니다.
5) 각 컴퓨터에서 NAS 의 주소를 통해 접근 한 뒤 네트워크 드라이브로 연결합니다.

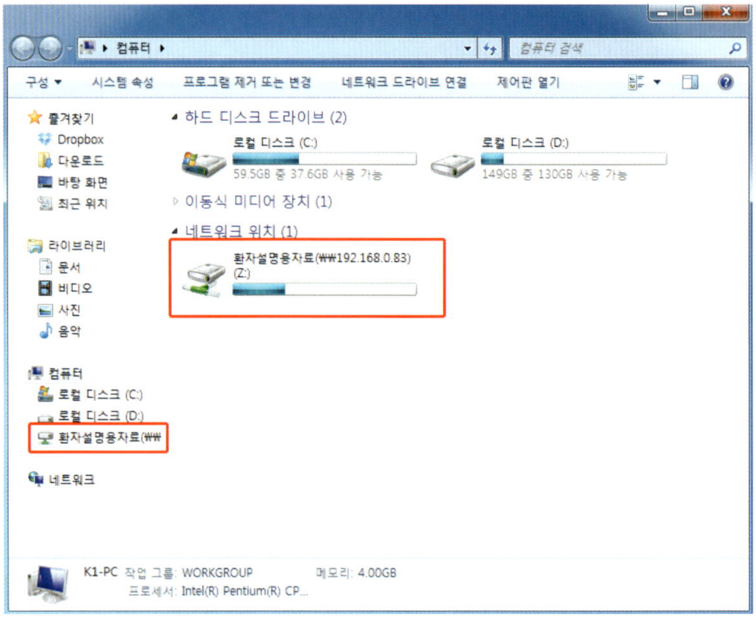

NAS 를 사용하여 네트워크 드라이브를 연결하여 사용 PC 의 Z: 드라이브로 연결된 모습

**병원의 문서, 사진, 자료 등의 공유 용도** – 병원의 내부적인 문서, 상담시 사용하는 사진과 자료들 등을 공유하여 사용할 수 있습니다.

**교육자료, 임상 정보의 저장 용도** – 각종 교육자료나 임상 정보 등의 내용도 통합하여 저장할 공간이 생겨 쉬워졌습니다.

**보험청구 서버 등의 백업 디스크 용도** – 별도의 백업 컴퓨터나 장치를 마련하지 않고도 훌륭한 역할을 수행합니다.

**각종 컴퓨터의 복구 디스크 저장** – 복구 디스크를 만들 때 마다 CD 를 낭비하고 보관 장소가 마땅치 않았는데 NAS 를 통해 통합 관리하니 편해졌습니다. 문제가 발생하면 USB 등에 복구 이미지를 복사하여 해결합니다.

**각종 컴퓨터의 드라이버, 소프트웨어의 저장 용도** – CD 나 외장하드를 들고 프로그램을 복사할 필요가 없어졌습니다. 컴퓨터를 다시 포맷해도 NAS 에 각 컴퓨터 별로 드라이버와 각종 소프트웨어를 저장해두었기 때문입니다.

### 4) 재해복구 시스템(Disaster Recovery system)

재해복구시스템이란 원격지에 동일한 정보 시스템을 이중적으로 구축함으로써, 천재지변이나 화재, 사고 등으로 장애가 나더라도 원격지 시스템을 통해 업무를 지속할 수 있도록 해 주는 것을 말합니다. 이 같은 재해의 원인은 지진, 홍수, 낙뢰 등의 천재지변과 시스템의 잘못된 조작, 하드웨어, 소프트웨어 장애, 정전 등 다양합니다.

재해복구시스템은 규모에 따라 즉시 복구가 가능한 것과 시간이 필요한 복구로 나뉘게 되는데 주로 즉시 복구를 의미합니다. 즉시 복구란 재해로 인한 장애가 발생했을 때 즉각적으로 대체 서버가 이를 대신하는 복구 시스템을 말합니다. 발달된 재해복구 시스템은 장애가 발생하면 대체 서버가 이를 감지하고 즉시 주 서버의 역할을 대신 수행합니다. 사용자는 서버에 장애가 발생했는지 조차 모르며 별도의 로그나 메시지를 통해 이를 통보받습니다. 즉시 복구 시스템을 구축하면 장애가 발생하더라도 아무런 피해 없이 이를 대체할 수 있으며 이후 오류가 발생한 서버를 다시 복구하여 재해 복구시스템을 다시 구축할 수 있습니다.

이러한 재해복구 시스템은 금융업, 통신업, 방송업 등 시스템의 장애가 발생했을 때 피해가 큰 업종에서 많이 사용되고 있으며 국내에서도 대형 병원을 중심으로 도입하고 있는 실정입니다. 하지만 이러한 재해복구 시스템은 구축을 하는데 초기 비용과 인력이 만만치 않게 소요된다는 점이 확산에 걸림돌이 되고 있습니다.

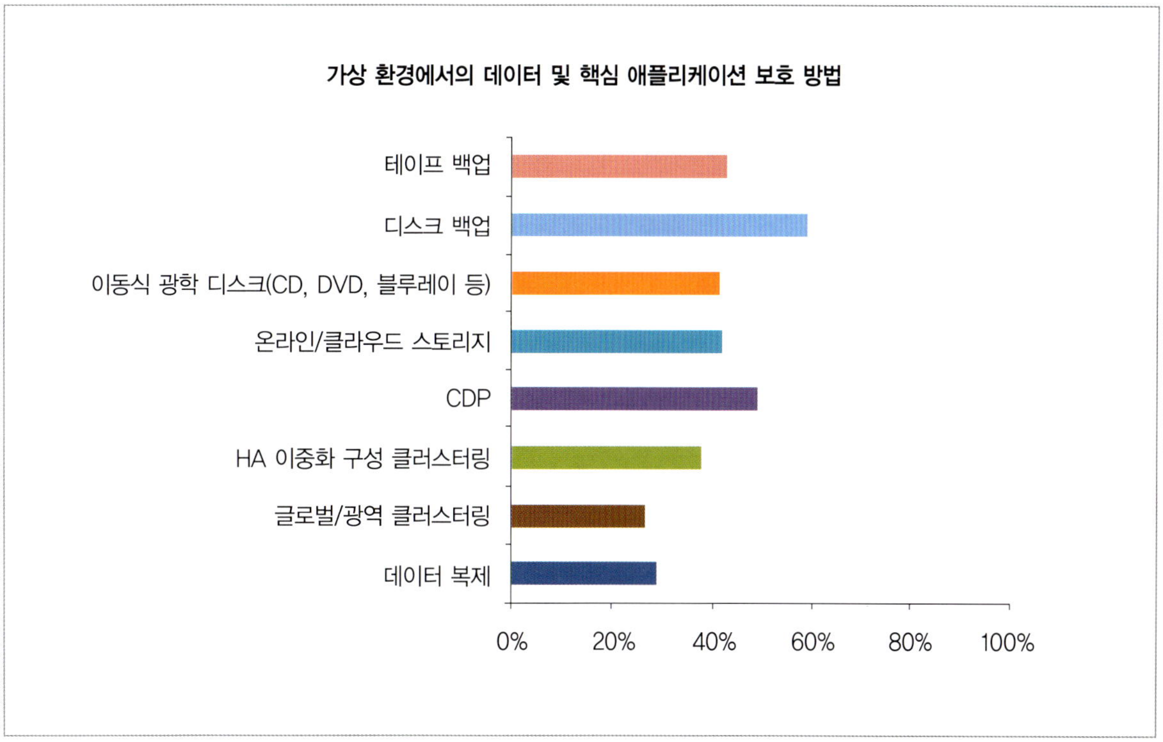


재해복구시스템의 데이터 및 핵심 애플리케이션 보호 방법

# 4. 병원의 정보 보호 및 관련 법률

치과를 포함한 모든 의료기관에서는 주민등록 번호, 질병 정보 등 중요한 개인정보를 수집, 처리하고 있습니다. 병원에 컴퓨터 등 각종 전산장비가 도입되고 이러한 개인정보가 디지털화 되어 이용하기 쉬워짐에 따라 정보의 유출도 따라서 증가하고 있습니다. 이러한 정보가 유출 될 경우 심각한 사생활 침해가 발생할 수 있기 때문에 정부에서는 개인정보 보호법 등으로 이를 보호하고 있습니다. (개인정보보호법 2011년3월29일 제정, 9월30일부터 시행)

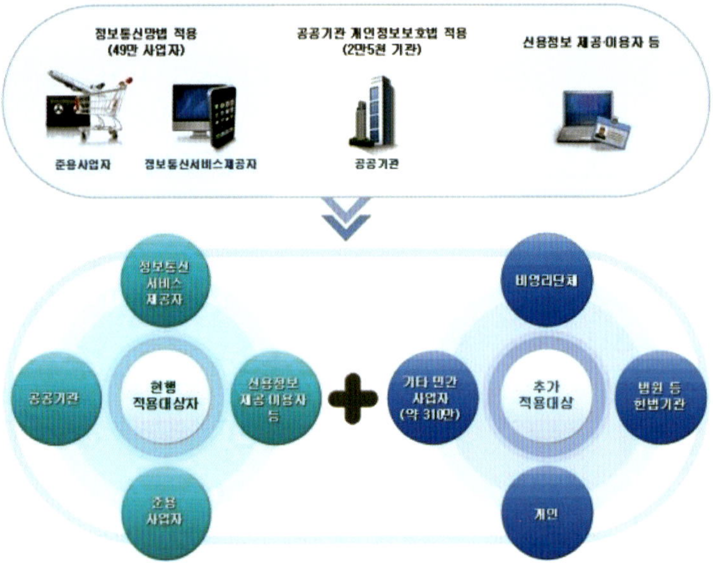


2011년 9월 30일부로 병원에도 개인정보 보호법이 적용대상이 되었다.

## 1) 의료기관의 개인정보 보호 주요내용

### (1) 진료정보는 의료법에 따라 수집하는 것이므로 환자의 동의 없이 가능

의료기관이 의료법령에 따라 진료 목적으로 수집하는 개인 정보는 환자의 동의 없이 수집, 이용 할 수 있습니다. 진료를 목적으로 이름, 주소, 주민등록번호를 수집 이용한다면 개인정보 수집 이용 동의서를 받을 필요가 없습니다. 전화번호의 경우 환자의 비상시 연락을 위해 동의 없이 받을 수 있으나 진료목적 범위를 벗어난 목적으로 이용해서는 안됩니다. 의료기관이 홍보나 홈페이지 관리 등을 위해 개인정보를 수집하는 경우 반드시 정보주체의 동의가 필요합니다.

Tip

## 모든 병원에서 환자의 개인정보 수집이용 동의서를 꼭 받아야 하나요?...

아닙니다. 이는 병원의 개인정보 수집이용 목적에 따라 결정됩니다.
의료법에서 허용하거나 요구하는 이외의 사항을 수집하는 경우에 정보주체의 동의가 필요합니다. 연락처의 경우 처방전 오류 등 위급한 상황 시 연락이나 진료와 직접적인 관련이 있는 경우(진료예약시간, 검사결과 통보 등)에 한하여 동의 없이 수집이용 가능합니다.
만약 병원소식, 건강정보, 백신접종 홍보 등 정보주체의 직접적인 진료와 관계없는 내용을 문자, 우편 등으로 보내고자 한다면 수집이용 동의를 받아야 합니다. 따라서, 만약 병원에서 환자에게 SMS나 우편 등을 통해 진료목적 외로 개인정보를 이용하지 않고, 오로지 법령에 따라 필요한 정보만 처리하신다면, 동의서를 징구할 필요가 없습니다.

## 네트워크 병원의 경우 A라는 지점에서 진료를 받은 후 다른 지점에서 진료를 받을 때 진료정보를 공유 받아 수집 · 이용할 수 있나요?

환자나 환자 보호자가 동의할 경우에만 가능합니다. 환자나 환자보호자의 동의 없이 일률적으로 타 의료기관의 진료기록 등을 공유하는 것은 의료법에 저촉될 수 있습니다. 의료법 제21조제3항에 따라 의료인은 다른 의료인으로부터 진료기록의 내용 확인이나 환자의 진료경과에 대한 소견 등을 송부할 것을 요청 받은 경우에는 해당 환자나 환자 보호자의 동의를 받아 송부하도록 하고 있으므로 A라는 지점에서 다른 지점으로 진료정보를 제공하기 위해서는 동의절차를 거쳐야 합니다.

## 홈페이지 상담코너에 질문을 하고 답변을 원할 경우, 성명과 이메일 주소를 입력하도록 하는데 이 경우에도 동의를 받아야 하는지?

홈페이지에서의 진료상담은 의료법상 진료행위가 아니므로 개인정보보호법 제15조에 따라 정보주체의 동의를 받아야 합니다. 또한 개인의 건강정보(병력 등)와 같은 민감한 정보를 수집할 경우에는 제23조에 따라 별도로 구분하여 동의를 받아야 합니다.

## "SMS, DM등 병원 원내, 홍보에 따른 개인정보 활용에 동의합니다"라고 한 줄로 압축해서 동의 받아도 되는지?

아닙니다. 이 경우는 법률을 준수한 것이라고 볼 수 없습니다. 개인정보 수집이용 동의를 받을 때에는 반드시 아래의 내용을 알리고 동의를 받아야 합니다.
1. 개인정보의 수집 · 이용 목적 / 2. 수집하려는 개인정보의 항목 / 3. 개인정보의 보유 및 이용 기간 / 4. 동의를 거부할 권리가 있다는 사실 및 동의 거부에 따른 불이익이 있는 경우에는 그 불이익의 내용

**(2) 진료정보는 제 3자에게 제공할 수 없음(의료법에 명시된 경우 제외)**

진료 정보는 제 3자에게 이익을 위해 개인 정보를 위해  제공할 수 없습니다. 홍보나 판매 권유의 목적으로 개인정보를 위탁할 때에는 정보주체에게 서면 등의 방법으로 위탁사실을 알려야 합니다.(정보주체에 직접 알릴 수 없는 경우 홈페이지나 사업장에 30일 이상 게시) 개인정보 업무를 위탁시 수탁자에 대한 관리감독을 철저히 하여야 합니다. 수탁자가 개인정보를 처리하는 과정에서 정보보호법을 위반하여 발생한 책임은 위탁자에게 있습니다.

- 상시 근무 인원이 5인 이상인 의료기관은 개인정보보호 책임자의 지정, 안전성 확보에 필요한 조치사항 등을 담은 내부관리 계획을 수립하여야 한다.
- 개인정보 처리시스템이나 웹서비스를 이용해서 개인정보를 관리하는 의료기관은 방화벽 또는 침입방지 시스템(IPS)을 설치해야 합니다.
- 개인정보 취급자의 실수 또는 해커의 공격으로 개인 정보가 유출되더라도 주요내용을 확인할 수 없도록 암호화 해야 합니다. (주민번호, 비밀 번호 등)

...Tip

### 소규모 의원에서도 의료기록 서류 보관시 별도의 보관시설이나 잠금장치 설치 등 물리적 조치를 반드시 취해야 하는지?

개인정보 보호법 제29조 및 시행령 제30조제1항제6호에 따라 개인정보의 안전한 보관을 위해 보관시설을 마련하거나 잠금장치를 설치해야 합니다.

일과 중 수시로 사용하는 의료기록은 잠금장치를 열어둔 채 업무공간에서 쓸 수 있으나, 일과 후 등 이를 보관하는 경우에는 물리적 보호조치를 취해야 합니다.

차트장에 잠금장치를 설치한 병원

### 20병상 미만의 소규모 의원을 개설하려고 하는데 DB 암호화, 전송보안(메일암호) 등의 작업이 필요한지?

네. 필요합니다. 개인정보보호법 제29조에 따라 개인정보처리자는 개인정보가 분실, 도난, 유출, 변조 또는 훼손되지 아니하도록 내부 관리계획 수립, 접속기록 보관 등 안전성확보에 필요한 기술적, 관리적, 및 물리적 조치를 취해야 합니다. 이러한 조치에는 개인정보를 안전하게 저장/전송할 수 있는 암호화 기술의 적용 또는 이에 상응하는 조치, 보안프로그램의 설치 등이 포함되어있습니다. (개인정보보호법 시행령 제30조)

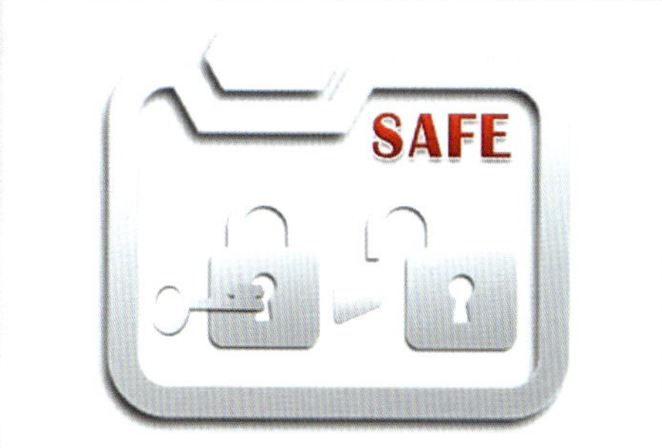


병원에서 개인정보를 DB로 저장할 때에는
이를 암호화하여 처리하여야 한다.

### 동의서 원본 보관이 어려운데 스캔하여 파일로 관리해도 되는지?

동의서를 스캔파일 등을 통하여 보관할 수 있는지 여부에 대하여도 별도의 규정은 없으나 동의서 원본과 동일성이 완벽하게 유지된다고 가정할 경우에는 영상스캔을 통해 전자파일로 보관할 수 있습니다. 단, 원본과 완전히 동일한 효력을 가지기 위해서는 전자문서 및 전자거래 기본법에 정한 바에 따라야 합니다.

### 네트워크 병원이 각 지점별로 각각 별도의 웹사이트를 구축하고 있으나 전체적인 웹사이트 관리, 회원관리, 게시판(상담예약) 관리 등 DB는 통합 관리되어 서울 본점 마케팅 담당자가 관리한다면 법적으로 문제가 되는지?

네트워크 병원들은 같은 개인정보처리자가 아닌 별개의 개인정보처리자이므로 법 제31조에 따라 각각의 개인정보보호 책임자를 지정해야 합니다. 이를 위반시에는 1천만원 이하의 과태료가 부과될 수 있습니다. 또한 네트워크 병원의 웹사이트 회원정보는 의료법에 따른 진료정보로 볼 수 없으므로 동의를 받아 수집하여야 하며, 회원정보 공유를 위해서는 제3자 제공에 대한 동의도 필요합니다.

...Tip

**(3) 진료정보 보유기간은 최소 10년이며, 필요하다면 연장할 수 있음**

의료법에 따라 수집되고 보관하도록 명시된 의료정보에 대해서는 보관기간 동안 정보주체가 삭제를 요구할 수 없으며, 임의로 수정할 수 없습니다. 진료 정보의 파기시에는 전자적 파일은 복원이 불가능한 방법으로 영구 삭제하고, 종이 등 기록 매체는 파쇄 또는 소각하여야 합니다.

| 진료기록의 보존기간 | |
|---|---|
| 1. 환자 명부 : 5년 | 2. 진료기록부 : 10년 |
| 3. 처방전 : 2년 | 4. 수술기록 : 10년 |
| 5. 검사소견기록 : 5년 | 6. 방사선사진 및 그 소견서 : 5년 |
| 7. 간호기록부 : 5년 | 8. 조산기록부: 5년 |

## A와 B가 공동 개원을 하다가 A가 독립해 나갈 경우, 병원 전체 환자의 진료정보를 복사해 갈 수 있는지? (혹은 A의 환자 정보만 복사해 나가도 되는지?) ...Tip

공동 개설자라 하더라도 독립하여 별도의 의료기관을 개설하였다면 동일한 개인정보처리자로 볼 수 없으므로 진료정보를 임의로 복사할 수 없습니다.

- 의료법 시행규칙 제15조에 의하면 의료기관의 개설자 또는 관리자는 진료에 관한 기록을 보존하도록 규정하고 있습니다. 따라서, 비록 기존 의료기관의 공동개설자 중 한 명이 별도로 의료기관을 개설하여 분리하고 진료의 연속성 유지, 기존 의료기관의 개설자로서의 지위, 그간의 진료관행에 따라 자신이 진료한 환자의 진료기록을 별도로 보관할 필요성을 감안하더라도 환자의 동의 없이 공동개설 기간 중의 진료기록 등을 복사하여 외부로 반출할 수 없을 것입니다
- 환자의 진료를 위하여 필요한 경우에는 의료법 제21조제3항에 따라 의료기관에 보관중인 진료기록의 내용 확인을 요청할 수 있으며 의료기관은 환자나 보호자의 동의를 받아 제공할 수 있습니다.

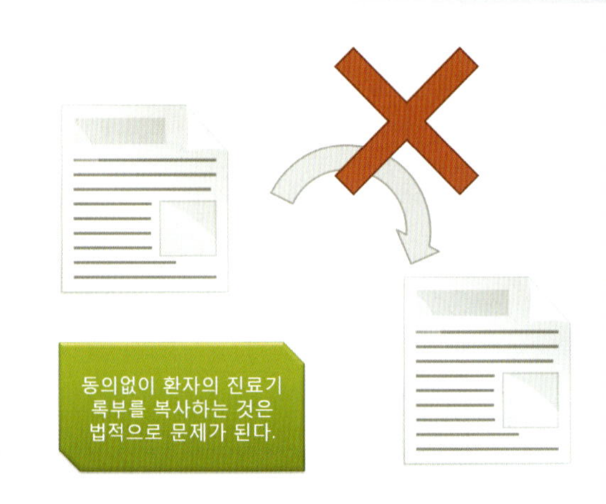
동의없이 환자의 진료기록부를 복사하는 것은 법적으로 문제가 된다.

예전에는 공동 개원 후 독립을 하면 차트를 복사해 나갔다.

**(4) 대기실 CCTV는 CCTV 설치 안내판을 설치하도록 하고 진료실에 설치하고자 할 때에는 환자의 동의가 필요**

CCTV 는 개인정보보호법에서 정하는 사유에 해당하는 경우에만 공개된 장소에 설치, 운영할 수 있습니다. 목욕실, 화장실, 탈의실 등 개인의 사생활을 현저히 침해할 우려가 있는 장소에는 CCTV 를 설치, 운영할 수 없습니다. 병원의 경우 병원 대기실, 접수대, 휴게실, 주차장 등이 공개된 장소에 해당한다고 볼 수 있습니다. 설치된 CCTV 에는 정보주체가 알아보기 쉬운 장소에 아래 사항을 기재한 안내판을 설치하여야 합니다.

| 안내판에 기재하여야 할 사항 |
|---|
| 1. 설치 목적 및 장소 |
| 2. 촬영 범위 및 시간 |
| 3. 관리책임자의 성명(직책) 및 연락처 |
| 4. (공공기관인 의료기관의 경우) 위탁받는 자의 명칭 및 연락처 |

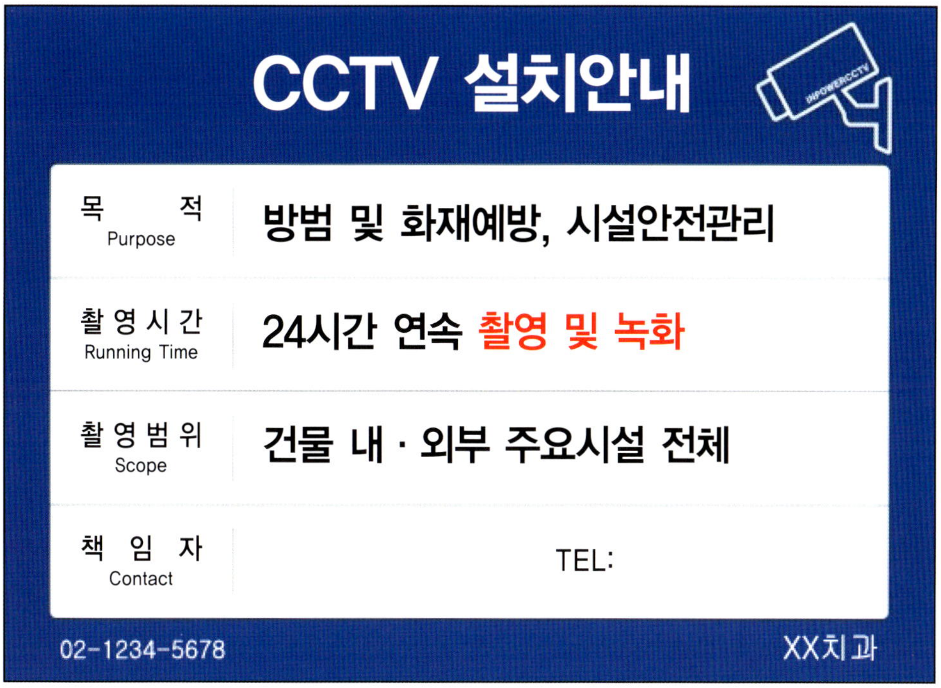


CCTV를 운용한다면 안내판을 필수로 설치하여야 한다.

진료를 목적으로 하여 특정인만 출입이 가능한 진료실, 수술실, 처치실, 상담실, 입원실 등에 열상정보처리기기를 설치하여 환자들의 영상정보를 수집하려면 정보주체에게 영상정보 수집에 대한 동의를 받아야 합니다. 영상정보 수집의 목적, 보유기간 등을 알리고 동의를 받아야 하며 반드시 수집한 목적대로만 사용하여야 합니다. 또한 영상정보처리기기를 통한 녹음은 금지됩니다.

...Tip

**치과 진료실은 목욕실, 화장실과는 달리 신체부위 노출 등 개인의 사생할 침해 가능성이 없다고 보는데 진료실내 CCTV 설치가 가능한지?**

특정 환자와 의료인에 한하여 출입할 수 있는 병원 진료실은 비공개 장소로서 법 제15조제1항제1호에 따라 정보주체의 동의를 받아 개인정보(영상)를 수집할 수 있으며 그 수집 목적의 범위에서 한하여 이용할 수 있습니다.

## 5. 보안의 기술적 요소

병원의 출입구에 잠금 장치가 없다면 어떻게 될까요? 잠금 장치가 있는데 메모지로 비밀번호를 적어 두는 행위는요? 이런 경우는 없겠지만 컴퓨터를 사용하는데 있어 이러한 경우는 쉽게 발견할 수 있습니다. 운영체제의 비밀번호를 설정하지 않는다던가, 모니터 옆에 OS 비밀번호 등 각종 암호를 부착해 두는 일은 많습니다. 해킹은 전문적이고 어려운 일이라 생각하여 본인과는 무관한 일이라 여기는 경우가 대부분이지만 실제로 컴퓨터 사용자가 알지도 못하는 사이 정보가 새어나가는 경우가 많습니다. 이를 대비하기 위하여 각종 비밀번호를 설정하고 보안에 주의를 기울이는 것이 좋습니다.

### 1) 비밀번호 설정

모든 컴퓨터의 운영체제에는 비밀번호를 설정해야 합니다.  전원만 켜면 로그인 하게 설정한 컴퓨터는 출입문이 없는 것과 같습니다. 또한 보험 청구나 전자차트 프로그램을 위해 직원의 권한 별로 ID 를 생성하여 비밀번호를 설정해야 합니다. 이렇게 하면 자료 입력자를 구별할 수 있고 경영 자료 등 민감한 자료에 대한 보안을 유지할 수 있습니다.

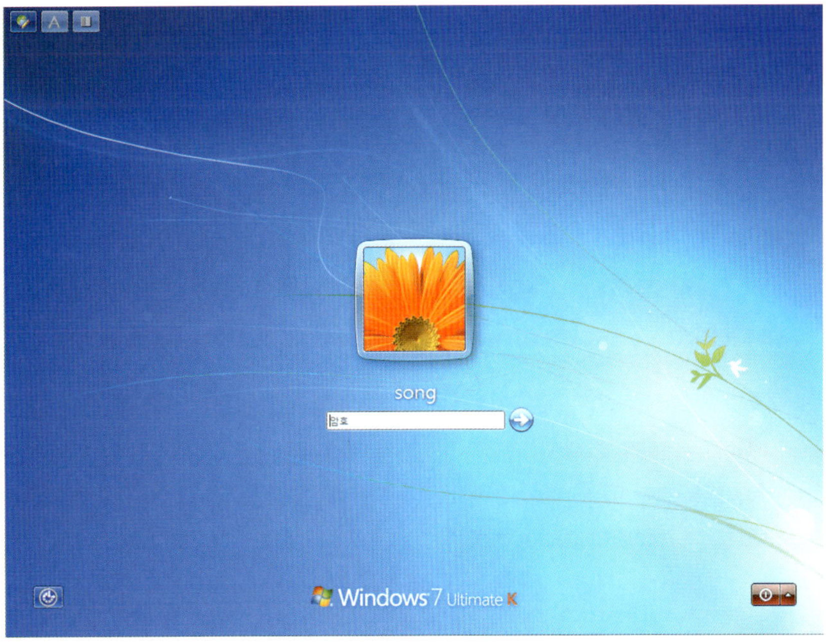


로그인 암호를 설정하지 않는 것은 문을 활짝 열어 두는 것과 같다.

## 비밀번호 생성 팁

...Tip

- 비밀번호는 최소 8~10자 이상의 길이로 만들어라
- 숫자와 문자, 특수문자 등 최소 3가지 이상이 조합된 패스워드를 만들어라
- 전화번호, 생일, 주민번호 등 개인 정보 사용을 피하라
- 반복되는 문자나 사전에 있는 단어는 피하라
- 중요한 모든 사이트마다 서로 다른 별도의 패스워드를 사용해야 한다.
- 패스워드는 주기적으로 변경해야 한다.

– 출처 안랩

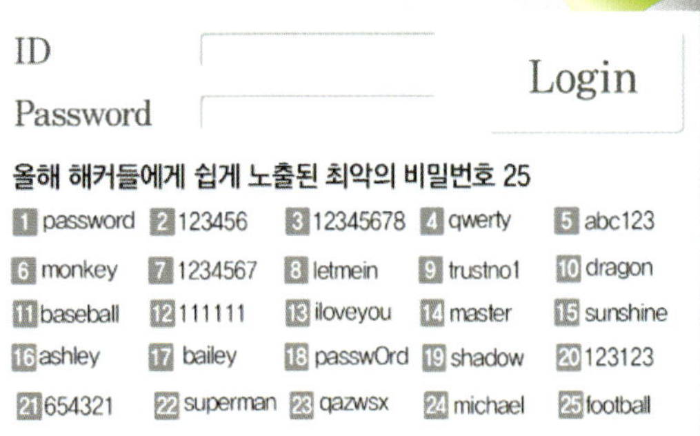


최악의 비밀번호 25 (2011년 미국 AOL 사 선정)

### 2) 보안 패치와 업데이트

모든 운영체제나 프로그램은 출시될 때부터 완벽할 수 없기 때문에 지속적인 패치가 이루어 집니다. 운영체제의 보안상 허점이 발견되어 적절히 보안 패치를 받지 않으면 해커에 의해 공격 당하거나 악성 코드에 감염되기 쉽습니다. 이러한 패치는 윈도우 제어판에 있는 '윈도우 자동 업데이트' 기능을 사용하시면 최신 업데이트가 자동으로 적용되므로 매우 편리합니다.

서버 컴퓨터는 운영체제 외 에도 신경 쓸 일이 많습니다. 데이타베이스 서버인 SQL DB 를 사용하신다면 버전에 맞는 서비스팩이나 패치를 설치하여 보안을 유지하셔야 합니다. 백신에 대한 업데이트 또한 자동 설정을 통해 주기적으로 하는 것이 좋습니다.

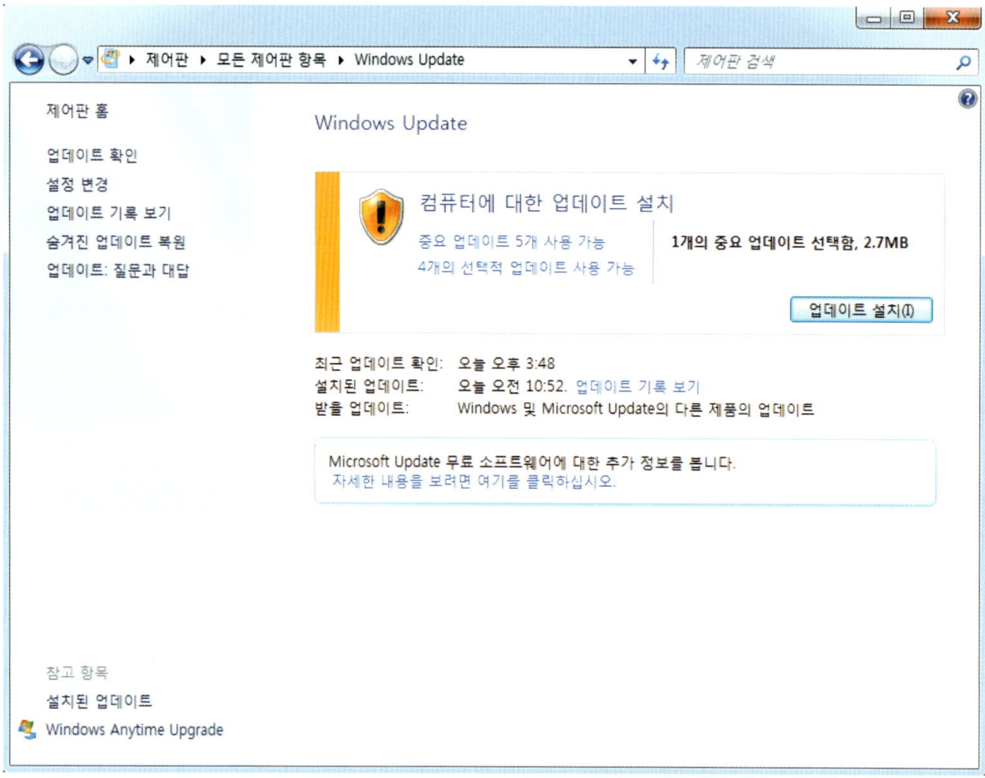

윈도우 업데이트는 주기적으로 받는 것이 좋다.

### 3) 무선 네트워크 보안

무선랜은 전파만 닿으면 접속이 가능하기 때문에 상대적으로 보안에 취약합니다. 예를 들어 회사 건물 자체 내에 외부인이 함부로 들어오지 못하는 환경이라도 건물 외부에서 전파를 수신하여 얼마든지 접속할 수 있기 때문입니다. 최근에 나온 무선 인터넷 공유기는 설치 장소로부터 10 m 떨어진 곳에서도 접속할 수 있을 정도로 강력합니다. 무선 신호는 아파트의 경우 옆집은 기본이고 위층과 아래 2 개 층에서도 접속이 가능합니다.

따라서 별다른 인증이나 보안 없이 무선랜이 개방되어 있다면 해킹툴을 사용하여 엿볼 수 있고 바이러스나 악성코드를 퍼트릴 수도 있습니다. 또한 아무도 모르게 무선 공유기에 연결하여 컴퓨터의 파일을 살펴볼 수 있고, 복사해 갈 수도 있습니다.

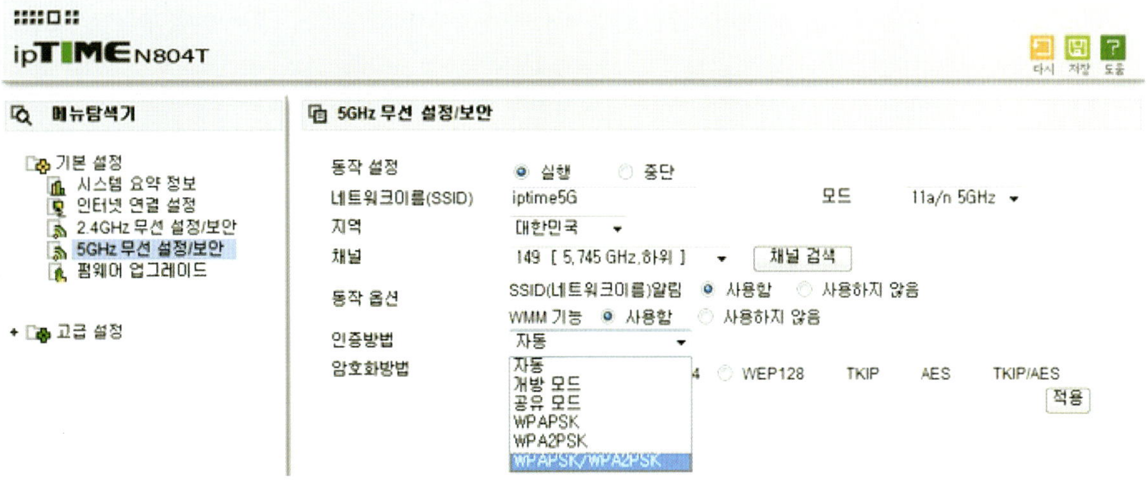


공유기 관리자 모드에서 무선 인터넷의 보안을 설정하는 화면

## 무선 네트워크의 암호화 방법

(1) WEP 암호 설정

기본적으로 무선랜은 WEP 라는 방식으로 보안을 강화할 수 있습니다. AP나 무선공유기의 WEP 암호를 설정하면 이후 무선랜에 접속하는 사용자는 이 암호를 입력해야 무선랜을 사용할 수 있습니다. 하지만 WEP 방식은 암호가 너무나 쉽게 해독되기 때문에 보안 설정을 하신다면 WPA 방식을 사용하시는 것이 좋습니다.

(2) WPA 암호 설정

WEP 보다 개선된 암호화 방식으로 기존의 고정 암호 방식을 개선한 기술 입니다. WPA 방식보다 WPA2 방식이 보다 개선된 것이며 무선 네트워크에 접속 할 때 키 값이 자동으로 바뀌는 방식을 사용합니다. 이 방식을 사용하시면 무선 네트워크 상에서 데이터를 주고 받을 때 모든 자료를 암호화 하여 전송하게 됩니다.

(3) SSID 숨김

공유기에서 SSID 를 숨김 설정 하시면 일반적으로 볼 수 있는 무선네트워크 목록에서 SSID 를 숨김으로써 보안을 강화하실 수 있습니다.

## 4) 공용 ID 와 비밀번호

병원에는 사업장 이름으로 된 인증서와 각종 사이트의 ID 가 많이 있습니다. 원장님들의 경우 병원 인증서와 개인용 인증서를 따로 관리하며 웹사이트에도 이를 따로 개설합니다. 자주 들어가는 사이트라면 그럴 일이 없지만 그렇지 않은 경우 ID 와 비밀번호를 찾지 못해 시간을 허비하는 경우가 많을 것입니다. 답답하기는 직원들도 마찬가지입니다. 원장님이 ID 와 비밀번호를 모두 공개하는 것도 아니고 필요할 때 마다 이를 물어보고 참고해야 합니다. 이러한 이유로 직원들은 한번 묻고는 이를 메모지에 적어둡니다. 어느새 ID 와 비밀번호는 모든 직원이 아는 내용이 되었습니다. 보안이 무너지는 것은 순식간입니다.

병원과 같은 사업장의 경우 병원에서 사용하는 병원용 아이디와 특별한 경우에 사용하는 아이디를 구분하여 중요도에 따라 관리를 하는 것이 좋습니다. 또한 중요도에 따라 관리 담당자가 교체되면 비밀번호를 변경해 주는 것이 필요합니다.

| 등급 종류 | 권한 | 관리방법 |
|---|---|---|
| 병원용 공용 ID | 병원의 모든 스텝 | 매년 말 비밀번호 일괄 변경 |
| 의료보험청구 사이트<br>병원 인증서 | 의료보험 담당자 | 담당자 교체시 마다 변경 |
| 병원 은행 계좌<br>은행 인증서 | 계좌 담당자 | 담당자 교체시 마다 변경 |
| 개인 ID | 개인 외 공유 금지 | 필요시 변경 |

## 5) 의료보험, 보험청구 프로그램에 관리자 비밀번호

의료보험이나 보험청구 소프트웨어는 기본적으로 관리자 ID 가 부여됩니다. 하지만 대부분의 병원에서는 이 관리자의 비밀번호를 설정해두지 않고 있습니다. 내부적으로 직원들만 사용하는 용도이기 때문에 문제가 안될 수도 있지만 깊게 생각해보면 그렇지 않습니다. 만약 무선 공유기가 설치되어 있고 관리자 비밀번호가 설정되어 있지 않다면 아무나 노트북에 의료보험 프로그램을 설치한 뒤 병원 근처로가 서버에 접속할 수도 있습니다. 병원의 민감한 정보가 무방비로 노출될 수도 있기 때문에 관리자의 비밀번호는 반드시 설정하는 것이 좋습니다.

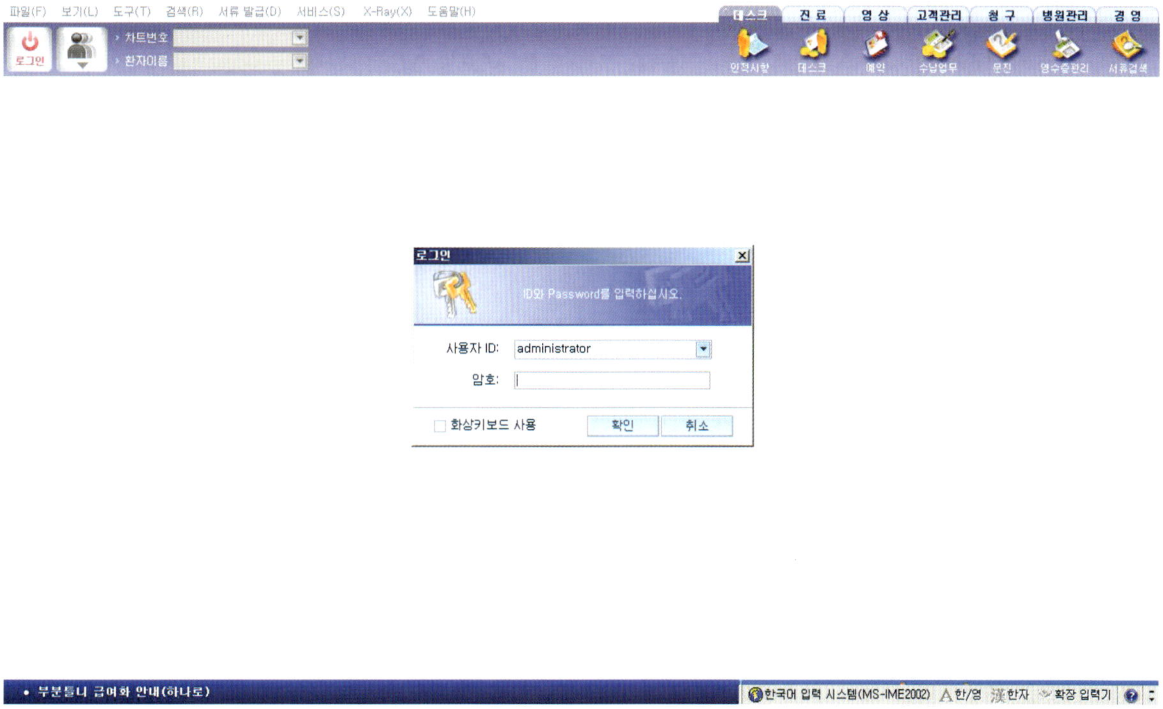


관리자 비밀번호는 꼭 설정하자.

## 6) 효과적인 아이디, 비밀번호 관리법

아이디는 모든 사이트에서 다르게 사용하는 것이 좋지만 너무나 번거롭고 쉽게 잊어 버립니다. 또한 비밀번호는 모든 사이트마다 다르게 만드는 것이 좋습니다. 하지만 기억하기 어렵고 관리가 되지 않습니다. 엑셀 등의 파일에 각종 ID 와 비밀번호를 저장해 두면 관리가 편합니다. 하지만 파일이 공유되기 쉽고 바이러스나 해킹 등으로 유출시 큰 피해를 입을 수 있습니다. 따라서 엑셀로 아이디를 관리하신다면 문서를 열람하기 위한 보안 패스워드를 추가로 걸어두시는 것이 좋습니다. ID 나 비밀번호를 관리하기 위한 한 방법으로 아래의 경우를 참고하시기 바랍니다.

1) 병원 공유 용도, 인터넷 뱅킹, 개인용도로 나누어 ID 를 만듭니다. ID 는 중복되지 않게 유일하게 사용할 수 있는 것이 좋으며 아이디에 생년월일, 주민번호, 전화 번호 등은 사용하지 않는 것이 좋습니다.
2) 각각의 용도별 패스코드를 만듭니다. 4자리 정도가 적당하며 대문자, 소문자, 숫자, 특수문자를 섞어 만듭니다. 예) P12#, Pa$$, 123P! 등
3) 패스코드 뒤에 사이트 이름을 붙입니다. (한글이나 영어로 통일하여 붙이면 좋습니다.)
   예) naver 또는 spdlqj(네이버)

4) 최종적으로 다음과 같은 형식의 암호가 만들어 집니다. P12#naver, Pa$$spdlqj

5) 주기적으로 암호를 변경할 때에는 패스코드만을 변경하여 용도별 등록 아이디를 모두 바꿉니다.

| 소유자 | 사이트 | 최종변경일 | 아이디 | 비밀번호 |
|---|---|---|---|---|
| 홍길동 | 네이버 | 2013-07-01 | mhos99 | quddnjs!234spdlqj |
| 홍길동 | 다음 | 2013-07-01 | mhos99 | quddnjs!234ekdma |
| 홍길동 | 네이트 | 2013-07-01 | mhos99 | quddnjs!234spdlxm |
| 홍길동 | 구글 | 2013-07-01 | mhos99 | quddnjs!234rnrmf |
| 홍길동 | 드림위즈 | 2013-07-01 | mhos99 | quddnjs!234emfladnlwm |
| 홍길동 | 카카오톡 | 2013-07-01 | mhos99@naver.com | quddnjs!234zkzkdhxhr |
| 홍길동 | 페이스북 | 2013-07-01 | mhos99@naver.com | quddnjs!234vpdltmqnr |
| M병원 | 보험청구 | 2013-01-01 | mhospital99 | qlalf!234qhgja |
| M병원 | 보험청구인증서 | 2013-01-01 | 없음 | qlalf!234 |

ID와 비밀번호를 관리하는 문서가 있으면 편리하지만 유출시 더 큰 문제가 될 수 있다.

# 부록

Chapter 08

# 부록

## 1. 바이오스

바이오스란 컴퓨터가 부팅 되기 전 (운영체제가 구동하기 전) 기본적인 하드웨어 정보를 가지고 있는 프로그램입니다. PC 에 전원을 켜면 가장 먼저 구동되며 검은색 바탕에 흰색 글씨로 각종 정보를 출력하는 것이 바로 이 프로그램에 정체입니다.

바이오스는 전원이 켜지면 구동되어 각종 하드웨어 장치의 동작 여부를 확인 하고 하드디스크나 CD 롬에 접근하여 그곳에 저장된 운영체제로의 부팅을 시작하도록 하는 역할을 합니다. 또한 그래픽 카드나 사운드 카드, 랜카드 등의 보조 장비를 설정할 수 있습니다.

가장 많은 메인보드 제조사에서 사용되는 아미 바이오스 화면입니다. 바이오스의 CMOS 셋팅 화면으로 들어가려면 제조사마다 약간씩 차이가 있으나 대개 부팅 시작지점에서 "Delete" 또는 "F2" 키를 누르면 됩니다.

Standard CMOS Setup : 바이오스상의 날짜와 시간 연결된 주변장치 등에 대한 정보를 확인할 수 있는 기본 메뉴입니다.

Advance Setup : 주변장치, 하드디스크나 ODD 의 부팅 순서 등을 변경할 수 있는 메뉴입니다.

Advance Chipset Setup : 램타이밍 등을 매뉴얼 모드로 조정할 수 있는 메뉴입니다.

Integrated Peripherals : IDE, SATA, LAN 등 주변장치와 관련된 설정을 하는 메뉴입니다.

Power Management Setup : 절전, 전원 관련 설정을 할 수 있는 메뉴입니다.

PCI/PnP setup : PCI 나 플러그앤플레이 장치의 설정을 하는 메뉴입니다.

PC Health Status : CPU나 메인보드의 온도관리를 하는 메뉴입니다.

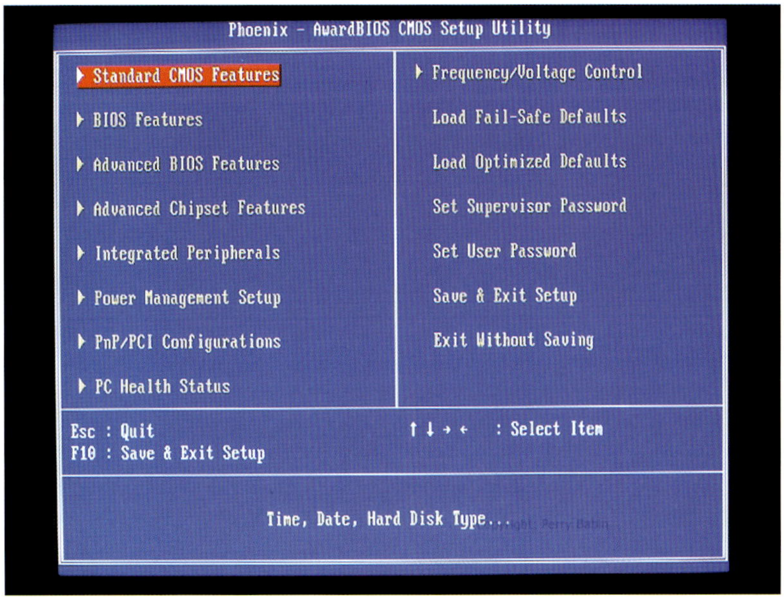


Frequency/Voltage control : 전압관리를 설정하며 오버클럭시 조절하는 메뉴입니다.

Load Default Setting : CMOS 셋팅을 초기값으로 복구합니다.

Supervisor Password : 부팅시 암호를 입력하도록 설정합니다.(필요 없다면 공백입력)

User Password: CMOS 진입에 필요한 암호를 설정합니다.

Save & Exit Setup : 변경된 설정을 저장하고 CMOS 를 종료합니다.

Exit Without Saving : 변경된 설정을 저장하지 않고 CMOS 를 종료합니다.

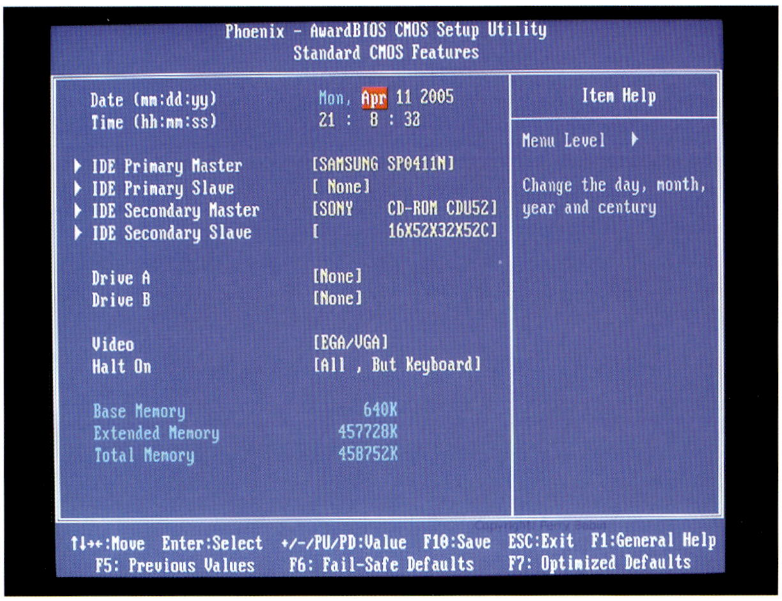

Standard CMOS Setup : 컴퓨터 메인보드의 날짜, 시간을 설정할 수 있습니다. 또한 연결된 HDD 등의 장비가 자동으로 감지되어 나타납니다.

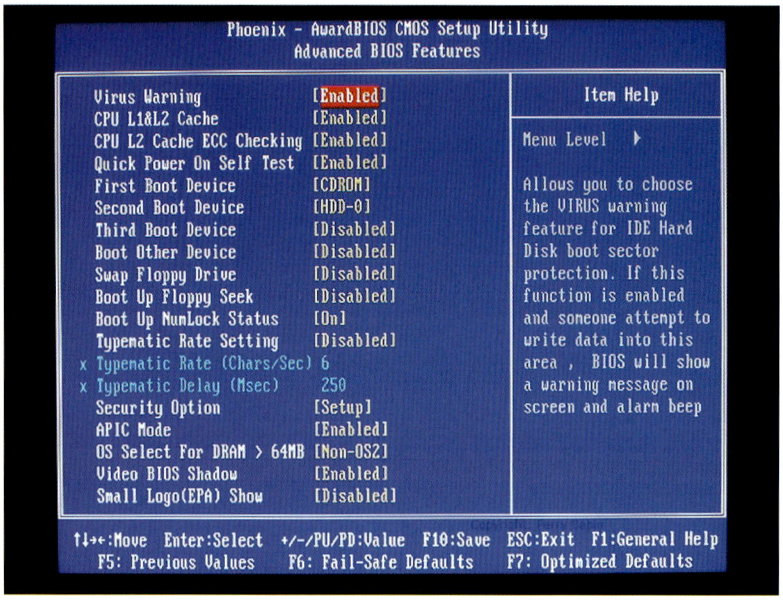


Advance Setup : 주로 부팅순서를 바꾸기 위해 사용하는 메뉴입니다. 1st Boot Device 항목부터 부팅을 시도하게 되며 부트섹터를 발견하지 못하면 다음 항목으로 넘어갑니다. 만약 CD 롬 부팅을 설정하신다면 1St Device 에 CD 장치를 2st Device 에 HDD 장치 순으로 배치해야 합니다.

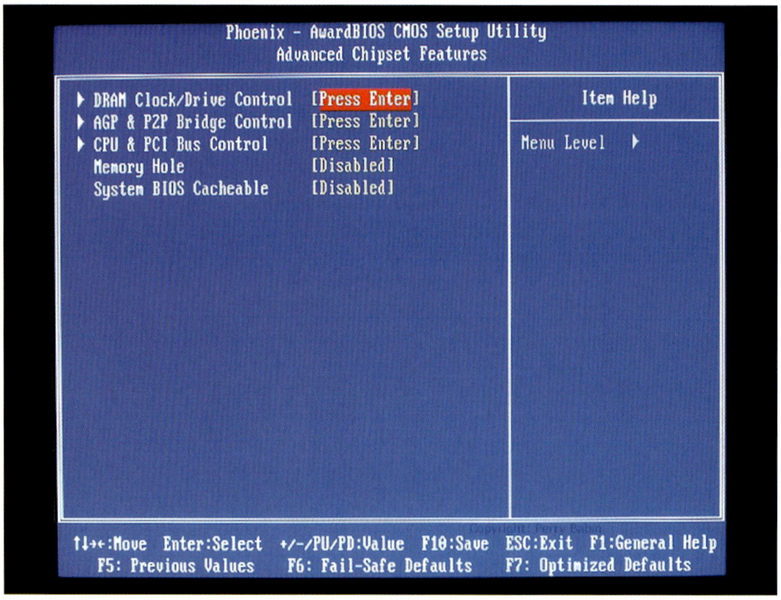

Advance Chipset Setup : 오버클럭시 램타이밍 등을 조정할 수 있는 메뉴입니다.

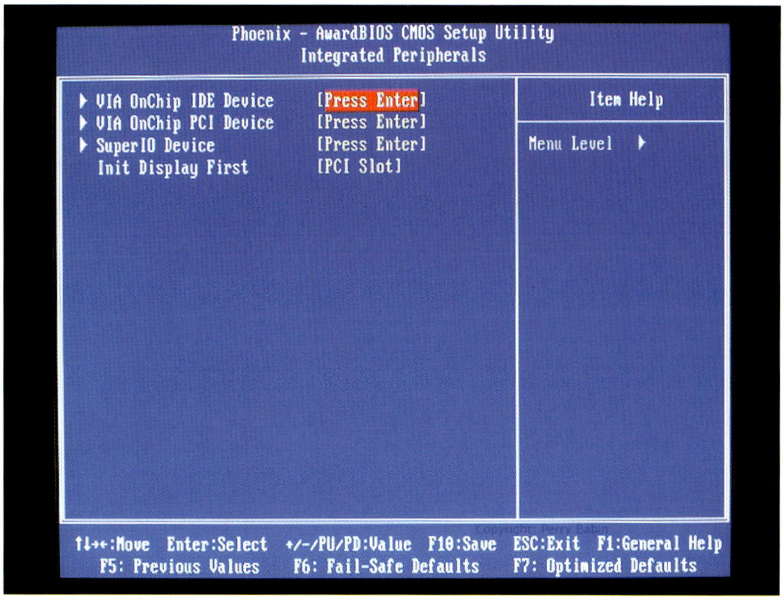


Integrated Peripherals : IDE, SATA, AUDIO, LAN 등의 주변장치의 사용을 켜고 끌 수 있습니다. SATA 모드의 경우 윈도우 비스타 이상을 사용한다면 AHCI 모드로 설정하여 더욱 빠른 연결을 사용할 수 있습니다. 이미 IDE 모드로 설정되어 있는 상태에서 윈도우를 설치했다면 CPU 제조사에서 제공하는 드라이버를 설치한 후 모드를 변경할 수 있습니다. 윈도우 XP는 이를 지원하지 않기 때문에 블루스크린이 뜨기 때문에 반드시 IDE 모드로 설정하셔야 합니다.

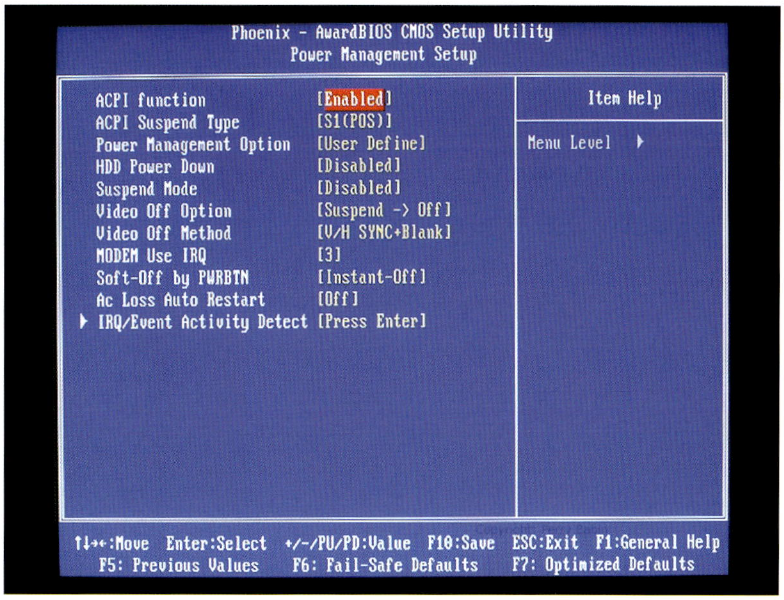

Power Management Setup : 절전관리 항목과 전원 관련 설정을 할 수 있습니다. 절전모드를 변경할 수 있으며 컴퓨터를 정해진 시간에 켜고 끄는 제어 옵션 등을 설정할 수 있습니다.

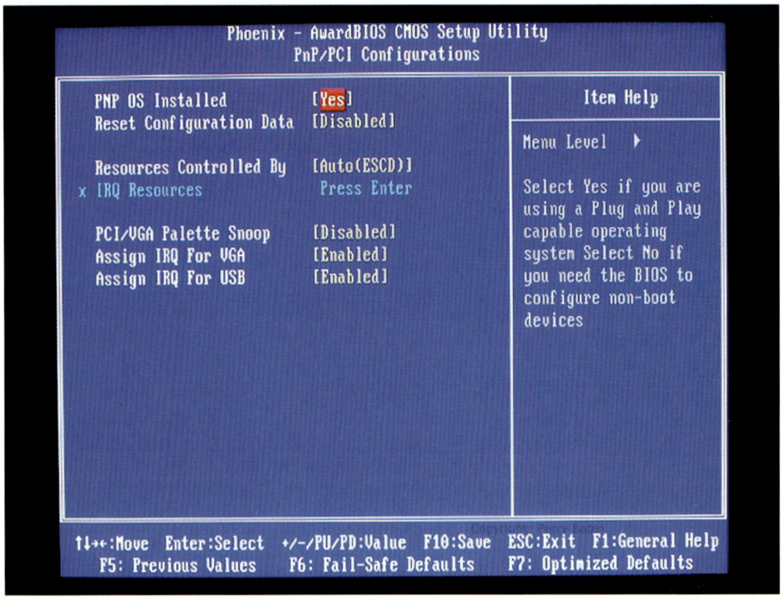


PCI/PnP setup : 간혹 PCI 익스프레스 그래픽 카드를 장착 후 Init Display First 옵션이 PCI 로 설정되어 있는 경우 모니터로 출력이 되지 않는 경우가 있습니다. 이럴땐 해당 항목을 'PCI-Ex' 로 변경해주면 됩니다.

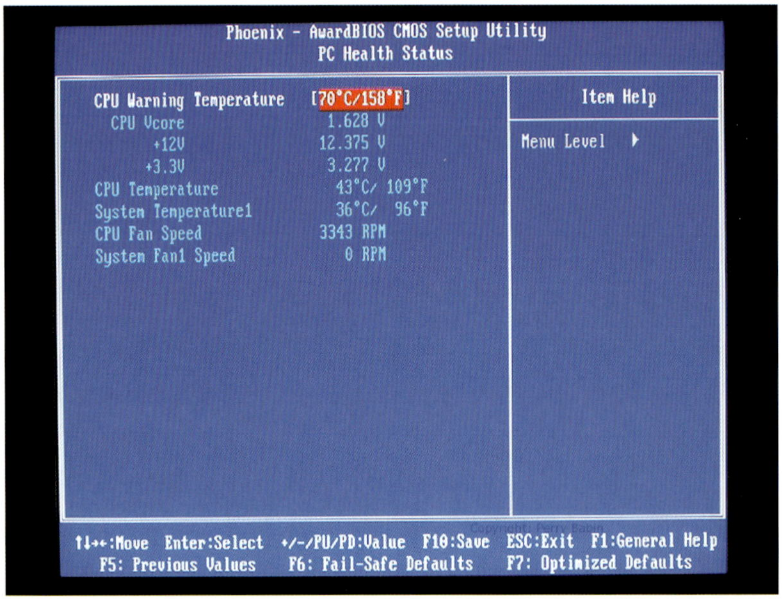


PC Health Status : 스마트팬은 CPU의 전압이나 온도 등에 따라 팬속도가 바뀌는 것을 자동으로 제어하는 기능입니다. 간혹 팬소음이 과도하게 발생하는 경우 이 기능을 켜주시면 됩니다.

## 2. 장애별 응급조치

| 증세 | 조치사항 |
|---|---|
| 갑자기 화면이 나오지 않아요 | 모니터 케이블 연결을 점검합니다. |
| 마우스가 동작하지 않아요 | 광마우스라면 불이 들어오는지 확인합니다. 마우스를 다른 컴퓨터에 꽂아도 인식이 불가능 한지 테스트합니다. 다른 대체 마우스를 꽂으면 작동되는지 확인합니다.<br>간혹 운영체제의 USB 드라이버가 오류를 일으키는 경우도 있습니다. 마우스 뿐만이 아닌 USB 메모리 도 인식하지 못한다면 이때는 운영체제를 재설치 해보시기 바랍니다. |
| USB 포트가 인식되지 않아요 | 본체 후면의 USB 포트가 작동되는지 확인합니다.(전면의 포트는 고장이 잘납니다.) USB 드라이버를 재설치 해봅니다.<br>아주 가끔 PC 메인보드의 USB 포트가 고장 나는 경우도 있습니다. 이때는 메인보드 자체를 교체할 수도 있지만 간단하게 PCI 타입의 USB 카드를 꽂아 해결할 수도 있습니다. |
| 전원이 켜지지 않아요 | 우선 전원 케이블과 멀티탭 등의 스위치가 켜져 있는지 확인합니다. 모니터에 전원을 눌렀을 때 불빛이 들어오는지 확인하거나 컴퓨터 전원을 뽑고 다른 전자 기기를 연결하여 전기가 들어오는지 확인합니다. 파워서플라이중에는 ON/OFF 스위치가 있는 제품이 있는데 이 스위치가 OFF로 되어 있을 수도 있습니다. |
| 파워가 나간 것 같아요 | 파워에 퓨즈가 있는 제품인 경우 퓨즈를 교체합니다. 파워의 교장인 경우 여분의 파워가 있다면 교체합니다. |
| 컴퓨터를 켜면 disk boot failure insert system disk and press enter 란 메시지가 뜨고 부팅되지 않습니다. | 해당 메시지는 '디스크부팅실패, 디스크를 삽입하고 엔터키를 누르세요' 란 메시지입니다. CD 가 삽입되어 있고 CD롬 부팅으로 설정되어 있지 않은지 확인합니다. 혹은 하드디스크에 문제가 생긴 경우일 수도 있습니다. |
| 전원을 켜면 삐익 소리가 나고 부팅이 되지 않아요 | CPU나 메모리, 하드디스크 등 주변장치가 모두 연결되어 있는지 확인합니다. 연결이 되어 있더라도 다시 한번 각종 부품의 연결을 점검하는 것이 좋습니다.<br>그래도 부팅이 되지 않는다면 이러한 주요 부품 중 하나가 장애를 일으켰을 가능성이 큽니다. 여유 컴퓨터가 있다면 부품을 하나씩 옮겨서 어느 부품에 이상이 생긴 것인지 알아봅니다. |
| 컴퓨터가 동작 중 갑자기 꺼져요 | 컴퓨터가 정상적으로 부팅이 되더라도 바이러스나 운영체제의 오작동으로 갑자기 꺼지는 경우도 있습니다. 그래픽 카드나 각종 드라이버의 이상 일 경우도 있습니다.<br>하지만 이러한 소프트웨어적 문제가 아니라고 판단되면 하드웨어를 의심해볼 수 있습니다. 이런 경우 많이 발생하는 것이 CPU 의 쿨링 팬이 제대로 동작하지 않는 경우입니다. 메인보드와 CPU 온도가 급격히 올라가면 칩이 타버리거나 컴퓨터가 사용중 꺼져버리기도 합니다. |

| | |
|---|---|
| 윈도우 날짜가 자꾸 변해요 | 메인보드의 수은 건전지의 수명이 다한 것 같습니다. 메인보드의 바이오스는 시스템 날짜를 저장하는 기능도 하기 때문입니다. |
| 전자차트가 연결되지 않아요 | 우선 인터넷 연결을 확인합니다. 그리고 다른 자리에서도 연결되지 않는지 확인합니다. 네트워크 문제인지 전자차트 서버 문제인지 아니면 접속하는 컴퓨터의 문제인지를 먼저 파악하는 것이 중요합니다. |
| 인터넷이 되지 않아요 | 다른 자리에서도 연결되지 않는지 확인합니다. 전자차트 등 내부 네트웍은 정상인데 외부로 나가는 인터넷만 문제라면 인터넷 모뎀이나 공유기에 문제일 수 있습니다. 모뎀과 공유기를 껐다 킵니다. |
| 같은 IP 주소가 중복된다면서 인터넷이 되지 않아요 | 컴퓨터 오류인데 같은 아이피 주소가 충돌 해서 인터넷이 되지 않는 경우라면 아이피 주소를 네트워크설정에 가셔서 변경을 하시던지 자동아이피주소로 변경을 하셔야합니다. |
| 한글이 입력되지 않아요 | 윈도우에서 한글 입력을 가능하게 해주는 IME 의 문제입니다. [시작] [실행] 창에 regsvr32 / u msctf.dll 을 입력합니다. |
| 컴퓨터에서 '오류 보내지 않음' 이라는 메시지가 자꾸 떠요 | 바이러스나 엑티브엑스 등과 관련된 증상으로 익스플로러 파일에 손상이 생긴 경우입니다. 백신으로 체크하시고 인터넷 익스플로러를 업그레이드 하시는 것이 좋습니다. |
| 부팅 중 블루스크린이 뜨면서 부팅되지 않습니다. | 메모리 충돌 현상이나 하드디스크 에러 등 다양합니다. 화면 메시지의 오류코드를 잘 보시고 포맷 후 복원을 시도해보세요. 지속해서 블루스크린이 뜬다면 하드웨어 문제일 가능성이 큽니다. |

# 3. 병원 개인정보 동의서

[붙임 3](진료외 추가 서비스를 제공하지 않는 병·의원의 접수창구 비치용)

**【 개인정보처리방침 】**

OO병·의원(이하 '본원' 이라 함) 귀하의 개인정보보호를 매우 중요시하며, 『개인정보보호법』을 준수하고 있습니다. 본원은 개인정보처리방침을 통하여 귀하께서 제공하시는 개인정보가 어떠한 용도와 방식으로 이용되고 있으며 개인정보보호를 위해 어떠한 조치가 취해지고 있는지 알려드립니다.
이 개인정보처리방침의 순서는 다음과 같습니다.

1. 수집하는 개인정보의 항목 및 수집방법
2. 개인정보의 수집 및 이용목적
3. 개인정보의 보유 및 이용기간 및 파기절차 및 파기방법
4. 이용자 및 법정대리인의 권리와 그 행사방법
5. 개인정보의 제공 및 공유
6. 개인정보의 위탁
7. 개인정보 보호책임자
8. 개인정보의 안전성 확보조치
9. 정책 변경에 따른 공지의무

**1. 수집하는 개인정보의 항목 및 수집방법**

본원은 진료를 위해 **의료법에 의해 명시된 최소한의 개인정보만을 수집**합니다. 귀하가 본원의 진료서비스를 이용하기 위해 작성하는 진료카드와 진료결과에 대한 기록을 관리합니다.

- 수집항목 : 성명, 주민등록번호, 주소, 연락처, 진료기록

**※ 의료법에 의해 고유식별정보 및 진료정보를 의무적으로 보유하여야 하여야 함(별도 동의 불필요)**

**2. 개인정보의 수집 및 이용목적**

본원은 수집한 개인정보를 진료의 목적으로만 사용하며 이용 목적이 변경될 시에는 사전 동의를 구할 것입니다.

**3. 개인정보의 보유 및 이용기간 및 파기절차 및 파기방법**

본원은 의료법에서 정한 보유기간 동안 개인정보를 보유하며 그 이후에는 개인정보를 지체 없이 파기합니다.

- 보유기간 : 진료기록부 10년
- 파기절차 : 법정 보유기간 후 파기방법에 의하여 즉시 파기

※ 진료기록이 최종 기록된 후 10년이 경과한 해당 개인정보는 즉시 파기하여야 함

- 파기방법 : 전자적 파일형태로 저장된 개인정보는 기록을 재생할 수 없는 기술적 방법을 사용하여 삭제하고 종이에 출력된 개인정보는 분쇄기로 분쇄하거나 소각하여 파기

**4. 이용자 및 법정대리인의 권리와 그 행사방법**

이용자 및 법정대리인은 개인정보와 관련하여 전화, 서면 등을 이용하여 본원에 개인정보 열람 등의 권리를 행사할 수 있으며, 본원은 지체 없이 필요한 조치를 합니다.

**※ 법에 의해 보관이 의무화된 개인정보는 요청이 있더라도 보관기간내에 수정·삭제할 수 없습니다.**

[붙임 2](홈페이지 회원정보 수집시에만 사용)

## 【 온라인 개인정보 수집 · 활용 동의서 】

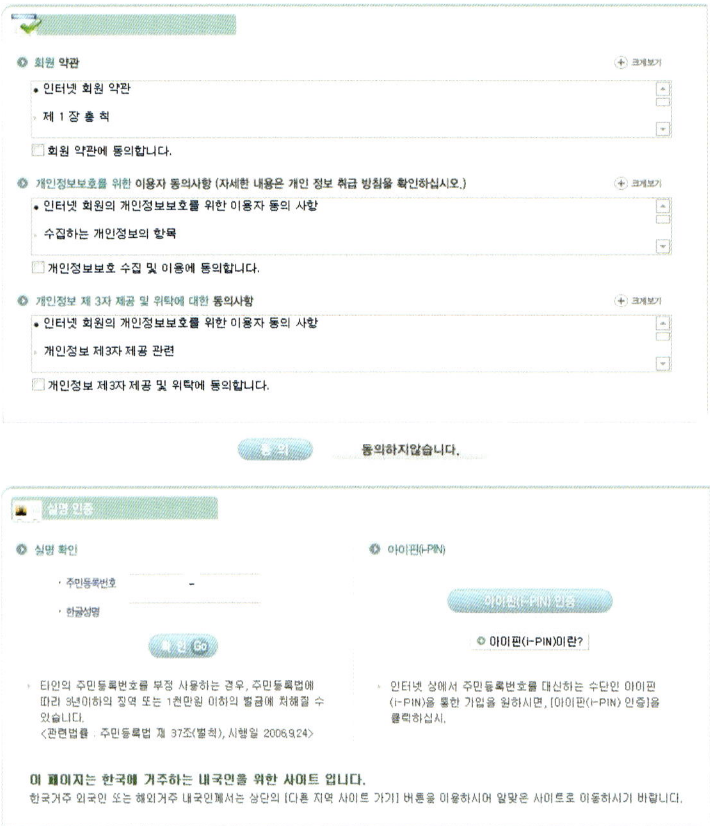


※ 주민등록번호, I-PIN번호는 실명인증 후 별도로 수집하여 보관하지 않습니다.
(실명인증 시 다음의 문구를 추가 : 주민등록번호는 실명인증 후 별도로 보관하지 않으며 실명확인에 주민등록번호 사용을 동의하지 않는 분은 I-PIN인증을 하시기 바랍니다)

※ '개인정보보호를 위한 이용자 동의사항'에 포함될 내용

- 수집하는 개인정보의 항목
- 개인정보의 수집 · 이용목적
- 개인정보의 보유 및 이용 기간
- 개인정보의 수집 및 이용에 대한 동의 거부 관련

[붙임 1](진료외 추가 서비스를 제공하는 병·의원에서만 사용)

## 【 개인정보 수집 · 활용 동의서 】

■ 기본 개인정보 수집·활용

| | | |
|---|---|---|
| 수집하는 기본 개인정보 항목 | 이 름 | |
| | 주 소 | |
| | 연락처 | (전화 또는 휴대전화) |
| | e-Mail | (선택정보) |
| 개인정보의 수집 및 이용목적 | 성명, 주소, 연락처 : 병·의원 업무와 의학정보 안내 등 서비스 이용 안내<br>이메일 주소 : 소식 및 고지사항 전달, 불만처리 등을 위한 원활한 의사소통 경로의 확보 등 | |
| 개인정보의 보유 및 이용기간 | - OO병·의원은 수집된 고객의 개인정보를 환자정보를 보관하는 법정 기간(5년)동안만 보유하며 그 이후는 DB에서 삭제하고 있습니다.<br><br>- 정보제공자가 개인정보 삭제를 요청할 경우 즉시 삭제합니다. 단, 타법령의 규정에 의해 보유하도록 한 기간동안은 보관할 수 있습니다.<br>· 소비자의 불만 또는 분쟁처리에 관한 기록 : 3년 (전자상거래 등에서의 소비자보호에 관한 법률)<br>· 신용정보의 수집/처리 및 이용 등에 관한 기록 : 3년 (신용정보의 이용 및 보호에 관한 법률)<br>· 본인 확인에 관한 기록 : 6개월 (정보통신망 이용촉진 및 정보보호 등에 관한 법률) | |
| 개인정보 제공 동의 거부 권리 및 동의 거부 따른 불이익 내용 또는 제한사항 | 귀하는 개인정보 제공 동의를 거부할 권리가 있으며, 동의 거부에 따른 불이익은 없음, 다만, 진료관련 안내 서비스를 받을 수 없음. | |

※ 만 14세 미만 아동인 경우 반드시 법적대리인의 동의가 필요함

[법정대리인 동의서] 본인은 미성년자의 법정대리인으로 OO병·의원 서비스 이용 신청에 동의합니다.

| | |
|---|---|
| 법정대리인 성명 | (인/서명) |
| 법정대리인 연락처 | |
| 법정대리인과의 관계 | |

※ 개인정보 제공자가 동의한 내용외의 다른 목적으로 활용하지 않으며, 제공된 개인정보의 이용을 거부하고자 할 때에는 개인정보 관리책임자를 통해 열람, 정정, 삭제를 요구할 수 있음

「개인정보보호법」 등 관련 법규에 의거하여 상기 본인은 위와 같이 개인정보 수집 및 활용에 동의함.

2012년 월 일

이름 : (인)

**00병 · 의원 귀하**

5. 개인정보의 제3자 제공

본원은 국민건강보험법에 의거 건강보험심사평가원에 요양급여비용 청구를 위해 진료기록을 제출합니다.

※ 법에 의해 의무적으로 제출하는 사항이므로 별도의 제공 동의 불필요

6. 개인정보 처리의 위탁

본원은 개인정보의 관리시스템의 관리를 위해 다음의 회사에 개인정보를 위탁하고 있습니다.

- 전자진료기록 관리 : ooo사
- 본원관리시스템 운영 및 유지보수 : ooo사

7. 개인정보 보호책임자

| 이름 | 직위 | 소속 | 전화번호 | 메일 |
|---|---|---|---|---|
| 홍길동 | OO병·의원 원장 | OO병·의원 | (02) ooo-oooo | webmaster@oo.co.kr |

8. 개인정보의 안전성 확보조치

본원은 이용자의 개인정보보호를 위한 기술적 대책으로서 여러 보안장치를 마련하고 있습니다. 이용자께서 제공하신 모든 정보는 방화벽 등 보안장비에 의해 안전하게 보호/관리되고 있습니다.
또한 본원은 이용자의 개인정보보호를 위한 관리적 대책으로서 이용자의 개인정보에 대한 접근 및 관리에 필요한 절차를 마련하고, 이용자의 개인정보를 처리하는 인원을 최소한으로 제한하여 지속적인 보안교육을 실시하고 있습니다. 또한 개인정보를 처리하는 시스템의 사용자를 지정하여 사용자 비밀번호를 부여하고 이를 정기적으로 갱신하겠습니다.

9. 정책 변경에 따른 공지의무

이 개인정보처리방침은 2012년 O월 OO일에 제정되었으며 법령·정책 또는 보안기술의 변경에 따라 내용의 추가·삭제 및 수정이 있을 시에는 변경되는 개인정보처리방침을 시행하기 최소 7일전에 본원 홈페이지를 통해 변경이유 및 내용 등을 공지하도록 하겠습니다.
공고일자 : 2012년 O월 OO일
시행일자 : 2012년 O월 OO일

[붙임 4](진료외 SMS, 이메일 안내 서비스를 제공하는 병·의원)

## 【 개인정보처리방침 】

OO병·의원(이하 '본원'이라 함)은 귀하의 개인정보보호를 매우 중요시하며, 『개인정보보호법』을 준수하고 있습니다. 본원은 개인정보처리방침을 통하여 귀하께서 제공하시는 개인정보가 어떠한 용도와 방식으로 이용되고 있으며 개인정보보호를 위해 어떠한 조치가 취해지고 있는지 알려드립니다.

이 개인정보처리방침의 순서는 다음과 같습니다.

| |
|---|
| 1. 수집하는 개인정보의 항목 및 수집방법 |
| 2. 개인정보의 수집 및 이용목적 |
| 3. 개인정보의 보유 및 이용기간 및 파기절차 및 파기방법 |
| 4. 이용자 및 법정대리인의 권리와 그 행사방법 |
| 5. 동의철회 / 회원탈퇴 방법 |
| 6. 개인정보의 제공 및 공유 |
| 7. 개인정보의 처리의 위탁 |
| 8. 개인정보 보호책임자 |
| 9. 개인정보의 안전성 확보조치 |
| 10. 정책 변경에 따른 공지의무 |

**1. 수집하는 개인정보의 항목 및 수집방법**

본원은 회원가입 시 서비스 이용을 위해 필요한 최소한의 개인정보만을 수집합니다. 진료를 위한 필수정보는 의료법에 따라 별도의 동의 없이 진료카드 작성을 통해 수집하며, 진료외의 추가 서비스를 위해서는 별도의 수집·이용 동의서를 작성하셔야 하며, 동의서를 작성하지 않더라도 진료에는 전혀 불이익이 없습니다.

- 진료정보 수집항목 : 성명, 주민등록번호, 주소, 연락처, 진료기록
- 추가 서비스 정보 수집항목 : 성명, 주소, 연락처(전화번호, 휴대폰번호), 이메일

**2. 개인정보의 수집 및 이용목적**

본원은 수집한 개인정보를 다음의 목적을 위해 활용합니다.

이용자가 제공한 모든 정보는 하기 목적에 필요한 용도 이외로는 사용되지 않으며 이용 목적이 변경될 시에는 사전 동의를 구할 것입니다.

- 진료정보 : 진단 및 치료를 위한 진료서비스와 청구, 수납 및 환급 등의 원무서비스 제공
- 추가 서비스 정보 : 진료정보, 학술정보, 병원정보 안내

**3. 개인정보의 보유 및 이용기간 및 파기절차 및 파기방법**

본원은 의료법에서 정한 보유기간 동안 개인정보를 보유하며 그 이후에는 개인정보를 지체 없이 파기합니다.

- 보유기간 : 진료기록부 10년
  추가 서비스 정보는 환자정보 파기 시 함께 파기하거나 정보주체의 파기 요청시 파기
- 파기절차 : 법정 보유기간 후 파기방법에 의하여 즉시 파기

※ 진료기록이 최종 기록된 후 10년이 경과한 해당 개인정보는 즉시 파기함

- 파기방법 : 전자적 파일형태로 저장된 개인정보는 기록을 재생할 수 없는 기술적 방법을 사용하여 삭제하고 종이에 출력된 개인정보는 분쇄기로 분쇄하거나 소각하여 파기

**4. 이용자 및 법정대리인의 권리와 그 행사방법**

만14세 미만 아동(이하 "아동"이라 함)의 회원가입은 아동이 이해하기 쉬운 평이한 표현으로 작성된 별도의 양식을 통해 이루어지고 있으며 개인정보 수집시 반드시 법정대리인의 동의를 구하고 있습니다.
본원은 법정대리인의 동의를 받기 위하여 아동으로부터 법정대리인의 성명과 연락처 등 최소한의 정보를 수집하고 있으며, 개인정보처리방침에서 규정하고 있는 방법에 따라 법정대리인의 동의를 받고 있습니다.
이용자 및 법정대리인은 개인정보와 관련하여 인터넷, 전화, 서면 등을 이용하여 본원에 연락을 하여 권리를 행사할 수 있으며, 본원은 지체 없이 필요한 조치를 합니다.
※ 법에 의해 보관이 의무화된 개인정보는 요청이 있더라도 보관기간내에 수정·삭제할 수 없습니다.

5. 동의철회 / 회원탈퇴 방법
귀하는 회원가입 시 개인정보의 수집・이용 및 제공에 대해 동의하신 내용을 언제든지 철회하실 수 있습니다. 회원탈퇴는 탈퇴신청서를 작성하시거나 개인정보보호책임자로 서면, 전화 또는 Fax 등으로 연락하시면 지체 없이 귀하의 개인정보를 파기하는 등 필요한 조치를 하겠습니다.

6. 개인정보의 제3자 제공
본원은 국민건강보험법에 의거 건강보험심사평가원에 요양급여비용 청구를 위해 진료기록을 제출합니다.

7. 개인정보 처리의 위탁
본원은 개인정보의 관리시스템의 관리를 위해 다음의 회사에 개인정보를 위탁하고 있습니다.
- 전자진료기록 관리 : ooo사
- 본원관리시스템 운영 및 유지보수 : ooo사

8. 개인정보 보호책임자
귀하의 개인정보를 보호하고 개인정보와 관련한 불만을 처리하기 위하여 개인정보보호책임자를 두고 있습니다.

| 이름 | 직위 | 소속 | 전화번호 | 메일 |
|---|---|---|---|---|
| 홍길동 | OO병·의원 원장 | OO병·의원 | (02) ooo-oooo | webmaster@oo.co.kr |

9. 개인정보의 안전성 확보조치
본원은 이용자의 개인정보보호를 위한 기술적 대책으로서 여러 보안장치를 마련하고 있습니다. 이용자께서 제공하신 모든 정보는 방화벽 등 보안장비에 의해 안전하게 보호/관리되고 있습니다.
또한 본원은 이용자의 개인정보보호를 위한 관리적 대책으로서 이용자의 개인정보에 대한 접근 및 관리에 필요한 절차를 마련하고, 이용자의 개인정보를 처리하는 인원을 최소한으로 제한하여 지속적인 보안교육을 실시하고 있습니다. 또한 개인정보를 처리하는 시스템의 사용자를 지정하여 사용자 비밀번호를 부여하고 이를 정기적으로 갱신하겠습니다.

10. 정책 변경에 따른 공지의무
이 개인정보처리방침은 2012년 O월 OO일에 제정되었으며 법령・정책 또는 보안기술의 변경에 따라 내용의 추가・삭제 및 수정이 있을 시에는 변경되는 개인정보처리방침을 시행하기 최소 7일전에 본원 홈페이지를 통해 변경이유 및 내용 등을 공지하도록 하겠습니다.
공고일자 : 2012년 O월 OO일
시행일자 : 2012년 O월 OO일

[붙임 5](홈페이지 회원가입 서비스를 제공하는 병·의원)

## 【 개인정보처리방침 】

OO병·의원(이하 '본원' 이라 함)은 귀하의 개인정보보호를 매우 중요시하며, 『개인정보보호법』을 준수하고 있습니다. 본원은 개인정보처리방침을 통하여 귀하께서 제공하시는 개인정보가 어떠한 용도와 방식으로 이용되고 있으며 개인정보보호를 위해 어떠한 조치가 취해지고 있는지 알려드립니다.
이 개인정보처리방침의 순서는 다음과 같습니다.

| 1. 수집하는 개인정보의 항목 및 수집방법<br>2. 개인정보의 수집 및 이용목적<br>3. 개인정보의 보유 및 이용기간<br>4. 개인정보의 파기절차 및 그 방법<br>5. 개인정보 제공 및 공유<br>6. 수집한 개인정보의 취급위탁<br>7. 이용자 및 법정대리인의 권리와 그 행사방법<br>8. 동의철회 / 회원탈퇴 방법<br>9. 개인정보 자동 수집 장치의 설치/운영 및 그 거부에 관한 사항<br>10. 개인정보관리책임자<br>11. 개인정보의 안전성 확보조치<br>12. 정책 변경에 따른 공지의무 |
|---|

**1. 수집하는 개인정보의 항목 및 수집방법**

본원은 회원가입 시 서비스 이용을 위해 필요한 최소한의 개인정보만을 수집합니다. 귀하가 본원의 서비스를 이용하기 위해서는 회원가입 시 필수항목과 선택항목이 있는데, 메일수신여부 등과 같은 선택항목은 입력하지 않더라도 서비스 이용에는 제한이 없습니다.

[진료정보]
- 수집항목 : 성명, 주민등록번호, 주소, 연락처, 진료기록

**※ 의료법에 의해 고유식별정보 및 진료정보를 의무적으로 보유하여야 하여야 함(별도 동의 불필요)**

[홈페이지 회원가입 시 수집항목]
- 필수항목 : 성명, 아이디, 비밀번호, 주소, 연락처(전화번호, 휴대폰번호)
- 선택항목 : 이메일, 메일수신여부
- 서비스 이용 과정이나 서비스 제공 업무 처리 과정에서 다음과 같은 정보들이 자동으로 생성되어 수집될 수 있습니다. : 서비스 이용기록, 접속 로그, 쿠키, 접속 IP 정보

[개인정보 수집방법]
- 다음과 같은 방법으로 개인정보를 수집합니다.
  홈페이지, 서면양식, 팩스, 전화, 상담 게시판, 이메일

2. 개인정보의 수집 및 이용목적

본원은 수집한 개인정보를 다음의 목적을 위해 활용합니다.
이용자가 제공한 모든 정보는 하기 목적에 필요한 용도 이외로는 사용되지 않으며 이용 목적이 변경될 시에는 사전 동의를 구할 것입니다.
[진료정보]
- 진단 및 치료를 위한 진료서비스와 청구, 수납 및 환급 등의 원무서비스 제공
[홈페이지 회원정보]
- 필수정보 : 홈페이지를 통한 진료 예약, 예약조회 및 회원제 서비스 제공,
- 선택정보 : 이메일을 통한 병원소식, 질병정보 등의 안내, 설문조사

**3. 개인정보의 보유 및 이용기간**
본원은 개인정보의 수집목적 또는 제공받은 목적이 달성된 때에는 귀하의 개인정보를 지체 없이 파기합니다.
[진료정보]
- 의료법에 명시된 진료기록 보관 기준에 준하여 보관
[홈페이지 회원정보]
- 회원가입을 탈퇴하거나 회원에서 제명된 때
다만, 수집목적 또는 제공받은 목적이 달성된 경우에도 상법 등 법령의 규정에 의하여 보존할 필요성이 있는 경우에는 귀하의 개인정보를 보유할 수 있습니다.
- 소비자의 불만 또는 분쟁처리에 관한 기록 : 3년 (전자상거래 등에서의 소비자보호에 관한 법률)
- 신용정보의 수집/처리 및 이용 등에 관한 기록 : 3년 (신용정보의 이용 및 보호에 관한 법률)
- 본인 확인에 관한 기록 : 6개월 (정보통신망 이용촉진 및 정보보호 등에 관한 법률)
- 방문에 관한 기록 : 3개월 (통신비밀보호법)

**4. 개인정보의 파기절차 및 그 방법**
본원은 『개인정보의 수집 및 이용목적』이 달성된 후에는 즉시 파기합니다. 파기절차 및 방법은 다음과 같습니다.
[파기절차]
이용자가 회원가입 등을 위해 입력한 정보는 목적이 달성된 후 파기방법에 의하여 즉시 파기합니다.
[파기방법]
전자적 파일형태로 저장된 개인정보는 기록을 재생할 수 없는 기술적 방법을 사용하여 삭제합니다.
종이에 출력된 개인정보는 분쇄기로 분쇄하거나 소각하여 파기합니다.

**5. 개인정보 제공 및 공유** (해당하는 경우만)
본원은 귀하의 동의가 있거나 관련법령의 규정에 의한 경우를 제외하고는 어떠한 경우에도 『개인정보의 수집 및 이용목적』에서 고지한 범위를 넘어 귀하의 개인정보를 이용하거나 타인 또는 타기업·기관에 제공하지 않습니다.
- 국민건강보험법에 의해 건강보험심사평가원에 요양급여비용 청구를 위한 진료기록 제출
- 통계작성·학술연구를 위하여 필요한 경우 특정 개인을 알아볼 수 없는 형태로 가공하여 제공
- 법령에 정해진 절차와 방법에 따라 수사기관의 요구가 있는 경우 제출 등

**6. 수집한 개인정보의 취급위탁** (해당하는 경우만)

본원은 서비스 이행을 위해 아래와 같이 개인정보를 위탁하고 있으며, 관계 법령에 따라 위탁계약 시 개인정보가 안전하게 관리될 수 있도록 필요한 사항을 규정하고 있습니다.

본원의 개인정보 위탁처리 기관 및 위탁업무 내용은 아래와 같습니다.

| 수탁업체 | 위탁업무 내용 | 위탁 개인정보 항목 | 개인정보 보유 및 이용기간 |
|---|---|---|---|
| OO시스템 | 전화예약 | 이름, 주소, 전화번호 | 위탁계약 종료시까지 |
| OO시스템 | 회원관리, 포인트관리, 이벤트 등 광고성 정보 전달 | 이름, 주소, 전화번호 | 위탁계약 종료시까지 |

**7. 이용자 및 법정대리인의 권리와 그 행사방법**

만14세 미만 아동(이하 "아동"이라 함)의 회원가입은 아동이 이해하기 쉬운 평이한 표현으로 작성된 별도의 양식을 통해 이루어지고 있으며 개인정보 수집시 반드시 법정대리인의 동의를 구하고 있습니다.
본원은 법정대리인의 동의를 받기 위하여 아동으로부터 법정대리인의 성명과 연락처 등 최소한의 정보를 수집하고 있으며, 개인정보취급방침에서 규정하고 있는 방법에 따라 법정대리인의 동의를 받고 있습니다.
아동의 법정대리인은 아동의 개인정보에 대한 열람, 정정 및 삭제를 요청할 수 있습니다. 아동의 개인정보를 열람·정정, 삭제하고자 할 경우에는 회원정보수정을 클릭하여 법정대리인 확인 절차를 거치신 후 아동의 개인정보를 법정대리인이 직접 열람·정정, 삭제하거나, 개인정보보호책임자로 서면, 전화, 또는 Fax 등으로 연락하시면 필요한 조치를 취합니다.
본원은 아동에 관한 정보를 제3자에게 제공하거나 공유하지 않으며, 아동으로부터 수집한 개인정보에 대하여 법정대리인이 오류의 정정을 요구하는 경우 그 오류를 정정할 때까지 해당 개인정보의 이용 및 제공을 금지합니다.

**※ 법에 의해 보관이 의무화된 개인정보는 요청이 있더라도 보관기간내에 수정·삭제할 수 없습니다.**

**8. 동의철회 / 회원탈퇴 방법**

귀하는 회원가입 시 개인정보의 수집·이용 및 제공에 대해 동의하신 내용을 언제든지 철회하실 수 있습니다. 회원탈퇴는 본원 홈페이지 마이페이지의 『회원탈퇴』를 클릭하여 본인 확인 절차를 거치신 후 직접 회원탈퇴를 하시거나, 개인정보관리책임자로 서면, 전화 또는 Fax 등으로 연락하시면 지체 없이 귀하의 개인정보를 파기하는 등 필요한 조치를 하겠습니다.

**9. 개인정보 자동 수집 장치의 설치/운영 및 그 거부에 관한 사항**

본원은 귀하의 정보를 수시로 저장하고 찾아내는 '쿠키(cookie)'를 운용합니다. 쿠키란 본원의 웹사이트를 운영하는데 이용되는 서버가 귀하의 브라우저에 보내는 아주 작은 텍스트 파일로서 귀하의 컴퓨터 하드디스크에 저장됩니다. 본원은 다음과 같은 목적을 위해 쿠키를 사용합니다.
귀하는 쿠키 설치에 대한 선택권을 가지고 있습니다. 따라서, 귀하는 웹 브라우저에서 옵션을 설정함으로써 모든 쿠키를 허용하거나, 쿠키가 저장될 때마다 확인을 거치거나, 아니면 모든 쿠키의 저장을 거부할 수도 있습니다.
회원님께서 쿠키 설치를 거부하셨을 경우 일부 서비스 제공에 어려움이 있습니다.

**10. 개인정보관리책임자**

귀하의 개인정보를 보호하고 개인정보와 관련한 불만을 처리하기 위하여 본원은 아래와 같이 개인정보관리책임자를 두고 있습니다.

[개인정보 관리책임자]
이름 : 홍길동
직위 : OO병·의원 원장
소속 : OO병·의원
전화번호 : (02) ooo-oooo
메일 : webmaster@ooo.co.kr

귀하께서는 본원의 서비스를 이용하시며 발생하는 모든 개인정보보호 관련 민원을 개인정보관리책임자로 신고하실 수 있습니다. 본원은 이용자들의 신고사항에 대해 신속하게 충분한 답변을 드릴 것입니다. 기타 개인정보침해에 대한 신고나 상담이 필요하신 경우에는 아래 기관에 문의하시기 바랍니다.

개인분쟁조정위원회 (http://www.1336.or.kr / 1336)
정보보호마크인증위원회 (http://www.eprivacy.or.kr / (02) 580-0533~4)
대검찰청 사이버범죄수사단 (http://www.spo.go.kr / (02) 3480-3573)
경찰청 사이버테러대응센터 (http://www.ctrc.go.kr / (02) 392-0330)

**11. 개인정보의 안전성 확보조치**

본원은 이용자의 개인정보보호를 위한 기술적 대책으로서 여러 보안장치를 마련하고 있습니다. 이용자께서 보내시는 모든 정보는 방화벽장치에 의해 보호되는 보안시스템에 안전하게 보관/관리되고 있습니다.

또한 본원은 이용자의 개인정보보호를 위한 관리적 대책으로서 이용자의 개인정보에 대한 접근 및 관리에 필요한 절차를 마련하고, 이용자의 개인정보를 취급하는 인원을 최소한으로 제한하여 지속적인 보안교육을 실시하고 있습니다. 또한 개인정보를 처리하는 시스템의 사용자를 지정하여 사용자 비밀번호를 부여하고 이를 정기적으로 갱신하겠습니다.

**12. 정책 변경에 따른 공지의무**

이 개인정보취급방침은 2012년 O월 OO일에 제정되었으며 법령・정책 또는 보안기술의 변경에 따라 내용의 추가・삭제 및 수정이 있을 시에는 변경되는 개인정보취급방침을 시행하기 최소 7일전에 본원 홈페이지를 통해 변경이유 및 내용 등을 공지하도록 하겠습니다.

공고일자 : 2012년 O월 OO일
시행일자 : 2012년 O월 OO일

[붙임 6](영상정보처리기기 설치 안내판)

**본 병 · 의원의 건물 내부는**

**범죄예방과 시설안전을 위해**

**영상정보처리기기를 운영하고 있습니다.**

◎ 설치장소 및 대수 : 로비 X대, 복도 XX대(층별 X대)

◎ 촬영범위 : 건물내부 출입구 근처 및 층별 복도 입구

◎ 촬영시간 : 24시간

◎ 관리책임자 : OO병·의원 원장(또는 OO과장 OOO)

(전화 XX-XXX-XXXX)

※ 참고 : 근무하는 모든 직원에게 받아둬야 합니다.

# 보안각서

소 속 :
직 책 :
성 명 :
주민등록번호 :

본인은 00의원에 근무하면서 직무상 알게 된 비밀을 다른 사람에게 누설하거나 목적 외의 용도로 이용하지 않을 것이며 이를 위반한 때에는 관련 법령에 따라 처벌 및 불이익도 감수할 것을 서약합니다.

20 년 월 일

서명 (서명 또는 날인)

00의원장 귀하

※ 참고 : 홈페이지를 운영하고 있는 의료기관은 참조하시기 바랍니다.

## 홈페이지 노출유형 및 조치방법

□ 주요 노출유형 및 조치방법

○ 고객 본인실수 : 고객이 실수로 주민번호, 핸드폰번호 등 본인의 개인 정보가 포함된 글을 직접 게시

->개인정보 노출이 발견되면 관리자가 **고객 동의 후 즉시 삭제** 또는 해당 **개인정보의 일부를 마스킹(*)처리** 등의 조치

○ 홈페이지 설계오류 : 홈페이지 구축 시 설계오류로 주민번호 등이 게시판 소스코드에서 그대로 표시됨

->홈페이지 관리자가 **게시판 스크립트 페이지 보완** 필요

□ 기타 조치사항

○ 게시판 글쓰기 화면에 개인정보 **노출 방지**를 위한 **안내문구 게재**

| ☞ 게시판 경고문구 (예시)<br>공개 게시판에 글쓰기를 하는 경우, 본문 또는 첨부파일내에 **개인정보(주민등록번호, 성명, 연락처 등)가 포함되어 게시되지 않도록 유의**하시기 바랍니다.<br>개인정보를 포함하여 게시하는 경우에는 불특정 다수에게 개인정보가 노출되어 악용될 수 있습니다. |
|---|

○ 개인정보 **노출점검 및 차단SW 적용** 등 **개인정보보호 기능 조치**

| ☞ 개인정보란?<br>살아 있는 개인에 관한 정보로서 성명, 주민등록번호 및 영상 등을 통하여 개인을 알아볼 수 있는 정보(해당 정보만으로는 특정 개인을 알아볼 수 없더라도 다른 정보와 쉽게 결합하여 알아볼 수 있는 것을 포함)<br>(예시) · 일반정보 : 성명, 주민등록번호, 주소, 계좌번호, 핸드폰번호 등<br>· 통신정보 : 전자우편, 통화내용, 인터넷 접속 IP 등<br>. 민감정보 : 사상, 신념, 정당가입, 건강정보, 유전정보 등 |
|---|

## 의료기관에서 자주하는 질문

1. 개인정보보호법 제21조(개인정보의 파기) 1항에 의하면 개인정보처리자는 보유기간의 경과, 개인정보의 처리 목적 달성 등 그 개인정보가 불필요하게 되었을 때에는 지체 없이 그 개인정보를 파기하여야 한다. 다만, 다른 법령에 따라 보존하여야 하는 경우에는 그러하지 아니하다.
   의료법 시행규칙 제15조에 의하면
   환자명부: 5년, 진료기록부: 10년, 처방전: 2년, 수술기록: 10년, 검사소견기록: 5년,
   방사선사진 및 그 소견서: 5년, 간호기록부: 5년, 조산기록부: 5년, 진단서 등의 부본 3년 동안 보존하여야 한다.
   두 법안을 비교한다면 의료법상 명시된 기간이 경과하면 무조건 진료기록부등을 폐기해야만 하는지?

행안부 답변에 의하면 개인정보보호법 제21조제1항의 규정에 따라 보유기관의 경과, 처리목적 달성등 개인정보가 불필요하게 되었을 때에는 해당 개인정보를 지체 없이 파기해야 한다
따라서 **의료법상 법적 보관연한 10년을 준수**하고, 이후 개인정보보호법 제21조에 의거 파기 절차를 수행하였다면 의료법 및 개인정보보호법을 준수한 행위이므로 파기자는 정보주체 등에 대한 법적 책임이 없으며, 정보주체의 동의를 받은 경우에는 보관연한을 연장하여 사용할 수 있다.

2. 의식 있는 성년환자의 정보를 그 배우자, 자녀 또는 부모가 요구하는 경우

성년환자의 경우 원칙적으로 본인의 동의를 받아야 정보를 제공할 수 있다. 물론 본인의 동의가 있으면 별다른 문제가 없으나 대리인에게 정보를 제공하는 경우에는 본인이 방문하지 못하는 사유 및 본인의 동의가 적법한 것인지에 대해 검토할 필요가 있다(ex. 환자가 정신질환자인 경우)
① 환자나 환자 보호자의 동의 여부 : 필요
② 필요서류 : – 신청인이 본인임을 증명하는 서류(신청인의 주민등록증, 운전면허증, 여권 등의 사본)
- 신청인이 친족임을 입증하는 서류(혼인관계증명서, 가족관계증명서 등)
- 환자 자필 서명의 동의서
- 환자의 신분증 사본

③ 정보요구의 목적 : 확인 필요
④ 제공되는 정보의 범위 : 목적달성에 필요한 수준의 정보

⑤ 환자 고지 여부 : 고지하는 것이 바람직
⑥ 의료인에 의견 요청여부 : 진료관련성에 대해 의견을 구해야 함.
⑦ 기타 : 관행적으로 타 의료기관에 입원중인 상태에서 해당의료인의 요청에 의하여 진료기록의 발급을 위하여 내원한 경우에는 입원확인서 및 해당의료기관의 의료인에 대한 확인만으로 정보를 제공하는 경우가 있으나 이 경우에도 환자의 의식이 없는 등 동의를 받을 수 없는 상황이 아니라면 환자의 동의를 구해야 한다.

**3. 치매환자의 정보를 그 배우자 등이 요구하는 경우**

노령화사회가 됨에 따라 치매환자가 급증하고 있다. 따라서 치매환자의 경우 의사능력일 때도 있으나 의사무능력일 때도 있어 문제가 되고 있다. 만일 금치산선고를 받은 경우라면 본인의 정보제공 요구 및 동의를 구할 필요는 없으나 그렇지 않은 경우 친족 등의 대리인에 의한 정보제공 요구를 받아들여야 하는지에 대해 정해진 절차가 없어 문제가 되고 있다.

먼저 치매의 정도가 심하여 금치산 선고를 받았거나, 의료진의 진단 결과 사실상의 의사무능력 상태에 해당한다면, 아래와 같은 절차에 따르면 될 것이다.
① 필요서류 : - 신청인이 본인임을 증명하는 서류(주민등록증, 운전면허증, 여권 등의 사본)
- 환자가 의사무능력자임을 확인할 수 있는 서류(기본증명서, 법원판결문, 의료진의 진단서나 소견서 등)
② 환자나 환자 보호자의 동의 여부 : 불요
③ 정보제공 목적 : 확인 필요
④ 제공정보 범위 : 목적달성에 필요한 수준의 정보
⑤ 환자 고지 여부 : 필요성 없음

다음으로 의료진의 진단 결과 의사무능력에 해당하지 않는다고 판단될 경우에는 의식있는 성년환자의 경우에 준하여 처리하면 될 것이다. 다만 치매환자의 경우에는 의식 수준의 변화가 있는 경우가 많으므로 정보요구에 대한 동의확인시 환자의 의식상태에 대한 의료진의 검토가 있어야 할 것이다.

**4. 사망한 환자의 진료기록을 사망한 자의 배우자 등이 요구하는 경우**

개인정보보호법에서 규정하고 있는 '개인정보'는 살아 있는 사람에 대한 것으로 한정된다. 따라서 사망한 환자의 진료기록은 개인정보보호법이 적용되는 것이 아니라 의료법이 적용되게 된다.

① 필요서류 : - 신청인이 본인임을 증명하는 서류(신청인의 주민등록증, 운전면허증, 여권 등의 사본)
- 신청인이 친족임을 입증하는 서류(혼인관계증명서, 가족관계증명서 등)
- 환자의 사망사실을 확인할 수 있는 자료(가족관계증명서, 제적등본, 사망진단서 등)

② 환자나 환자 보호자의 동의 여부 : 불요

③ 정보제공 목적 : 확인 필요

④ 제공정보 범위 : 목적달성에 필요한 수준의 정보

⑤ 환자 고지 여부 : 고지 불필요

**5. 진료대기실에 환자의 성명이 게시되는 것의 적법성 유무 및 그 정도**

많은 의료기관에서 진료대기실에 환자의 성명을 게시하고 있다. 과거에는 불투명한 진료순서를 명확히 한다는 의미에서 시작되었으나 현재는 진료예정시간을 알려주는 등 환자의 편의를 위한 측면에서 활용되고 있다.

따라서 위와 같은 경우에는 환자의 성명이 게시되는 것에 대하여 환자의 동의를 받지 않아도 되는 것으로 판단된다. 다만, 환자가 요구하거나 또는 권고적으로 이름의 일부를 특수문자로 표시하는 것이 바람직한 것으로 판단된다. 왜냐하면 환자가 현재 특정 의료기관을 이용한다는 사실도 일종의 환자정보에 해당하기 때문에(ex.유명인의 경우) 가급적이면 이를 보호해 주어야 할 필요가 있다고 판단되기 때문이다. 이는 병동의 입구에 환자의 이름을 게시하는 것에도 동일하게 적용된다.

**6. 병동의 병상에 환자의 정보가 게시되는 것의 적법성 유무 및 그 정도**

병동의 병상에도 환자를 식별하고 의료진의 편의를 위하여 일부 환자정보가 게시되고 있다. 이 경우에도 원칙적으로 환자의 동의 없이 게시할 수 있다고 할 것이다. 다만, 게시되는 정보의 내용에 대해서는 가능하면 최소한으로 제한해야 할 것이다. 관행적으로 환자의 성명, 성별, 나이, 담당의료진을 성명을 게시하고 있는데 환자 식별이 가능한 최소한의 정보를 게시해야 한다.

**7. 환자가 자신과 관련된 정보의 삭제나 수정을 요구할 경우 확인할 사항 및 절차**

먼저 삭제와 수정(일부 삭제도 포함)의 경우를 나눠서 살펴보기로 한다.

가. 삭제요구의 경우

원칙적으로 삭제 요구에 응해야 한다. 다만, 법령에 의해 보존기간이 명시된 기록의 경우 그 보존기간 경과하지 않은 경우에는 삭제할 수 없다. 전체 삭제의 경우이므로 정보의 성격에 따라 삭제 여부를 판단할 필요는 없다.

나. 수정요구의 경우

① 원칙적으로 요구에 응해야 한다.

② 수정이 가능한 정보의 범위

○ 명백한 오타나 오기인 경우 : 수정가능

- 의료진 확인 불요
- 수정시 수정사실을 알 수 있도록 수정(또는 로그인 기록 보관)

○ 수정 요구 내용이 환자로부터 수집된 정보인 경우 : 원칙적으로 가능

- 다만, 환자의 이전 정보가 잘못된 정보라는 사실을 자료로 입증해야 가능(ex. 환자가 개명한 경우)
- 해당 의료진에게 필요한 경우 의견을 구해야 한다.

○ 수정 요구 내용이 의료기관이나 의료인에 의해 생성된 정보인 경우 : 원칙적 불가

- 다만, 해당 의료진에게 문의한 결과 수정요구가 의학적으로 정당하다고 판단되는 경우 수정요구에 응할 수 있다.

## ■ 참고문헌

*데미안의 Wi-Fi On / 김대선 / 미다스북스*

*PC 조립 업그레이드 무작정 따라하기 / 길벗*

*유무선 홈 + SOHO 네트워크 구축 / 영진닷컴*

*의료기관 개인정보보호 가이드라인 / 2012.9 / 행정안전부, 보건복지부*

## ■ 이미지 출처

*다나와 / 인텔 / AMD / 엔비디아 / 삼성전자*

*LG 전자 / 아이피타임 / 한국시스코 / 오스템*

*앤드컴 / 덴탑정보기술 / 포인트닉스*

*한국마이크로소프트 / 한글과 컴퓨터 / 알약*

*안랩 / 네이버 / 다음*

*명치과*

# INDEX

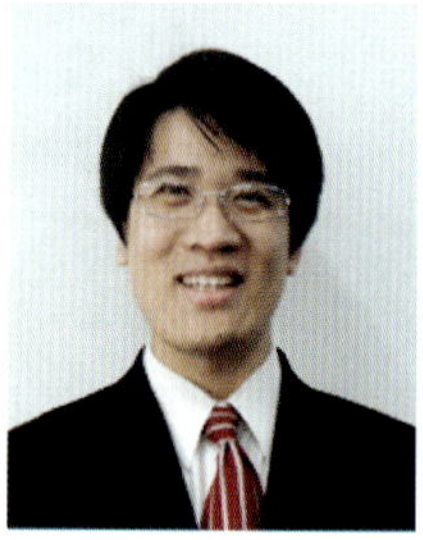

저자 송환구


행복한 병원 컨설팅 대표(병원 경영, 마케팅, 전산) (현재)
IT 렌탈 프렌차이즈 회사 대표
웹에이전시, 웹마케팅 회사 대표
은행 전산 통합 컨설턴트
ERP 시스템 개발 컨설턴트
홈페이지 : www.happyhos.co.kr
블로그 : blog.naver.com/song_ceo



**치과 병원의 전산 바이블**

인 쇄 2013년 8월 25일
발 행 2013년 8월 30일
지은이 송 환 구
발행인 안 영 택
편 집 남 윤 주
발행처 **명 문 출 판 사**
등 록 제 6-0212호
서울시 동대문구 답십리로 63길 90번지 | 전 화 (02) 2248-7586 | 팩 스 (02) 2248-0598
http://www.teethbook.co.kr


판권 소유




ISBN 978-89-6808-102-6

정가 : 70,000원